Ch. M. Ofenstein, St. Ritsche

Praxisbuch
Heilpraktiker für Psychotherapie

Du forderst mich heraus, ermutigst mich zu Gedanken und Gefühlen, zu Träumen und Taten, die ich mir ohne dich nie zugetraut hätte.

Ernst Ferstl

Wir widmen dieses Buch unseren Müttern.

Christopher Ofenstein & Stefan Ritsche

Christopher M. Ofenstein Stefan Ritsche

Praxisbuch Heilpraktiker für Psychotherapie

2. Auflage

Unter Mitarbeit von Anna Rung, München

ELSEVIER

Elsevier GmbH, Bernhard-Wicki-Str. 5, 80636 München, Deutschland
Wir freuen uns über Ihr Feedback und Ihre Anregungen an kundendienst@elsevier.com

ISBN 978-3-437-58313-1
eISBN 978-3-437-06399-2

Wichtiger Hinweis für den Benutzer
Die medizinischen Wissenschaften unterliegen einem sehr schnellen Wissenszuwachs. Der stetige Wandel von Methoden, Wirkstoffen und Erkenntnissen ist allen an diesem Werk Beteiligten bewusst. Sowohl der Verlag als auch die Autorinnen und Autoren und alle, die an der Entstehung dieses Werkes beteiligt waren, haben große Sorgfalt darauf verwandt, dass die Angaben zu Methoden, Anweisungen, Produkten, Anwendungen oder Konzepten dem aktuellen Wissensstand zum Zeitpunkt der Fertigstellung des Werkes entsprechen.
Der Verlag kann jedoch keine Gewähr für Angaben zu Dosierung und Applikationsformen übernehmen. Es sollte stets eine unabhängige und sorgfältige Überprüfung von Diagnosen und Arzneimitteldosierungen sowie möglicher Kontraindikationen erfolgen. Jede Dosierung oder Applikation liegt in der Verantwortung der Anwenderin oder des Anwenders. Die Elsevier GmbH, die Autorinnen und Autoren und alle, die an der Entstehung des Werkes mitgewirkt haben, können keinerlei Haftung in Bezug auf jegliche Verletzung und/oder Schäden an Personen oder Eigentum, im Rahmen von Produkthaftung, Fahrlässigkeit oder anderweitig übernehmen.

Für die Vollständigkeit und Auswahl der aufgeführten Medikamente übernimmt der Verlag keine Gewähr.
Geschützte Warennamen (Warenzeichen) werden in der Regel besonders kenntlich gemacht (®). Aus dem Fehlen eines solchen Hinweises kann jedoch nicht automatisch geschlossen werden, dass es sich um einen freien Warennamen handelt.

Bibliografische Information der Deutschen Nationalbibliothek
Die Deutsche Nationalbibliothek verzeichnet diese Publikation in der Deutschen Nationalbibliografie; detaillierte bibliografische Daten sind im Internet über https://www.dnb.de abrufbar.

22 23 24 25 26 5 4 3 2 1

In ihren Veröffentlichungen verfolgt die Elsevier GmbH das Ziel, genderneutrale Formulierungen für Personengruppen zu verwenden. Um jedoch den Textfluss nicht zu stören sowie die gestalterische Freiheit nicht einzuschränken, wurden bisweilen Kompromisse eingegangen. Selbstverständlich sind **immer alle Geschlechter** gemeint.

Planung: Ingrid Puchner, München
Projektmanagement und Herstellung: Marion Kraus, München
Redaktion: Sonja Hinte, Bremen
Zeichnungen: Susanne Adler, Lübeck (sofern nicht anders angegeben)
Satz: abavo GmbH, Buchloe
Druck und Bindung: Printer Trento S.r.l., Trento/Italien
Umschlaggestaltung: SpieszDesign, Neu-Ulm
Titelfotografie: Steg am See: © bomix – stock.adobe.com; Sessel: © Claudio Ruggio – stock.adobe.com

Aktuelle Informationen finden Sie im Internet unter **www.elsevier.de**

Geleitwort

Herzlichen Dank an die Autoren, die mir das „Geleitwort“ zu diesem Praxishandbuch anvertrauen. Wir teilen die tiefe Überzeugung, dass eine psychotherapeutische Begleitung von Menschen in kritischen Entwicklungsphasen ihres Lebens einer intensiven Beschäftigung, sowohl theoretisch als auch praktisch, mit den Entwicklungs- und Veränderungsprozessen menschlicher Persönlichkeit bedarf.

Die Ausbildung zum Heilpraktiker für Psychotherapie erfreut sich zunehmender Beliebtheit bei vielen oftmals sehr begabten und engagierten Vertretern nichtärztlicher und nichtpsychologischer Berufe, die sich als „Quereinsteiger“, nicht selten mit eigenen längeren Entwicklungs- und Selbsterfahrungsprozessen, dazu entschließen, ihre Erfahrungen an Klienten weiterzugeben. Umgekehrt ist der Heilpraktiker für Psychotherapie in der psychotherapeutischen Versorgung der Bevölkerung nicht mehr wegzudenken und genießt bei den Klienten große Anerkennung und Wertschätzung. Die Ausbildungseinrichtungen ihrerseits legen großen Wert auf eine differenzierte theoriegeleitete und praxisorientierte Ausbildung des Nachwuchses in den verschiedenen wissenschaftlich anerkannten Therapieverfahren, um sie nicht nur auf die inzwischen verstärkt psychotherapeutisch ausgerichteten Prüfungsanforderungen für die Amtsarztprüfung durch die Behörden vorzubereiten, sondern ihnen auch ein solides Rüstzeug für ihren anspruchsvollen Beruf mit auf den Weg zu geben. Dazu soll dieses Praxishandbuch eine fundierte Grundlage bieten, indem es ihnen ein Grundlagen- und Nachschlagewerk für die alltägliche psychotherapeutische Tätigkeit an die Hand gibt.

Dies ist den Autoren in ihrem übersichtlichen und gut gegliederten, an die ICD-10-Nomenklatur angelehnten Überblick über Symptomatik, Diagnose, Differenzialdiagnose, Ursache und Behandlungsmethodik der verschiedenen Störungsbilder sehr gut gelungen. Dabei wird beim Lesen der Texte das Anliegen der Autoren deutlich: Sie wollen einen breit gefächerten integrativen Zugang zu einem psychotherapeutischen Verständnis der biopsychosozialen Störungskomplexe herstellen – einen Zugang, der es dem Psychotherapeuten ermöglichen soll, verschiedene Perspektiven des Krankheitsgeschehens in Beziehung zu seinem Klienten zu setzen. Ziel ist es, den psychotherapeutisch Praktizierenden „unterschiedliche Perspektiven und Sichtweisen zu vermitteln“, die sie „mit vielen Fragen in einen aktiven Reflexionsprozess mit ihren Klienten versetzen sollen“.

Praxisorientiert wird auf die Grenzsituationen und Gefahrenpunkte einer Behandlung und auf die Notwendigkeit einer kontinuierlichen Supervision aufmerksam gemacht. Die Autoren richten sich, so scheint mir, eher an den fragenden, möglichst offenen und teilnehmend beobachtenden Psychotherapeuten, der seine Hypothesen über die Genese einer psychischen Problematik prozessorientiert nach und nach ausdifferenziert. Die individuelle Persönlichkeit des Klienten steht im Vordergrund der Behandlung, nicht ein Träger stereotypisierter Krankheitskategorien.

Mit ihrer, auf die „Ganzheitlichkeit“ des Menschen ausgerichteten Sicht geht es den Autoren um die Vielfalt und Komplexität zwischenmenschlicher Veränderungsprozesse und damit um ihre leichte Irritierbarkeit und Störungsanfälligkeit, aber ganz besonders auch um ihre vielfältigen Möglichkeiten und Chancen. Die Anerkennung der „sozialen Gewordenheit“ menschlicher Persönlichkeit in ihren gesunden und kranken Anteilen impliziert gleichzeitig ihre „soziale Veränderbarkeit“ und Gesundung des erkrankten Menschen: eine entwicklungsoffene und veränderungsoptimistische Haltung der Autoren, die sich durch das gesamte Praxishandbuch zieht. Darüber hinaus verdient dieses Buch Achtung und Anerkennung für seine Gründlichkeit und wissenschaftliche Zuverlässigkeit.

München, im Dezember 2016
Dr. Ilse Burbiel

Vorwort

Liebe angehende und praktizierende Heilpraktiker
für Psychotherapie,

mit diesem *Praxishandbuch Heilpraktiker für Psychotherapie* möchten wir eine Brücke zwischen der Theorie und der Praxisanwendung in der Psychotherapie schlagen. Unsere Zielgruppe sind zunächst all diejenigen, die sich auf die staatliche Heilpraktikerprüfung für Psychotherapie praktisch vorbereiten. Gleichzeitig versteht sich das *Praxishandbuch* aber auch als wichtiges Grundlagenwerk für psychotherapeutisches Arbeiten, das sich damit auch an bereits praktizierende Heilpraktiker für Psychotherapie wendet.

Der Auftrag der Prüfungskommissionen für den Heilpraktiker für Psychotherapie ist, den Prüfungskandidaten darauf zu prüfen, ob er keine Gefahr für die öffentliche Gesundheit darstellt. Im Vordergrund der staatlichen Prüfung standen in der Vergangenheit vor allem das Erkennen einer etwaigen Suizidalität, die Umsetzung der nötigen Krisenintervention und die Differenzialdiagnostik des Krankheitsbildes.

So lag der Schwerpunkt des bereits im Elsevier-Verlag erschienenen *Lehrbuch Heilpraktiker für Psychotherapie* vor allem auf der psychiatrischen Diagnostik der Störungsbilder, da diese in den letzten Jahrzehnten in der Amtsarztprüfung für den HP-Psychotherapie im Mittelpunkt stand. Auch wenn die Prüfungsordnung in den einzelnen Bundesländern, die für die Durchführung der HP-Prüfung zuständig sind, teilweise unterschiedlich ausgelegt wird, lässt sich aktuell ein übergreifender Trend hin zur Prüfung von praktisch angewendetem Psychotherapiewissen festmachen. Die psychotherapeutische Behandlung psychischer Störungsbilder wird in den Prüfungsausschüssen zunehmend ausführlicher geprüft.

Zudem gehen die Prüfungskommissionen mittlerweile davon aus, dass der Prüfungskandidat *vor* der Amtsarztprüfung eine praktische psychotherapeutische Ausbildung absolviert hat. So soll der Prüfling in der Lage sein, selbstständig einen Behandlungsplan zu erstellen und unter Supervision seinen Patienten mit dem von ihm erlernten *und* wissenschaftlich anerkannten Verfahren psychotherapeutisch zu behandeln. Es reicht, ähnlich wie bei einer Kfz-Führerscheinprüfung, nicht mehr aus, nur einen Theoriekurs belegt zu haben. Der Prüfling muss vielmehr in der Lage sein, das theoretische Wissen nach den herrschenden „Verkehrsregeln" auch umzusetzen. Erst wenn sich der Prüfling sowohl in der Theorie als auch in der Praxis sicher fühlt und zudem ein positives Feedback von seinem (Fahr-)Lehrer bekommen hat, wird er sich zur (Führerschein-) Prüfung bei der zuständigen Behörde anmelden.

Genau hier soll Sie das vorliegende Buch zusammen mit dem *Lehrbuch Heilpraktiker für Psychotherapie* in Ihrem Lernprozess zum HP-Psychotherapie motivierend begleiten. Für diejenigen von Ihnen, die schon therapeutisch tätig sind, soll es ein Nachschlagewerk sein, das Sie in der Praxis, wenn Sie Fragen zu einzelnen Störungsbildern haben oder eine herausfordernde Situation mit Ihrem Patienten vor Ort erleben, unterstützen soll: Welche Ursachen liegen einem psychischen Störungsbild zugrunde, wie gehe ich vor und wie verhalte ich mich professionell in ungewohnten, herausfordernden Situationen mit meinen Patienten?

Dieses Buch ist nach 20 Jahren des Unterrichtens im Schulungsbetrieb im Verbund mit intensiver Praxiserfahrung entstanden. Es ist unser Anliegen, angehende und bereits praktizierende Heilpraktiker für Psychotherapie mit hohem Standard aus- und weiterzubilden. Dieses Buch ist auch entstanden, um Menschen, die über den zweiten Bildungsweg therapeutisch arbeiten möchten, die zugehörige Theorie so praxisnah wie möglich zu vermitteln und dabei einen fundierten Einblick in die psychotherapeutische Praxis zu geben.

Wir danken unseren ehemaligen Studentinnen Anna Hesekova, Daniela Prinzig und Eva Lassmann für ihre hilfreichen Kommentare sowie Anna Rung für ihre wissenschaftliche Mitarbeit. Ein besonderer Dank gilt Frau Prof. Dr. Ilse Burbiel für ihr freundliches Geleitwort.

Wir wünschen Ihnen viele wertvolle persönliche Erfahrungen mit ihren Patienten.

München, im Sommer 2021
Christopher M. Ofenstein
Stefan Ritsche

Benutzerhinweise

Zur besseren Orientierung wird im Text mit verschiedenen farbigen Kennzeichnungen gearbeitet. An der Farbe der „Kästen" und den Symbolen lässt sich der Informationsschwerpunkt auf einen Blick erkennen:

Kapitelübersicht/Zusammenfassung

Jedem Kapitel vorangestellte Übersichten und in Teil 3 am Ende der Teilabschnitte gesetzte Zusammenfassungen für einen Überblick über bzw. Schlussgedanken zum Thema und die zu lernenden Inhalte.

MERKE

Sehr wichtige, prüfungsrelevante Hinweise zum gerade erläuterten Thema

FALLBEISPIEL, BEISPIEL

(Fall-)Beispiele zur Veranschaulichung und Verdeutlichung des jeweiligen Themas.

THERAPEUTISCHER HINWEIS

Nützliche Hinweise zur therapeutischen Praxis.

Gut zu wissen Hintergrundinformationen, Exkurse und Ergänzungen zum vorgestellten Thema

Metaebene Wörtliche Rede des Therapeuten

Fehler gefunden?

https://else4.de/978-3-437-58313-1

An unsere Inhalte haben wir sehr hohe Ansprüche. Trotz aller Sorgfalt kann es jedoch passieren, dass sich ein Fehler einschleicht oder fachlich-inhaltliche Aktualisierungen notwendig geworden sind.

Sobald ein relevanter Fehler entdeckt wird, stellen wir eine Korrektur zur Verfügung. Mit diesem QR-Code gelingt der schnelle Zugriff.

Wir sind dankbar für jeden Hinweis, der uns hilft, dieses Werk zu verbessern. Bitte richten Sie Ihre Anregungen, Lob und Kritik an folgende E-Mail-Adresse: kundendienst@elsevier.com

Adressen

Christopher M. Ofenstein (Master of Psychotherapy, Heilpraktiker für Psychotherapie, Diplom-Religionspädagoge, Betriebswirt BTE)
INTEGRIO Ofenstein & Partner
Institut für Psychotherapie, Coaching, Potenzialentwicklung und Ausbildung
Sendlinger Straße 24
80331 München

Stefan Ritsche (Heilpraktiker für Psychotherapie, Systemischer Coach, Dipl.-Volkswirt)
Privatpraxis für Psychotherapie, Coaching und Potenzialentwicklung
Ausbildung und Mentoring
Holzstraße 9
80469 München

Anna Rung (approbierte Kinder- & Jugendlichenpsychotherapeutin [TP/PA]; Dipl.-Sozialpäd. [FH])
Privatpraxis für Psychotherapie (Kinder und Jugendliche)
Goethestraße 54
80336 München

Abkürzungen

®	Handelsname
Abb.	Abbildung
ADHS	Aufmerksamkeitsdefizit-/Hyperaktivitätsstörung
BMI	Body-Mass-Index
bzgl.	bezüglich
ca.	circa
CDT	Carbohydrate-Deficient Transferrin
CT	Computertomografie
d. h.	das heißt
DBT	Dialektisch-behaviorale Therapie
EEG	Elektroenzephalografie, -gramm
EMDR	*Eye Movement Desensitization and Reprocessing*
engl.	englisch
evtl.	eventuell
ggf.	gegebenenfalls
GGT	Gamma-Glutamyltransferase
griech.	griechisch
ICD	International Classification of Diseases
IQ	Intelligenzquotient
J.	Jahre
Jh.	Jahrhundert
Kap.	Kapitel
KVT	kognitive Verhaltenstherapie
lat.	lateinisch
Lj.	Lebensjahr
LSD	Lysergsäurediethylamid
MALT	Münchner Alkoholismus-Test
Mio.	Million
o. Ä.	oder Ähnliches
o. g.	oben genannt(e)
OPD	Operationalisierte Psychodynamische Diagnostik
PMR	progressive Muskelrelaxation
PS	Persönlichkeitsstörung
PTBS	posttraumatische Belastungsstörung
s.(o./u.)	siehe (oben/unten)
sog.	sogenannt(e)
SSRI	selektive Serotonin-Reuptake-Inhibitoren (Serotonin-Wiederaufnahmehemmer)
StGB	Strafgesetzbuch
Tab.	Tabelle
TFP	Transference-focussed Therapy (übertragungsfokussierte Psychotherapie)
TP	tiefenpsychologisch orientierte Psychotherapie
u. a.	unter anderem
u. U.	unter Umständen
v. a.	vor allem
vgl.	vergleiche
VT	Verhaltenstherapie
z. B.	zum Beispiel
z. T.	zum Teil
ZNS	zentrales Nervensystem

Inhaltsverzeichnis

Einführung

Diese Einleitung soll dem Leser helfen, sich besser im Buch zurechtzufinden, um es so optimal einsetzen zu können.

Das Buch ist in vier in sich abgeschlossene Teile aufgeteilt und richtet sich, wie schon im Vorwort erwähnt, an HP-Psychotherapie-Anwärter, die sich im Vorbereitungsprozess für ihre staatliche Zulassungsprüfung befinden, und auch solche, die diese schon erfolgreich absolviert haben und beginnen, in eigener Praxis therapeutisch selbstständig tätig zu sein.

Teil I ist eine theoretisch-praktische Einführung in die Behandlungstätigkeit der Psychotherapie mit zahlreichen Fallbeispielen, die den Praxisbezug lebendig herstellen, und versteht sich als **Lehrbuch für die Psychotherapie** in Ergänzung des im *Lehrbuch Heilpraktiker für Psychotherapie* vermittelten psychiatrischen Wissens. Es beginnt mit einer kurzen Darstellung zur Geschichte der Psychotherapie sowie den wichtigsten psychotherapeutischen Therapieverfahren und ihren Wirkungsweisen. Daran schließt sich eine Einführung in den Behandlungsprozess vom telefonischen Erstkontakt bis hin zur Beendigung der Psychotherapie an.

Zudem befasst sich dieser Teil mit den wesentlichen Grundlagen für jede Art des wissenschaftlich anerkannten psychotherapeutischen Arbeitens und ist die Basis für das prinzipielle Verständnis des psychotherapeutischen Arbeitens.

Darüber hinaus muss sich jeder Therapeut, der mit der menschlichen Psyche arbeitet, neben der Technik des jeweils erlernten Therapieverfahrens auch das tiefere Verständnis hierfür erarbeiten. Dies geschieht durch Selbstklärung und ständige Supervision seiner therapeutischen Tätigkeit. Das vorliegende Buch kann Supervision nicht ersetzen, unterstreicht aber ihre Wichtigkeit und möchte Sie, liebe Leser, dazu motivieren.

Je tiefer Sie in die Materie einsteigen, umso mehr wird auch Ihre Leidenschaft zunehmen, und dies wird sowohl für Sie selbst als auch für Ihre zukünftigen Patienten, die Sie bei ihrem inneren Heilungsprozess begleiten werden, sicht- und spürbar sein.

Teil II wurde als Nachschlagewerk zu den einzelnen Störungsbildern konzipiert und soll dem Lernenden und Praktizierenden dazu einen noch tieferen Einblick in deren Symptomatik, Diagnose, Differenzialdiagnose, Ursachen und Behandlungsmethodik geben.

Die Darstellung erfolgt auf der Grundlage des seit vielen Jahren gültigen Klassifizierungssystems ICD-10. Eine neue Version (ICD-11) wurde 2019 von der WHO verabschiedet und bereits im Januar 2022 in Kraft treten. Es ist aber davon auszugehen, dass Erkrankungen erst nach einer flexiblen Übergangszeit von bis zu 5 Jahren vollständig mit der ICD-11 kodiert werden. Über den konkreten Zeitpunkt einer Einführung der ICD-11 in Deutschland sind zum heutigen Stand noch keine Aussagen möglich.

Die Änderungen in der ICD-11 gegenüber ICD-10 werden vielfältig sein. Neue pathologische Phänomene werden beschrieben, die Kapitelzahl erweitert und Störungsbilder differenzierter als bisher verschlüsselt. Die Änderungen sind das Ergebnis neuer wissenschaftlicher Erkenntnisse und der Notwendigkeit, die ICD den Bedürfnissen digitaler Gesundheitssysteme anzupassen.

Das vertiefte Wissen zu den einzelnen Störungsbildern hilft ihnen in Ihrer **mündlichen Prüfung** bei der zuständigen Verwaltungsbehörde, aber vor allem auch später in Ihrer eigenen Praxistätigkeit.

Aus didaktischen Gründen finden Sie in diesem Buch die gleichen praktischen Fallbeispiele und Lerntabellen zu den Störungsbildern wie im *Lehrbuch Heilpraktiker für Psychotherapie.* Dies soll Ihnen ähnlich wie in der Praxis das Lernen erleichtern, d. h., Sie werden lernend immer wieder mit dem einzelnen **Fall** konfrontiert. Zudem enthält dieser Teil zahlreiche Hinweise zur therapeutischen Arbeit mit Ihren Patienten oder deren sozialem Umfeld, die den Behandlungsprozess erleichtern.

Teil III setzt sich mit dem Praxisalltag mit Ihren Klienten und den sich daraus ergebenden Herausforderungen auseinander. Psychologische und ärztliche Psychotherapeuten absolvieren ein klinisches Jahr sowie eine mehrjährige Lehrtherapie und lernen so, unterstützt durch ihre Lehrtherapeuten, mit ihren Klienten. Das ist bei den meisten HP-Psychotherapeuten nicht der Fall. Diese fehlende praktische Erfahrung am Klienten versucht dieses Buch auszugleichen, indem es Sie mit herausfordernden Situationen aus dem Praxisalltag vertraut macht, auch wenn es eine Supervisionssitzung bei dem Ihnen vertrauten Supervisor natürlich nicht ersetzen kann.

Teil III gibt störungsorientierte Hinweise zu den jeweiligen herausfordenden Situationen und soll dazu anregen, sich in schwierigen Therapiesituationen mit ihrem Klienten tiefer gehend auseinanderzusetzen, aber auch den Prozess zwischen Ihnen und Ihrem Klienten als solchen zu betrachten. Zu diesem Zweck versuchen wir Ihnen unterschiedliche Perspektiven und Sichtweisen zu vermitteln, die Ihnen mit vielen Fragen in einen aktiven Reflexionsprozess mit Ihrem Klienten versetzten sollen.

Teil IV führt in die speziellen Anforderungen beider Teile der Heilpraktikerprüfung (Psychotherapie) ein und gibt Impulse für eine grundlegende und optimale Vorbereitung sowie den folgenden Praxiseinstieg.

Jeder Therapeut braucht neben begleitender Supervision eigene Ressourcen und den Austausch mit Kollegen, womit dieser Teil abschließt.

I Grundlagen der psychotherapeutischen Arbeit

Übersicht Teil I

Den Ausgangspunkt für die psychotherapeutische Arbeit bildet die psychiatrische und psychotherapeutische Diagnostik. Sie vollzieht sich in mehreren fachlichen Schritten und stützt sich bei der Untersuchung psychischer Erkrankungen auf die Eigen- und Fremdanamnese sowie den psychopathologischen und neurotischen Befund. Davon abhängig wird passend zum Störungsbild ein Therapieplan entwickelt. Wissenschaftlich ist Psychotherapie ein geplanter und kontrollierter Behandlungsprozess, der über lehrbare Techniken beschrieben werden kann und sich auf eine Theorie normalen oder kranken Verhaltens bezieht. Ihre Wirksamkeit und Güte richten sich nach bestimmten Voraussetzungen, die in besonderem Maße von den Qualitäten des Therapeuten beeinflusst werden. Ein Wirksamkeitsnachweis im Rahmen der Psychotherapieforschung wurde bislang nur für einige Therapieverfahren erbracht.

KAPITEL

1 Psychotherapie

Kapitelübersicht

Das Buch beginnt mit einer kurzen Einführung in die Geschichte der Psychotherapie: angefangen in der Antike mit Hippokrates, der die Körpersäfte-Theorie zu psychischen Störungen aufstellte, bis ins 21. Jh. unserer Zeit, als die Traumatherapeutin Francine Shapiro die EMDR entdeckte. Es folgen eine Definition von Psychotherapie und eine Beschreibung der wichtigsten Therapieverfahren, die der angehende Heilpraktiker für Psychotherapie kennen sollte.

Psychotherapie ist ein Sammelbegriff für wissenschaftlich fundierte nichtmedikamentöse Methoden bzw. Behandlungstechniken zur Therapie psychischer oder psychosomatischer Störungen, deren Ziel es ist, die Persönlichkeitsstruktur des Patienten günstig zu beeinflussen und seine Verhaltensweisen oder Denkmuster positiv zu ändern, um dadurch Leid zu mindern.

Hierfür stehen unterschiedliche Therapieverfahren zur Verfügung. Welches Verfahren zur Anwendung kommen kann bzw. soll (z. B. Analyse oder Verhaltenstherapie), richtet sich nach dem psychischen Störungsbild des Patienten; ggf. ist auch eine Kombination sinnvoll.

Die Durchführung einer Psychotherapie setzt das Einverständnis des Patienten, seine Motivation zur Therapie, seine Ausdauer, Konflikt-, Beziehungs- sowie Introspektionsfähigkeit voraus und verlangt aufseiten des Therapeuten eine fundierte Ausbildung, Wissen über die Grundvoraussetzungen des psychotherapeutischen Arbeitens und die Fähigkeit, dadurch das Störungsbild zu diagnostizieren, einen Behandlungsplan zu erstellen und eine Psychotherapie durchzuführen.

1.1 Die Entwicklung der Psychotherapie

Gut zu wissen Auch wenn wir sprichwörtlich gern die Frage stellen: „Was ist schon normal?", so haben wir doch häufig eine klare Vorstellung davon, ob sich unsere Mitmenschen „normal" oder „nicht normal" verhalten. Wer früher von einem normgerechten Verhalten abwich, wurde abgestempelt, eingesperrt oder sogar gefoltert. Erst mit dem Ende des 19. Jh. fing man an, diese Menschen nicht mehr als irrsinnig oder sogar besessen abzustempeln: Man begann, sie mithilfe von Psychotherapie zu heilen.

Verglichen mit anderen Wissenschaften ist die Psychologie eine relativ junge Disziplin. Die entscheidenden Grundlagen zur Entwicklung heutiger psychotherapeutischer Methoden wurden erst in den vergangenen 150 Jahren erforscht. In ➤ Abb. 1.1 sind auf einem Zeitstrahl die Meilensteine der Psychotherapie dargestellt.

1.1.1 Die Anfänge

Ab ca. 400 v. Chr. Schon in der Antike unterschied der Arzt Hippokrates die psychischen Störungen Melancholie, Manie und Gehirnfieber. Als Ursache dieser Krankheiten vermutete er eine fehlerhafte Mischung der Körpersäfte, die sich auf das Gehirn auswirkte.

Die Erkenntnis, dass Menschen psychisch erkranken können, ging im Mittelalter allerdings verloren. Geisteskrankheiten galten von nun an als Strafe Gottes oder Teufelsbesessenheit. Entsprechend behandelte man die Betroffenen: Psychisch Kranke wurden zusammen mit Bettlern, Kriminellen, Prostituierten und Vagabunden in Tollhäusern oder Narrentürmen eingekerkert. Um sie zur Vernunft zu bringen, quälte man sie mit Folterwerkzeugen. Manche verurteilte man sogar als Hexen und verbrannte sie. Erst mit

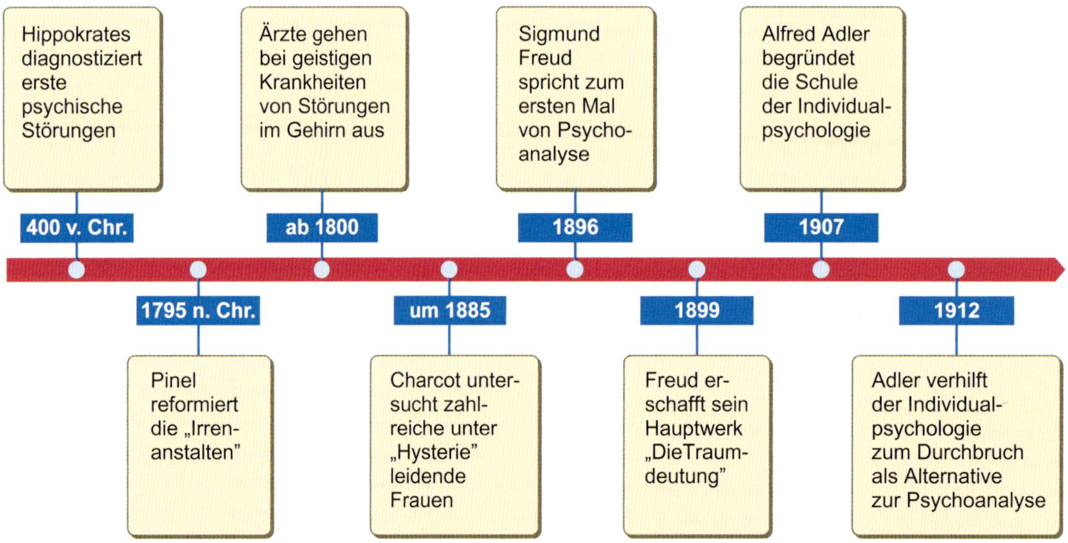

Abb. 1.1 Meilensteine der Psychotherapie

der Aufklärung im 17. Jh. ließ dieser religiöse Fanatismus nach. Aber weiterhin wurden die „Irren“ in Kerker gesperrt und gefesselt.

1600–1900 n. Chr. Im 17. und 18. Jh. setzte sich sehr langsam die Auffassung durch, dass diese Menschen krank und nicht schlecht oder besessen waren. Vereinzelte Ärzte, unter ihnen Philippe Pinel, setzten sich dafür ein. Er übernahm 1795 in Paris eine riesige Nervenanstalt mit bis zu 8 000 Patienten und bewirkte eine gründliche Reform der Irrenanstalten: Er befreite die Kranken von ihren Ketten. Sein größtes Verdienst war es, dass Anstaltsinsassen wie Kranke und nicht mehr wie Zuchthäusler behandelt wurden.

Im 19. Jh. fingen Ärzte an, die körperlichen Ursachen von geistigen Krankheiten zu ergründen. Dabei wurde fast ausnahmslos von Störungen im Gehirn ausgegangen.

Ab 1870 n. Chr. Im späten 19. Jh. geriet die Hysterie regelrecht „in Mode“. Frauen schrien, tobten oder bäumten sich beim großen hysterischen Anfall auf. Aber für diese Krankheit konnten keine körperlichen Ursachen gefunden werden. Jean-Martin Charcot, ein Pariser Arzt, untersuchte zahlreiche Frauen mit diesem Leiden. Damals glaubte man, die Krankheit sei die Folge eines schockartigen Erlebnisses. Ärzte versuchten, ihren Patientinnen mithilfe von Hypnose zu helfen. Der junge Arzt Sigmund Freud lernte die Hysterie und ihre Behandlung auf einer Studienreise nach Paris näher kennen.

1.1.2 Der Beginn der Psychoanalyse

Freud beschäftigte sich fortan mit der Krankheit Hysterie. Beginnend mit der Technik der Hypnose ging Freud bald zur Technik der freien Assoziation über: Er nahm an, dass der Arzt aus spontanen Äußerungen des Patienten verschlüsselte Ängste ableiten könne und der Patient durch diese Redekur geheilt würde.

Den Traum entdeckte Freud schließlich als Schlüssel zur Seele und nannte ihn den „Königsweg zum Unbewussten“. Er war der Meinung, dass sich im Traum die unbewussten und unterdrückten Wünsche der Menschen äußerten. Als Ursache psychischer Krankheiten vermutete er die Unterdrückung von sexuellen Trieben.

Ab 1900 Seinen ersten großen Aufsatz „Der Traum“ (1899) vordatierte Sigmund Freud – aus narzisstischen Gründen – ins Jahr 1900. Er wollte *das* Werk des 20. Jh. schreiben. Aus all seinen Ideen und Forschungen entwickelte Freud schließlich die **Psychoanalyse.** Sie machte ihn zu einem der bedeutendsten Denker des 20. Jh., denn mit ihr begann die Geschichte der **modernen Psychotherapie.**

Zu Freuds Schülern gehörten Alfred Adler und Carl Gustav Jung. Adler zählte bald zu den bedeutendsten Vertretern der Tiefenpsychologie. 1907 begründete er die **Individualpsychologie** und verhalf ihr bald zum Durchbruch als Alternative zur Psychoanalyse. Während sich Freud bei psychischen Störungen primär für die Kausalität interessierte, ging es Adler um die Notwendigkeit, nach dem Zweck von Symptomen zu fragen. Er war der Meinung, dass jeder Mensch als Individuum und Körper und Psyche ganzheitlich zu sehen sind – in wechselseitiger Abhängigkeit von der Gesellschaft.

Es war das Zeitalter der Industrialisierung. Während es bisher neben dem Adel nur Wohlstand für das gehobene Bürgertum gab, entstand nun das Bildungsbürgertum. Nur so wurde die moderne Krankheit „Hysterie“ überhaupt erst möglich: Der Bauer und die Bäuerin auf dem Feld hatten sprichwörtlich „keine Zeit“ für psychische Leiden. Mit der Entstehung des Bildungsbürgertums änderte sich auch die Rolle der Frau. Sie hatte jetzt mehr Zeit, war nun auch im Salon zu Hause.

Freud entwickelte fortan die Theorie des Vorbewussten, des Unbewussten und des Bewussten und arbeitete mit dem Instanzenmodell. Auch die Beschreibung und Erklärung zeitlich überdauernder, aufeinander aufbauender Veränderungen menschlichen Erlebens und Verhaltens über die gesamte Lebensspanne – die **Entwicklungspsychologie** – geht auf Freud zurück.

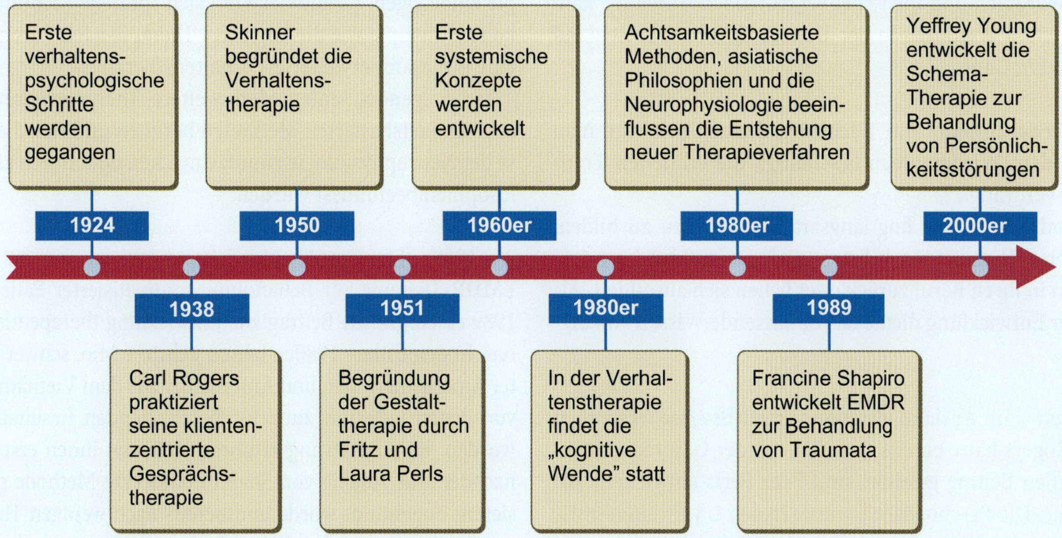

1.1.3 Die beiden Weltkriege und die Zeit danach

Ab 1914: Erster Weltkrieg und die Folgen Mit Ausbruch des Ersten Weltkriegs spielte die Psychotherapie keine große Rolle mehr. Freud hatte die berechtigte Sorge, dass er etwas Großes erforscht habe und nun alles vom Krieg zerstört werde.

Nach Kriegsende und dem Versailler Vertrag herrschten große Not und Armut. Für die meisten Menschen ging es nun um die Sicherung ihrer Grundexistenz. Das Streben nach Autonomie und Freiheit geriet schnell in den Hintergrund. Aber unbewusst war der Wunsch nach Freiheit im Volk verankert, denn durch die hohen zu tätigenden Reparationszahlungen herrschte in ganz Deutschland Unfreiheit.

Ab 1933: Hitlers Machtergreifung In dieser Situation kündigte Adolf Hitler an, die Grundbedürfnisse des Volkes sichern zu wollen: Essen und Trinken, ein Dach über dem Kopf, Arbeit und Wohlstand, Versorgung der Kinder, Schulbildung und sogar Freizeitgestaltung durch die Hitlerjugend wurde den Menschen versprochen. Aber das freie Denken wurde durch Dogmatismus ersetzt. Alle, die wie die Kirche, die Sozialdemokraten oder die Kommunisten jetzt nach freiem, autonomem und spirituellem Denken strebten, wurden bekämpft. Wer mit Psychotherapie und damit nicht parteikonform arbeitete, wurde mit Berufsverbot belegt.

Ab 1939: Zweiter Weltkrieg Bereits vor Beginn des Zweiten Weltkriegs waren viele Psychotherapeuten (unter ihnen auch Freud und Adler) emigriert oder im Konzentrationslager umgekommen. Damit war faktisch in Deutschland keine Psychotherapieszene mehr vorhanden.

Gut zu wissen Die NS-Diktatur bescherte der Psychiatrie in Deutschland ein sehr dunkles Kapitel. Psychisch Kranke, geistig Behinderte und sozial Schwache wurden zu Menschen dritter Klasse diskriminiert. Sie wurden zwangssterilisiert, ausgehungert und ermordet. 150 000 psychisch kranke Menschen wurden im Rahmen des Euthanasieprogramms ermordet. Die Aufarbeitung dieser verabscheuungswürdigen und menschenverachtenden Vorgänge kam nach dem Zweiten Weltkrieg in der Bundesrepublik Deutschland nur schleppend in Gang.

Ab 1945: Wiederaufbau Im Nachkriegsdeutschland war man zunächst mit dem Wiederaufbau beschäftigt, die erlittenen Traumata wurden verdrängt.

Die Psychotherapieszene fing langsam an, sich neu zu bilden. Viele emigrierte Therapeuten kehrten nach Deutschland zurück, andere fanden in ihren Beruf zurück oder ließen sich ausbilden. Als Grundlage der Entwicklung diente das umfassende Wissen von Sigmund Freud.

Gut zu wissen Im Ausland war man vergleichsweise wesentlich weiter. Carl Rogers hatte bereits seit 1938 mit der Gesprächstherapie einen großen Beitrag geleistet, und Fritz Perls entwickelte die Gestalttherapie. Die Psychoanalyse wurde in den USA weiterentwickelt, und auch der Verhaltenstherapie (1950 durch Skinner begründet) wurde fortan große Beachtung geschenkt.

Ab 1960 Deutschland war das Volk der Mitläufer, und ehemalige Täter wurden nach dem Krieg wieder voll integriert. An den Universitäten erkannten die Studenten, dass ihre eigenen Eltern und Großeltern zu den Tätern gehörten. Die Jugend verlangte nach Autonomie und Aufarbeitung der Vergangenheit. Man wollte keineswegs, dass ehemalige Täter als Saubermänner dastünden. In diesem Umfeld keimte die Psychotherapie wieder schnell auf. Die Gesellschaft war jetzt offen dafür. Es verbreitete sich die Einsicht, dass sich die Gesellschaft nur entwickeln kann, wenn die Vergangenheit aufgearbeitet wird. Diese Entwicklung gipfelte schließlich in den Studentenunruhen der späten 1960er-Jahre.

Die Geschichte der Psychotherapie selbst wurde allerdings bis heute ebenso wenig aufgearbeitet wie auch die traumatischen Störungen der Väter und Großväter. Sobald etwas als pathologisch erachtet wurde, war es mit viel Scham behaftet. Ganz anders verlief die Entwicklung in England und Amerika, wo die Psychotherapie als wichtiges Instrument der Heilung angesehen wurde.

Gut zu wissen Im Krieg sollten die Menschen funktionieren. Es ging um Disziplin, Pflicht und nacktes Überleben. Gefühle wie Angst durften keine Rolle spielen und mussten verdrängt werden. Darüber sprach man nicht. So wurde gelebt, so wurde erzogen, und so wurde es zur nächsten Generation getragen. Man spricht davon, dass es drei Generationen dauert, bis Kriegsleiden und die Erfahrungen daraus entwicklungspsychologisch in den Familien einigermaßen neutralisiert sind.

Ab 1970 In Deutschland begannen humanistische Psychotherapiemethoden, Gestalttherapie und Körperpsychotherapie eine immer wichtigere Rolle zu spielen. Auch die systemische Therapie und die Familientherapie mit ihren unterschiedlichen Ausprägungen wurden als eigenständige Behandlungsmethoden gelehrt oder in andere Therapieformen integriert.

In den verhaltenstherapeutischen Instituten zeichnete sich die sog. **kognitive Wende** ab: Erstmals wurden in der Verhaltenstherapie Introspektion, Gedanken und Emotionen verstärkt in die Therapie einbezogen. Es entwickelten sich spezielle Richtungen der Verhaltenstherapie wie die kognitive Therapie nach Aaron T. Beck und eine insgesamt erweiterte Verhaltenstherapie.

Im Folgenden entstanden weitere Therapieverfahren, die auf achtsamkeitsbasierten Methoden beruhen und sich die Erkenntnisse der Neurophysiologie zunutze machen oder durch asiatische Philosophien beeinflusst wurden.

Ab 1989 Francine Shapiro leistete mit der von ihr entwickelten **EMDR**-Therapie zur Behandlung traumatisierter Patienten im Jahr 1989 einen großen Beitrag zur Entwicklung therapeutischer Verfahren. In den frühen 1980er-Jahren kehrte 1 Mio. schwer traumatisierter Amerikanerinnen und Amerikaner aus dem Vietnamkrieg zurück, von denen viele mit zunächst bescheidenden Resultaten behandelt wurden. Eine Besserung erfuhren viele von ihnen erst Jahre später, nachdem die zufällig von Shapiro entdeckte Methode des Reprozessierens angewandt wurde und bereits nach wenigen Therapiesitzungen Erfolge zeitigte. Zur Behandlung von Ängsten und traumatischen Erinnerungen wurde EMDR fortan immer häufiger eingesetzt.

Heute kommt eine Vielzahl von Therapieformen zur Anwendung. Welche Behandlungsmethode am besten geeignet ist, hängt entscheidend von der Art der psychischen Störung sowie vom Urteil und Befinden des Patienten ab.

1.2 Definition von „Psychotherapie"

Gut zu wissen „Psyche" bezeichnet das „Seelen- oder Gemütsleben", während das Wort *therapeia* im Altgriechischen für „Dienst, Pflege oder Heilung" steht.

Unter **Psychotherapie** versteht man die Behandlung psychischer oder körperlicher Leiden mithilfe psychologischer Mittel, also ohne Einsatz von Medikamenten. Einige Methoden der Psychotherapie erfolgen auf verbaler Ebene wie z. B. die Gesprächs- oder die Verhaltenstherapie. Andere wie z. B. die Kunsttherapie oder Entspannungsverfahren werden nonverbal durchgeführt.

Die Psychotherapie hat jeweils das Ziel, Leiden zu lindern, Verhaltensweisen und Denkmuster positiv zu verändern oder die Persönlichkeitsstruktur eines Patienten günstig zu beeinflussen. Im Laufe der Zeit wurde eine große Anzahl von Behandlungsmethoden und -techniken entwickelt. Bei einigen wurde ihre Wirksamkeit wissenschaftlich nachgewiesen, bei anderen konnte ein solcher Nachweis noch nicht vollständig erbracht werden.

Spricht man von **therapeutischen Interventionen,** so sind nur einzelne Aspekte einer Therapie gemeint, da sie nur zur Behandlung eines bestimmten Problembereichs eingesetzt werden. Insofern sind diese Interventionen vom Begriff „Psychotherapie" zu unterscheiden. Beispiele für solche Interventionen sind die Suizidprävention in einer Beratungsstelle, eine Selbsthilfegruppe für Suchtkranke oder psychoedukative Elemente zur Erklärung von Krankheitskonzepten.

Gut zu wissen Therapeutisches Vorgehen und Psychotherapie sind nicht dasselbe! Oft wird in der mündlichen Heilpraktikerprüfung nach dem therapeutischen Vorgehen im zugrunde liegenden Fall gefragt. Das Verweisen des Patienten an einen Psychiater oder Verhaltenstherapeuten, die Empfehlung einer Selbsthilfegruppe oder Beratungsstelle oder das Rufen eines Notarztwagens sind Beispiele für therapeutisches Vorgehen. Psychotherapie dagegen ist eine klar definierte und strukturierte Behandlungsform, die das Einverständnis des Patienten und vom Therapeuten eine entsprechende Ausbildung verlangt.

1.3 Psychotherapeutische Verfahren

1.3.1 Vorbemerkungen

In der Psychotherapie existieren vier wissenschaftlich anerkannte Verfahren, die nachhaltig von Bedeutung sind: Dazu gehören bereits seit längerer Zeit die psychoanalytische Therapie (➤ Kap. 1.3.2; ➤ Kap. 1.3.3), die Verhaltenstherapie (➤ Kap. 1.3.4), die Gesprächspsychotherapie (humanistisches Verfahren; ➤ Kap. 1.3.5) und seit 2008 die Systemische Therapie (➤ Kap. 1.3.7).

In den letzten Jahrzehnten wurde eine große Anzahl weiterer psychotherapeutischer Verfahren entwickelt: u. a. Gestalttherapie, Schematherapie, EMDR oder Entspannungsverfahren, aber auch achtsamkeitsbasierte Methoden, sodass heutzutage eine Vielzahl von Therapieformen zur Verfügung stehen.

MERKE
Welche Behandlungsmethode ein Heilpraktiker für Psychotherapie anwenden kann, hängt abgesehen von seiner Ausbildung und Erfahrung natürlich von der psychischen Störung und der Präferenz des Patienten ab.

Koexistenz unterschiedlicher Verfahren

In der Vergangenheit haben sich unterschiedliche Therapieschulen z. T. heftig bekämpft; einige haben auch den alleinigen Anspruch erhoben, alle psychischen Störungen behandeln zu können. In den letzten Jahren haben sich einzelne Therapieansätze gegenüber integrativen und störungsspezifischen Behandlungsformen geöffnet. Die Therapie wird nicht mehr streng nach einer Therapieschule ausgerichtet, sondern berücksichtigt, welches Verfahren bei welcher Erkrankung die beste Wirkung erzielt. Dieses Vorgehen gestattet auch die Kombinationen verschiedener Interventionen.

Einteilung

Die verschiedenen Therapieverfahren lassen sich in sieben Bereiche zusammenfassen (➤ Tab. 1.1).

Tab. 1.1 Einteilung der Psychotherapieverfahren (Ofenstein 2016: 46)

Therapien	Beispiele für Psychotherapieverfahren
Psychodynamische/ psychoanalytische tiefenpsychologische Therapien	„Klassische" Psychoanalyse, Fokaltherapie (tiefenpsychologisch orientierte Kurzzeittherapie)
Kognitiv-behaviorale Therapien	Kognitive Therapie, systematische Desensibilisierung, „klassische" Verhaltenstherapie, soziales Kompetenztraining
Interpersonelle oder systemische Therapien	Interpersonelle Psychotherapie, systemische Familientherapie, Paartherapie
Humanistische/erlebnisorientierte Therapien	Gestalttherapie, Psychodrama, klientenzentrierte Gesprächspsychotherapie
Kreative, körperorientierte, ergänzende spezielle Therapien	Kunsttherapie, Musiktherapie, Tanztherapie, bioenergetische Analyse, Muskelrelaxation nach Jacobson, Hynotherapie, autogenes Training, Yoga
Schematherapie	Psychoedukation, verhaltenstherapeutische Techniken wie Exposition, systematische Desensibilisierung, Selbstsicherheitstraining, kognitive Umstrukturierung, emotionsfokussierte Techniken wie Imaginationsübungen
Traumatherapie mit EMDR (nach Shapiro)	EMDR, psychodynamisch-imaginative Traumatherapie (nach Reddemann) und *Somatic Experiencing* (nach Levine)

1

MERKE

Welches Verfahren soll ich lernen?

Für den Heilpraktiker für Psychotherapie existiert grundsätzlich keine Ausbildungsordnung hinsichtlich der zu wählenden Therapieverfahren. Der angehende Heilpraktiker muss sich im Vorfeld selbst informieren, welche Verfahren im Rahmen der Ausbildung für ihn grundsätzlich zugänglich sind, denn das gilt nicht für alle der oben genannten und wissenschaftlich anerkannten Verfahren. (Darauf wird im Folgenden bei der Vorstellung der einzelnen Therapieverfahren näher eingegangen.)
Allerdings öffnen sich Heilpraktikern für Psychotherapie immer mehr staatliche Ausbildungsinstitute, indem sie ihnen die gleiche Ausbildung zugänglich machen wie Psychologen und Ärzten. Aber im Gegensatz zu Ärzten und Psychologischen Psychotherapeuten, die nach erfolgter staatlicher Prüfung eine Approbation in den Händen halten, ist Heilpraktikern dieser Abschluss nicht möglich. Das wirkt sich natürlich auf die Abrechnung von Heilpraktikerleistungen aus, die von den gesetzlichen Krankenkassen in der Regel nicht erstattet werden, während private Krankenversicherungen (PKV) die Kosten für therapeutische Leistungen des Heilpraktikers je nach beantragter Therapiemethode und Ausbildung übernehmen.
Die meisten Heilpraktiker für Psychotherapie wählen den günstigeren und weniger zeitintensiven Weg über private Heilpraktikerinstitute oder -schulen und absolvieren dort verschiedene Ausbildungen. Jeder Einzelne muss sich im Vorfeld selbst informieren, abwägen und entscheiden, ob die avisierte Ausbildung qualitativ ausreichend ist. Es spielt eine große Rolle, wie Fachwissen vermittelt wird, wie viel praktische Erfahrungen die Schüler in der Ausbildung sammeln können und ob ein Eigenklärungsanteil Teil der Ausbildung ist. Natürlich lässt sich z. B. eine verhaltenstherapeutische Ausbildung an einem Privatinstitut mit einer Dauer von 8–10 Wochenenden nicht mit der 5-jährigen Ausbildung an einem staatlichen Ausbildungsinstitut vergleichen.
Wir raten psychologischen Heilpraktikern dazu, sich zunächst ein Basisverfahren, z. B. aus dem humanistischen oder körpertherapeutischen Bereich, anzueignen, in dem man über einen längeren Zeitraum neben fachlicher Praxiserfahrung (auch unter Supervision in der Arbeit mit Patienten) auch Eigen- und Lehrtherapieerfahrung sammelt. Anschließend kann man sich – wie in einem therapeutischen Baukastensystem – ergänzend Elemente aus anderen Therapieverfahren aneignen. Dies hat den Vorteil, dass man in der Arbeit mit Patienten nicht an ein einzelnes Verfahren gebunden ist, sondern z. B. auf der Basis von Gesprächstherapie auch kreative Elemente aus Kunst, Gestaltung, Tanz oder körpertherapeutischen Verfahren integrieren kann.

1.3.2 Psychoanalyse

Bei der Psychoanalyse handelt es sich um eine **psychodynamische bzw. aufdeckende Therapieform.** Grundlage dieser Therapieform ist die Idee, dass menschliches Verhalten und Erleben durch unbewusste Persönlichkeitsanteile gesteuert werden. Diese sind psychodynamisch wirksam und können in der Interaktion von Therapeut und Patient aufgedeckt werden.

Gut zu wissen Die Psychoanalyse wurde von Sigmund Freud zwischen 1890 und 1939 in Wien entwickelt. Er motivierte seine hysterischen Patientinnen, unvermittelt alle Wünsche, Gedanken, Erinnerungen, Fantasien und Träume, die sie bewegten, mitzuteilen. Auf diese Weise versuchte er, die Frauen mit ihren spezifischen Problemen zu verstehen und entwickelte mit seiner Neurosenlehre ein Modell zum Verständnis der Entstehung und Behandlung psychischer Störungen.

Anders als die übenden bzw. trainierenden Verfahren (Verhaltenstherapie) versucht die psychoanalytische Therapie, dem Patienten ein tieferes Verständnis für die ursächlichen und meist unbewussten Zusammenhänge seines Leidens zu vermitteln. Dadurch wird eine Umstrukturierung der Persönlichkeit und des Gefühlslebens in den Bereichen angestrebt, die zur Aufrechterhaltung psychopathologischer Symptome und Persönlichkeitseigenschaften beitragen.

MERKE

Zentraler Gedanke der **psychoanalytischen Therapie** ist die Vorstellung, dass psychische Störungen in unbewussten Konflikten begründet liegen, die in den Phasen der kindlichen Entwicklung nur unzureichend bewältigt werden konnten, durch aktuelle Lebensereignisse reaktualisiert werden und schließlich zu krankhaftem Erleben und Verhalten führen. Ziel der Interaktion zwischen Patient und Therapeut ist die Aufdeckung und Bearbeitung dieser Konflikte.

Setting Im klassischen Setting der Psychoanalyse liegt der Patient auf der Couch, während der Therapeut für den Patienten nicht sichtbar am Kopfende sitzt. Er wendet sich dem Patienten mit gleichschwebender Aufmerksamkeit zu. In diesem Setting kann sich der Patient auf seine Gedanken und psychischen Wahrnehmungen konzentrieren. Die Sitzungen finden über mehrere Jahre zwei- bis dreimal wöchentlich statt.

Grundregeln Für den Patienten gilt das Prinzip des **freien Assoziierens.** Alles, was ihm spontan einfällt, soll er aussprechen dürfen. Auf diese Weise sollen verstärkt Impulse des Es angeregt werden, die dem Therapeuten bei der Deutung behilflich sind. Ziel ist es, unbewusste, in der Kindheit erworbene Anteile hervorzubringen und eine Übertragung zu erleichtern.

Für den Therapeuten gilt die **Abstinenzregel:** Außerhalb der Therapie pflegt er keine persönlichen Kontakte zu seinem Patienten oder dessen Bezugspersonen und gibt keine Informationen über die eigene Person, persönliche Erlebnisse oder eigene Probleme weiter. Außerdem gibt der Therapeut sich nicht verführerisch. Vielmehr ist er ein Spiegel, eine Art weiße Leinwand, auf die der Patient alle seine Gefühle, Wünsche und Sehnsüchte projizieren kann. Anschließend beleuchtet und analysiert der Therapeut sie mit ihm.

Aus der Psychoanalyse haben sich später vor allem aufgrund des Kostendrucks im Gesundheitssystem modifizierte und weniger zeitintensive aufdeckende Therapieformen entwickelt. Zudem wurden Methoden entwickelt, die sich für die Behandlung von spezifischen psychischen Störungen eignen.

MERKE

Psychodynamische Therapien werden vornehmlich bei der Behandlung von neurotischen, Anpassungs- und somatoformen Störungen, Persönlichkeitsstörungen und Dysthymia eingesetzt.
Kontraindiziert ist die psychodynamische Therapie bei akuten schweren Depressionen und schizophrenen Störungen. Sie kann zur Verschlechterung der Symptomatik bis hin zum Suizid führen.

Der Arbeitskreis OPD (Operationalisierte Psychodynamische Diagnostik) versucht seit einiger Zeit, die Behandlungskriterien für die psychodynamische Arbeit klar zu definieren und Standards zu entwickeln, die auch eine wissenschaftliche Überprüfung der Verfahren möglich machen.

Ausbildung Immer mehr staatliche oder halbstaatliche Ausbildungsinstitute bieten psychoanalytische Ausbildungen auch für Heilpraktiker für Psychotherapie an; hier ist man von den Zulassungsstatuten der einzelnen Institute abhängig. Man durchläuft die gleiche, ca. 5 Jahre dauernde Ausbildung wie ein Arzt oder Psychologe und macht schließlich den Abschluss zum Laien-Psychoanalytiker. Vor allem Seelsorger, Krankenschwestern oder Pädagogen nutzen diesen Weg zum Erlernen der Psychoanalyse, aber auch Heilpraktiker für Psychotherapie wählen diese Art der Ausbildung immer häufiger, um in eigener Praxis psychoanalytisch zu arbeiten.

Erstattungsfähigkeit Bei hoher Ausbildungsqualität stehen die Chancen gut, dass die Behandlungskosten – je nach Tarif und Gutachter – von der PKV erstattet werden.

Grundannahmen und Therapievoraussetzungen ➤ Kap. 2.2.

1.3.3 Tiefenpsychologisch orientierte Psychotherapie

Als modifizierte Form der Psychoanalyse ist die **tiefenpsychologisch orientierte Psychotherapie (TP)** stärker auf die aktuellen Probleme und ihren Bezug zur Lebensgeschichte ausgerichtet. Anders als in der Psychoanalyse sitzen sich Patient und Therapeut gegenüber, und der Therapeut hat eine aktivere Rolle inne: Er macht z. B. Vorschläge. In der Regel finden die Sitzungen ein- bis zweimal wöchentlich (bis zu 50 Stunden) statt; die Taktung richtet sich nach den fallspezifischen Anforderungen. Die TP basiert wie die Psychoanalyse auf tiefenpsychologischen Grundannahmen.

Die **Fokaltherapie** ist eine Form der psychoanalytischen Kurzpsychotherapie und ist auf die Behandlung von Krisensituationen und aktuellen Beziehungskonflikten beschränkt. Das Fokalziel wird möglichst frühzeitig und klar definiert. Durch gezieltes Fragen versucht der Therapeut zu Beginn, den für die aktuelle Symptomatik auslösenden Konflikt des Patienten herauszufinden, der im Fokus der Therapie bleibt. Dem Therapeuten gegenübersitzend, soll der Patient die zum Kernkonflikt gehörenden Gefühle und Gedanken aussprechen. Die Fokaltherapie dauert nicht länger als 30 Therapiestunden und ist in ihrem Vorgehen klar strukturiert.

Ausbildung Für die tiefenpsychologisch orientierte Psychotherapie und die Fokaltherapie trifft dasselbe zu wie für die psychoanalytische Therapie: Auch hier bieten einige staatliche Institute 4- bis 5-jährige Ausbildungen an, die von Heilpraktikern für Psychotherapie ebenso absolviert werden können wie von Ärzten und Psychologischen Psychotherapeuten.

Erstattungsfähigkeit Die Therapieleistungen können in der Regel über die PKV abgerechnet werden, aber auch hier wieder abhängig von der Diagnose, dem Kassentarif, der Qualität des erstellten Gutachtens und dem Gutachter.

1.3.4 Verhaltenstherapie

Hinter dem Begriff „Verhaltenstherapie" (VT) verbirgt sich eine Vielzahl von Methoden. Verhaltenstherapeutische Verfahren beruhen ursprünglich auf der Lerntheorie.

Gut zu wissen Die Verhaltenstherapie basiert auf der Erkenntnis, dass psychische Erkrankungen durch fehlerhafte Lernprozesse verursacht werden. Gemeinsam mit dem Therapeuten versucht der Patient, dysfunktionale Verhaltensweisen zu korrigieren und neues Verhalten zu erlernen, um seine intrapsychischen Prozesse positiv zu beeinflussen.

Der Patient soll Methoden an die Hand bekommen, um seine psychischen Beschwerden zu überwinden. Daher kann man die Verhaltenstherapie auch als **Hilfe zur Selbsthilfe** bezeichnen.

Verhaltenstherapie behandelt gezielt einzelne Symptome psychischer Störungen und erweitert so die Handlungsfähigkeit und Selbstregulation des Patienten. Sie ist damit problemorientiert und konzentriert sich nicht auf vergangene, sondern auf gegenwärtige Handlungsursachen, um beobachtbares Verhalten verändern zu können. Die Behandlung ist klar strukturiert (Therapieplanung), und der Therapeut übernimmt einen aktiveren Part als in der psychoanalytischen Therapie.

Zu Beginn der Therapie wird gewöhnlich eine Verhaltens- und Problemanalyse vorgenommen. Diese verhaltenstherapeutische Diagnostik geht weit über die einfache Anamnese hinaus. Sie beinhaltet eine genaue Problem-, Situations- und Verhaltensanalyse nach dem SORCK-Modell. Die Probleme des Patienten werden dabei in Abhängigkeit von ihren aufrechterhaltenden Bedingungen und im Hinblick auf ihre Konsequenzen untersucht. Anschließend wird eine genaue Therapieplanung erstellt. Der Therapeut arbeitet hinsichtlich der Krankheitsursachen und der Behandlungsschritte sehr transparent, denn wenn ein Patient sein Verhalten ändern will, sollten ihm die zugrunde liegenden Zusammenhänge klar sein.

MERKE

Im Sinne der „Hilfe zur Selbsthilfe" sollten immer die Behandlungsmethoden gewählt werden, die den Patienten möglichst schnell vom Therapeuten unabhängig machen (z. B. durch Selbstkontrollmethoden).

Setting Die Anzahl verhaltenstherapeutischer Einheiten liegt je nach Behandlungsfokus und Störungsbild bei 10–40 Stunden im zumeist wöchentlichen Rhythmus. Abhängig vom Störungsbild werden sie von übenden Einheiten begleitet (z. B. Expositionstraining). Mithilfe von „Hausaufgaben" kann der Patient die Therapieerfahrungen in den Alltag übertragen und neues Verhalten „testen" und einüben. Im Anschluss an die Behandlung sind u. U. Sitzungen und Übungen zum „Auffrischen" des Erlernten empfehlenswert. Spezielle Therapieeinrichtungen haben sich auf die stationäre Behandlung bestimmter Störungsbilder spezialisiert.

Gut zu wissen Die Verhaltenstherapie wurde mittlerweile in viele Richtungen und Methoden weiterentwickelt und ausdifferenziert. Grundsätzlich werden Konfrontationsverfahren, operante Verfahren und kognitive Ansätze unterschieden.

Während Konfrontationsverfahren auf dem Modell der klassischen Verstärkung aufbauen, gehen operante Verfahren davon aus, dass Verhalten mittels Verstärkung modifiziert wird. Kognitive Ansätze basieren auf der Annahme, dass Kognitionen unser Verhalten beeinflussen und verändert werden können.

Anwendungsbereiche Interventionstechniken und Anwendungsbereiche sind in ➤ Tab. 1.2 zusammengefasst
Grundannahmen und einzelne Methoden ➤ Kap. 2.4
Ausbildung In privaten Heilpraktikerschulen werden Intensivseminare zur Verhaltenstherapie angeboten, allerdings können Heilpraktiker an einigen Instituten auch die staatlich anerkannten und zeitintensiven (bis zu 5 Jahre) Ausbildungsgänge absolvieren. Letztere werden von staatlichen Instituten mit einheitlicher Ausbildungsordnung angeboten. Heilpraktiker für Psychotherapie müssen die staatliche Prüfung am Ende der Ausbildung jedoch nicht absolvieren.
Erstattungsfähigkeit Während gesetzliche Krankenkassen Heilpraktikerleistungen auch hier in der Regel nicht übernehmen, werden die Kosten von der PKV häufig erstattet. Hat der Therapeut an einer staatlichen Schule gelernt, vergrößern sich die Chancen auf Erstattung durch die private Krankenversicherung.

Tab. 1.2 Überblick über Interventionstechniken und Anwendungsbereiche der Verhaltenstherapie

Interventionstechnik	Anwendungsbereich
Systematische Desensibilisierung (Konfrontationsverfahren)	Einfache Phobien
Expositionstraining (Konfrontationsverfahren) in vivo	Agoraphobie mit Panikstörung, soziale Phobie, posttraumatische Belastungsstörung (PTBS), Zwangsstörungen, weitere Phobien
Expositionstraining (Konfrontationsverfahren) in sensu	PTBS, Zwangsgedanken, auch weitere Phobien
Operante Verfahren	Essstörungen, Abhängigkeitserkrankungen, Jugendliche mit Verhaltensauffälligkeiten, Angststörungen, Persönlichkeitsstörungen, Schlafstörungen
Kognitive Therapie	Depression, somatoforme Schmerzstörung, Essstörungen
Soziales Kompetenztraining	Soziale Phobie, Angststörungen, Depression, schizophrene Störungen (nicht in akuter Phase!)
Problemlösestrategien	Persönlichkeitsstörungen
Stressbewältigungstraining (Entspannungsverfahren)	Abhängigkeitserkrankungen, Angststörungen, einfache Phobien, Persönlichkeitsstörungen, Schlafstörungen, PTBS, somatoforme Schmerzstörungen
Modell-Lernen und Rollenspiel	Angststörungen, Depression, Abhängigkeitserkrankungen, Jugendliche mit Verhaltensauffälligkeiten

1.3.5 Humanistische und erlebnisorientierte Verfahren

Gesprächspsychotherapie

Die von Heilpraktikern für Psychotherapie meist angewandte Therapieform ist die Gesprächspsychotherapie. Sie wurde von Carl Rogers begründet und zählt zu den humanistischen Verfahren.

Gut zu wissen Andere häufig verwendete Begriffe für die Gesprächspsychotherapie sind klientenzentrierte Psychotherapie, nichtdirektive oder personzentrierte Psychotherapie.

Das zentrale Element dieser Therapieform ist das Gespräch mit dem ratsuchenden Patienten. Seine persönliche Entwicklung und innere Reifung werden durch den Therapeuten im Gespräch gefördert. Rogers geht von folgendem humanistischem Menschenbild aus: Der Mensch besitzt die angeborene Tendenz, sich selbst zu verwirklichen und zu vervollkommnen. Unter günstigen Umständen führt diese Tendenz zur Weiterentwicklung und Reifung der Persönlichkeit. Der Hilfesuchende trägt alles zu seiner Heilung Erforderliche in sich und ist selbst am besten in der Lage, seine individuelle Situation zu analysieren, um Lösungen für seine Probleme zu erarbeiten. Daraus leitete Rogers ab, dass Psychotherapie ein günstiges Klima für den gestörten Wachstumsprozess bereiten muss.

Ein zentraler Aspekt dieses Persönlichkeitsmodells einer *fully functioning person* ist das Selbstkonzept. Aus der Diskrepanz (Inkongruenz) zwischen dem Erleben und dem Selbstkonzept entstehen psychologische Spannungen, die dem Menschen als Konflikte erscheinen. Diese Inkongruenz bzw. psychische Fehlfunktion soll an einem Beispiel verdeutlicht werden:

BEISPIEL
Eine Mutter lebt allein mit ihrer heranwachsenden Tochter. Als die Tochter eine Weltreise plant, reagiert die Mutter mit körperlichen Symptomen (Husten, Fieber). Der Gesprächspsychotherapie folgend werden die Symptome der Mutter mit der Inkongruenz zwischen der aktuellen Erfahrung (die Angst, die Tochter zu verlieren) und dem Selbstkonzept (der Anspruch, keine klammernde Mutter zu sein und der Tochter die Erfahrungen der Reise gönnen zu wollen) erklärt.

Die Therapie soll eine reifere emotionale Anpassung erreichen, indem Ideal- und Selbstbild in Übereinstimmung gebracht werden. Dazu werden in der Therapie Gefühle verbalisiert (und so besser wahrnehmbar gemacht) und die Diskrepanz zwischen dem als „richtig Empfundenen" und dem „tatsächlich Gelebten" aufgedeckt. Durch Eigenverantwortlichkeit und -aktivität wird der Patient zur positiven Veränderung ermutigt, um sein Erleben und seine Wertvorstellungen einander besser anzugleichen. Dadurch wird der Patient in die Lage versetzt, bislang nicht akzeptierte Erfahrungen leichter in sein Selbstkonzept zu integrieren und neue Lösungsstrategien zu erarbeiten.

Bei der Gesprächspsychotherapie geht der Therapeut auch führend vor. Um Selbsterkenntnis beim Patienten zu fördern, reflektiert der Therapeut dem Patienten mithilfe der **Spiegeltechnik,** wie er dessen verbalisierte Gedanken, Gefühle, Erfahrungen und Wertvorstellungen verstanden hat.

Gut zu wissen Im Laufe der Zeit wurde die Therapie modifiziert und hat z. T. in weitere Therapieformen Eingang gefunden. Heute wird häufig zwischen Gesprächstherapie und Gesprächspsychotherapie unterschieden. Der Ausdruck **Gesprächspsychotherapie** wird gewöhnlich benutzt, wenn die Behandlungsmethode tiefenpsychologisch fundiert ist; mit ihr kann auch aufdeckend gearbeitet werden, was bei der reinen **Gesprächstherapie** nicht der Fall ist. Die Gesprächspsychotherapie steht heute als anerkanntes Verfahren zwischen Psychoanalyse und Verhaltenstherapie.

Anwendungsbereich Die **Gesprächstherapie nach Carl Rogers** kann, sofern sie nicht in tiefenpsychologischer, aufdeckender Form angewendet wird (s. o.), bei fast allen psychischen Störungen beratend, begleitend oder supportiv zum Einsatz kommen.

MERKE

Kontraindiziert ist aufdeckende Arbeit bei akuten Episoden einer affektiven oder schizophrenen Störung, akuter Suizidalität, Hirnschädigung bzw. Oligophrenie sowie ausgeprägten Persönlichkeitsstörungen. Denn durch die Technik des Gesprächs werden verdrängte Gefühle und die damit zusammenhängenden Konflikte bewusst gemacht, was zu einer akuten Gefährdung des Patienten führen kann.

Ausbildung Die Ausbildung zum Gesprächspsychotherapeuten können Heilpraktiker für Psychotherapie je nach Intensität in 1–3 Jahren absolvieren. Bei einigen Ausbildungsinstituten geht es neben dem Erwerb des spezifischen therapeutischen Handwerkszeugs dabei auch um die **Selbstklärung** des zukünftigen Therapeuten, die für eine verantwortliche therapeutische Arbeit sehr wichtig ist.

Erstattungsfähigkeit Gesprächspsychotherapie ist zwar ein wissenschaftlich anerkanntes Verfahren, wird in der Regel jedoch weder von gesetzlichen noch den privaten Krankenversicherungen erstattet. Wenn der Heilpraktiker für Psychotherapie aber eine **tiefenpsychologisch fundierte Gesprächstherapieausbildung** erfolgreich absolviert hat und eine dementsprechende Therapie anbieten kann, sind private Krankenversicherer in der Regel bereit, die Kosten zu übernehmen. Natürlich spielen bei der Entscheidung auch hier wieder Gutachten, Gutachter und jeweiliger Krankenkassentarif des Patienten eine Rolle.

Gestalttherapie

Die Gestalttherapie ist eine Form der **ganzheitlichen Psychotherapie** im Sinne der „humanistischen Psychotherapie".

Ihre theoretischen Wurzeln entspringen u. a. der Psychoanalyse Freuds. Die Vorstellung von unbewussten Prozessen findet auch in der Gestalttherapie ihre Ausprägung. Allerdings finden sich in einigen Aspekten auch grundlegende Unterschiede zur Psychoanalyse. Weitere richtunggebende Elemente der Gestalttherapie waren die Gestaltpsychologie, der Existenzialismus und die Lernpsychologie. Das besondere Merkmal der von dem Psychologen Fritz Perls begründeten Gestalttherapie ist die Einbeziehung der Körpersprache (sog. Erlebnistherapie).

Die **Gestalttherapie** basiert auf der Annahme, „dass Störungen aus der Desintegration, Abspaltung und (unbewussten) Vermeidung von Wünschen oder Vorstellungen, die Unbehagen oder Angst erzeugen könnten, entstehen. Damit können bestimmte Ressourcen nicht genutzt und erweitert werden. Es kann daher keine ‚kontaktvolle' Begegnung mit dem Gegenüber oder der Umwelt aufgebaut werden. Störungen zeigen sich in verschiedenen Momenten des ‚Kontaktzyklus'. Es ergibt sich eine Störung in der Bezogenheit von ‚Figur und Feld' (Individuum und Umwelt). Voraussetzung für die Heilung ist – mit Unterstützung durch den Therapeuten – das Wahrnehmen (‚Bewusstheit') des eigenen Körpers und der eigenen Gefühle sowie das bewusste Durchleben der aufsteigenden Fantasien, Gefühle und Vorstellungen. Dadurch wird das Entstehen einer Ganzheitlichkeit bei einer nicht integrierten Persönlichkeit angestrebt, indem vermiedene, nicht abgeschlossene, unerledigte Impulse und Handlungsansätze aufgedeckt oder unpassende Glaubenssätze (‚Introjekte') wahrgenommen und ‚abgeschlossen' werden (‚Assimilation'). Ein Ziel in der Gestalttherapie ist es, das jeweils fehlende Stück des Ganzen zu identifizieren, es zur Verfügung zu stellen und dadurch das **Ganze (die Gestalt)** ‚rund zu machen'" (Ofenstein 2016: 72 f.).

Anwendungsbereiche

- Depressionen und Ängste im Rahmen von neurotischen und Anpassungsstörungen
- Persönlichkeitsstörungen
- Suchterkrankungen
- Psychosomatische und somatoforme Störungen

Ferner kann die Gestalttherapie auch als Hilfe zur Selbsterkennung und Selbstentfaltung angewendet werden. Sie kann in Einzel- und Gruppenbehandlungen durchgeführt werden.

MERKE

Es handelt sich bei der Gestalttherapie um ein emotional belastendes Therapieverfahren. Weist der Patient mangelnde Ich-Stärke auf, so können Unruhe- und Angstzustände, Erregtheit, Aggressivität, Niedergeschlagenheit, Erschöpfungsgefühl, Schlafstörungen und Suizidalität hervorgerufen werden. Im Einzelfall besteht die Gefahr des Auslösens oder Reaktivierens einer schizophrenen Störung. Daher ist die Anwendung der Gestalttherapie bei schizophrenen Störungen, Oligophrenien, hirnorganischem Psychosyndrom bzw. Demenz, konversionsneurotischen Störungen und asthenischen, hypochondrischen und histrionischen Persönlichkeitsstörungen kontraindiziert.

Ausbildung Hier gilt grundsätzlich dasselbe wie für die Gesprächspsychotherapie. Einige Institute bieten bei der Ausbildung zum Gestalttherapeuten das Erlernen einer tiefenpsychologisch fundierten Behandlungsmethode an.

Erstattungsfähigkeit Siehe Gesprächspsychotherapie.

Logotherapie und Existenzanalyse

Die von Viktor E. Frankl begründete Logotherapie (von griech. lógos, „Sinn, Gehalt") und Existenzanalyse geht davon aus, dass der

Mensch existenziell auf Sinn ausgerichtet ist. Demnach kann menschliches Leben ohne Sinn zu psychischen Erkrankungen führen. Die Logotherapie und Existenzanalyse sollen dem Patienten zu einem geistig und emotional freien Erleben verhelfen, sodass er gegenüber sich selbst und seiner Umwelt wieder verantwortungsvoll agieren kann.

Nach Frankl hat der Mensch drei Dimensionen: 1) die physische Dimension (Leib), 2) die psychische Dimension (Seele) und 3) die noetische Dimension (Geist). Leib und Seele stehen in einem engen Zusammenhang, den Frankl als **psychophysischen Parallelismus** bezeichnet. Über dieses Psychophysikum kann sich der Mensch aufgrund seiner geistigen Dimension erheben. Der Logotherapie und Existenzanalyse zufolge kann der Mensch nur im Psychophysikum erkranken, während seine noetische Dimension gesund bleibt.

Logotherapie und Existenzanalyse unterstützen den Patienten bei der sinnvollen Ausfüllung oder kognitiven Umbewertung seiner Lebenslagen. Von einer „noogenen Neurose" spricht Frankl, wenn überhaupt kein Lebenssinn vorhanden ist. Frankl leitete sein Konzept aus den folgenden Annahmen her: 1) der Freiheit des Willens, 2) dem Willen zum Sinn und 3) dem Sinn im Leben.

Anwendungsbereiche Diese humanistische Psychotherapieform kann bei allen Formen von psychisch, psychosozial oder psychosomatisch bedingten Verhaltensstörungen und Leidenszuständen entweder spezifisch oder als supportive Psychotherapie angewendet werden.

Ausbildung An entsprechenden staatlichen Schulen können sich Heilpraktiker für Psychotherapie zum Logotherapeuten ausbilden lassen. Häufig sind diese Ausbildungen sehr zeit- und lernintensiv in 2–3 Jahren Vollzeit zu absolvieren. Logotherapie kann anschließend in der eigenen Praxis angeboten werden.

Erstattungsfähigkeit Je nach Kassentarif und Gutachter werden die Heilpraktikerleistungen von den PKV erstattet.

1.3.6 Schematherapie

Die Schematherapie nach Jeffrey E. Young, die in Deutschland von Eckard Roediger weiterentwickelt wurde, zählt zur sog. dritten Welle der kognitiv-behavioralen Therapien und erweitert sie methodisch um Elemente psychodynamischer Konzepte und weiterer etablierter psychologischer und psychotherapeutischer Theorien und Verfahren, u. a.: kognitive Therapie (Aaron T. Beck), Verhaltenstherapie, Stressverarbeitung, Bindungstheorie, Gestalttherapie, klientenzentrierte Psychotherapie, Transaktionsanalyse, Abwehrmechanismen (Psychoanalyse), Individualpsychologie.

Neben der klassischen verhaltenstherapeutischen Behandlung werden auch biografische und emotionale Aspekte berücksichtigt.

Gut zu wissen Die Schematherapie basiert auf der Annahme, dass es bestimmte erlernte Grundschemata gibt, die darauf abzielen, die seelischen Grundbedürfnisse zu befriedigen und zu diesem Zweck das Verhalten von Menschen steuern.

Anwendungsbereiche Die Schematherapie wurde zur Behandlung von chronischen charakterologischen Aspekten psychischer Störungen entwickelt. Heute wird sie in der Behandlung chronischer Erkrankungen wie Depressionen, Angststörungen, Persönlichkeitsstörungen (vorwiegend Borderline- und narzisstische Persönlichkeitsstörung) sowie bei Essstörungen, Substanzmittelmissbrauch, Lebensproblemen und -krisen, Paarbehandlungen und langjährigen Beziehungsstörungen ambulant oder stationär erfolgreich angewandt.

Ausbildung Die Ausbildung zum Schematherapeuten ist grundsätzlich eine Fachausbildung für Psychologische Psychotherapeuten. Je nach Institut ist sie auch für Heilpraktiker zugänglich.

Erstattungsfähigkeit Private Krankenversicherungen zahlen wiederum je nach Diagnose, Gutachter und Krankenkassentarif.

MERKE

Dieses Verfahren ist vor allem dazu geeignet, mit schweren Störungsbildern zu arbeiten. Deshalb wird die Schematherapie Heilpraktikern für Psychotherapie nicht unbedingt als psychotherapeutische Ausbildung der ersten Wahl empfohlen.

1.3.7 Systemische Psychotherapie

In der **Paar- und Familientherapie** wird die psychische Erkrankung eines Familienmitglieds immer unter **systemischen Gesichtspunkten** betrachtet. Dementsprechend ist der Erkrankte kein unabhängiges Individuum im beziehungslosen Raum, sondern steht mit allen Familienmitgliedern (System) im wechselseitigen Kontakt; sie beeinflussen sich gegenseitig.

Aus systemischer Perspektive gibt die Interaktion des gesamten Systems „Familie" mehr Auskunft als die individuelle Perspektive des Symptomträgers und macht eine psychische Erkrankung leichter verständlich. Wird eine psychische Erkrankung aufgrund gestörter familiärer Interaktionsmuster ausgelöst oder aufrechterhalten, können familientherapeutische Ansätze wirksam zum Einsatz kommen.

Gut zu wissen Die Besonderheit der systemischen Therapie liegt in der Einbeziehung von Mitgliedern des für den Patienten relevanten sozialen Umfelds in die Behandlung.

Voraussetzung ist allerdings, dass sich die Familienmitglieder vom Problem betroffen fühlen und aktiv in der Therapie mitarbeiten wollen. Mittlerweile haben sich unterschiedliche familientherapeutische Schulen etabliert, die je nach Erkrankung und individuellen Umständen in der Therapie berücksichtigt werden sollten.

Anwendungsbereiche Die systemische Psychotherapie kommt vor allem in der **Kinder- und Jugendpsychiatrie** zur Anwendung. Bei Erwachsenen ist sie bei folgenden Störungsbildern indiziert:

- Anorexia nervosa
- Schizophrene Störungen
- Affektive Erkrankungen

Ausbildung Die Fachausbildung zum systemischen Psychotherapeuten richtet sich vor allem an Berufsgruppen, die bereits in ihrem Grundberuf mit sozialen Systemen arbeiten (z. B. Pädagogen, Sozialpädagogen oder Mediatoren), und an Psychologische Psychotherapeuten. Auch der Heilpraktiker für Psychotherapie kann diese 3- bis 5-jährige Ausbildung an einigen Instituten absolvieren. Werden systemische Ausbildungen an privaten Instituten angeboten, sollte ein kritischer Blick auf die Qualität der Wissensvermittlung gerichtet werden: Wie wird das Wissen vermittelt? Wie viel Praxiserfahrung kann im Rahmen der Ausbildung gesammelt werden? Geht es auch um Eigenerfahrung und Selbstklärung der Auszubildenden?
Erstattungsfähigkeit Private Krankenversicherungen zahlen in der Regel je nach Kassentarif und Gutachterentscheidung.

1.3.8 Gruppenpsychotherapie

Die Gruppenpsychotherapie nutzt die in einer Gruppe auftretenden speziellen Phänomene wie Gruppendynamik, Übertragung und Gegenübertragung für die Psychotherapie, indem mehrere (meist 7–12) Patienten unter Leitung eines Therapeuten in der Gruppe behandelt werden. Über Reflexion und Feedback aus der Gruppe erfahren die Gruppenmitglieder Unterstützung in Bezug auf das Verständnis und die Bearbeitung eigener Konfliktfelder.

Die Gruppe dient als Abbild der Gesellschaft bzw. der Herkunftsfamilie der Teilnehmer. Als Basis dient ein tiefenpsychologisches Konzept, das durch Erkenntnisse aus der Sozialpsychologie und Gruppendynamik ergänzt wird.

Gut zu wissen Es entstehen Situationen, in denen Gruppenmitglieder Beziehungserfahrungen aus ihrer Kindheit und die damit verbundenen Gefühle wiedererleben können (Übertragung).

Im Konflikt sollen verbotene Wünsche sowie verinnerlichte kulturelle und elterliche Tabus erkennbar und Widerstände abgebaut werden. Freiwerdende abgewehrte Stimmungen und Energien sollen zukünftig neu und hilfreich eingesetzt werden.

Gruppentherapie kann unterschiedlich ausgerichtet sein: Während bei einigen die Persönlichkeitsstruktur der Teilnehmer durch freies Assoziieren erkannt und mithilfe von Deutungen des Therapeuten bewusst verändert werden soll (gruppenanalytischer Ansatz), zielen andere Gruppentherapien darauf ab, das Verhalten der Teilnehmer zu verändern (verhaltenstherapeutischer Ansatz). Ebenso kann die Interaktion zwischen den Teilnehmern im Mittelpunkt stehen (Familien- und Paartherapie).

Anwendungsbereiche Gruppentherapie ist eine sehr wirkungsvolle Form der Selbsterfahrung und Psychotherapie. Den meisten Patienten bietet sie die Möglichkeit, Symptome und damit verbundene innere Konflikte und Dynamiken oder auch Konflikte im sozialen Umfeld oder Arbeits- oder Familiensystem zu erfahren und zu verändern. Gruppenpsychotherapie wird bei unterschiedlichsten psychischen Störungen und seelischen Krisen eingesetzt.
Ausbildung Ausbildungen zum Gruppenpsychotherapeuten werden meist als Zusatzausbildung an staatlichen oder halbstaatlichen Instituten angeboten und dauern dann in der Regel 1–2 Jahre. Es handelt sich um eine Weiterbildung für Psychologische Psychotherapeuten und Heilpraktiker für Psychotherapie.
Erstattungsfähigkeit Auch hier werden entsprechende Heilpraktikerleistungen von den gesetzlichen Krankenkassen in der Regel nicht erstattet; private Krankenversicherer entscheiden wiederum je nach Gutachter und Patiententarif.

Gut zu wissen Für die Entscheidung der Krankenkassen pro Kostenerstattung spielt die Qualität des Berichts seitens des Therapeuten grundsätzlich eine große Rolle. Wie ist der Bericht gewichtet? Ist der Therapeut in der Materie? Spricht er die richtige Sprache?

1.3.9 Traumatherapie

Für Patienten, die einem traumatisierenden Ereignis ausgesetzt waren, steht eine Vielzahl von Therapieverfahren zur Verfügung. Die großen psychotherapeutischen Schulen haben jeweils einen eigenen Ansatz zur Behandlung traumatischer Störungen entwickelt, so z. B. Verfahren der kognitiven Verhaltenstherapie (KVT) bzw. Verhaltenstherapie und psychoanalytische Verfahren.

MERKE
Der behandelnde Therapeut sollte über eine traumaspezifische Ausbildung und ausreichend Erfahrung in der jeweiligen Therapieform verfügen.

Die psychodynamisch-behaviorale Behandlungsmethode **EMDR** *(Eye Movement Desensitization and Reprocessing)* zählt zu den effektivsten Methoden in der Behandlung der PTBS. Sie gehört nach Jahren intensiver Forschung heute zum internationalen Behandlungsstandard und wurde vom Deutschen Wissenschaftlichen Beirat für Psychotherapie anerkannt. Francine Shapiro entwickelte dieses Verfahren, als sie bei einem Spaziergang zufällig beobachtete, dass durch schnelle Augenbewegungen eine Angstreduktion stattfand und sich ihre traumatischen Erinnerungen an eine zuvor diagnostizierte Krebserkrankung veränderten.

Wissenschaftliche Studien haben gezeigt, dass EMDR die gleichen Behandlungserfolge erzielt wie andere bewährte Behandlungsmethoden bei einer wesentlich geringeren Anzahl von therapeutischen Sitzungen. Bereits nach einer erfolgreichen EMDR-Sitzung erfahren die meisten Patienten eine entlastende Veränderung der Erinnerung und ein Abklingen der körperlichen Erregung.

Die EMDR-Methode enthält Elemente vieler wirksamer Psychotherapieansätze (u. a. kognitiv-verhaltenstherapeutische, psychodynamisch/tiefenpsychologische, körpertherapeutische und interpersonelle), die strukturiert eingesetzt werden. Auch bei alltäglichen emotionalen Belastungen kann EMDR auf den Patienten spürbar entlastend wirken.

Ein zentrales Element dieser Therapie ist die sog. bilaterale **Stimulation** beider Hirnhälften durch Augenbewegungen, Töne oder kurze Berührungen. Auf diese Weise sollen blockierte oder unvollständig integrierte Erinnerungen gelockert und einem Verarbeitungsprozess zugeführt werden. Durch die effektivere Informati-

onsverarbeitung kann eine schnellere und tiefere Integration des traumatischen Geschehens erreicht werden.
Zu den wichtigsten Elementen der EMDR gehören:

- die „bilaterale Stimulation“, die in verschiedenen Phasen der Behandlung Augenbewegungen, Töne oder (nach Absprache mit dem Patienten) kurze Berührungen z. B. des Handrückens oder der Oberschenkel (sog. „Taps“) enthält,
- der Aufbau psychischer Kräfte (Ressourcen) sowie
- die Bearbeitung belastender (traumatischer) Erlebnisse, die an der Auslösung vieler psychischer Erkrankungen beteiligt sind.

MERKE
Schwere Traumata müssen auf jeden Fall stationär behandelt werden, da ansonsten großer Schaden angerichtet werden kann.

Ausbildung Wie bei der gruppentherapeutischen Weiterbildung kann auch die Traumatherapie in Form einer Fachausbildung erlernt werden. Die Ausbildungsdauer richtet sich nach der Schule und Methode, mit denen Traumata behandelt werden. Bis vor wenigen Jahren war die Fachausbildung nur ärztlichen und Psychologischen Psychotherapeuten zugänglich, und der Heilpraktiker für Psychotherapie konnte eine Traumaausbildung nur als Berater absolvieren. Das hat sich geändert. Heute bieten immer mehr private Heilpraktikerinstitute Verfahren wie EMDR, Traumatherapie nach Reddemann oder Levine an. Aufgrund soziologischer Veränderungen entstehen auch immer wieder neue Therapieformen zur Verarbeitung von Traumata. Nicht alle Traumatherapieformen sind wissenschaftlich begründet.
Erstattungsfähigkeit Private Krankenversicherungen können die Kosten für eine von einem Heilpraktiker für Psychotherapie durchgeführte EMDR-Therapie erstatten. Auch von den gesetzlichen Krankenkassen werden bei einer diagnostizierten psychischen Störung im Rahmen eines umfassenden Behandlungskonzepts in der Verhaltenstherapie, der tiefenpsychologisch fundierten Psychotherapie oder der analytischen Psychotherapie die Behandlungskosten übernommen, soweit der behandelnde Therapeut über eine Approbation verfügt.

1.3.10 Ergänzende spezielle Psychotherapieverfahren

Körperorientierte Psychotherapieverfahren

Als **Körperpsychotherapie** bezeichnet man unterschiedliche therapeutische Methoden, welche die psychischen und körperlichen Dimensionen menschlichen Erlebens gleichwertig behandeln. Sie folgen der Auffassung, dass Körper und Psyche eine untrennbare Einheit bilden. Die zumeist humanistisch oder tiefenpsychologisch orientierten Körperpsychotherapiemethoden nutzen die Körperwahrnehmung als Möglichkeit, um unbewusste psychische Prozesse ins Bewusstsein zu bringen bzw. aufzudecken.

Ziel der Therapie ist die Freisetzung verdrängter Gefühle, um die ungehinderte Entfaltung der Lebensenergie zu ermöglichen. Fließt die Lebensenergie wieder ungehindert, kann der Mensch sich emotional ausdrücken und ist in seiner Beziehungsfähigkeit frei. Die Neurose ist dann überwunden. Im Zentrum der Aufmerksamkeit des therapeutischen Prozesses stehen das momentane und vor allem das körperlich empfundene Erleben.

Ausbildung Es gibt eine Vielzahl unterschiedlicher Körperpsychotherapiemethoden, die an freien oder Heilpraktikerschulen in 1–3 Jahren erlernt werden können.
Erstattungsfähigkeit Bieten Heilpraktiker für Psychotherapie eines dieser Verfahren an, muss der Patient in der Regel privat zahlen. Wird es allerdings mit einer tiefenpsychologisch fundierten Therapie verbunden, so werden die Kosten für die Behandlung in der Regel von der privaten Krankenversicherung übernommen.

Entspannungsverfahren

Autogenes Training, progressive Muskelrelaxation nach Jacobson, aber auch Yoga gehören zu den Entspannungsverfahren. Sie eignen sich zur Integration in ein Gesamttherapieprogramm oder können vom Patienten als selbstständige Interventionstechnik erlernt werden.

Progressive Muskelrelaxation nach Edmund Jacobsen (PMR)

Jacobsen entwickelte ein Entspannungsverfahren, bei dem Muskelgruppen in einer festgelegten Reihenfolge angespannt und entspannt werden. Die so erreichte muskuläre Entspannung wirkt sich auf das Erleben von Angst aus. Nervosität und Angst steigern häufig unbemerkt die muskuläre Anspannung und führen dadurch zu einer weiteren Steigerung des Angstgefühls. Mithilfe der progressiven Muskelentspannung kann der Patient selbst positiv auf die Angst einwirken und angstvolle Gefühle reduzieren.

In 6–12 Therapiestunden lässt sich das Entspannungsverfahren erlernen. Danach ist es dem Patienten möglich, in Kürze einen Entspannungszustand zu erreichen. Therapeuten wenden die progressive Muskelrelaxation bei unterschiedlichen verhaltenstherapeutischen Interventionen an.

Autogenes Training nach J. H. Schultz

Mit dieser autosuggestiven Methode können eine Entspannung und vegetative Dämpfung des Organismus erreicht werden. Zunächst nimmt der Patient eine entspannte Körperhaltung ein. Durch standardisierte Formeln kommt er in einen tranceähnlichen Zustand und erhält Einfluss auf vegetative Vorgänge, die nicht der willentlichen Kontrolle unterliegen (z. B. Verringerung der Atemfrequenz, Erweiterung der Blutgefäße, Entspannung der Bauchorgane). Der Patient kann die Übungen in Eigenregie mehrmals täglich durchführen.

Die Anwendung von autogenem Training ist vor allem bei funktionellen und psychosomatischen Störungen sinnvoll.

Hypnotherapie

Mit der Hypnotherapie entwickelte Erickson eine moderne Form der Hypnose. Mithilfe von Trance und Suggestionen fördert diese Therapieform Heilungs-, Such- und Lernprozesse.

In der Trance befindet sich der Patient in einem entspannten Wachzustand mit Bewusstseinseinengung. Er findet in diesem Zustand leichter Zugang zum Unbewussten und kann Widerstände z. T. umgehen. Diesen Effekt nutzt man für die therapeutische Arbeit.

Suggestionen sollen den Patienten dabei unterstützen, seine innere Selbstorganisation und somit Lösungen für Fragen oder Probleme zu finden. Außerdem kann Hypnotherapie zum Selbsthypnosetraining und zum Erlernen von Entspannungsübungen dienen. Dafür sind meist nur wenige Sitzungen nötig. Patient und Therapeut erarbeiten zunächst Zielvorstellungen, die am Ende der Therapie überprüft werden. Eine vertrauensvolle Beziehung zwischen Patient und Therapeut sowie das Verfolgen gemeinsam vereinbarter Ziele sind für den Therapieerfolg von entscheidender Bedeutung.

Gut zu wissen Mit „Showhypnose" hat Hypnotherapie nichts gemein. Die Patienten können nicht dahingehend manipuliert werden, dass sie während oder nach der Hypnose etwas gegen ihren Willen tun. Diese Information sollte dem Patienten vermittelt werden, damit er sich auf das Verfahren einlassen kann.

Ausbildung Hypnosetherapieausbildungen sind für ärztliche und Psychologische Psychotherapeuten, aber auch für Heilpraktiker für Psychotherapie an staatlich anerkannten wie privaten Instituten oder Schulen zugänglich. Allerdings bestehen große Qualitätsschwankungen.

Erstattungsfähigkeit Wendet der Heilpraktiker diese Therapieform an, zahlt je nach Gutachter und Versicherungstarif des Patienten in der Regel die private Krankenkasse. Hier gilt wiederum die Faustregel: Je hochwertiger die Ausbildung des Therapeuten, desto wahrscheinlicher ist die Erstattung der Kosten.

Psychoedukation

Psychoedukation stellt häufig die erste therapeutische Intervention dar. In der Psychoedukation vermittelt der Psychotherapeut Patienten und Angehörigen Informationen über die jeweilige psychische Störung sowie ihre Ursachen, Heilungschancen und Möglichkeiten der Behandlung.

Psychoedukation soll

- Wissen über die Erkrankung gezielt vermitteln,
- den kompetenten Umgang von Patienten und Angehörigen mit der Erkrankung fördern,
- emotional entlasten,
- die langfristige Behandlungsbereitschaft sichern und das Rückfallrisiko reduzieren.

Psychoedukation kann in Einzel- oder Gruppensitzungen erfolgen. Die Teilnehmer einer psychoedukativen Gruppenintervention erfahren in der Regel zunächst emotionale Entlastung, denn häufig liegt bereits eine lange leidvolle Zeit sowie krankheitsbedingte Stigmatisierung hinter ihnen. Der Austausch von unangenehmen Erfahrungen in der Gruppe und die Erkenntnis, nicht der einzige Betroffene zu sein, wirken entlastend. Die Teilnehmer verlieren durch die Vermittlung von Informationen einen Teil ihrer Hilflosigkeit, und bei Betroffenen und Angehörigen wird Verständnis für Erkrankungsursachen und Therapiemöglichkeiten geschaffen. Darüber hinaus kann der Therapeut Wege aufzeigen, wie der Erkrankung sinnvoll begegnet werden kann.

Durch die Erleichterung des Umgangs mit der Erkrankung können die Betroffenen langfristig zu „Experten" ihrer eigenen Erkrankung werden. Außerdem wird die Behandlungsbereitschaft gefördert und das Rückfallrisiko gesenkt.

Anwendungsbereiche Bei vielen Behandlungsmethoden ist Psychoedukation schon fester Bestandteil der Psychotherapie. Für diverse psychische Erkrankungen wie Suchterkrankungen, Depression, Zwangsstörungen, Angststörungen, Borderline-Störung sowie schizophrene Störungen wurden bereits strukturierte psychoedukative Programme mit Therapiemanualen und Ratgebern entwickelt.

1.3.11 Krisenintervention

Die Krisenintervention wird immer dann notwendig, wenn ein Mensch sein seelisches Gleichgewicht verliert, weil er mit Ereignissen oder Lebensumständen konfrontiert ist, die er momentan nicht bewältigen kann und die sich bedrohlich anfühlen. Das Ziel dieser supportiven Psychotherapie ist das Aufhalten und Bewältigen der kritischen Entwicklung.

Krisenintervention kann grundsätzlich ambulant oder stationär durchgeführt werden. Im Gegensatz zu einer lang angelegten Therapie geht es hier um einen kurzen, zeitlich begrenzten Einsatz. Ausgelöst wird die seelische Krise durch eine plötzliche Veränderung der Lebensbedingungen, z. B. durch den Tod eines Angehörigen, einen Unfall, ein Naturereignis, eine schwere Erkrankung oder Gewalterfahrungen. Auch eine plötzliche Trennung oder Arbeitslosigkeit kann eine Krisenintervention erforderlich machen. Viele Städte bieten Betreuung durch spezialisierte Kriseninterventionsdienste und Telefonseelsorge an. Die Betroffenen sollen durch professionelle Hilfe in die Lage versetzt werden, ihre Lebenskrise zu bewältigen.

Gut zu wissen Krisenintervention konzentriert sich vornehmlich auf das Hier und Jetzt und sollte bei Beginn der Krise möglichst schnell eingeleitet werden.

Eine empathische und wertschätzende Grundhaltung des Therapeuten ist von großer Bedeutung. Zunächst werden Problemlösestrategien eingesetzt oder Informationen vermittelt, um die dringlichsten Probleme zu entschärfen. Zugleich versucht man, bestehende Ressourcen zu aktivieren, um den Betroffenen zu entlasten und seine Handlungs- und Entscheidungsfähigkeit zu reaktivieren.

Zu Kriseninterventionstechniken ➤ Kap. 3.7

KAPITEL

2 Voraussetzungen für das therapeutische Arbeiten: der therapeutische Reifungsprozess

Kapitelübersicht

Der Heilpraktiker für Psychotherapie ist grundsätzlich verpflichtet, nur Patienten mit bestimmten Störungsbildern zu behandeln. Dabei ist er für die professionelle und kompetente Durchführung der Therapie verantwortlich. Dazu gehört umfassendes Fachwissen über die Entstehung und Symptome psychischer Störungen sowie die Möglichkeiten ihrer Behandlung. Auch die regelmäßige Selbstreflexion und Supervision sind fester Bestandteil der verantwortungsvollen Arbeit des Heilpraktikers für Psychotherapie, denn er muss zu jeder Zeit sowohl seine eigenen Grenzen als auch die der Therapie kennen. Eine unprofessionell durchgeführte Psychotherapie kann beim Patienten viel Leid und Schaden verursachen.

Nach dem Bestehen der amtsärztlichen Prüfung kann der Heilpraktiker für Psychotherapie – wenn er eine Ausbildung in einer psychotherapeutischen Behandlungsmethode abgeschlossen hat – eigenverantwortlich mit Patienten arbeiten. Nicht immer ist es aber so, dass ein Prüfungskandidat über praxisbezogenes, inhaltliches Fachwissen in der Psychotherapie verfügt, denn er hat sich für seine HP-Prüfung schwerpunktmäßig auf den psychiatrisch-diagnostischen Teil konzentriert. Im Folgenden gehen wir auf die inhaltlichen Anforderungen an den Heilpraktiker für Psychotherapie ein. Einen Überblick gibt ➤ Abb. 2.1.

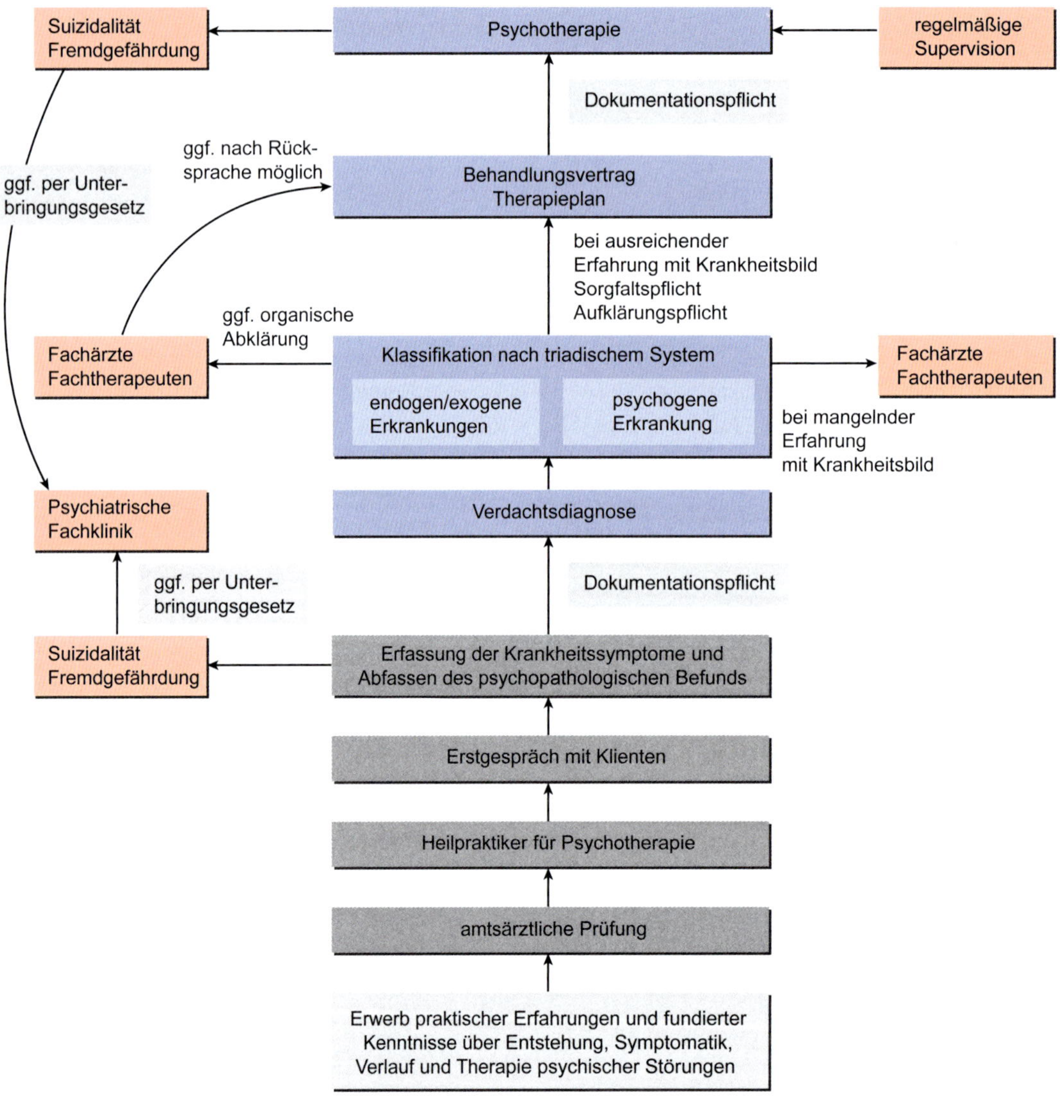

Abb. 2.1 Der Weg zum therapeutischen Arbeiten als Heilpraktiker für Psychotherapie (in Anlehnung an Ofenstein 2016: 12)

2.1 Das technische Handwerkszeug

2.1.1 Diagnostik

Die psychotherapeutische Arbeit beginnt immer mit der Diagnostik. Um eine psychische Störung zu diagnostizieren, beginnt der Therapeut zunächst mit der Eigen- und Fremdanamnese und erhebt den psychopathologischen Befund; anschließend erfolgen körperliche, psychiatrische und in einigen Fällen auch testpsychologische, laborchemische oder apparative Zusatzuntersuchungen durch den Facharzt. Nach Ausschluss anderer denkbarer Diagnosen und der Zuordnung zu einer eindeutigen Krankheitskategorie auf Grundlage der ICD-10 geht es für den Heilpraktiker schließlich um die Frage, welches therapeutische Vorgehen und insbesondere welche Therapie bei der vorliegenden Störung sinnvoll und für den Patienten akzeptabel ist. Um diese Therapieform selbst anbieten zu können, muss er über eine entsprechende Ausbildung sowie genügend Erfahrung verfügen.

Eigenanamnese

In der Anamnese hat der Patient die Möglichkeit, seine Beschwerden bzw. Probleme ausführlich zu schildern. Zusätzlich erfragt der Therapeut auf strukturierter Basis gezielt psychopathologische Phänomene. Diese Details sind ausschlaggebend, um eine sichere Diagnose stellen zu können und um entscheidende Anhaltspunkte für sein späteres Vorgehen zu bekommen.

MERKE
In der Anamnese geht es um persönliche Daten, aktuelle Beschwerden und Krankheitsentwicklung, Krankheitsvorgeschichte (psychische und körperliche Erkrankungen), Drogen- und Medikamentenanamnese, Familienanamnese, biografische Daten und die aktuelle soziale Situation.

Zusätzlich kann der Therapeut in einer **ausführlichen biografischen Anamnese** die psychischen und sozialen Entwicklungslinien eines Individuums herausarbeiten, um Hinweise auf seine psychodynamische Entwicklung zu erlangen (ausführliche Darstellung der Anamnese als Teil des Behandlungsprozesses ➤ Kap. 3.5).

Gut zu wissen Der Patient sollte so viel Vertrauen zum Therapeuten haben, dass er bereit ist, ihm alle relevanten – auch schambehafteten – Informationen mitzuteilen. Wenn dem Patienten der Austausch über das eine oder andere Thema zunächst schwerfällt, kann es im nächsten Gespräch vertieft werden.

Fremdanamnese

Um die Angaben eines Patienten zu objektivieren oder überhaupt erst zu ermöglichen, ist es in einigen Fällen sinnvoll, dass Angehörige des Patienten Auskunft über die Beschwerden und Rahmenbedingungen geben. Die Einbindung der Angehörigen in den Behandlungsprozess kann sich zum einen positiv auf den Patienten auswirken, zum anderen können sie selbst durch den Kontakt zum Therapeuten Entlastung erfahren.

Psychopathologischer Befund

Die Erhebung des psychopathologischen Befunds ist das Kernstück der psychiatrischen Anamnese. Sie setzt grundlegende theoretische Kenntnisse sowie praktische Erfahrungen voraus (zur ausführlichen Darstellung des Themas „Psychopathologie/psychopathologischer Befund" s. Ofenstein 2016: 25–37). Eine Übersicht über den psychopathologischen Befund ist ➤ Abb. 2.2 zu entnehmen.

Körperliche und testpsychologische Untersuchungen

Um mögliche körperliche Ursachen einer psychischen Störung aufzudecken und etwaige körperliche Erkrankungen festzustellen, die unabhängig von der psychischen Störung vorliegen, ist die körperliche Untersuchung eines psychiatrischen Patienten unerlässlich. Außerdem können so konstitutionelle Besonderheiten aufgedeckt werden, die sich auf das psychische Erleben des Patienten auswirken können. Zusätzlich ermöglicht es die bessere Einordnung von hypochondrischen oder somatoformen Störungen, und der Patient erfährt, dass er in seiner körperlich-seelischen Gesamtheit wahrgenommen wird.

MERKE
Die **körperliche Untersuchung** eines Patienten muss immer von einem Arzt durchgeführt werden!

Durch **testpsychologische Untersuchungen** kann der Verdacht auf bestimmte Störungsbilder objektiviert bzw. das Ausmaß einer Störung besser beurteilt oder sogar quantifiziert werden (➤ Tab. 2.1). Zu diesem Zweck wurde eine Vielzahl von Fragebögen zur Selbst- oder Fremdbeurteilung entwickelt.

MERKE
Um die Qualität der psychologischen Diagnostik sicherzustellen, sollten diese Testverfahren nur von ärztlichem Fachpersonal oder speziell geschulten Therapeuten durchgeführt werden. Der Heilpraktiker für Psychotherapie ist dazu nur nach erfolgter Ausbildung berechtigt.

Zu den **apparativen Zusatzuntersuchungen** gehören u. a. laborchemische, bildgebende oder sonografische Untersuchungen. Sie dienen dazu, organische Ursachen oder eine organische Beteiligung an einer psychischen Störung auszuschließen.

Vorgehensweise in der psychiatrischen Diagnostik

➤ Kap. 3.6.

2

Bewusstseinsstörungen
Verminderung
Trübung
Einengung
Verschiebung

Orientierungsstörungen
zeitlich
örtlich
situativ
zur eigenen Person

Aufmerksamkeits- und Gedächtnisstörungen
Auffassung
Konzentration
Merkfähigkeit
Gedächtnis
Konfabulationen
Amnesien

Formale Denkstörungen
verlangsamt
gehemmt
umständlich
gesperrt/Gedankenabreißen
eingeengt
Perseverationen
grübeln
Gedankendrängen
Ideenflucht
vorbeireden
inkohärent/zerfahren
Neologismus
Konkretismus

Befürchtungen und Zwänge
Misstrauen
Hypochondrie
Phobien
Zwangsgedanken
Zwangsimpulse

Wahn
Wahnstimmung
Wahnwahrnehmung
Wahneinfall
Wahngedanken
systematisierter Wahn
Wahndynamik
Beziehungswahn
Beeinträchtigungswahn
Verfolgungswahn
Größenwahn
Schuldwahn
Versündigungswahn
hypochondrischer Wahn
Verarmungswahn
Eifersuchtswahn
andere Wahninhalte

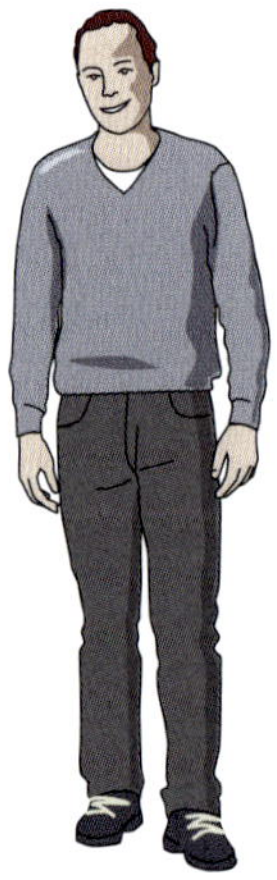

Wahrnehmungsstörungen und Sinnestäuschungen
Illusionen
optische Halluzinationen
Stimmen hören
andere akustische Halluzinationen
Körperhalluzinationen
Geruchshalluzinationen
Geschmackshalluzinationen

Ich-Störungen
Depersonalisation
Derealisation
Gedankenausbreitung
Gedankeneingebung
Gedankenentzug
and. Fremdbeeinflussungserleben

Störungen der Affektivität
ratlos
Gefühl der Gefühllosigkeit
affektarm
Störung der Vitalgefühle
depressives Erleben
hoffnungslos
ängstlich
euphorisch
dysphorisch
gereizt
innerlich unruhig
klagsam/jammerig
Insuffizienzgefühl
gesteigertes Selbstwertgefühl
Schuldgefühle
Verarmungsgefühle
Ambivalenz
Parathymie
Affektlabilität
Affektinkontinenz
Affektstarre

Antriebsstörungen
Antriebsarmut
Antriebshemmung
Antriebssteigerung

Psychomotorische Störungen
motorische Unruhe
Parakinesen
Stupor
manieriert/bizarr
Theatralik
Mutismus
Logorrhö

Weitere wichtige Aspekte
zirkadiane Besonderheiten
Suizidalität
sozialer Rückzug
soziale Umtriebigkeit
Aggressivität
Selbstbeschädigung
Mangel an Krankheitseinsicht

Somatische Aspekte
Schlafstörungen
Vigilanzstörungen
veränderter Appetit/Durst
verändertes sexuelles Verhalten
vegetative Störungen

Abb. 2.2 Psychopathologischer Befund

Tab. 2.1 Beispiele für testpsychologische Verfahren

Einsatzbereich	Selbstbeurteilungsverfahren	Fremdbeurteilungsverfahren
Depression	BDI (Beck-Depressions-Inventar)	HAMD (Hamilton-Depressionsskala)
Angststörungen	STAI (State-Trait-Angst-Inventar)	
Alkoholabhängigkeit	MALT (Münchner Alkoholismus-Test)	MALT (Münchner Alkoholismus-Test)
Zwangsstörungen	HZI (Hamburger Zwangsinventar)	Y-BOCS (Yale-Brown Obsessive Compulsive Scale)
Posttraumatische Belastungsstörung	PDS (Posttraumatic Diagnostic Scale)	
Intelligenzstörungen	HAWIE (Hamburger-Wechsler-Intelligenztest für Erwachsene)	

2.1.2 Therapeutisches Vorgehen und Interventionstechniken

Nachdem eine Diagnose gestellt ist, muss der Heilpraktiker für Psychotherapie sich überlegen, wie er therapeutisch vorgehen will. Erläuterungen zum spezifischen therapeutischen Vorgehen bei einzelnen Krankheitsbildern finden sich in Teil II dieses Buches ab ➤ Kap. 4.

In allen aufdeckenden Therapieverfahren und in der humanistischen Gesprächspsychotherapie stehen die Aufdeckung und das Bewusstmachen verdrängter und nicht wahrgenommener Konflikte sowie ihre Bearbeitung in der Interaktion von Patient und Therapeut im Zentrum des therapeutischen Prozesses. Hierzu nutzt der Therapeut folgende Interventionstechniken:

- **Klarifizieren:** Die entscheidenden Inhalte des Konflikts werden aufgedeckt.
- **Interpretieren:** Der Therapeut deutet die Inhalte des Konflikts und der Übertragungssituation und arbeitet den Zusammenhang zwischen der Symptomatik und dem Konflikt heraus.
- **Konfrontieren:** Mit diesen Interpretationen konfrontiert er den Patienten.
- **Durcharbeiten:** Der Patient verarbeitet diese Informationen und versucht, sie in sein Selbstbild zu integrieren.

MERKE

Bevor der Heilpraktiker für Psychotherapie therapeutisch tätig wird, muss er folgende Punkte beachten:

- Er darf nur bestimmte Störungsbilder behandeln.
- Er muss sich vor der Psychotherapie von der Güte der Diagnose überzeugen bzw. die Diagnose von einem Facharzt absichern lassen.
- In kritischen Situationen (z. B. Suizidgefährdung oder psychotisches Erleben) muss er kompetente Hilfe einholen bzw. den Patienten der entsprechenden Therapie zuführen (Überweisung an den Facharzt, Hilfe von der Polizei etc.).
- Er trägt die Verantwortung für die fachgerechte Durchführung der Therapie und sollte sich in regelmäßiger Supervision befinden.

Wird eine Psychotherapie unprofessionell und nicht fachgerecht durchgeführt, kann der Patient schweren Schaden nehmen!

2.2 Setting, Voraussetzungen und Wirksamkeit der Therapie

2.2.1 Setting

Folgende Rahmenbedingungen (Setting) für psychotherapeutisches Arbeiten werden unterschieden:

Ambulante/stationäre Therapie

Eine **ambulante Therapie** reißt den Patienten nicht aus seinem gewohnten Umfeld. Er kann die Erfahrungen und Erkenntnisse aus den Sitzungen immer wieder im Alltag ausprobieren und bei der Umsetzung auftretende Schwierigkeiten in der nächsten Sitzung mit dem Therapeuten besprechen. Außerdem kann der Patient – sofern seine Beschwerden ihn daran nicht hindern – weiterhin seiner täglichen Arbeit nachgehen. Sollte der Patient in seiner Umgebung jedoch keine Möglichkeiten zu einer geeigneten Therapie vorfinden oder von einem schwierigen sozialen Umfeld umgeben sein (Missbrauch, Gewalt in der Familie, ständige Projektionen), so kann eine **stationäre Behandlung** erforderlich werden. Das Gleiche gilt, wenn seine Erkrankung so schwer ausgeprägt ist, dass eine ambulante Therapie nicht mehr infrage kommt.

Einzeltherapie/Gruppentherapie

In der **Einzeltherapie** kann sich der Therapeut voll und ganz auf den einzelnen Patienten einlassen und ihm viel Zeit zur Verfügung stellen. Es herrscht eine sehr vertrauensvolle Atmosphäre, sodass der Patient sich mit all seinen Konflikten und Emotionen öffnen kann.

In der **Gruppentherapie** hängt es vom Einzelnen ab, inwieweit er sich öffnen kann. Aber auch dieses Setting bietet große Vorteile, denn in der Gruppe werden soziale Situationen abgebildet, wie sie sonst nur im Außen zu finden sind. Aufgrund der Individualität der Gruppenmitglieder trifft der Einzelne auf eine Reihe ganz unterschiedlicher Übertragungen, die ein einzelner Therapeut in seiner Rolle nur schwer abbilden kann. Insofern können die anderem dem Einzelnen als kritischer Spiegel, aber auch als wertvolle Unterstützung dienen, weil Erfahrungen geteilt werden. In der Gruppe lassen sich daher Konflikte besser erkennen und neue Verhaltensweisen in Übungssituationen trainieren. Der Einzelne nimmt wahr, dass andere Menschen mit ähnlichen Problemen kämpfen. Er kann daraus Mut schöpfen und im Sinne des Modell-Lernens Verhaltensweisen der anderen Gruppenmitglieder übernehmen. Hinzu kommt auch der finanzielle Vorteil, denn in der Gruppe lassen sich in einer Therapiestunde gleich für mehrere Menschen entsprechende Lösungen finden.

Therapiedauer und -frequenz

Je nach Schwere der Erkrankung, dem Problembereich und dem Therapieverfahren unterscheidet sich die Dauer der Therapie. Sie kann bei einer Kurzzeittherapie (Krisenintervention) bis zu 10 Stunden betragen, während für eine Gesprächstherapie zwischen 25 und 60 Stunden veranschlagt werden. Verhaltenstherapeutische Maßnahmen werden in der Regel in einer Gesamtheit von 10–40 Einheiten durchgeführt. Eine Psychoanalyse kann bei wöchentlich 2–3 Sitzungen bis zu mehrere Jahre beanspruchen.

Art der Sitzungen

Das jeweilige therapeutische Verfahren bestimmt auch die Art der Sitzungen. Während der Patient in der klassischen Psychoanalyse auf einer Couch liegt und der Therapeut hinter ihm sitzt, sitzen sich Patient und Therapeut in der klientenzentrierten Gesprächstherapie gegenüber. In der Verhaltenstherapie (VT) finden Expositionen z. B. auch dort statt, wo Ängste oder Zwänge auftreten. Die Kunst- oder Tanztherapie setzt wieder andere räumliche Bedingungen voraus.

2.2.2 Voraussetzungen

Für ein erfolgreiches therapeutisches Arbeiten müssen aufseiten des Patienten und des Therapeuten einige wichtige Voraussetzungen erfüllt sein:

- **Patient:**
  - Motivation zur Therapie (es muss ein subjektiver Leidensdruck bestehen)
  - Fähigkeit zur Introspektion (Einsicht)
  - Fähigkeit zur kritischen Selbstprüfung
  - Mindestmaß an Konfliktfähigkeit und Ausdauer
  - Mindestmaß an Beziehungsfähigkeit: Patienten, denen es an Einsichtsfähigkeit mangelt oder die nicht in der Lage sind, ihr eigenes Verhalten zu hinterfragen, können Konflikte nicht bearbeiten bzw. ihr Verhalten nicht entsprechend anpassen oder verändern. Ohne ein Mindestmaß an Ausdauer, Konflikt- und Beziehungsfähigkeit werden sie die Therapie vorzeitig abbrechen und von der Konfliktaktualisierung in der Therapie nicht profitieren. Deswegen ist die Durchführung von Psychotherapie z. B. bei Menschen mit einer dissozialen Persönlichkeitsstörung häufig nicht möglich
- **Therapeut:**
  - Beherrschen von Gesprächsführungstechniken
  - Aktives Zuhören
  - Empathie (Einfühlungsvermögen)
  - Authentizität (Echtheit)
  - Emotionale Wärme
  - Fachkompetenz

Psychotherapie kann nur wirken, wenn eine vertrauensvolle und **tragfähige Therapeut-Patient-Beziehung** besteht. Der Patient muss sich von seinem Therapeuten angenommen und verstanden fühlen. Wertschätzung, Zuhören und Einfühlungsvermögen (**Empathie**) des Therapeuten sind die Voraussetzung dafür, dass der Patient auch über für ihn unangenehme oder schmerzliche Erfahrungen reden und eigene Schwächen ansprechen kann. Kritische Situationen oder die Wiederbelebung von Konflikten in der Therapie können auch nur dann überstanden und sinnvoll bearbeitet werden, wenn die **Tragfähigkeit** der Beziehung ausreicht. Sonst besteht die Gefahr, dass der Patient die Therapie abbricht und/oder sich seine Symptome verschlechtern.

Für den Therapeuten ist es wichtig, die **Machbarkeit** der Therapie im Auge zu haben und dabei sowohl die Grenzen des Patienten als auch seine eigenen Unzulänglichkeiten zu berücksichtigen. An sich sollte der Therapeut Veränderungen fördern, aber Therapieziele nicht zum psychischen oder körperlichen Schaden des Patienten erzwingen wollen. Vielmehr muss er in der Lage sein, mit der nötigen Selbstkritik Kompromisse zu finden und die Therapie anzupassen. Er sollte ein Gespür für die Grenzen des Patienten entwickeln und dem Patienten, unabhängig von seinem Verhalten, eine positive Einstellung (**emotionale Wärme**) entgegenbringen. Entscheidend ist auch die **Echtheit,** mit welcher der Therapeut dem Patienten begegnet, also die Übereinstimmung zwischen seinen Äußerungen und Reaktionen in der Therapie und seiner Einstellung und seinem Verhalten.

Patienten können sich schnell missverstanden fühlen, wenn sie spüren, dass zwischen dem, was der Therapeut ihnen sagt, und dem, was er nonverbal und durch sein Verhalten vermittelt, Diskrepanzen bestehen (s. Beispiele).

BEISPIELE

Authentizität und Selbstkongruenz

Wenn ein Patient berichtet, er habe wegen Schwierigkeiten den Arbeitsplatz gekündigt, und der Therapeut dieses Verhalten zwar als ungünstig für die Entwicklung seines Patienten einschätzt, ihm dies aus Scheu vor dem Konflikt aber nicht mitteilt, ist dies ein Beispiel für **divergentes** Verhalten. Mit großer Wahrscheinlichkeit wird der Patient die ablehnende Haltung des Therapeuten trotzdem wahrnehmen und sie möglicherweise fehlinterpretieren („Dieser Mann mag mich auch nicht, ich komme mit Männern einfach nicht klar").
Zielführender sind also ein behutsames Ansprechen der unterschiedlichen Sichtweisen zur Kündigung (Echtheit), die Auseinandersetzung mit den Auslösern und Konsequenzen der Kündigung und das Finden alternativer Verhaltensweisen.

Ein Psychotherapeut muss, um professionell zu arbeiten, **fachlich kompetent** sein. Dazu gehören neben einer soliden Ausbildung eine kontinuierliche Weiterbildung und regelmäßige Supervision.

MERKE

Unerlässliche Grundlagen professioneller Psychotherapie sind das **Fachwissen über psychische Störungen sowie ihre Ursachen** und **Behandlungsmöglichkeiten. Regelmäßige Supervision** und **Selbstreflexion** sind dabei selbstverständliche Voraussetzungen, um Schaden vom Patienten abzuwenden.

Zwischen Patient und Therapeut sollte eine **Zielvereinbarung** erarbeitet werden, in der **Ziele** und **Dauer** der Therapie festlegt werden. Dabei ist vor allem auf realistische Ziele zu achten. Bei einem Patienten mit Panikstörung könnte das Therapieziel z. B. heißen: „wieder angstfrei U-Bahn fahren" statt „alle Ängste loswerden". Der Patient sollte dabei in alle Behandlungsentscheidungen aktiv einbezogen werden, um seine Eigenverantwortlichkeit zu stärken und die Therapie **transparent** zu gestalten.

THERAPEUTISCHER HINWEIS

Therapeuten sollten imstande sein, problematisches Verhalten des Patienten nicht allein unter pathologischen Gesichtspunkten zu betrachten und dementsprechend nur Defizite und Probleme zu erkennen, sondern auch die **Ressourcen** und die Situationsabhängigkeit des betreffenden Verhaltens wahrzunehmen und zu schätzen. So kann ein Verhalten, das aktuell als „krankhaft" erscheint, in einer früheren Entwicklungsstufe oder Lebensphase zur Stabilisierung oder zum emotionalen Überleben des Patienten beigetragen haben. Schreckhaftigkeit, emotionale Gleichgültigkeit und Ängste bei KZ-Überlebenden sind dafür ein prägnantes Beispiel. Ein anderes Beispiel für die Mehrdimensionalität von starker Feinfühligkeit bzw. Vulnerabilität stellt die Kreativität manchen depressiven oder schizophrenen Patienten dar.

2.2.3 Wirksamkeit von Psychotherapie

Allgemeine Wirkfaktoren

Grawe et al. (1994) haben allgemeine Wirkfaktoren gefunden, die in den verschiedenen psychotherapeutischen Verfahren zum Tragen kommen und den Erfolg einer Therapie bestimmen:

- Klärung
- Bewältigung
- Problemaktualisierung
- Ressourcenorientierung
- Therapeutische Beziehung

Klärung Klärung bedeutet, dass der Therapeut dem Patienten hilft, die Zusammenhänge zwischen seinen Beschwerden, seinem Verhalten und seinen Gefühlen besser zu verstehen.

FALLBEISPIEL

Klärung

Herr M. (56 J.) leidet unter morgendlichem Früherwachen und starker Grübelneigung. In einer psychoedukativen Gruppensitzung erfährt er von den anderen Teilnehmern, dass sie unter ähnlichen Beschwerden leiden und dass sie Ausdruck der Erkrankung „Depression" sind. Ein Teilnehmer, der kurz vor der Entlassung aus der stationären Behandlung steht, erzählt, dass er nach erfolgreicher Therapie wieder sehr gut schlafen und auch die positiven Aspekte seines Lebens genießen könne. Obwohl die Beschwerden zunächst noch weiterbestehen, ist Herr M. erleichtert. Er beginnt zu verstehen, dass das, was er erlebt, Krankheitszeichen sind, die sich mithilfe der Therapie wieder zurückbilden können.

Bewältigung Bei der Bewältigung wird dem Patienten das „Handwerkszeug" vermittelt, mit dem er seine Probleme besser lösen kann. Dazu gehören z. B. soziales Kompetenztraining, Entspannungsverfahren oder Problemlösestrategien.

BEISPIEL

Bewältigung

Eine 28-jährige ängstliche und selbstunsichere Frau übt im Rollenspiel mit ihrem Therapeuten, sich gegenüber Kollegen, die ihr unliebsame Aufgaben zuschieben wollen, abzugrenzen.

Problemaktualisierung Die Psychotherapie soll ein Raum sein, in dem der Patient unbewusste Probleme und Konflikte aktualisieren kann, d. h., sie werden für ihn „erfahrbar" und wahrnehmbar gemacht. Dieser Prozess ist in der Regel mit unangenehmen Gefühlen (z. B. Angst, Wut oder Trauer) verbunden und erfordert vom Therapeuten fachliches Geschick, damit der Patient von der Auseinandersetzung mit seinen Problemen profitieren und neue Lösungswege entdecken kann. Die Problemaktualisierung kann z. B. Gegenstand einer verhaltenstherapeutischen Reizkonfrontationsbehandlung, einer Imagination oder einer psychoanalytischen Übertragungssituation sein.

FALLBEISPIEL

Problemaktualisierung

Eine 48-jährige Hausfrau befindet sich wegen einer dissoziativen Störung in psychotherapeutischer Behandlung. Vor ½ Jahr entwickelte sie eine Lähmung des rechten Beines und der rechten Hand. Seit einem Jahr sind ihre erwachsenen Kinder aus dem Haus. Die Symptome nehmen in der Therapie deutlich zu, wenn im Gespräch die Beziehung zum Ehemann thematisiert wird (Problemaktualisierung). Nach genauer Analyse stellt sich heraus, dass der Ehemann eine außereheliche Affäre mit einer Kollegin hat und die Patientin fürchtet, ihn wie die Kinder zu „verlieren". Er sei wie ihre „rechte" Hand, habe stets die Schwierigkeiten in ihrem Leben gemeistert; ohne ihn sei sie komplett hilflos. Er habe sich bereit erklärt, sie nicht zu verlassen, solange es ihr so schlecht gehe.

Ressourcenorientierung In der Psychotherapie werden aber auch Ressourcen, also Fähigkeiten und Stärken des Patienten, benannt und gefördert. Dadurch steigt das Selbstvertrauen; der Patient wird motiviert, Verantwortung für sein Handeln zu übernehmen und Probleme zu lösen. Er erlebt sich dabei nicht nur als „krank" oder defizitär, sondern nimmt seine Fertigkeiten bewusst wahr.

FALLBEISPIEL

Ressourcenorientierung

Ein junger depressiver Patient, der vor seiner Erkrankung Leistungssport betrieben hat, wird durch die Psychotherapie motiviert, trotz seiner Antriebsschwäche einmal wöchentlich schwimmen zu gehen. Obwohl er nur, wie er sich ausdrückt, „ein bisschen planscht", gewinnt er dadurch wieder Selbstvertrauen und fühlt sich nach dem Schwimmen deutlich besser.

Therapeutische Beziehung Die therapeutische Beziehung ist ein entscheidendes Kriterium für die Wirksamkeit der Therapie. Selbst ein gutes Therapieprogramm kann nicht wirken, wenn der Therapeut nicht über die oben genannten Qualitäten wie emotionale Wärme, Akzeptanz und Offenheit (Voraussetzungen der Psychotherapie) verfügt.

Wirksamkeitsnachweis

Ein wissenschaftlicher Wirksamkeitsnachweis wurde bislang nur für sehr wenige Psychotherapieverfahren erbracht, und nur diese sind **anerkannte Verfahren,** d. h., die Kosten der Therapie werden nach Prüfung von den Krankenkassen übernommen, wenn die Therapie von einem ärztlichen Psychotherapeuten oder approbierten Psychologischen Psychotherapeuten durchgeführt wird. Dazu gehören die kognitive Verhaltenstherapie (KVT), bestimmte tiefenpsychologisch orientierte Kurzzeittherapien und die Psychoanalyse. Die Privatkrankenkasse übernimmt u. U. auch die Behandlung durch den Heilpraktiker für Psychotherapie, wenn dies im Behandlungstarif des Patienten vorgesehen ist.

MERKE

Unerwünschte Effekte

Führt der Therapeut eine Psychotherapie ohne die nötigen Kenntnisse und Erfahrungen mit der jeweiligen Erkrankung und ihren Behandlungsmöglichkeiten und ohne die notwendigen Voraussetzungen durch (z. B. fehlender Konsens zwischen Therapeut und Patient, unreflektierte narzisstische Persönlichkeitszüge des Therapeuten, mangelhafte Diagnostik, fehlende Supervision), dann kann dies beim Patienten zu einer Symptomverschlechterung oder zum Therapieabbruch führen. In schweren Fällen besteht die Gefahr, dass der Patient sich selbst oder andere(n) schadet oder verletzt (z. B. Suizid, Gewalttätigkeit).

2.3 Arbeitsgebiete des Heilpraktikers für Psychotherapie

Dürfen Sie als Heilpraktiker für Psychotherapie alle psychischen Störungen behandeln? Die juristisch und theoretisch korrekte Antwort lautet: Nein, nicht alle, sondern nur psychogene Störungen, Persönlichkeitsstörungen sowie Störungen des Kindes- und Jugendalters. Im Folgenden werden diese Aussagen differenziert.

Nachdem Sie die Krankheitssymptome in der Anamnese erfasst haben, stellen Sie eine Verdachtsdiagnose. Erst dann können Sie entscheiden, ob Sie den Patienten behandeln dürfen oder nicht. Um die Symptomatik Ihrer Patienten verlässlich zu beurteilen, müssen Sie über ausreichende Kenntnisse über die Psychopathologie, die psychischen Krankheitsbilder der ICD-10 und praktische Erfahrung verfügen.

MERKE

Grundsätzlich müssen alle Patienten mit exogen oder endogen bedingten Störungen an ärztliche Fachtherapeuten oder Psychiater verwiesen werden.

In einigen Fällen ist nach Absprache mit dem Psychiater oder ärztlichen Fachtherapeuten allerdings eine begleitende Psychotherapie durch den Heilpraktiker für Psychotherapie möglich.

Darüber hinaus ist natürlich entscheidend, ob die von Ihnen praktizierte Behandlungsmethode für das zugrunde liegende Störungsbild Ihres Patienten indiziert und sinnvoll ist und welche Erfahrungen Sie bereits mit der Symptomatik Ihres Patienten haben. Auch wenn Sie Patienten mit Persönlichkeitsstörungen theoretisch behandeln dürfen, sollten Sie verantwortlich überlegen, ob Sie über genügend Erfahrung verfügen, um z. B. mit Betroffenen zu arbeiten, die eine mittlere oder schwer ausgeprägte Symptomatik aufweisen.

MERKE

In der mündlichen Heilpraktikerprüfung sollten Sie gut überlegen und im Zweifel konservativ antworten, wenn der Prüfer Sie fragt: „Arbeiten Sie mit dem vorliegenden Störungsbild?" Zum einen sind viele Prüfer große Verfechter verhaltenstherapeutischer Methoden, zum anderen sollten Sie in der Methode, die Sie in der Prüfung nennen, ausreichend erfahren sein.

Es bleibt aber eine Reihe von häufig anzutreffenden Störungsbildern, bei denen Sie den Patienten mit Ihrer Therapiemethode (z. B. Gesprächstherapie, Focusing, Körperpsychotherapie, Musik- oder Kunsttherapie) helfen können, nicht gelebte Gefühle wahrzunehmen und diese verbal oder nonverbal auszudrücken. Dazu gehören Anpassungs- oder Konversionsstörungen, somatoforme Schmerzstörungen oder funktionelle Störungen. Häufig kommen aber auch Menschen in die Praxis, die Konflikte in der Familie, im Beruf oder in der Beziehung erleben und Hilfen zur Bewältigung suchen. Auch dabei können Sie Ihre Patienten unterstützen.

Wichtig ist, dass Sie nach bestem Wissen und Gewissen entscheiden, mit wem und wie Sie arbeiten. Damit ist auch gemeint, dass Sie sich laufend fortbilden und im Zweifel eine zweite Meinung ihres Supervisors einholen.

Gut zu wissen **Kleine Berufskunde: Psychiater, Psychotherapeut, Psychologe, Neurologe**

Ein **Psychiater** hat ein Medizinstudium absolviert, sich einige Jahre in der Psychiatrie und Psychotherapie zum Facharzt für diese Disziplinen weitergebildet und eine Facharztprüfung absolviert. Arbeitet er als niedergelassener Psychiater in einer Praxis, so wird er beim ersten Termin in der Regel eine ausführliche Anamnese durchführen, in deren Rahmen er Biografie und Krankengeschichte erhebt. Dann führt er u. U. noch einige psychologische und/oder neurologische Tests durch, um andere Diagnosen auszuschließen. Ist er sich der Diagnose und Ursache sicher, bespricht er dies mit dem Patienten und unterbreitet ihm einen Behandlungsvorschlag. Wenn er eine medikamentöse Therapie für notwendig erachtet, beginnt er ein

Medikament langsam aufzudosieren. Zeigt ein Antidepressivum (was nicht selten vorkommt) oder stimmungsstabilisierendes Medikament nicht den gewünschten Erfolg, wird innerhalb weniger Wochen auf ein neues Medikament gewechselt. Bei guter Medikamenteneinstellung sieht der Psychiater seinen Patienten einmal im Monat oder Quartal. Der Psychiater überprüft dann meist die Blutwerte sowie Frühwarnsignale und fragt nach Höhen und Tiefen seit dem letzten Termin. Führt der Patient ein Stimmungstagebuch, bespricht er es jetzt mit dem Psychiater.

Psychiater können auch als **ärztliche Psychotherapeuten** arbeiten. Dafür müssen sie einen Antrag bei der Krankenkasse stellen. Im Rahmen der Therapie sehen sie die Patienten dann in der Regel einmal wöchentlich über 1–2 Jahre.

Ein **Psychologe** hat ein mindestens 5-jähriges Universitätsstudium im Fach Psychologie absolviert und dabei u. a. Diagnostik sowie die Grundlagen der Psychotherapie und Gesprächsführung erlernt. Er führt häufig die testpsychologische Diagnostik durch, berät oder führt therapeutische Gespräche. Wollen Psychologen als **Psychologische Psychotherapeuten** arbeiten, müssen sie nach dem Studium noch eine 3- bis 5-jährige Zusatzausbildung durchlaufen. In dieser Zeit müssen sie mindestens 1 Jahr in der Psychiatrie arbeiten, weitere 6 Monate in der Psychosomatik und 600 Theoriestunden sowie 600 Einzelpsychotherapiestunden unter Supervision absolvieren. In der Supervision besprechen die Therapeuten regelmäßig den Verlauf und die Probleme der Therapie mit einem erfahrenen Therapeuten. Auf diese Weise kann eine qualifizierte Therapie für die Patienten gewährleistet werden.

Neurologen befassen sich in der Regel mit körperlichen Störungen des Nervensystems und weniger mit seelischen Erkrankungen. Allerdings gibt es auch Fachärzte, die sowohl Neurologen als auch Psychiater sind; sie können körperliche und seelische Erkrankungen behandeln.

MERKE

Medikamente können nur von Ärzten, also von Psychiatern oder Neurologen verschrieben werden. Psychologen ohne ärztliche Ausbildung sind dazu nicht berechtigt. Je nach Störungsbild und Behandlungsmethode kann es vorkommen, dass Patienten von zwei Fachleuten betreut werden, etwa von einem Psychiater und einem Psychologen. Während der Psychiater dann für die medikamentöse Therapie zuständig ist, übernimmt der Psychologe die Psychotherapie. Eine enge und gute Zusammenarbeit spielt dabei eine große Rolle.

2.4 Grundlagen der aufdeckenden Psychotherapie

2.4.1 Grundannahmen

Die Grundannahmen der aufdeckenden Psychotherapie sind **für die meisten psychotherapeutischen Verfahren** von großer Bedeutung. Deshalb sollte sich der Heilpraktiker für Psychotherapie in den von Freud entwickelten Theorien gut auskennen.

Die folgenden Theorien sind für das Grundverständnis von Psychodynamik und tiefenpsychologischen Therapieverfahren entscheidend:

- **Instanzenmodell**
- **Phasen der kindlichen Entwicklung**
- **Abwehrmechanismen**

Instanzenmodell nach Freud

Freud ging davon aus, dass das Denken und Handeln einer Person durch drei Instanzen innerhalb der menschlichen Psyche beeinflusst werden (➤ Tab. 2.2):

- **Es:** wird durch unbewusste Triebe, Impulse und Bedürfnisse gesteuert.
- **Über-Ich:** bildet sich mit der moralischen Entwicklung des Menschen aus, ist durch Normen, Regeln und Verbote geprägt; bestimmt als moralische Instanz die Wertvorstellungen des Menschen.
- **Ich:** versucht die widerstrebenden Motivationen von Es und Über-Ich in Einklang zu bringen und an die äußeren Bedingungen anzugleichen (nach Freud die vermittelnde Instanz).

Die Instanzen stehen über das Ich in enger Beziehung zueinander und nehmen Einfluss auf das menschliche Handeln (➤ Abb. 2.3).

Tab. 2.2 Instanzenmodell nach Freud

Instanz	Inhalt	Wahrnehmung	Zugehörige Begriffe
Es	Triebhaftes Denken (ererbte Triebe und Instinkte)	Meist unbewusst	**Lust-Unlust-Prinzip:** Triebe, Impulse, Instinkte, Strebungen, Bedürfnisse
Ich	Logisches, realistisches Denken (Vernunft)	Meist bewusst	**Realitätsprinzip:** Wahrnehmung, Entscheidung, Verhalten, Reflexion
Über-Ich	Verbote, Normen und Regeln (erworbenes Gewissen)	Unbewusst und bewusst	**Moralitätsprinzip:** soziale Normen, Gewissen, Regeln

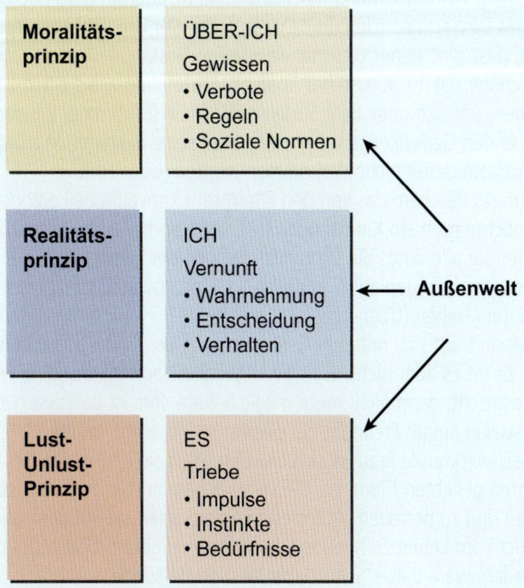

Abb. 2.3 Persönlichkeitsstruktur nach Freud

Tab. 2.3 Phasen der kindlichen Entwicklung nach Freud

Entwicklungsphase	Alter (J.)	Charakteristika	Kriterien eines „gelungenen" Abschlusses	Mögliche Störungsbilder
Orale Phase	0–1½	Lustvolles Empfinden beim Saugen und bei der Nahrungsaufnahme	Bildung von Urvertrauen	Dysthymie (neurotische Depression) Sexualstörungen Narzisstische, schizoide oder Borderline-Persönlichkeitsstörung Abhängigkeitsstörungen Psychosomatische Erkrankungen Angst- und Kontaktstörungen
Anale Phase	1½–3	Lustvolles Erleben der Ausscheidungsfunktionen und eigene Kontrolle über die Ausscheidungsfunktionen sowie die Lust an der Selbstbestimmung	Erlernen von Fremd- und Selbstbestimmung, Integration sich widerstrebender Gefühle	Zwangsstörungen Angststörungen Zwanghafte oder abhängige Persönlichkeitsstörung
Phallische (ödipale) Phase	4–6	Lustvolles Erleben der eigenen Geschlechtsorgane, Wahrnehmen der Geschlechtsunterschiede mit Werben und Konkurrenz	Erleben der sexuellen Unterschiede, sexuelle Identifikation	Sexualstörungen Phobien Konversionsstörungen Histrionische Persönlichkeitsstörung
Latenzphase	6–12	Lustvolles Interesse am Geschlechtlichen nimmt zugunsten der Aufmerksamkeit für die soziale Umwelt und die Entwicklung intellektueller Fähigkeiten ab	Ausbildung von „Ich" und „Über-Ich"	Kontaktstörungen Konzentrations- und Leistungsschwächen Autistische und autoaggressive Entwicklungen und Abweichungen
Genitale Phase (Pubertät)	ab 12	Selbstfindung durch Abgrenzung gegenüber Welt der Erwachsenen, verstärkte Identifikation mit der eigenen sexuellen Identität	Autonomie, weitere Ausbildung der Identität	Störungen der Geschlechts- bzw. der Ich-Identität Störungen der Sexualpräferenz

Damit Konflikte zwischen Instanzen und Außenwelt nicht zu psychischen Störungen führen, wird dem Ich also ein hohes Maß an Integrationsleistung abverlangt.

BEISPIELE

Konflikte zwischen den Instanzen

- Eine Studentin entdeckt beim Shoppen einen kuscheligen, warmen Kaschmirpullover, den sie am liebsten kaufen möchte (Es). Dabei weiß sie die ganze Zeit: Der ist viel zu teuer (Über-Ich)!
- Ein übergewichtiger Mann möchte sich im Restaurant gern noch ein zweites Dessert bestellen (Es). Das logische Denken (Ich) sagt ihm jedoch, dass dies seiner Gesundheit abträglich ist.
- Ein Schüler der 12. Klasse hat Spaß am Surfen und will die Schule abbrechen, um sich ganz dem Surfen zu widmen (Es). Immer wieder verwirft er den Gedanken, weil er weiß, dass seine akademisch ausgerichteten Eltern damit nicht klarkommen würden (Über-Ich).
- Ein junges Pärchen, das von den Eltern sehr konventionell erzogen wurde, möchte gern ein Kind zeugen (Es), ohne vorher zu heiraten. Damit würden sie allerdings die Wertvorstellungen der Eltern verletzen, sodass sie von Zweifeln geplagt sind und ein schlechtes Gewissen gegenüber den Eltern haben (Über-Ich).
- Ein Mann trägt sich mit dem Gedanken, aus der Kirche auszutreten (Ich). Er tut es aber nicht, weil die kirchliche Trauung, die seine Frau sich wünscht, dann nicht mehr möglich wäre. Ihm ist bewusst (Über-Ich), was er seiner Freundin mit diesem Schritt antun würde.
- Eine schwerkranke Frau ist sich bewusst, dass sie eine große Belastung für ihren geliebten Mann ist, der versprochen hat, sie zu Hause zu versorgen und zu betreuen. Aus diesem Grund spielt sie mit dem Gedanken (Ich), ihr Leben zu beenden, nach ihrer religiösen Überzeugung (Über-Ich) wäre dieser Schritt aber eine große Sünde.

Phasen der kindlichen Entwicklung

Im Modell der Entwicklungsphasen beschrieb Freud die psychische Entwicklung eines Menschen von der Geburt bis zur Pubertät. Zusammen mit dem Instanzenmodell bildet es die Grundlage für das Verständnis der von Freud begründeten Psychoanalyse.

Freud unterteilt die Entwicklung des Menschen in fünf nacheinander ablaufende Phasen (➤ Tab. 2.3). Er ging davon aus, dass in jeder dieser Entwicklungsphasen Störungen auftreten können (➤ Tab. 2.3, rechte Spalte). Die Phase ist dann entwicklungspsychologisch „nicht gelungen" bewältigt worden. Die Entwicklungsschritte werden in der entsprechenden Phase „fixiert" [1]; in späteren Krisensituationen fällt die betreffende Person auf diese frühere Entwicklungsstufe zurück und zeigt entsprechende Verhaltensmuster. Dies wird als **Regression** bezeichnet.

Warum Entwicklungsphasen nicht bewältigt werden und welche Folgen dies haben kann, beschreiben wir in ➤ Kap. 2.4.2.

[1] Oral fixierte Personen z. B. haben aufgrund ihres geringen Selbstwertgefühls eine geringe **Frustrationstoleranz.** Sie sind ungern allein, meist sehr liebesbedürftig und anhänglich. Eine Fixierung auf die orale Phase geht mit übertriebenen Ansprüchen und Erwartungen an die Umwelt einher. Der Betroffene muss – wie der Säugling – im Mittelpunkt allen Geschehens stehen, damit er eine gewisse Befriedigung erfährt.

Abwehrmechanismen

Im Instanzenmodell wurde das Entstehen von Konflikten zwischen den einzelnen Instanzen beschrieben. Diese Konflikte führen zu Unlustgefühlen wie Angst, Schuldgefühlen und Schmerz. Häufig sind Menschen nicht fähig, diese Gefühle anzunehmen bzw. auszuleben. Um die zugrunde liegenden Konflikte aber nicht weiter spüren zu müssen, verschiebt das Ich den Konflikt ins Unbewusste. Der ungelöste Konflikt und die Unlustgefühle sind nun scheinbar nicht mehr vorhanden, wodurch die Psyche zunächst entlastet wird.

Dieses Ausweichen in bestimmte Abwehrmechanismen erfolgt größtenteils unbewusst. Es beginnt bereits in jungen Jahren und setzt sich im späteren Leben fort. Freud ging davon aus, dass Menschen Abwehrmechanismen dauerhaft anwenden. Pathologisch werden sie allerdings erst, wenn Personen sich zu stark auf einen Abwehrmechanismus fixieren.

Der Einsatz der meisten Abwehrmechanismen dient der Abwehr von Angst. Je nach Mechanismus und Ausmaß kann dieses Verhalten zu Selbsttäuschungen und Realitätsverzerrungen führen.

Gut zu wissen Mithilfe von Abwehrmechanismen verhindern wir, dass unlustvolle, schmerzhafte, inakzeptable und bedrohliche Impulse und Affekte (z. B. Angst, Schuldgefühle, Aggressionen oder Gefühle der Minderwertigkeit, Ohnmacht, Orientierungslosigkeit oder Überforderung) in unser Bewusstsein gelangen. Je nach Abwehrmechanismus werden die bedrohlichen Inhalte dem Bewusstsein umfassend entzogen oder durch die Reduktion auf ein verträgliches Maß abgemildert.

Im Folgenden werden die wichtigsten **Abwehrmechanismen** kurz beschrieben:

Verdrängung/Verleugnung Affektbesetzte Konflikte, Gedanken oder Triebimpulse werden aus dem Bewusstsein verdrängt oder verleugnet („Vogel-Strauß-Technik").

BEISPIEL

Verdrängung/Verleugnung

Die Mutter erklärt ihrem Sohn, dass Rauchen gesundheitsschädlich ist. Dieser reagiert zunächst mit Verleugnung: „Das ist doch gar nicht wahr. Das sind nur Behauptungen von Gegnern der Tabakindustrie", dann mit Verdrängung: „Davon will ich nichts hören. Was kümmert mich das?"

Projektion Negative Eigenschaften, die jemand an sich selbst nicht akzeptieren kann, werden einer anderen Person zugeschrieben, auf sie übertragen (projiziert) und dann an ihr kritisiert, vergleichbar einem Spiegelbild.

BEISPIEL

Projektion

Eine Frau kritisiert an ihrem Mann, dass er wahnsinnig geizig sei und sich und anderen kaum etwas gönne. Es fällt aber auf, dass sie selbst auf jeden Cent achtet und sich bei jeder Ausgabe schwertut.

Introjektion/Identifikation Bei der Introjektion (Verinnerlichung) werden Eigenschaften einer anderen Person übernommen, um eigene unerwünschte Triebe und Bedürfnisse abzuwehren. In starker Ausprägung kann Introjektion dazu führen, dass sich jemand die Bewegungen, Gedanken, Sprache und sogar Wertvorstellungen einer Person aneignet und mit derselben Gestik und Mimik auftritt wie sie. Introjektion und Identifikation stellen den gleichen Abwehrmechanismus dar. Die Introjektion kann als Gegenteil der Projektion gesehen werden.

BEISPIELE

Introjektion/Identifikation

Ein Vater verbietet seinem Sohn den Hochschulbesuch, obwohl er als junger Mann selbst darunter gelitten hat, dass er seine berufliche Laufbahn unterbrechen musste, um den Handwerksbetrieb der Eltern fortzuführen. Er hat das Verhalten seiner eigenen Eltern introjiziert.
Ein kleines Mädchen putzt und kocht für seinen Vater, während die Mutter im Urlaub ist. Sie identifiziert sich mit ihrer Mutter.

Unter der **Identifikation mit dem Aggressor** (Angreifer) wird eine besondere Form der Identifikation verstanden, bei der z. B. eine vergewaltigte Frau den Täter in Schutz nimmt. Um die ohnmächtige und unerträgliche Angst, die an das Verbrechen geknüpft ist, erträglicher zu machen, stellt sich die bedrohte Frau auf die Seite des Bedrohenden. (Bei Geiselnahmen wird dieses Verhalten als Stockholm-Syndrom bezeichnet.) Oder der Bedrohte macht sich die Wertmaßstäbe des Angreifers zu eigen: „Es geschieht mir gerade recht, dass mein betrunkener Vater mich schlägt; ich habe mich unmöglich verhalten."

Gut zu wissen Um angsterzeugende Gedanken und Bilder nicht zulassen zu müssen, wird der Konflikt auf eine andere Person (aus dem sozialen Umfeld) abgewälzt, die z. B. die Rolle des „Sündenbocks" oder auch des „idealen Selbst" zu erfüllen hat. Diese Reaktion bezeichnet man auch als **psychosoziale Abwehr.**

Reaktionsbildung Werden nicht akzeptierte Erlebnisinhalte ins Gegenteil verkehrt und damit kompensiert, spricht man von Reaktionsbildung. Statt Hass entsteht Mitleid oder Freundlichkeit. Um Faulheit zu kompensieren, wird übertriebene Geschäftigkeit an den Tag gelegt. Das Verhalten der überfürsorglichen Mutter („overprotective mother") ist z. T. durch eine latente Ablehnung erklärbar.

BEISPIEL

Reaktionsbildung

Eine Großmutter mag eines ihrer Enkelkinder nicht so besonders gern und lehnt es im Gegensatz zu den anderen Enkeln emotional ab. Wenn sie mit den Enkelkindern gemeinsam etwas unternimmt, ist sie zu dem abgelehnten Enkelkind jedoch viel freundlicher als zu den anderen und lässt größere Nachsicht walten.

Regression Regression (lat. *regredi,* zurückgehen) bezeichnet die Rückkehr zu unreifen frühkindlichen Verhaltensweisen. Dadurch wird der Betroffene seiner Verantwortung oder Entscheidung enthoben.

BEISPIELE

Regression

Bei der Geburt eines Geschwisterchens beginnt ein Kind nachts im Bett wieder einzunässen (**Regression in die anale Phase**).
Eine Studentin, die von ihrem Freund verlassen wurde, lässt sich von einer Freundin „bemuttern".

Verschiebung Wenn Triebspannungen an Ersatzobjekten abreagiert werden, weil die Bedürfnisbefriedigung am eigentlichen Objekt nicht möglich, sozial nicht akzeptiert, zu gefährlich oder unerreichbar ist, spricht man von Verschiebung.

BEISPIEL

Verschiebung

Ein Angestellter ist wütend auf seinen Chef, der ihn gerade heftig und ungerechtfertigt kritisiert und eine Abmahnung ausgesprochen hat. Auf der Heimfahrt beschimpft er einen anderen Autofahrer (anstelle seines Chefs) wegen einer Lappalie mit wilden Gesten. Es endet in einer wilden Huperei.

Affektisolierung (Abspaltung) Bei der Affektisolierung werden unangenehme oder unerwünschte Gefühle vom Erlebten getrennt. Die zusammengehörenden Inhalte werden nur noch rational wiedergegeben.

BEISPIELE

Affektisolierung

Kriegssoldaten erzählen manchmal wehmütig in fast verherrlichender Weise von schrecklichen Kriegsereignissen. Das damit verbundene Gefühl der Angst wird dabei isoliert und schwingt bei der Erzählung nicht mit.
Auch bei Zwangsstörungen kommt es häufig zu einer Trennung von Gefühlen (z. B. dem Gefühl, schmutzig zu sein oder die Kontrolle zu verlieren) und den zwanghaften Handlungen (hier: Waschzwang bzw. Kontrollzwang).

Sublimierung Unter Sublimierung versteht man die Befriedigung triebhafter Bedürfnisse durch gesellschaftlich anerkannte Ersatzhandlungen. Sozial weniger akzeptierte Regungen werden damit in sozial höherwertige Ziele umgewandelt.

BEISPIELE

Sublimierung

Ein junger Mann, der Kontaktschwierigkeiten hat, studiert Informatik, verbringt seine Freizeit vor dem Computer und widmet sich beruflich ausschließlich der Entwicklung neuer Softwareprodukte.
Ein Mann, der unter aggressiven, selbstzerstörerischen Impulsen leidet, bringt seine Gefühle in Gedichten oder in der Malerei zum Ausdruck. Auch sexuelle Bedürfnisse finden oft im künstlerischen Bereich ihren gesellschaftlich anerkannten Ausdruck.

Rationalisierung Rationalisierung ist die nachträgliche verstandesmäßige Begründung eines emotional schmerzhaften Erlebens.

BEISPIELE

Rationalisierung

„Ich bin froh, dass ich diesen Mann los bin. Er ging mir sowieso auf die Nerven."
„Ich kann nicht mit dem Rauchen aufhören – ich brauche jetzt Kraft für das Studium."
Ein Heilpraktiker, der ungenügend auf die Prüfung vorbereitet ist, begründet sein Scheitern damit, dass der Prüfer ihn einfach nicht leiden konnte und ihn deswegen habe durchfallen lassen.

Konversion Bei der Konversion (lat. *convertere,* umwandeln) findet ein ungelöster Konflikt einen körperlichen Ausdruck.

BEISPIELE

Konversion

Eine Frau kann die Nähe ihres Partners nicht mehr ertragen und leidet unter Ausfallerscheinungen und Lähmungen, wenn sie mit ihm zusammen ist.
Eine Jugendliche möchte am Abend gern mit ihren Freundinnen ins Kino gehen. Die Mutter bittet sie aber, bei ihr daheim zu bleiben, weil es ihr nicht gut gehe. Kurz darauf bekommt das Mädchen einen Krampfanfall, sodass es die Verabredung absagen muss. Dadurch umgeht es den Konflikt, ins Kino zu gehen und die Mutter zu enttäuschen.

Kompensation Adler definierte als weiteren Abwehrmechanismus die **Kompensation.** Dabei werden unangenehme Empfindungen oder Vorstellungen durch ein bestimmtes Verhalten abgewehrt.

BEISPIELE

Kompensation

Ein kleingewachsener Mann kompensiert seinen vermeintlichen körperlichen Mangel mit teuren Autos und übertriebenem beruflichem Engagement.
Eine Frau, die sich von ihrem Ehemann vernachlässigt fühlt, geht ständig shoppen oder zum Friseur.

MERKE

Abwehrmechanismen sind nicht grundsätzlich pathologisch! Sie stellen Strategien zur intrapsychischen Konfliktbewältigung dar. Gerade die Sublimierung spielt eine wichtige Rolle bei der Entwicklung von „Kultur" (reifer Abwehrmechanismus), und die Fähigkeit zur Identifikation ist ein wichtiger Bestandteil der „normalen" kindlichen Entwicklung. Ob ein Abwehrmechanismus als krankheitsbedingend eingestuft werden muss, ist nur individuell zu klären. Entscheidend ist, ob er dem Entwicklungsstand des Individuums angemessen ist oder ob ein Erwachsener z. B. auf eine infantile Lösungsstrategie zurückgreift, bei der die Abwehr misslingt und sich Symptome einer Neurose ausbilden (➤ Kap. 2.4.2).

Übertragung, Gegenübertragung und Widerstand

Weitere Prinzipien bzw. Phänomene aufdeckender Therapieverfahren sind Übertragung, Gegenübertragung und Widerstand. Eine ausführliche Darstellung findet sich in ➤ Kap. 2.8 im Zusammenhang mit der praktischen therapeutischen Arbeit.

MERKE

- **Übertragung:** Vorgang, bei dem ein Mensch unbewusste alte (meist verdrängte) Gefühle, Affekte, Erwartungen (v. a. Rollenerwartungen), Wünsche und Befürchtungen aus der Kindheit unbewusst auf neue soziale Beziehungen (in unserem Fall den Therapeuten) überträgt und reaktiviert. Übertragungen werden vom Therapeuten genutzt, um frühkindliche Erlebnisse und die damit verbundenen Emotionen sichtbar zu machen.
- **Gegenübertragung:** eine Form der Übertragung, bei der der Therapeut aufgrund eigener Erfahrungen und innerpsychischer Konflikte auf den Patienten (durch dessen Handlungen und Äußerungen) reagiert und seinerseits eigene Gefühle, Vorurteile, Erwartungen und Wünsche auf diesen richtet. Dabei verlässt der Therapeut vorübergehend seine neutrale Position.
- **Widerstand:** Beim Patienten werden in der Therapie unbewusst Konflikte reaktiviert. Da sie mit unangenehmen Gefühlen assoziiert sind und ihn verunsichern können, leistet er gegen ihre Aufdeckung Widerstand.

2.4.2 Neurotische (innerpsychische) Konflikte

Aus psychoanalytischer Sicht wird die Disposition für neurotische Störungen durch ungelöste Konflikte in der frühen Kindheit angelegt. Diese Konflikte leben durch aktuelle Ereignisse wieder auf und führen zu krankhaftem Erleben und Verhalten. Krankhaftes Verhalten zeigt sich vor allem im Bereich der zwischenmenschlichen Beziehungen, während sich das pathologische Erleben auch auf somatische Bereiche erstrecken kann.

Entstehung frühkindlicher Konflikte

Ein innerpsychischer Konflikt entsteht, wenn Regungen und Wünsche der einzelnen Persönlichkeitsinstanzen Es, Ich und Über-Ich sich widersprechen und nicht in Einklang gebracht werden können (➤ Abb. 2.4). Dieser Interessenkonflikt der Instanzen kann also nicht sinnvoll bewältigt werden, und es entsteht Angst. Um diese Angst zu neutralisieren, bedient sich der Mensch verschiedener Abwehrmechanismen (➤ Kap. 2.4.1).

Man spricht davon, dass die konflikthafte kindliche Entwicklungsphase nicht „gelungen" und das Individuum auf der entsprechenden Entwicklungsstufe fixiert ist. Wird der frühe Konflikt in einer späteren Lebenssituation durch äußere Bedingungen aktualisiert, kann der Betroffene die gleichen kindlichen Denk- und Verhaltensmuster annehmen, die er bereits in der betreffenden kindlichen Entwicklungsphase gezeigt hat (Regression). Der nicht angemessen bewältigte tiefgreifende Konflikt bringt jetzt neurotische Symptome hervor, die sich auf körperlicher und psychischer Ebene auswirken können. Ein Beispiel soll die Entstehung eines solchen Konflikts verdeutlichen.

FALLBEISPIEL

Die 20-jährige Jurastudentin Corinna wurde von ihren Eltern sehr streng erzogen. Fielen die schulischen Leistungen oder ihr Benehmen nicht wie gewünscht aus, strichen die Eltern ihr jegliches abendliches Ausgehen und die Treffen mit ihren Freundinnen. Zusätzlich bestrafte die Mutter Corinna damit, dass sie einen Tag nicht mit ihr sprach. Aufgrund ihres Einser-Abiturs kann sie sich den Studienplatz auswählen. Als sie in den 80 km entfernten Studienort umzieht, spürt sie Symptome von Angst, kann sie aber nicht näher einordnen. Später wird bei ihr eine generalisierte Angststörung diagnostiziert (➤ Kap. 8.1).

Wie entstand der zugrunde liegende Konflikt?

Immer wenn Corinna als Kind Eigensinn zeigte und Selbstständigkeit erleben wollte, wurde sie bestraft. In der Folge entwickelte das Über-Ich starke Verbote gegen Autonomietendenzen (denn Corinna wollte von ihrer Mutter geliebt werden). Das Es hatte jede Menge Bedürfnisse, die es jedoch nie durchsetzen konnte. Somit blieb das Ich schwach ausgeprägt. Die Angst, die diese Konflikte mit sich brachten, wurde abgewehrt und damit eine Fixierung auf die anale Phase begünstigt.

Folgender Zusammenhang lässt sich erkennen: Die strenge Erziehung mit Liebesentzug führte in der analen Phase zu einem **Autonomie-Abhängigkeits-Konflikt.**

Als Corinna mit 20 Jahren durch den Auszug aus dem Elternhaus die erste richtige Möglichkeit zur Selbstständigkeit und Loslösung von den Eltern in Aussicht hatte, wurde der verdrängte Autonomie-Abhängigkeits-Konflikt reaktiviert. Corinna hatte Autonomietendenzen bislang immer als etwas Unerlaubtes und Verbotenes erlebt und entwickelt nun, wenn diese Autonomie real wird, Angst. Sie verfällt auf ein Denk- und Verhaltensmuster der analen Phase (Regression) und entwickelt neurotische Symptome (Angststörung).

Solche intrapsychischen Konflikte aus der Kindheit sind völlig normal. Es gibt keinen Menschen, bei dem die kindlichen Entwicklungsphasen alle im psychischen Sinne „gelungen" verlaufen sind. Je nach Ausprägung behindern sie unsere Entwicklung mehr oder weniger stark. Nicht immer haben diese Konflikte pathologische Auswirkungen, sie können jedoch Grundlage für die Entwicklung psychischer Erkrankungen sein.

Je belastender die ersten 7 Lebensjahre für das Kind sind, desto stärker ist die Ausbildung innerpsychischer Konflikte und umso größer die Wahrscheinlichkeit für das Auftreten von neurotischem Verhalten im späteren Leben. In gravierenden Fällen kann es zur Ausbildung einer Persönlichkeitsstörung kommen (➤ Kap. 10).

MERKE

Psychotherapeutische Unterscheidung zwischen Neurosendisposition und Persönlichkeitsstörung

Die **Neurosendisposition** sagt bereits einiges über die Anfälligkeit für eine seelische oder psychosomatische Störung aus. Sie selbst ist jedoch keine Erkrankung im Sinne der psychotherapeutischen Richtlinien. Denn der Betroffene kann sie u. U. über viele Jahre gut kompensieren und symptomfrei sein. Sie wird erst pathologisch und therapiebedürftig, wenn sich die Umweltbedingungen ändern und auslösende Belastungssituationen entstehen, die nicht mehr durch Abwehrmechanismen kompensierbar sind.
Persönlichkeitsstörungen sind dagegen chronische Krankheitsbilder. Sie sind das Ergebnis einer langen krankhaften Entwicklung, für die sich in der Regel kein klarer Beginn durch eine auslösende Belastungs- oder Konfliktsituation ausmachen lässt. Die Persönlichkeitsstruktur der Betroffenen ist derart dysfunktional und behindernd, dass sie selbst das Problem ist (Boessmann 2012: 20).

2

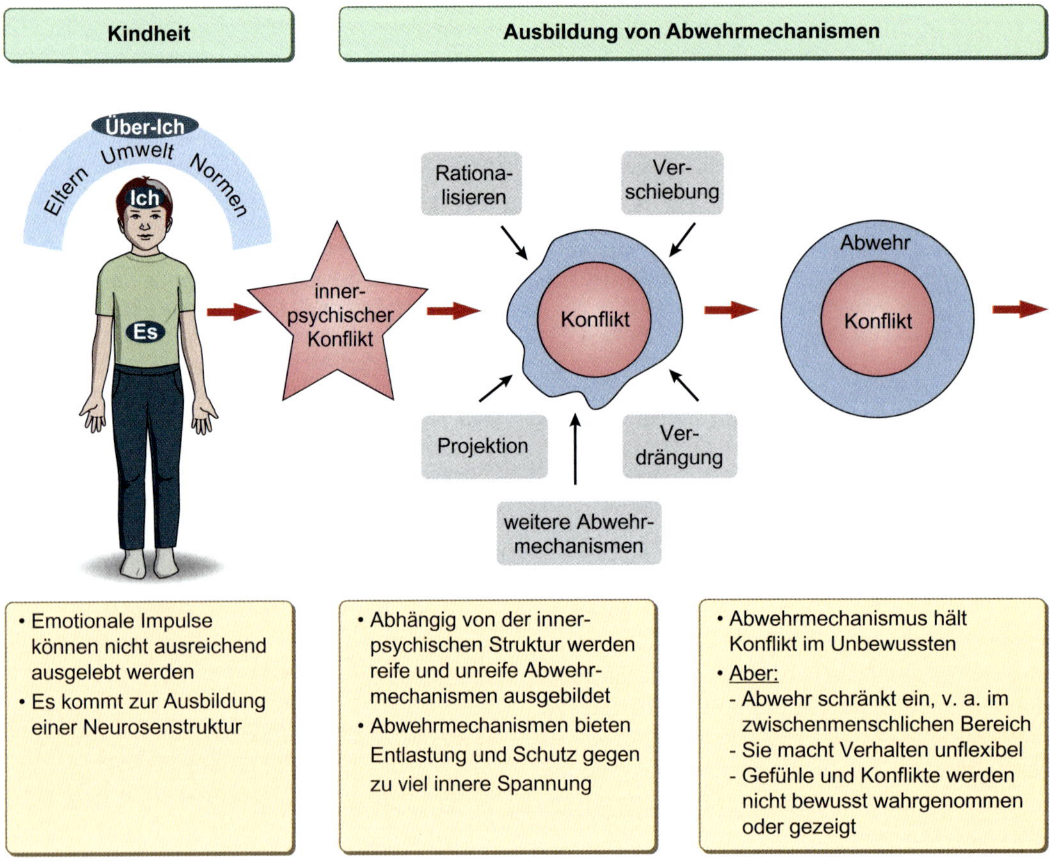

Abb. 2.4 Entstehung des neurotischen/innerpsychischen Konflikts

Die im psychologischen Sinne gesündeste Disposition für die Reifung eines Kindes sind Eltern, die sich gut in ihrer Persönlichkeit entwickeln konnten und mit ihren Kindern gut in Beziehung gehen können, indem sie sehen und spüren, was ihr Kind individuell an Versorgung, emotionaler Nähe und Förderung benötigt und wann es zu viel ist. Wenn die Eltern sehr mit ihrer eigenen Problematik oder der Bewältigung äußerer Lebensumstände beschäftigt oder nie da sind oder aber das Kind vielleicht sogar zu sehr umsorgen, wird es ihm schwerfallen, sich in stimmiger Weise auf soziale Beziehungen einzulassen. Viele Eltern neigen dazu, mit ihrem Kind zu viel oder zu wenig in Beziehung zu treten. Beim Kind wird dadurch ungewollt der Boden bereitet, auf dem neurotische Konflikte gedeihen (können).

Grundkonflikte nach der OPD

Aus psychodynamischer Sicht sind verschiedene **Grundkonflikte** Bestandteil der menschlichen Entwicklung. Die Operationalisierte Psychodynamische Diagnostik (OPD) unterscheidet **acht unbewusste Konflikttypen,** die für die Behandlungsdiagnose herangezogen werden. Meist kann man Menschen jedoch nicht nur einem Konflikttyp zuordnen, da oft mehrere Grundkonflikte inadäquat bewältigt wurden. Bei jedem dieser Konflikte bewegt sich das Kind aufgrund der Erfahrungen mit seinen Bezugspersonen (Objekterfahrungen) zwischen zwei extremen Polen.

In ➤ Tab. 2.4 sind die einzelnen Konflikte dargestellt, jeweils mit einem Beispiel für einen biografischen Mangel und den möglichen Ausprägungen im Verhalten des Patienten (passiver und aktiver Modus).

Reaktionen, die helfen, Konflikte zu neutralisieren, welche sich aus dem Widerspruch zwischen Triebregungen und Wünschen auf der einen und Geboten bzw. Verboten auf der anderen Seite ergeben, und diese damit nicht wahrnehmen zu müssen, nennt man **Abwehrmechanismen** (➤ Kap. 2.4.1). Die verschiedenen Strategien im Umgang mit Abwehrmechanismen sind in ➤ Tab. 2.5 dargestellt.

Gut zu wissen **Einiges zu Abwehrmechanismen:**
„Es gibt keinen Menschen ohne Abwehr."
„Abwehr ist nicht gut oder schlecht; sie ist einfach nur da, um uns zu schützen."
„Abwehr ist ein Charakterpanzer, weil wir sie ein Leben lang mit uns tragen."
„Abwehr führt zu Einschränkungen in unserem Leben."
„Widerstand ist eine natürliche Reaktion, wenn jemand zu nah an unsere Abwehr kommt."

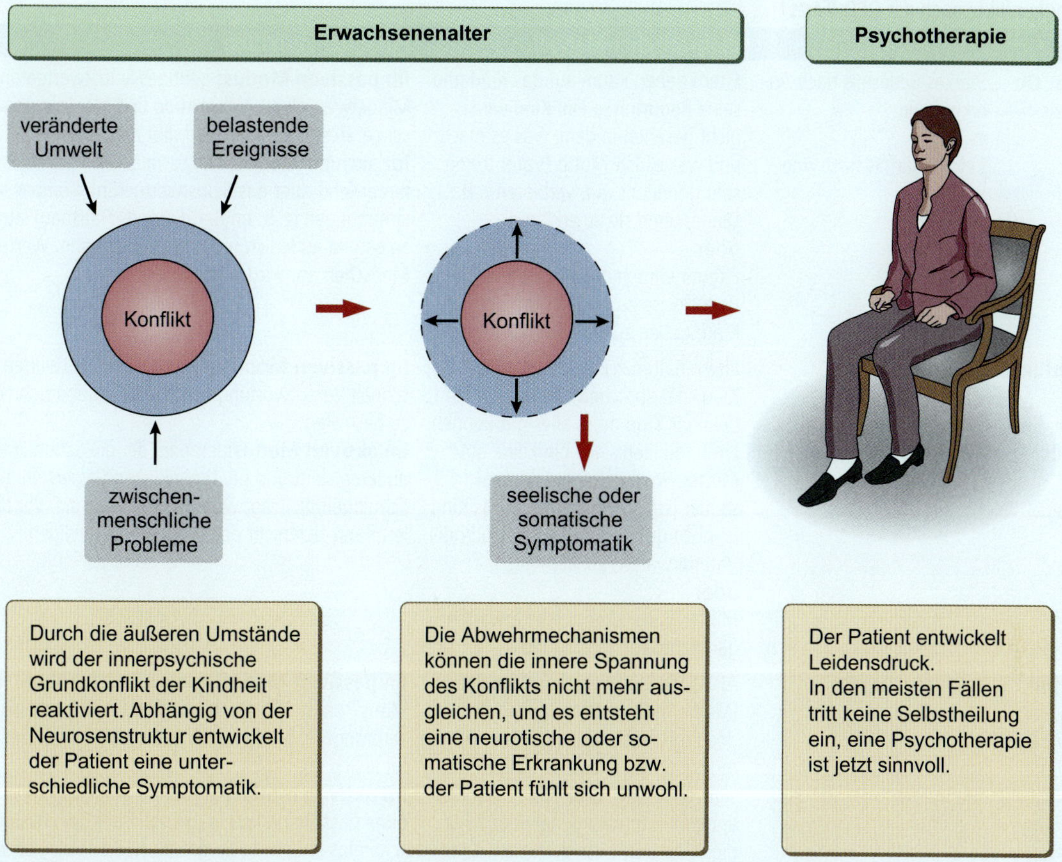

Tab. 2.4 Grundkonflikte nach der OPD

Konflikt		Biografischer Mangel	Patientenverhalten
Abhängigkeit vs. Autonomie Kindesalter (0–3+ J.)	Ich sehne mich nach Nähe vs. Ich halte die Nähe nicht aus, brauche Autonomie	Ein Elternteil hat sehr geklammert **oder** Ein Elternteil/beide Eltern hat/haben keine Nähe gezeigt	**Im passiven Modus:** sucht die Abhängigkeit erzeugende Beziehung und klammert sich an den anderen. Kann dazu führen, dass der Patient sich auch dann nicht trennt, wenn er unter der Beziehung leidet **Im aktiven Modus:** Die emotionale Autonomie ist wichtiger als Beziehungen. Dem Betroffenen fällt es schwer, sich auf stabile Beziehungen einzulassen und sich zu verpflichten. Bindungswünsche werden unterdrückt
Unterwerfung vs. Kontrolle Kindesalter (3–5+ J.)	Den anderen dominieren vs. Sich dem anderen unterordnen	Eltern haben dem Kind ihren Willen aufgedrückt, es sich nicht selbst entfalten lassen **oder** Eltern haben das Kind überfordert, indem sie ihm gar keine Leitlinien gaben	**Im passiven Modus:** Gegebenheiten werden schicksalhaft hingenommen, der Betroffene fügt sich. Gehorsam und Unterwerfung bestimmen das Erleben und Verhalten, z. T. mit ohnmächtiger Wut und Verärgerung bei gefügigem Verhalten **Im aktiven Modus:** trotziges Dominanz- und Machtstreben, immer mit der Angst, dominiert zu werden. Daher prägen Kontrolle und Auflehnung das Verhalten
Versorgung vs. Autarkie Kindesalter (3–6+ J.)	Bedürfnis nach Versorgung und Liebe vs. Bedürfnis, ohne diese Versorgung auszukommen	Kind hat keine oder kaum emotionale Zuwendung von Mutter und Vater erhalten und ist bezugslos **oder** Kind hat zu viel Zuwendung von den Eltern/einem Elternteil bekommen	**Im passiven Modus:** anklammerndes, passives Verhalten. Lässt sich immer versorgen und hat Angst, zu wenig zu bekommen. Versorgungs- und Geborgenheitswünsche führen zu starker Abhängigkeit **Im aktiven Modus:** ein Selbstversorger mit anspruchsloser Grundhaltung und altruistischem Muster. Wehrt Hilfsangebote ab, verzichtet zugunsten der anderen (Burnout-Gefahr). Andere bekommen die Versorgung, nach der er sich selbst unbewusst sehnt (häufig Menschen, die in Sozialberufen tätig sind)

Tab. 2.4 Grundkonflikte nach der OPD *(Forts.)*

Konflikt		Biografischer Mangel	Patientenverhalten
Selbstwert vs. Objektwert (narzisstische Konflikte) Kindesalter (1,5–3+ J.)	Starkes Bedürfnis nach Anerkennung vs. Kein Bedürfnis nach Anerkennung	Eltern gehen kaum auf das Kind und seine Bedürfnisse ein; Kind wird nicht gesehen in dem, was es macht und was es ist. Mutter/Vater treten sehr dominant auf, verbieten z. B. Dinge, ohne sie zu erklären **oder** Eltern nehmen das Kind und seine Bedürfnisse zu wichtig, erhöhen das Kind, gehen zu sehr auf das Kind ein	**Im passiven Modus:** geringes Selbstwertgefühl, Erleben von Minderwertigkeit. Aufwertung und Idealisierung anderer Menschen. Resigniert eher und gibt auf: „Das kann ich nicht!" **Im aktiven Modus:** Narzissmus: „Ich bin selbstsicher", dahinter fehlt aber das Selbstwertgefühl. Kompensatorische Anstrengungen (z. B. im Beruf, Sport, Hausbau) stützen das Selbstbild äußerlich bis zum Größenwahn. Wertet andere Menschen ab, wird schnell wütend
Loyalitätskonflikte (Über-Ich- und Schuldkonflikte; Kind erfährt Eltern als nicht loyal) Kindesalter (2+ J.)	Täter sein vs. Opfer sein	Eltern halten z. B. nicht aus, dass ihr Kind spät sprechen oder laufen lernt, denn ihr Kind muss alles gut können. Eltern denken: „Ich bin keine gute Mutter, weil mein Kind noch nicht sauber ist/sprechen kann." Das Kind ist nicht gut genug! Mutter und/oder Vater erwarten zu viel **oder** Mutter/Vater sind passiv, erwarten gar nichts von ihrem Kind	**Im passiven Modus:** neigt zu Selbstvorwürfen und dazu, schnell Verantwortung und Schuld zu übernehmen, sich selbst zu bestrafen **Im aktiven Modus:** jemand, der die Schuld immer nur beim anderen sieht und häufig anklagend agiert. Ihm fehlt jegliches Schuldgefühl. Trägt wenig Verantwortung, vor allem für Fehler. Kann sich nicht oder kaum entschuldigen
Ödipaler Konflikt Es geht darum, zärtlich genießen zu können und sich des eigenen Mann-/Frau-Seins zu versichern. Dies geschieht aus der Identifikation mit den geschlechtsspezifischen elterlichen Rollen Kindesalter (4–6+ J.)	Anerkannt werden als Mann/Frau vs. Nicht anerkannt werden als Mann/Frau	Als Mädchen (Junge) darf ich Papa (Mama) nicht erobern; wenn ich es doch tue, habe ich Angst, aus der elterlichen Gemeinschaft ausgeschlossen zu werden, oder fühle mich dem anderen Elternteil gegenüber schuldig. Kind darf nicht zwischen die Eltern treten und nicht rivalisieren **oder** Eltern integrieren das Kind als gleichberechtigten Partner in ihre Beziehung. Sie schieben dem Kind dauernd ihre eigenen erwachsenen Bedürfnisse unter. Das Kind „darf" z. B. dauernd im elterlichen Bett schlafen, da die Mutter gern mit ihm kuschelt. Es existieren keine Grenzen (Mutter erzählt der Tochter z. B. alles Intime, was sie mit dem Vater erlebt). Kind wird als „Ersatzpartner" benutzt	**Im passiven Modus:** Jemand ist schüchtern, eine „graue Maus" und wirkt geschlechtslos. Erotik und Sexualität werden verdrängt und nicht selbst wahrgenommen. Der Betroffene fühlt sich unattraktiv **Im aktiven Modus:** Sexualität prägt alle Lebensbereiche, ohne dass Befriedigung gelingt. Stellt sich hysterisch, z. T. schamlos in den Vordergrund. Neigt zu schnell wechselnden sexuellen Beziehungen. Extremfall: Neigung zu stark erotisierendem bis nymphomanischem Verhalten
Identitätskonflikte Kindesalter (5+ J.)	Identifikation mit dem gleichgeschlechtlichen Elternteil vs. Keine Identifikation mit dem gleichgeschlechtlichen Elternteil	Gleichgeschlechtlicher Elternteil rivalisiert zu stark mit Tochter/Sohn **oder** Gleichgeschlechtlicher Elternteil rivalisiert nicht mit Tochter/Sohn. Kind wird zum Partnerersatz	**Im passiven Modus:** chronischer Identitätsmangel. Übernimmt Geschlechtsrollen anderer. Vermeidung von Lebenssituationen, in denen der Mangel aufgedeckt werden kann. Sehr unsicher, Rückzug, stellt sich infrage. „Ich verleugne, was ich wahrnehme, spalte es ab, als wäre es nicht da". **Im aktiven Modus:** Identitätsmangel und Unsicherheit werden kompensatorisch überspielt. Konstruiert Geschichten, um seine „Schwächen" zu kaschieren (erfindet z. B. Frauengeschichten, ist in Wirklichkeit aber homosexuell; gibt sich nach außen aber extrem homophob)
Eingeschränkte Konflikt- und Gefühlswahrnehmung Kindliche Phase (0+ J.)	Konfliktvermeidungsverhalten	Patient hat in der Kindheit so viele Konflikte erlebt, dass er Konflikte und Gefühle nicht mehr sieht und spürt **oder** Konflikte wurden weder thematisiert noch gelebt	**Im aktiven Modus:** Mensch, der an der Oberfläche lebt: sehr neutral, bezieht niemals Position. Nimmt Konflikte, Gefühle und Bedürfnisse nicht wahr. Kann sich nicht in die Gefühlswelt anderer einfühlen. Gefühle sind zwar da, werden aber verdeckt. Somatisches Ausagieren **Im passiven Modus:** Gefühle, Bedürfnisse und Konflikte werden durch sachlich-technische oder philosophische Darstellung ersetzt

Tab. 2.5 Abwehr – Verschiedene Strategien
Es gibt Menschen, die schaffen es, mit den Einschränkungen der Abwehr klarzukommen.
Es gibt Menschen, die schaffen das nicht; sie bleiben in ihrem Leid.
Und es gibt Menschen, die sagen: „Ich möchte mich nicht mit den Einschränkungen arrangieren, ich möchte mich entwickeln." Wenn es gelingt, aus der „Schuld der Welt"-Wolke herauszutreten, können wir uns entwickeln und neue, flexiblere Verhaltensweisen erlernen. ↓ Dafür muss die Abwehr gelockert werden, wir müssen sie loslassen. Dieses Loslassen ist das Schwierigste auf der Welt, denn eine alte Existenzangst steuert uns. Deshalb verteidigen wir die Abwehr naturgemäß „bis aufs Blut". ↓ Wenn wir einem Patienten aber zeigen, wie er mit seiner Wut, seinen Ängsten und Gefühlen umgehen kann, wird er bereit sein, die Abwehr loszulassen und neue Erfahrungen zu machen (➤ Kap. 2.6).

2.4.3 Aufdeckende psychotherapeutische Arbeit

Bei neurotischen Störungsbildern haben sich aufdeckende psychotherapeutische Behandlungsmethoden bewährt. Sie ermöglichen dem Patienten, sich seinen kindlichen innerpsychischen Konflikten auf eine neue Weise zu nähern und diese aufzuarbeiten, um im Hier und Jetzt das Beziehungsverhalten zu anderen Menschen neu zu gestalten und störende Verhaltensweisen zu ändern.

Aufdeckende therapeutische Arbeit wird im Folgenden am Beispiel von Max dargestellt.

FALLBEISPIEL

Als Max klein war, war er wie jedes Kind neugierig und wollte die Welt mit allen Sinnen entdecken. Aber sein Vater fing bald an, ihm die Welt zu erklären. Egal, worum es ging: Der Vater erklärte ihm jedes Mal, wieso die Dinge so sind, wie sie sind, und sagte Max oft, wie er bestimmte Dinge machen sollte. Schließlich hatte der Vater jede Menge Erfahrung. Max' Mutter war stolz auf ihren Mann, der so viel wusste.

↓

Tief in Max gab es ein Problem: Er war neugierig und wollte Erfahrungen machen. Doch sein Vater wusste alles besser und zeigte es Max. Und er blieb immer nur dann in Beziehung mit Max, wenn er ihm etwas richtig zeigen konnte. Und weil ein Kind nichts mehr will, als von seinen Eltern geliebt zu werden, fügte Max sich meist seinem Vater, der sich darüber freute. In seinen emotionalen Bedürfnissen wurde Max aber nie gesehen. Die unangenehmen Gefühle, die in Max aufstiegen, verdrängte er, oder er begann sich und anderen Menschen seine negativen Erlebnisse mit konstruierten Argumenten zu erklären. Er hatte sich eine Ritterrüstung aus Abwehrmechanismen gebaut (➤ Abb. 2.5); in seinem Fall hießen sie Verdrängung und Rationalisierung. Bewusst gemerkt hat er das alles nie, es passierte in seinem Innern und half ihm, die emotionalen Konflikte zu überstehen.

↓

Seine schwere Rüstung trägt Max seitdem täglich. Aber er zahlt einen hohen Preis dafür: Sie raubt ihm viel Energie und hält gute Erfahrungen von ihm fern. Er hat Probleme, mit seinem dicken Panzer wirkliche Nähe zu anderen Menschen aufzubauen. Er kann nicht gut über Gefühle sprechen, und manchmal nennen die Leute ihn „Besserwisser". Also verzichtet er auf einiges und schränkt sich ein. Damit hat sich Max im Leben aber gut arrangiert.

↓

Inzwischen ist Max 36 Jahre alt. Seit einigen Jahren merkt er immer öfter, dass er in bestimmten Lebenssituationen in der Beziehung zu anderen Menschen stolpert, manchmal fällt er sogar. Sein Chef hat ihm gerade mitgeteilt, dass er nicht mehr gebraucht wird, wenn er im Zusammenspiel mit den Kollegen weiterhin so auf seiner Meinung beharrt. Außerdem klagt Max häufiger über körperliche Beschwerden.

↓

Max merkt, dass er etwas ändern muss. Er möchte sich auch persönlich weiterentwickeln und kommt zu Thera P. in die Gesprächspsychotherapie.

↓

Schnell fasst er Vertrauen zu seiner Therapeutin und fühlt sich gut aufgehoben.

↓

Als sich Thera. P. aber das erste Mal seinen Abwehrmechanismen nähert, fühlt Max Angst, Scham, Unsicherheit und Schmerz. Er tut nun alles, um seine Abwehr zu beschützen und entwickelt Widerstände: Immer wieder versucht er, bestimmten Fragen auszuweichen, und beginnt über neue Themen zu sprechen. Manchmal wendet er sich auch in seiner Körperhaltung von Thera P. ab. Insgeheim malt er in Gedanken folgendes Bild: „Vielleicht ist es nötig, dass ich in einen nassen, kalten See eintauche. Aber ich möchte dabei nicht nass werden!"

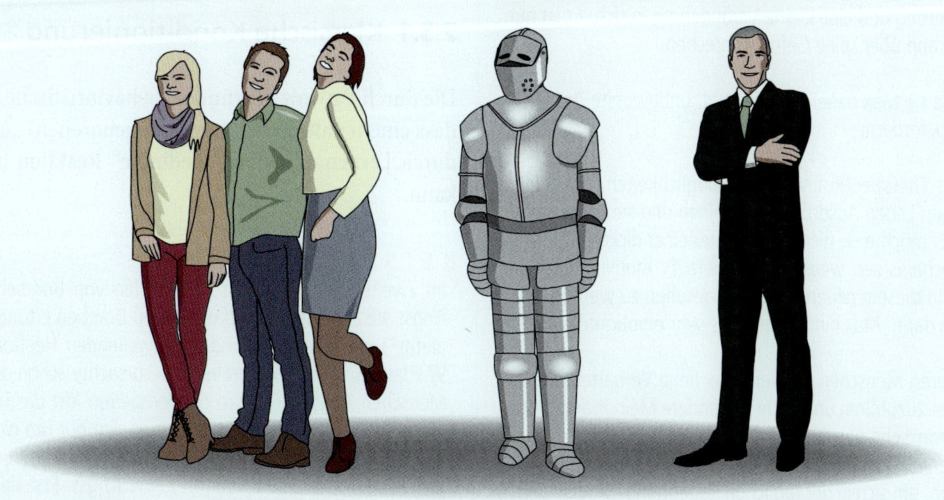

Abb. 2.5 Max, der Patient: Er hat eine dicke Ritterrüstung angelegt

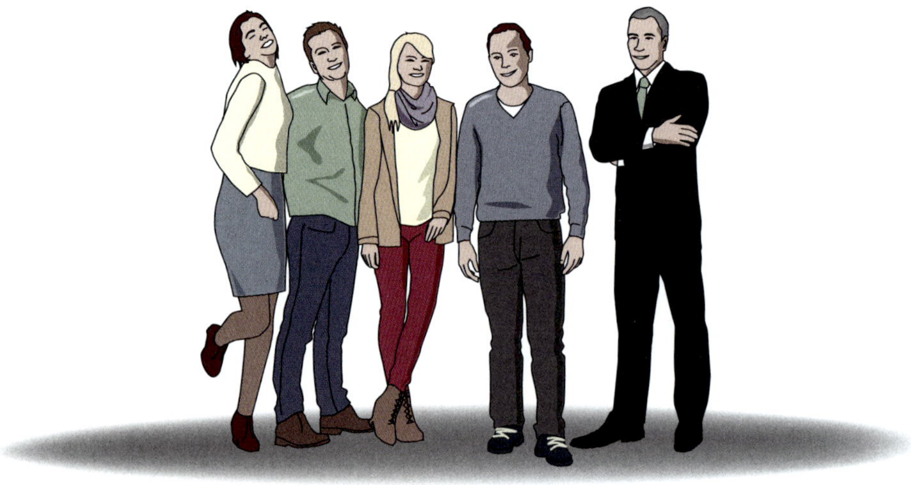

Abb. 2.6 Max ohne Rüstung in guter Stimmung: Er ist Teil der Gemeinschaft

↓

Thera P. weiß, dass sich sein zwischenmenschliches Verhalten nur nachhaltig ändern lässt, wenn sie einen Zugang zum Unbewussten schafft und Max Zugang zu seinen Gefühlen aus der Kindheit bekommt. Sie weiß aber auch, dass Max ihr nur dann folgen wird, wenn sie ihm das Gefühl gibt, dass alles gut wird, und wenn sie ihm gleichzeitig einen neuen Schutzmantel gibt: einen, der ihm das Verhalten ermöglicht, das er sich wünscht; einen, der seine Gefühle berücksichtigt; einen, der viel flexibler ist als die dicke Ritterrüstung. Dann stellt sie Max Fragen, die seine Kindheit betreffen. Thera P. arbeitet auch mit dem inneren Kind „Mini-Max".

↓

Max fühlt sich grundsätzlich gut aufgehoben bei seiner Therapeutin. Aber seine Gefühle sind jetzt sehr schmerzhaft. So sehr hat ihm seit Langem nichts mehr wehgetan. Er spürt, dass sich ein ganzer Stausee an Tränen angesammelt hat, den er bislang immer dichthalten konnte. Als er sich endlich öffnet, strömt es aus ihm heraus.

↓

Max spürt, was Mini-Max damals von seinen Eltern gefehlt hat bzw. wovor er sich damals als kleiner Junge schützen musste. Und obwohl es seine Eltern seinerzeit gut gemeint hatten, verletzte es Mini-Max, und deshalb hat er sich dann die Rüstung zugelegt. Darüber ist er heute traurig. Aber er spürt auch Erleichterung und eine kleine Veränderung in sich: Er ist nun etwas sensibler und kann über seine Gefühle sprechen.

↓

Thera P. erkennt, dass sie Max dabei geholfen hat, unbewusste Anteile in sein Bewusstsein zu befördern.

↓

Zusammen mit seiner Therapeutin findet Max Möglichkeiten, um seinen Emotionen im täglichen Leben Ausdruck zu verleihen und sie mit anderen Menschen zu teilen. Er möchte sie nicht mehr hinter einer dicken Ritterrüstung aus Abwehrmechanismen wegsperren. Thera P. motiviert ihn; sie gibt ihm das Gefühl, in diesem neuen Verhalten gesehen zu werden. Niemals bewertet sie ihn darin. Max nimmt das alles sehr emotional wahr.

↓

In Beziehung zu anderen Menschen probiert Max neue Verhaltensweisen aus. Er beginnt, besser zuzuhören und mehr auf andere Meinungen einzugehen. Mal ist er dann sehr positiv gestimmt, manchmal stößt er aber auch an Grenzen. Gemeinsam mit Thera P. versucht Max, noch mehr Sicherheit zu bekommen, um sich in der täglichen Begegnung mit den Grenzen und seiner Umwelt dauerhaft richtig gut zu fühlen (➤ Abb. 2.6).

2.5 Grundlagen der Verhaltenstherapie

Krankheitssymptome bewertet die VT als Zeichen erlernten Fehlverhaltens. Demzufolge können die meist schon in der frühen Kindheit erlernten fehlerhaften Verhaltensmuster durch neue Lernprozesse auch wieder verändert werden. Die VT unterscheidet zwischen verschiedenen lerntheoretisch begründeten Behandlungsmethoden, die auf experimentalpsychologischen Erkenntnissen beruhen. Sie werden einzeln eingesetzt oder miteinander kombiniert.

Aus lerntheoretischer Sicht wird menschliches Verhalten grundlegend durch folgende Prinzipien gesteuert:

- **Klassische Konditionierung**
- **Operante Konditionierung**
- **Modell-Lernen**

Später gewannen auch innerpsychische Prozesse an Bedeutung, und Verhalten wurde fortan auch erklärt durch:

- **Kognitionen**

2.5.1 Klassische Konditionierung

Die durch Pawlow begründete behavioristische Lerntheorie besagt, dass einem natürlichen (meist angeborenen) „unbedingten" Reflex durch Lernen eine neue „bedingte" Reaktion hinzugefügt werden kann.

BEISPIEL

Im Zweiten Weltkrieg löste das Fallen von Bomben bei den Menschen Angst aus. Vor dem Fallen der ersten Bomben ertönten Sirenen („Fliegeralarm") mit einem an- und abschwellenden Heulton. Nach der zweiten Wiederholung des Fliegeralarms verursachte schon der Heulton bei vielen Menschen Angst. *„Auch in Friedenszeiten löst die Sirene bei zahlreichen Menschen Angst aus, selbst wenn es sich nur um einen Probealarm handelt"* (Edelmann 1996: 63). Ein darauf nicht konditionierter Mensch verspürte beim alleinigen Heulton keine Angst. Erst durch die Kombination von Heulton und Bomben wurde die Angst (Reaktion) konditioniert: Durch die unmittelbare zeitliche Abfolge der beiden Reize wurde der Heulton mit dem Fallen der Bomben assoziiert. Die unbedingte Reaktion (Angst beim Fallen von Bomben) wurde zu einer bedingten Reaktion (Angst schon beim Ertönen des Heultons). Dieses Modell der klassischen Konditionierung konnte noch erweitert werden, nachdem festgestellt wurde, dass allein schon die Vorstellung vom Ertönen des Fliegeralarms zu Angstzuständen führte.

Annahmen und Techniken des klassischen Konditionierens werden angewendet, um Ängste (➤ Kap. 8.1) und Zwangshandlungen (➤ Kap. 8.2) zu behandeln. Zur Therapie ➤ Kap. 2.5.6.

MERKE

Verhaltenstherapeutische Begriffe und Synonyme:
Reiz = Stimulus
bedingt = konditioniert
unbedingt = unkonditioniert

2.5.2 Operante Konditionierung

Im Mittelpunkt von Skinners Theorien steht die Erkenntnis, dass die Auftretenswahrscheinlichkeit eines Verhaltens durch Belohnung oder Bestrafung beeinflusst werden kann. Verhalten wird also wesentlich von seinen Konsequenzen bestimmt und damit bewusst verstärkt. Dieses „Belohnungslernen" wird operantes oder instrumentelles Konditionieren genannt.

Verstärker sind Reize, welche die Auftretenswahrscheinlichkeit eines bestimmten Verhaltens erhöhen. Je nach Wirkung gibt es verschiedene Verstärkungsformen.

Positive Verstärkung Angebot unmittelbar **angenehmer Reize** → Verstärkung von Verhalten

BEISPIELE

- Ein Kind bekommt von den Eltern nach einer Musikaufführung Schokolade.
- Ein Kind wird von seiner Mutter gelobt, weil es die Hausaufgaben gleich nach der Schule gemacht hat.

Negative Verstärkung Reduktion oder Wegfall eines **unangenehmen Reizes** → Verstärkung von Verhalten

BEISPIELE

- Alkoholkonsum vermindert den Schmerz über den Verlust der Ehefrau und damit einen unangenehmen Reiz. Das verstärkt den Konsum von Alkohol negativ.
- Das Vermeiden einer angstbesetzten Situation (z. B. U-Bahnfahren) durch Ausweichen auf Busse oder die Reduzierung von Aktivitäten führt bei Panikpatienten zu einer Verminderung der ängstlichen Erregung. In der Folge nimmt das Vermeidungsverhalten noch zu. Im Extremfall bleibt der Patient zu Hause bzw. lernt alle Busfahrpläne auswendig, um jederzeit ausweichen zu können. Durch den Wegfall der ängstlichen Erregung wird dieses Verhalten „belohnt".

Indirekte Bestrafung Wegfall eines positiven Verstärkers nach einem Verhalten → Abnahme von Verhalten

BEISPIEL

Ein Patient mit somatoformer Schmerzstörung erhält keine Zuwendung mehr durch das Pflegepersonal, wenn er über Schmerzen klagt. Infolgedessen reduziert er sein Klagen.

Direkte Bestrafung Unangenehme Reize treten nach einem Verhalten auf → Abnahme des Verhaltens

Diese Bestrafung (Liebesentzug, Missbilligung, Schläge) führt meist nur zu kurzzeitiger Verhaltensänderung, denn bei Wegfall der unangenehmen Reize wird das entsprechende Verhalten schnell wieder auftreten. Es wird also nicht gelöscht.

BEISPIEL

Der Einsatz von Disulfiram (Antabus®) zur Therapie der Alkoholabhängigkeit kann als direkte Bestrafung aufgefasst werden. Trinkt der Süchtige nach Einnahme von Antabus® Alkohol, wird ihm übel und schwindelig. Das Verfahren ist sowohl in seiner Wirksamkeit als auch aus ethischer Sicht umstritten.

Man unterscheidet primäre und sekundäre Verstärker:

- **Primäre Verstärker** befriedigen unsere Grundbedürfnisse (z. B. Lob, Zuwendung, Essen, Trinken, Sexualtrieb, Körperkontakt).
- **Sekundäre Verstärker** haben erst durch einen vorangegangenen Lernvorgang verstärkende Wirkung (materielle Verstärker wie Süßigkeiten oder Geld).

MERKE

Um eine Verhaltensänderung herbeizuführen, muss die Belohnung (Verstärkung) **unmittelbar** auf das erwünschte Verhalten erfolgen.

2.5.3 Modell-Lernen

Nach Bandura werden Lernvorgänge durch die Beobachtung des Verhaltens von menschlichen Vorbildern erklärt. Modell-Lernen wird je nach Autor auch Beobachtungslernen, Nachahmungslernen, soziales Lernen, Identifikationslernen oder Rollenlernen genannt. Bei Kindern und Jugendlichen hat allein die Beobachtung von „Vorbildern" (Bezugspersonen, Gleichaltrige, Profisportler, Musikstars) und deren Verhalten einen wesentlichen Einfluss auf ihre eigenen Verhaltensmuster.

MERKE

Modell-Lernen ist ein klassischer Lernprozess bei Kindern. Sie ahmen die Verhaltensweisen der Eltern nach. Kinder, die ihre Eltern beim Umgang miteinander (liebevoll, diskutierend, streitend) beobachten, spielen diese Situationen gern mit Gleichaltrigen nach und **imitieren** dabei Gestik, Mimik und Aussagen der Eltern.

2.5.4 Kognitionen

Kognition beinhaltet die mentalen Prozesse und Strukturen eines Individuums wie Gedanken, Meinungen, Einstellungen, Wünsche und Absichten. Wie das Individuum auf äußere Faktoren reagiert, hängt von seiner individuellen Wahrnehmung, Speicherung und

Verarbeitung von Informationen ab. In der Lernpsychologie wurde Verhalten ab den 1970er-Jahren also nicht mehr allein als Reaktion auf äußere Reize gesehen, sondern als Zusammenspiel von innerpsychischen Prozessen und Reaktionen auf die Umwelt gedeutet.

Kognitive Prozesse sind bestimmend für die Gefühle, die Motivation und Motorik eines Menschen. Weil **irrationale Überzeugungen** (Ellis) und bestimmte **typische Denkinhalte** (Beck) für die Entstehung psychischer Störungen (z. B. Depression) entscheidend sein können, spielte die VT fortan auch bei der Behandlung affektiver Störungen (➤ Kap. 7) eine große Rolle.

2.5.5 Weitere lerntheoretische Begriffe

Zum Verständnis verhaltenstherapeutischer Interventionen sind weitere lerntheoretische Begriffe von Bedeutung (➤ Tab. 2.6).

Gut zu wissen Erlernte Hilflosigkeit

Nach Seligman entsteht erlernte Hilflosigkeit, wenn ein Mensch die Erfahrung macht, dass er eine unangenehme oder schmerzhafte Situation nicht durch ein bestimmtes Verhalten beeinflussen oder kontrollieren kann. Er fühlt sich dann ausgeliefert. Die subjektive Auffassung, dass andere Menschen die gleiche Situation sehr wohl positiv lösen können, verstärkt das Gefühl des Versagens. Das Selbstwertgefühl verringert sich bei gleichzeitiger Zunahme des Schuldgefühls. Dadurch kann sich eine Depression entwickeln.

2.5.6 Verhaltenstherapeutische Interventionstechniken

MERKE

In der VT geht es darum, Lösungswege für ein aktuell problematisches Verhalten zu erarbeiten. Dafür sind die auslösenden und die Symptomatik aufrechterhaltenden Bedingungen entscheidend. Anschließend kann die Lösung nicht nur für die aktuelle Problematik, sondern auch in anderen Lebensbereichen angewendet werden.

Mithilfe verschiedenster verhaltenstherapeutischer Verfahren kann der Patient versuchen, fehlerhafte Verhaltensweisen (die zu Krankheitssymptomen führen) zu korrigieren, neues Verhalten zu erlernen und seine innerpsychischen Prozesse positiv zu beeinflussen. Im Folgenden stellen wir die wichtigsten Methoden dar:

Die **gängigsten Interventionstechniken** der VT werden nachfolgend vorgestellt.

Konfrontationsverfahren

In der **Exposition** wird der Patient unter Anleitung des Therapeuten mit den für ihn spezifischen angstauslösenden Reizen konfrontiert. Spezielle Konfrontationsverfahren werden erfolgreich zur Behandlung von Angststörungen, Panikstörungen, Phobien und Zwangsstörungen eingesetzt (➤ Kap. 8).

Systematische Desensibilisierung

Diese Form der Konfrontationsbehandlung wird vor allem bei einfachen Phobien angewandt (➤ Kap. 8.1.2). Nach Erlernen einer **Entspannungstechnik** (z. B. progressive Muskelrelaxation) wird der entspannte Patient zunächst mit sehr schwachen Angstreizen konfrontiert und **langsam an das angstbesetzte Objekt** (z. B. Spinnen, Hunde) **gewöhnt** (desensibilisiert). Als Grundlage wird mit dem Therapeuten eine Angsthierarchie erarbeitet. Anschließend wird Stufe für Stufe dieser Hierarchie gegangen, wenn der Patient die jeweils letzte Situation angstfrei visualisieren kann. Der angenehme Reiz der Entspannung wird also an ein angstbesetztes Objekt (Spinne) gekoppelt.

Expositionsbehandlung

In der Konfrontation mit der angstauslösenden Situation lernt der Patient, die auftretende Angst zu ertragen und das die Symptomatik aufrechterhaltende Verhalten (z. B. Vermeidungsverhalten) zu verhindern. Um diesen Effekt zu erreichen, muss der Betroffene erfah-

Tab. 2.6 Lerntheoretische Begrifflichkeiten

Lerntheoretischer Begriff	Erklärung	Beispiele
Kontinuierliche Verstärkung	Jedes Auftreten des gewünschten Verhaltens wird verstärkt.	Jedes Mal, wenn ein Kleinkind die Toilette benutzt und nicht in die Windel macht, erhält es einen Aufkleber.
Intermittierende Verstärkung	Das gewünschte Verhalten wird nur unregelmäßig verstärkt. Der Lernvorgang dauert länger, das Gelernte ist jedoch löschungsresistenter als bei kontinuierlicher Verstärkung.	Ein Kleinkind, das mit dem Handy seines Vaters spielen will, schreit und tobt, um es zu erhalten. Obwohl der Vater es eigentlich nicht gutheißt, gibt er ihm das Handy gelegentlich, um das Theater zu unterbrechen. Das Kind lernt: „Wenn ich tobe und schreie, kriege ich häufig das Handy", also setzt es das Verhalten fort.
Habituation (Gewöhnung)	Ein zunächst neuartiger Reiz löst nach mehrfacher Darbietung keine Reaktion mehr aus.	Ein Lehrer, der sich im Unterricht Gehör und Respekt durch Schreien zu verschaffen sucht, wird bald nicht mehr wahrgenommen.
Adaptation (Anpassung)	Ein Dauerreiz führt zur Abschwächung der Reaktion.	Eine Frau, die in ein direkt an der S-Bahn-Strecke gelegenes Haus gezogen ist, klagt anfangs über den starken Lärm. Mit der Zeit nimmt sie die vorbeifahrenden Züge gar nicht mehr wahr.
Kontingenz (engl. *contingent on*, abhängig von, bedingt durch)	Zusammenhang von Verstärkerdarbietung und Verhalten; bei erwünschtem Verhalten werden Verstärker angeboten und bei unerwünschtem Verhalten entzogen.	Anorektische Patientinnen dürfen bei Zunahme des therapeutisch vereinbarten Gewichts bestimmte sportliche Geräte nutzen.

ren, dass es nicht zur befürchteten Katastrophe kommt. Die Angst nimmt dann mit zunehmender Exposition wieder ab. Die angstbesetzte Situation kann hierbei nur in der Vorstellung (**in sensu**) oder in der Realität (**in vivo**) aufgesucht werden.

Der Patient kann in gestufter Form oder in massierter Weise (Flooding) mit den Reizen konfrontiert werden. Beim **Flooding** (Reizüberflutung) setzt sich der Betroffene über mehrere Tage in Folge für mehrere Stunden der angstbesetzten Situation aus (z. B. stundenlanges Fahren im Aufzug bei Aufzugsangst).

Operante Verfahren

Durch gezielten Einsatz positiver oder negativer Verstärker soll gewünschtes Verhalten gefördert oder problematisches Verhalten abgebaut werden. Das wird z. B. in Form von **Behandlungsverträgen** erreicht. Der Patient verpflichtet sich, eine Vereinbarung und ein bestimmtes Verhalten einzuhalten, und erfährt oder verliert eine Vergünstigung, wenn er die Vereinbarung einhält bzw. bricht. Wenn anorektische Patientinnen z. B. ihre im Therapievertrag vereinbarte wöchentliche Gewichtszunahme erreichen, dürfen sie Joggen gehen.

Eine weitere Möglichkeit bietet das System der **Token Economy** (Münzverstärkungssystem): Chips oder Punkte werden für ein erwünschtes Verhalten verteilt bzw. abgezogen, wenn das problematische Verhalten gezeigt wird. Anschließend können diese Chips o. Ä. gegen Privilegien eingetauscht werden. Die angestrebten Ziele müssen dabei genau definiert sein, und erwünschtes Verhalten und Belohnung müssen schnell aufeinander folgen.

Operante Verfahren können auch vom Patienten in Eigenregie übernommen werden (**Selbstkontrolle**). Mit Selbstbeobachtung in Form von Tagebüchern, Stimuluskontrolle und Selbstverstärkung (z. B. Patient belohnt sich erst, wenn er ein bestimmtes Lernpensum abgeschlossen hat) kann er sein problematisches Verhalten im Selbstmanagement verändern. Die Stimuluskontrolle wird vor allem bei Abhängigkeitserkrankungen (➤ Kap. 5) oder Essstörungen (➤ Kap. 9.1) eingesetzt.

Kognitive Verfahren

In der kognitiven Therapie geht es darum, negative Gedankenmuster, die problematisches Verhalten bedingen, zu entschlüsseln und mithilfe von Übungen diese ungünstigen Gedankenabläufe und negativen Selbstgespräche so zu verändern, dass der Patient dem krankhaften Verhalten aktiv entgegenwirken kann.

Rational-emotive Therapie nach Ellis

Ellis geht davon aus, dass bestimmte Ereignisse mit irrationalen Grundannahmen bewertet werden, die problematisches Verhalten und die dazugehörigen Gefühle hervorbringen. Die Therapie zielt darauf ab, den **Zusammenhang zwischen irrationalen Grundannahmen und krankhaftem Verhalten zu erkennen** und das **Verhalten durch alternative (positive) Gedanken zu verändern.**

FALLBEISPIEL

Irrationale Grundannahmen nach Ellis

Ein depressiver Patient wird von der irrationalen Grundannahme geleitet: „Ich bin nichts wert" und „Niemand interessiert sich für mich". Er sieht sich, nachdem er in der Arbeit von einem Kollegen nicht gegrüßt wurde (auslösende Situation), in seinem Urteil bestätigt. Verzweifelt zieht er sich in sein Arbeitszimmer zurück und grübelt über seine Wertlosigkeit. Arbeiten auf seinem Schreibtisch bleiben unerledigt liegen (problematisches Verhalten).
Ziel der Therapie ist eine kritische Hinterfragung der irrationalen Grundannahme (z. B. Hinweis auf seine liebevolle Frau und Tochter, die ihn schätzen und sich rührend um ihn kümmern), die zur Stärkung des Selbstwertgefühls beitragen und zu einer Neubewertung von Situationen führt (z. B. der Kollege ist in Eile, hat den Kopf voll anderer Dinge und geht deswegen grußlos an ihm vorbei). Ein alternatives Verhalten wird damit auf längere Sicht möglich: Der Patient spricht den Kollegen an, ob er sehr in Eile sei und viel zu tun habe. Dieser bestätigt das, freut sich aber über die Anteilnahme und verabredet sich mit dem Patienten zum Mittagessen.

THERAPEUTISCHER HINWEIS

Ein solcher Prozess erfordert Zeit und muss im Alltag immer wieder geübt werden. Irrationale Annahmen lassen sich nicht durch einmaliges Aufdecken beheben!

Kognitive Therapie nach Beck

Von der Depression ausgehend entwickelte Beck sein Konzept der **kognitiven Triade** mit folgendem Grundgedanken: Die Depression wird durch verzerrte Denkmuster ausgelöst und unterhalten. Der Depressive sieht demnach die eigene Person, seine Umwelt und die Zukunft (Triade) in einem negativen Licht. Seine negativen „automatischen Gedanken" hinterfragt er nicht; sie sind die Auslöser für seine depressiven Gefühle.

In der Therapie werden nun Tagesprotokolle über **automatische Gedanken** und die daran knüpfenden Gefühle zur genauen **Selbstbeobachtung** eingesetzt (➤ Tab. 2.7). Die Identifizierung dieser Gedanken und die Überprüfung auf ihren Wahrheitscharakter stehen im Mittelpunkt der Therapie. Durch das Ersetzen von unangemessenen depressionsfördernden Gedanken durch realistische positive Gedanken kann der Patient dem Stimmungseinbruch im Alltag entgegenwirken (**kognitive Umstrukturierung**). Der Therapeut ist dem Patienten behilflich, die bislang einseitigen Bewertungen durch neue zu ersetzen und neue Deutungen für das Erleben zu entdecken (**Reattribuierung**). Lärm durch spielende Kinder im Hof kann z. B. negativ als Zeichen der Unruhe, aber auch positiv als Zeichen von Lebendigkeit und Freude gedeutet werden. Das Konzept der dysfunktionalen Annahmen wurde erfolgreich auch auf Angststörungen, somatoforme Schmerzstörungen u. a. übertragen.

Gedankenstopp

In der kognitiven Therapie wird der „Gedankenstopp" eingesetzt, wenn ein Patient sich aufdrängende Gedanken oder Emotionen nicht kontrollieren kann. Er klatscht dann in die Hände und sagt laut „Stopp!". Der automatische Gedankenfluss wird auf diese Weise unterbrochen. Zunächst wird diese Methode mit dem Therapeuten eingeübt, anschließend ist der Patient in der Lage, seine negati-

Tab. 2.7 Ausschnitt aus einem Selbstbeobachtungsprotokoll (automatische Gedanken)

Zeitpunkt	Situation	Emotion (Stärke von 0–100)	Automatischer Gedanke	Rationale Antwort	Ergebnis: Neubewertung der Emotion (Stärke von 0–100)
11.7., 19:00 Uhr	Eine Heilpraktikerin möchte gern die psychotherapeutische Zusatzausbildung machen und sieht sich die Lerninhalte an	hoffnungslos, verzweifelt (90), ratlos (100)	„Oh je, das ist so viel Stoff. Das lerne ich nie. Ich vergesse immer alles. Die Prüfung schaffe ich niemals."	„Auch wenn ich keine Einser-Schülerin war, habe ich meine Schulabschlüsse geschafft, und das ist das Entscheidende. Wenn ich die Prüfung geschafft habe, bin ich froh, dass ich die Herausforderung angenommen habe. Es ist sicher viel Arbeit, aber ich kann mir einen Lernplan erstellen und manches anders und besser machen als bei früheren Prüfungsvorbereitungen."	Hoffnungslos, verzweifelt (30), ratlos (10)

ven Gedanken selbstständig zu stoppen und durch sinnvollere zu ersetzen.

Selbstverbalisationstraining

Im Selbstverbalisationstraining soll das Verhalten durch realitätsprüfende Selbstgespräche (z. B. „Andere Prüfungen habe ich auch immer bestanden, es wird auch dieses Mal klappen") oder konstruktive Selbstinstruktion (z. B. „Ich schaffe das") positiv beeinflusst werden. Es kann therapiebegleitend eingesetzt werden.

Kompetenztraining

Beim Fehlen bestimmter Fertigkeiten, die zu einer Aufrechterhaltung der Erkrankung beitragen, sollte der Therapeut dem Patienten helfen, diese Verhaltensweisen zu erlernen. Oft wird das **soziale Kompetenztraining** angewandt. Der Patient lernt hier allein oder in der Gruppe, soziale Kontakte zu knüpfen und zu pflegen, Bedürfnisse und Wünsche zu äußern sowie Nein zu sagen und sich durchzusetzen. Ähnliche Verfahren sind das Selbstbehauptungs- und Selbstsicherheitstraining.

Problemlösetraining

Mithilfe des Brainstormings notiert der Therapeut mit dem Patienten gemeinsam alle möglichen Lösungen für eine genau definierte Problemstellung. Anschließend werden alle Möglichkeiten bewertet und auf ihre Praktikabilität hin überprüft. Wenn der Patient sich für eine Lösung entschieden hat, plant er die konkrete Umsetzung im Alltag und bespricht das Ergebnis nach der Umsetzung mit dem Therapeuten. Auf diese Weise soll dem Patienten vermittelt werden, wie er komplexen Situationen zukünftig in kreativer und konstruktiver Weise selbst begegnen kann.

Stressbewältigungstraining

Durch bestimmte kognitive Bewältigungsstrategien und Entspannungsverfahren soll der Patient in die Lage versetzt werden, stressreiche Situationen im Alltag zukünftig besser zu bewältigen. Zunächst werden dem Patienten die psychologischen und physiologischen Zusammenhänge beim Verhalten in Stresssituationen verständlich gemacht. Praktische Übungen im Alltag sind Teil des Stressbewältigungstrainings.

Modell-Lernen und Rollenspiel

Modell-Lernen und Rollenspiel werden in der VT vielfältig eingesetzt. Beide sind zwar kein eigenständiges Therapieverfahren, als Interventionsform häufig aber unverzichtbar.

Mithilfe des **Modell-Lernens** können neue Verhaltensweisen erlernt oder alte Verhaltensmuster verändert werden. Imitiert der Patient das Verhalten anderer Menschen in bestimmen Situationen, so kann er sein Verhaltensrepertoire erweitern. Beim **Rollenspiel** können kritische Situationen durchgespielt werden, um den Patienten auf die Umsetzung im Alltag vorzubereiten und gewünschte Verhaltensweisen einzuüben. Therapeut, Gruppenteilnehmer oder Film- oder Romanfiguren haben dabei Vorbildfunktion.

2.6 Grundlagen der Gesprächspsychotherapie

Da die Gesprächspsychotherapie das von Heilpraktikern für Psychotherapie am häufigsten angewandte Behandlungsverfahren in der Praxis ist, gehen wir im Folgenden auf die wichtigsten Grundannahmen dieser Therapieform ein.

Grundannahmen der von Rogers begründeten Gesprächspsychotherapie:

- **Selbstverwirklichungsstreben:** Jeder Mensch strebt danach, seine eigenen Vorstellungen, Werte und Ideen zu verwirklichen, um glücklich und in Übereinstimmung mit sich selbst zu leben (**Kongruenz** von Selbst und Erfahrung).
- **Selbstkonzept:** Durch die Interaktion mit seiner Umgebung entwickelt jeder Mensch eine Vorstellung von sich selbst. Dieses Selbstkonzept versucht er durch seine Selbstbehauptung aufrechtzuerhalten. Jeder Mensch verfügt über **Selbstheilungskräfte,** die in einer angstfreien und vertrauensvollen Umgebung aktiviert werden können.

- **Unbedingte Akzeptanz:** Eine nicht an Bedingungen geknüpfte Akzeptanz durch seine Umgebung ermöglicht dem Menschen, sich selbst anzunehmen.
- **Reintegration von Erlebnisinhalten:** Werden Diskrepanzen zwischen den Wertvorstellungen und Erlebnisinhalten aufgedeckt, kann der Patient neue Lösungswege für sich erarbeiten, die zur Integration des verdrängten Erlebens führen.
- **Therapeutisches Gespräch:** Es umfasst immer eine **Wortebene** („Was wird gesagt?") und **Gefühlsebene** („Was wird gemeint?"). Diese Ebenen muss der Therapeut kennen, um das Gespräch als vertrauensbildendes und damit anregendes Element für den Patienten zu nutzen, damit dieser sich angenommen fühlt und die Aktualisierung traumatischer Erlebnisse zulassen, sie reflektieren und sich mit ihnen auseinandersetzen kann.

Krankheitskonzept

Nach Rogers können seelische Störungen immer dann entstehen, wenn das Erleben und das Selbst nicht übereinstimmen (**Inkongruenz**). Wenn ein Patient als Kind z. B. bestimmte Bedürfnisse und Gefühle (Ungehorsam und Wut) in einem sehr strengen und rigiden Elternhaus nicht ausleben durfte, blendet er diese Bedürfnisse aus, sodass er nicht mehr in voller Übereinstimmung mit seinem Selbst lebt. Er hat Schwierigkeiten, die Ansprüche anderer Menschen abzuwehren und Nein zu sagen. Demzufolge leidet er in gewissen zwischenmenschlichen Situationen und bildet möglicherweise weitere (z. B. depressive) Symptome aus.

In der Gesprächstherapie werden diese Diskrepanzen im inneren Erleben des Patienten aufgespürt und durch Selbsterkenntnis herausgearbeitet, um sie dann mithilfe der Selbstheilungskräfte des Patienten zu verändern.

Therapievoraussetzungen

In der Gesprächspsychotherapie sollen Therapeut und Patient in einer gleichwertigen Beziehung zueinander stehen. Darüber hinaus müssen Therapeut und Patient weitere Kriterien erfüllen:

- **Therapeutenvariablen:**
  - Echtheit und Selbstkongruenz: Offenheit des Therapeuten für Gefühle und Erfahrungen aller Art und Übereinstimmung seiner Äußerungen mit seinem inneren Erleben (Kongruenz); er muss also authentisch sein. Dabei ist es erforderlich, auf bedeutsame interaktive Gefühle und Empfindungen zu achten.
  - Positive Wertschätzung, unbedingte Akzeptanz und emotionale Wärme (Empathie): Die Akzeptanz des Patienten als Person in seiner Ganzheitlichkeit ist nicht durch Bedingungen oder Bewertungen beeinflusst. Der Therapeut ist zudem bereit, an den Gefühlen, Erlebnissen, Bemühungen des Patienten ohne Bewertung der Person, ihrer Gedanken und Handlungen Anteil zu nehmen, ihn aber weder zu bemitleiden, noch ihn in allem zu unterstützen oder zu bestärken.
- **Patientenvariablen:**
  - Selbstständige und aktive Auseinandersetzung mit den eigenen Problemen
  - Ausreichende Fertigkeiten in der zwischenmenschlichen Interaktion

Interventionstechniken

- **Verbalisieren von Erlebnisinhalten des Patienten:** Der Therapeut bemüht sich, die persönlich-emotionalen Inhalte im verbalen und nonverbalen Verhalten des Patienten wahrzunehmen und wiederzugeben. Dabei versucht er, die innere Wahrnehmungs- und Erlebniswelt des Patienten zu verstehen und z. B. zu spüren, welche Gefühle sich hinter seinen Worten verbergen. Dies „spiegelt" er dem Patienten, indem er seine Wahrnehmung verbalisiert und dem Patienten durch die „Spiegelung" der eigenen, oft verdrängten Gefühle die Überprüfung, Präzisierung oder Korrektur seiner inneren Welt ermöglicht. Auf diese Weise kann künftiges Verhalten und Erleben beeinflusst werden.
- **Aktives Zuhören:** Mittels Blickkontakt, offen zugewandter Körperhaltung, Wiederholung des Gesagten, Nicken oder akustischer Signale („mmh, ja") signalisiert der Therapeut dem Patienten, dass er seiner Erzählung aufmerksam folgt.
- **Nondirektivität:** Der Therapeut hört dem Patienten vornehmlich zu. Er analysiert oder kommentiert nicht und strukturiert den therapeutischen Prozess nicht durch Fragen oder andere Interventionen (Rollenspiele, Übungen etc.).

2.7 Eigen-, Lehrtherapie und Supervision des angehenden Therapeuten

Immer wieder kommen Menschen in die Ausbildungsinstitute für psychotherapeutisch arbeitende Heilpraktiker, die sich sehr gut vorstellen können, mit anderen Personen therapeutisch zu arbeiten, jedoch keine oder sehr wenig Erfahrung mit eigenen Therapien gemacht haben und (noch) nicht verstehen, warum die Klärung der eigenen Themen als Arbeitsgrundlage unausweichlich ist.

2.7.1 Eigentherapie

Eigentherapie ist der normale psychotherapeutische Prozess, den jeder Therapeut selbst gehen muss und den er Ich-bezogen wahrnimmt: Ich und meine Konflikte, Ich und meine Abwehrmechanismen, Ich und meine Probleme/Symptomatik.

Warum für den zukünftigen Therapeuten kein Weg an der Eigentherapie vorbeigeht:

- Sie können dem Patienten eine Psychotherapie nicht mit entsprechender Haltung nahebringen, wenn Sie sich selbst nie einer Therapie unterzogen haben.
- Sie könnten während der Therapie durch das Verhalten des Patienten in Ihren eigenen Themen so getriggert werden, dass der Therapieprozess gefährdet würde.

2

Der Patient und seine Widerstände

In der Psychotherapie geht es vor allem um die Lebensthemen des Patienten, die ihn immer wieder ins Stolpern oder sogar zu Fall bringen. Sobald Sie diese Themen gemeinsam mit dem Patienten aufzuarbeiten beginnen, wird er mehr oder weniger Widerstand zeigen. Es ist seine natürliche Reaktion, weil jemand (Therapeut) seiner Abwehr bzw. seinen Abwehrmechanismen zu nah gekommen ist. Insofern ist diese Reaktion des Patienten völlig normal, denn der Widerstand nützt dem Patienten als Schutz vor dem Unangenehmen, dem Ungewissen, Unbewussten. Er wehrt sich damit gegen Angst, Scham, Schmerzen oder Unsicherheit. Aber genau in diese unangenehmen, unbewussten Bereiche müssen wir vordringen, wenn wir effektiv therapieren wollen. Ansonsten halten wir uns mit dem Patienten nur in der kognitiven Ebene auf, in der keine nachhaltige Veränderung möglich ist.

Wie schaffen wir es, dass ein Patient trotz seiner Widerstände bereit ist, mit uns in diese dunkle unbequeme Höhle des Unbewussten einzutauchen?

Dazu wird der Patient nur unter zwei Voraussetzungen bereit sein:

1. **Wir geben ihm das Gefühl: Es wird gut!** Das Gefühl „Es wird gut!" werden Sie als Therapeut nur transportieren können, wenn Sie selbst einmal in dieser unangenehmen Höhle waren, selbst gelitten haben, weil Sie all die schmerzhaften Emotionen aus Ihren eigenen kindlichen Konflikten gespürt und diesen Prozess am Ende unbeschadet überstanden, davon profitiert haben und persönlich gewachsen sind. Nur dann können Sie die nötige Haltung aufbringen, die Ihr Patient unbewusst zu jeder Zeit wahrnehmen kann und die ihm Zuversicht geben wird.
2. **Wir bieten ihm eine Alternative zu seinem Schutzmantel an.** Ihr Patient wird sich nur wirklich einlassen, wenn er einen neuen Schutzmantel hat, der ihm auch passt, mit dem er sich gut fühlt. Je nach Thema und Patient gibt es dafür natürlich jede Menge Möglichkeiten. Wenn Sie Ihrem Patienten zeigen bzw. gemeinsam einen Weg erarbeiten, wie er mit seiner Wut, seiner Angst und seinen Gefühlen in einer neuen Weise umgehen kann, wird er bereit sein, seine alten Abwehrmauern einzureißen, und keinen Widerstand mehr zeigen.

Der Therapeut, das Triggern seiner eigenen Themen und Gefühle von Gegenübertragung (➤ Kap. 2.8.2)

Durch die Persönlichkeit bzw. das Verhalten Ihres Patienten werden Impulse in Ihnen wachgerufen, die Ihrer eigenen Lebensgeschichte entspringen. Diese Reaktionen auf Ihre Patienten sind völlig natürlich. Es wäre allerdings verantwortungslos, wenn Sie diesen Impulsen freien Lauf ließen, weil Sie Ihre eigenen Themen noch nicht hinreichend geklärt/bearbeitet haben. Spüren Sie Gefühle einer **Gegenübertragung,** so ist es gut und richtig, diese wahrzunehmen und aus der Metaebene zu betrachten (➤ Kap. 14.2), was in der momentanen Situation passiert. Haben Sie sich bereits mit dem betreffenden Thema in der Eigentherapie auseinandergesetzt, dann können Sie das Thema als solches erkennen und richtig einordnen. Wenn Sie aufgrund der Gegenübertragung jedoch unreflektiert emotional auf Ihren Patienten reagieren, werden Sie ihm bei der Bewältigung seiner Probleme keine Hilfe sein.

BEISPIEL

Meine Patientin erzählt zu Beginn der Therapiestunde: „Ich habe ein bisschen Schnupfen und war gerade beim Arzt; er hat mich für 3 Tage krankgeschrieben. Aber da es mir ganz gut geht, war ich gerade mit einer Freundin frühstücken. In der Sonne zu sitzen ist bei einer Erkältung ja nie verkehrt. Sicherlich besser als zu arbeiten, denn mein Chef nervt mich gerade sowieso sehr."

Ich merke schnell, wie ich Gefühle der Gegenübertragung wahrnehme: Ich finde das Verhalten meiner Patientin ziemlich unsozial. Selbst habe ich momentan sehr viel Arbeit und würde mir sehr gern eine Pause gönnen, die ich mir allerdings nicht erlaube. Mir wurde im Elternhaus vermittelt, dass Pflichten wesentlich wichtiger sind als Freiheiten oder angenehme Dinge.

Entscheidend ist hier, dass mir die **Gegenübertragung und der Ursprung meiner Gefühle aufgrund meiner eigenen Lebensgeschichte und kindlichen Konflikte sofort bewusst werden** und ich die aufkommenden Gefühle zunächst beiseitelegen kann. Notwendige Voraussetzung dafür war aber die Klärung meiner Themen in der Eigen- und Lehrtherapie.

Wenn ein Patient seine Abwehrmechanismen und damit seine alten störenden Verhaltensweisen aufrechterhalten will, so sollte er diesen Schutzmantel so lange behalten können, wie er ihn braucht. Ein Ausbildungskandidat, der psychotherapeutisch arbeiten möchte, muss sich allerdings fragen, was bei ihm hinter diesem Schutzmantel steckt. Denn wenn seine Panzerung zu dick ist, kann er kein Therapeut werden.

2.7.2 Lehrtherapie

Die Lehrtherapie ist Bestandteil jeder psychotherapeutischen Ausbildung. Man absolviert sie, um verantwortlich mit Patienten arbeiten zu können. Das Ziel der Lehrtherapie ist die **Selbsterfahrung** – im Gegensatz zur Psychotherapie, die aus einem Leidensdruck heraus gewählt wird. Der Lehrtherapeut unterbricht den Prozess und die gerade stattfindenden Interventionen mit dem Studierenden, um ihm zu vermitteln, was gerade vor sich geht.

Eine Lehrtherapie kann ich erst dann beginnen, wenn ich bereits einen eigenen „abgeschlossenen" psychotherapeutischen Prozess durchlaufen habe. Bei der Lehrtherapie liegen im Regelfall keine psychischen Störungen mehr vor.

Der nächste Schritt ist die (Arbeit mit einem Lehrpatienten unter) Supervision (➤ Kap. 2.7.3).

Gut zu wissen Auch und gerade als Therapeut sollten Sie bei aufkeimenden Themen und Konflikten aus Ihrem eigenen Leben im Zweifel eigentherapeutische Hilfe in Anspruch nehmen (➤ Kap. 2.7.1). Damit handeln Sie verantwortlich. Denn ein guter Therapeut hinterfragt sich selbst immer wieder und versucht sich persönlich weiterzuentwickeln. Es reicht nicht aus, nur das Instrumentarium Ihrer Behandlungsmethode zu beherrschen. Sie sind kein Flugzeugmechaniker – Sie arbeiten mit Menschen!

2.7.3 Supervision

Supervision ist eine Form der **Beratung für psychosoziale und psychotherapeutische Berufe,** sie ist **keine Therapie.** Der Supervisor arbeitet selbst als Therapeut und hat darüber hinaus eine supervisorische Zusatzausbildung. Er unterstützt einzelne Therapeuten, Teams und Gruppen bei der Reflexion ihrer praktischen Behandlungstätigkeit, sodass sie ihr Vorgehen optimieren können.

Gerade zu Beginn der therapeutischen Arbeit ist der junge Therapeut noch sehr mit sich selbst und seinen Themen beschäftigt. Auf der anderen Seite ist jede therapeutische Situation Neuland für ihn. Beides führt häufig zu Verunsicherung. Ein begleitender Supervisor kann für Entlastung sorgen. Er nimmt den Therapeuten – bildlich gesprochen – aus der Situation heraus mit in den Helikopter, sodass beide sich den therapeutischen Prozess aus der Metaebene betrachten können (➤ Kap. 14.2). Der Supervisor kann dem Therapeuten eigene Anteile, die zu Beginn der Arbeit häufiger auftreten können, spiegeln. Er hilft ihm dabei, sich noch besser in seinen Patienten hineinzuversetzen, um neue Zugänge zum Patienten zu ermöglichen und neue Ansätze für therapeutische Interventionen zu initiieren.

MERKE
Während der Ausbildung zum Therapeuten ist eine Supervision unerlässlich. Für bereits selbstständig arbeitende Therapeuten ist Supervision unbedingt zu empfehlen.

Im Anfangsstadium der therapeutischen Arbeit wird man mit dem Supervisor eher einen Fall bearbeiten. Später wird man dann gleich mehrere Fälle mit in die Supervision nehmen. Es hat sich bewährt, feste Termine mit seinem Supervisor zu vereinbaren, um sicherzugehen, dass man alle möglichen Fragen zu aktuellen Therapieprozessen bearbeitet hat. Damit zeigt man nicht nur Verantwortung für seine Patienten, sondern sorgt gleichzeitig für die eigene Entlastung. Die Arbeit fällt auf diese Weise leichter und macht dauerhaft Spaß. Ist die Arbeit mit dem Supervisor gut eingespielt, bietet sich natürlich auch der Austausch über Telefon oder Skype an.

Darüber hinaus kann es sinnvoll sein, sich hin und wieder regelmäßig mit erfahrenen Kollegen zu treffen, um jeweils eigene Fälle zu besprechen (**Intervision,** ➤ Kap. 20.1.1).

Gut zu wissen Wenn wir selbst ausgeglichen und wirklich *bei uns* sind, können wir unsere Verantwortung wahrnehmen und andere Menschen bestmöglich begleiten.

Genau an diesen beiden Punkten setzt die Supervision an: Zum einen kann es zu jeder Zeit passieren, dass man selbst unausgeglichen oder von schwierigen Gefühlen dominiert ist. Diese können in unserem Leben, in unserer z. T. aufreibenden heilenden Arbeit oder auch in der Arbeit mit bestimmten Klienten begründet liegen. Manchmal ist einem ein solcher Zusammenhang nicht einmal bewusst. Auf jeden Fall gehört es zur Verantwortung eines Therapeuten, solche Themen entweder mit in die eigene Therapie oder in die Supervision zu nehmen.

Gut zu wissen In der Besprechung mit jemandem, der über viel Erfahrung verfügt, uns gut kennt und mit gewisser Distanz auf die Situation schaut, können wir zu einer neuen Perspektive und einer neuen Sicherheit finden.

Darüber hinaus kann uns ein Supervisor häufig durch seine Erfahrung und kleine Impulse einen Weg hin zu weiterem persönlichen Wachstum weisen.

Und natürlich ist die Supervisoren-Perspektive bei konkreten Klienten-Fällen extrem wertvoll und wichtig. Ist mein therapeutischer Ansatz erfolgversprechend? Übersehe ich etwas? Bin nur ich dieser Meinung? Habe ich mich festgefahren? Wie komme ich weiter? Bin ich wirklich der richtige Therapeut in diesem speziellen Fall? Welche Methoden oder Werkzeuge können mir weiterhelfen? Was ist im konkreten Fall der rote Faden des Handelns? Warum fällt es mir schwer, mit diesem Klienten zu arbeiten? All diese Fragen können an konkreten Fallbeispielen mit dem Supervisor besprochen werden.

Gut zu wissen Supervision im Rahmen der therapeutischen Arbeit ist unverzichtbar, sie entlastet und unterstützt und führt zu fundierter therapeutischer Weiterentwicklung, die die Klienten erwarten können.

Der Beruf als Heilpraktiker für Psychotherapie ist gekennzeichnet vom Geben von Energie, Nähe, Gedanken, Gefühl und Engagement. In der Supervision erleben wir eine Umkehrung: Wir bekommen Verständnis, Unterstützung, Zuspruch, Lösungen und professionelle Bestätigung.

Gut zu wissen In Umfragen berichten Psychotherapeuten, dass die Supervision den größten Einfluss auf die berufliche Entwicklung hat, gefolgt vom Lernen durch die Arbeit mit den Patienten.

Wir möchten jeden psychotherapeutisch tätigen Heilpraktiker ausdrücklich ermuntern, Supervision in Anspruch zu nehmen. Machen Sie sich vor Ihrem Supervisionstermin konkrete Gedanken, worüber Sie sprechen möchten. Dabei können Sie gleich mehrere Klientenfälle in eine Sitzung nehmen und einen nach dem anderen abhandeln.

2.8 Bewusster Umgang mit Übertragung, Gegenübertragung und Widerstand

Übertragungen, Gegenübertragungen und Widerstände begegnen Ihnen in jedem therapeutischen Prozess; sie finden sich in der täglichen therapeutischen Arbeit wie das Salz auf einer Brezel. Mit Ihrer Eigen- und Lehrtherapie schaffen Sie gute Voraussetzungen dafür, dass sie Ihnen nicht als übermächtige Herausforderungen, sondern als Instrumente des therapeutischen Arbeitens begegnen.

2.8.1 Übertragung

Die Übertragung ist das therapeutische Instrument, bei dem frühkindliche Erlebnisse und Traumata in der Interaktion zwischen Patient und Therapeut sichtbar werden. Die so entstandene Situation wird in der Folge Gegenstand der psychotherapeutischen Deutungsarbeit. In der Übertragung werden **unbewusste, bisher verbotene, unterdrückte (verdrängte) kindliche Gefühle und Wünsche** (z. B. Aggressionen, Liebeswünsche, Hassgefühle) insbesondere gegenüber primären Bezugspersonen (z. B. Vater oder Mutter) **wiederbelebt und auf den Therapeuten übertragen.** Der Therapeut kann dem Patienten helfen, die verdrängten Gefühle zu erkennen und zu bearbeiten. Dabei ist sehr wichtig, dass sich der Therapeut seiner eigenen neurotischen Konflikte bewusst ist, da ansonsten die große Gefahr besteht, dass er sich in die Problematik des Patienten hineinziehen lässt und die eigenen Gegenübertragungsgefühle unreflektiert gegenüber dem Patienten ausagiert (➤ Kap. 2.8.2).

Wie bietet der Therapeut Übertragungsrollen an?

Zunächst muss ich als Therapeut wissen, welche Grundkonflikte, Abwehrmechanismen und Symptome der Patient aus der Beziehung mit seinem frühkindlichen sozialen Umfeld (Eltern, Großeltern, Geschwister) unbewusst entwickelt hat. Aus der Beobachtung agierend kann ich dann in eine Übertragungsrolle gehen. Ich biete ihm eines der Objekte aus seiner Kindheit an, verhalte mich also z. B. wie seine Mutter oder sein Vater. Je nach Situation verhalte ich mich bewusst entweder wie die optimalen oder wie die defizitären Eltern. Spürt der Patient das optimale Elternteil in seinem Gegenüber, wird ihm bewusst, was ihm damals gefehlt hat. Nehme ich die Übertragungsrolle des defizitären Elternteils an, kann der Patient die defizitäre Situation aus der Kindheit wiedererleben und auf mich als Therapeut projizieren. Er macht sich bewusst, was da gerade mit ihm passiert und warum es passiert, und kann es nun als Erwachsener verarbeiten.

BEISPIEL

Der Vater des Patienten hat immer alles kontrolliert und dominiert, sodass der Sohn nie gelernt hat, Verantwortung zu übernehmen und sich zu zeigen. Als Therapeut verhalte ich mich nun als sehr interessierter, zugewandter, neugieriger Gesprächspartner. Mich interessiert weniger, was mein Patient wie tut, sondern was er denkt und fühlt. Diese Situation wird er von seinem Vater nicht kennen. Je nach Situation wechsele ich nun die Übertragungsrolle und biete ihm die Rolle seines Vaters an, sodass er beide Erfahrungen vergleichen kann. Daraus wird ihm z. B. bewusst werden, was er als Kind vermisst hat und was er damals gebraucht hätte. Er hat die Möglichkeit, den Zusammenhang zwischen seinen damaligen Konflikten und seinem heutigen Verhalten nachzuvollziehen.

2.8.2 Gegenübertragung

Um den Äußerungen und Regungen des Patienten neutral begegnen zu können, sollte sich der Therapeut seiner eigenen neurotischen Anteile bewusst sein. Wenn **durch das Verhalten des Patienten Gefühle und konflikthafte Impulse im Therapeuten wachgerufen** werden, spricht man von **Gegenübertragung.**

MERKE

Der Begriff „Gegenübertragung" beinhaltet alle Gefühle des Therapeuten, die durch die Übertragungsbeziehung mit dem Patienten ausgelöst werden.

Es ist möglich, dass ich die durch den Patienten ausgelösten positiven und negativen Gefühle (der Gegenübertragung) in der Therapiesitzung nicht bewusst zuordnen kann. In dem Fall sollte ich sie symbolisch beiseitelegen und im Moment nicht persönlich nehmen. Auf jeden Fall sollte ich in der Situation damit umgehen können. Nach der Therapiestunde kann ich mich dann in Ruhe damit beschäftigen oder sie in der Supervision aufgreifen.

Bewusste Gegenübertragung: Wenn ich durch die Interaktion mit dem Patienten eine positive oder negative Emotion wahrnehme, die ich aufgrund meiner eigenen Klärung und aufgrund seines Verhaltens zuordnen kann, bin ich in der Lage, mit dieser Gegenübertragung bewusst zu arbeiten.

BEISPIEL

Der Patient erzählt mir von einer Konfliktsituation mit seinen Kollegen, und ich merke selbst: Mein Patient verhält sich wirklich sehr arrogant gegenüber seinen Kollegen, die sich in verschiedenen Situationen anscheinend sehr aufmerksam verhalten haben. Ich kann meinem Patienten nun spiegeln, was ich empfinde, wenn ich mich in die Rolle der Kollegen hineinversetze.

2.8.3 Widerstand

Im Therapieprozess werden unbewusst Konflikte reaktiviert, die in der Regel mit unangenehmen Empfindungen wie Schmerz, Wut, Angst oder Scham zusammenhängen. Das kann zur Verunsicherung des Patienten führen. Der Patient kann bewusst oder unbewusst **Widerstand gegen die Aufdeckung der Konflikte** leisten und damit den Prozess der Therapie blockieren oder erschweren. Offene oder versteckte Aggressionen gegenüber dem Therapeuten (als Ausdruck von Angst) wie das Vergessen oder Versäumen von Terminen, wiederholte Verspätungen (Ausweichverhalten), Schweigen während der Sitzung, mehrfaches Missverstehen des Therapeuten sowie Vergessen zentraler Ereignisse in der eigenen Biografie können Zeichen des Widerstands sein.

Weitere **Hinweise auf einen Widerstand** des Patienten:

- Er sagt „Ich weiß nicht" oder „eigentlich".
- Der Patient macht sich über Probleme lustig.
- Er lehnt alle Hilfestellungen einfach ab.
- Der Patient wird müde und gähnt oder nickt ein.
- Er vermeidet Themen, und das Gespräch wird zum Geplänkel.
- Er ändert seine Körperhaltung.

Betrachten Sie die Widerstände keineswegs als unangenehme Reaktionen des Patienten. Sie sind etwas ganz Normales, denn Ihr Patient zeigt damit, dass er noch nicht bereit ist, den nächsten Schritt zu gehen. Insofern können Sie Widerstände als einen Schatz betrachten, denn Sie können sie direkt in Ihre Arbeit einbinden.

Widerstände treten auf, wenn man den **Abwehrmechanismen** im therapeutischen Prozess sehr nahekommt und die Abwehr nicht mehr die volle Wirkungskraft hat (➤ Kap. 2.4.1). In diesem Moment ist man der Ursache der Kernproblematik sehr nahe. Die Seele hat aber noch genügend Angst oder Befürchtungen. Die Abwehrmechanismen verlieren an Einfluss, deshalb springen nun die Widerstände ein und unterstützen sie; sie sind die vermeintlich großen Brüder der Abwehrmechanismen. In der Therapiestunde hat nun der Widerstand einen größeren Einfluss, denn meist stellt er die Beziehung zum Therapeuten infrage. Daher ist es wichtig, dass der Therapeut den Widerstand erkennt und ihn als Vertrauten oder Mitarbeiter für sich einnimmt. Indem der Therapeut Vertrauen schafft, kann er verhindern, dass der Widerstand die Beziehung blockiert und sich zwischen Patient und Therapeut setzt. Als Therapeut muss ich dem Widerstand zeigen, dass ich ihm nichts Böses will, dass alles gut wird und ich auf seine „kleinen Geschwister" aufpasse.

FALLBEISPIEL

Der Therapeut sitzt Herrn S. in der Gesprächstherapie gegenüber. Seit einiger Zeit nimmt er bei seinem Patienten einen starken Unterwerfungs-Kontroll-Konflikt wahr, der sich bei Herrn S. u. a. in dem Gefühl manifestiert, dass „alles nach Therapeutenwillen geschieht" und er sich auflehnen müsse.

Herr S. schildert seinem Therapeuten heute folgende Begebenheit: „Jetzt hat mein Chef meinen Urlaub abgelehnt. Er hat von heute auf morgen eine Urlaubssperre verhängt und lässt absolut nicht mit sich reden. Dabei habe ich ihm erzählt, dass ich zur Hochzeit meines besten Freundes nach Barcelona möchte und so viele Überstunden habe, dass ich eh nicht weiß, wie ich meinen Urlaub noch nehmen soll."

Herr S. ist angespannt und verärgert. Der Therapeut sagt: „Jetzt versetzen Sie sich mal in die Lage Ihres Chefs. Warum ist denn gerade Urlaubssperre?" Herr S. beginnt nun erst richtig, auf seinen Chef zu schimpfen (Abwehrmechanismus: Projektion). Der Therapeut nimmt schnell wahr, wie er sich innerlich zurückzieht (Widerstand). Er beginnt, am Therapeuten zu zweifeln. Die nächste Therapiestunde sagt Herr S. ab; angeblich hat er „so viel auf der Arbeit zu tun, dass gerade gar nichts mehr außerhalb geht" (damit ist der Widerstand dem Abwehrmechanismus beigesprungen).

Zur nächsten Sitzung kommt Herr S. wieder, und der Therapeut begegnet ihm mit viel Empathie. Er weiß, dass Herr S. im Widerstand war und sein Grundkonflikt „Unterwerfung vs. Kontrolle" ist, weil er stark von seinem Vater dominiert wurde. Der Therapeut spricht ihn auf den eigentlichen Grund der Absage an. Er schlüpft jetzt in die Übertragungsrolle des verständnisvollen Vaters (den Herr S. nie hatte) und spricht die unbewussten Anteile an. So kann Herrn S. bewusstwerden, woran es ihm als kleinem Jungen gemangelt hat und wieso er Abwehrmechanismen und Widerstände so lange für sich brauchte. Der Patient macht eine korrigierende Erfahrung.

KAPITEL

3 Der Behandlungsprozess

Kapitelübersicht

Wenn der Heilpraktiker in seinem neuen Betätigungsfeld aktiv wird, dauert es eine ganze Weile, bevor sich allmählich Routine einstellt. Um den Therapieprozess sinnvoll und verantwortlich zu gestalten, gilt es vieles zu beachten: vom telefonischen Erstkontakt über die Anamnese bis hin zum Abschied des Patienten. Im Folgenden werden alle Details in der für eine psychotherapeutische Behandlung üblichen Reihenfolge chronologisch und z. T. mit Beispielen dargestellt.

Jeder Therapieprozess umfasst eine Reihe von Stadien, in denen der Therapeut unterschiedliche Aufgaben wahrnimmt (➤ Abb. 3.1).

3.1 Telefonischer Erstkontakt

Der Patient ruft den Heilpraktiker für Psychotherapie in der Regel an, weil er ein Problem hat oder Leidensdruck verspürt und überlegt, eine Therapie zu beginnen. Er möchte einen Termin für ein Erstgespräch vereinbaren. Entweder meldet er sich aufgrund einer Empfehlung oder hat im Internet recherchiert. Seine Kontaktaufnahme kann telefonisch (per Voice-Mail) oder per E-Mail geschehen, in jedem Fall folgt der telefonische Erstkontakt.

MERKE

Bereits beim telefonischen Erstkontakt unterliegen Sie als Heilpraktiker für Psychotherapie der **Schweigepflicht.**

Alle Informationen, die Sie während des Telefonats oder später im Rahmen der Therapie erfahren, gelten als vertraulich und sind daher auch so zu behandeln. Personen außerhalb der Psychotherapie darf keine Auskunft erteilt werden, und sei es auch nur darüber, ob jemand bei Ihnen in Therapie ist/war oder nicht. Die einzige Ausnahme stellen Leistungsträger wie die Krankenversicherung des Patienten dar.

Was ist für den Patienten beim telefonischen Erstkontakt wichtig?

- Ist der Therapeut auf die Erkrankung/das Problem spezialisiert?
- Ist zurzeit ein Therapieplatz frei?
- Falls zurzeit kein Platz frei ist, wie lange dauert die Wartezeit voraussichtlich?
- Wie viel kosten das Erstgespräch und die Folgesitzungen?
- Ist eine Kostenerstattung durch die Krankenkasse möglich?

Was ist für Sie als Therapeut wichtig?

- Name des Patienten (um ihn im Gespräch zu verwenden, es ist der erste Beziehungsaufbau)
- Das Anliegen/Thema (in Kürze), weshalb der Patient kommen möchte (sofern er es am Telefon erzählen mag)
- Mitteilung der Therapiegebühren (Privatpraxis, Kassenzahlung nur als Ausnahmeverfahren bzw. nach der Gebührenordnung für Heilpraktiker, sofern diese im Vertrag des Patienten enthalten ist)
- Telefonnummer und Erreichbarkeit des Patienten

3.2 Erstgespräch in der Praxis

Das Erstgespräch beim Therapeuten ist unverbindlich. Teilen Sie dem Patienten mit, dass er die Entscheidung über eine Zusammenarbeit mit Ihnen auch nach diesem Gespräch noch treffen kann. Im Erstgespräch schildert der Patient sein Anliegen. Je nachdem, ob dieses Erstgespräch 30 oder 50 Minuten dauert, können Sie darauf kürzer oder ausführlicher eingehen. Gehen Sie dabei nicht zu sehr in die Tiefe, um nicht bereits jetzt in einen Prozess zu geraten, dem Sie sich nicht wieder so schnell entziehen können. Außerdem sind in diesem Erstgespräch noch einige organisatorische Dinge zu klären.

Folgende Fragen könnte der Therapeut im Erstgespräch stellen:

- Welches aktuelle Problem bzw. welche Symptomatik führt Sie zu mir? (z. B. Angst, Depression, Arbeitsprobleme, Schwierigkeiten in der Schule, Konflikte in der Partnerschaft, Essstörungen etc.)
- Wann haben Ihre Beschwerden angefangen?
- Ist die Problematik zum ersten Mal aufgetreten? Gab es frühere Therapien?
- Welche Probleme verursachen Ihnen diese Beschwerden im Alltag?
- Was haben Sie bisher unternommen, um mit Ihren Gefühlen oder Problemen besser klarzukommen?
- Welche Ziele/Vereinbarungen wollen Sie erreichen/treffen?
- Welche Erwartungen haben Sie an die Psychotherapie oder an mich?

Ebenso können im Erstgespräch private, familiäre und berufliche Hintergründe thematisiert werden.

Für den Patienten bietet das Erstgespräch die Gelegenheit, einen Einblick in die Arbeitsweise des Therapeuten zu bekommen. Und auch Sie können anschließend einschätzen, ob Sie sich eine Zusammenarbeit mit diesem Patienten vorstellen können. Auf jeden Fall sollten Sie sich bei diesem Erstgespräch einen Überblick über das Problem und seine Auswirkungen auf die Beteiligten verschaffen. Darüber hinaus ist es für beide Seiten wichtig, sich über verschiedene Informationen auszutauschen.

Folgende Aspekte können Patient und Therapeut im Erstgespräch klären:

- Ist Psychotherapie/psychologische Unterstützung das Mittel der Wahl für das Problem?
- Ist die Psychotherapiemethode im vorliegenden Fall die günstigste? Welche Behandlungsalternativen gibt es?
- Wie erfolgreich kann die Behandlung sein?
- Ist der Psychotherapeut berechtigt, mit der Krankenkasse abzurechnen, oder liquidiert er privat?

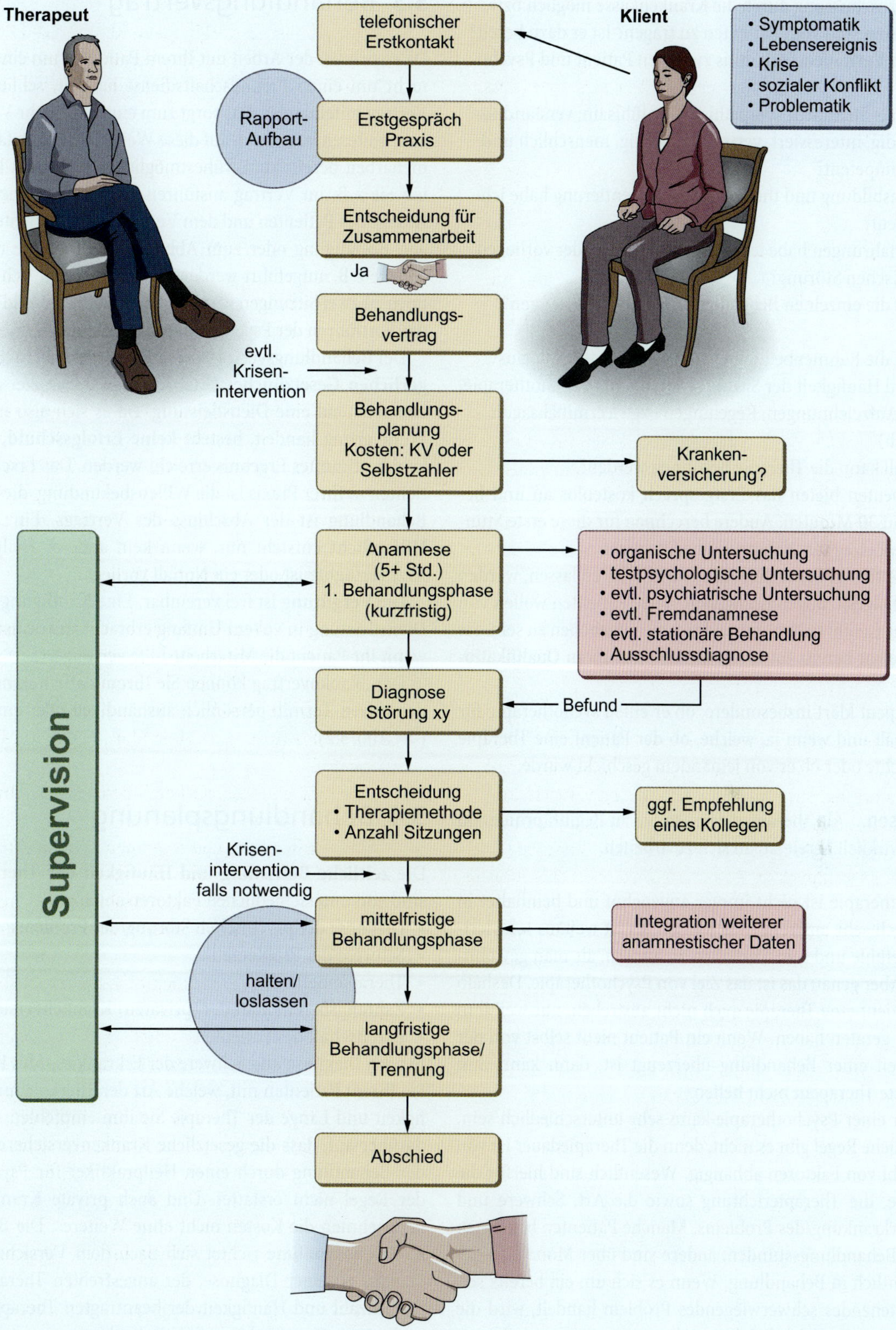

Abb. 3.1 Der Behandlungsprozess

- Ist eine Bezuschussung durch die Krankenkasse möglich bzw. welche Kosten sind vom Patienten zu tragen? Ist er dazu bereit?
- Besteht ein Vertrauensverhältnis zwischen Patient und Psychotherapeut?
- Wirke ich als Therapeut sympathisch, einfühlsam, verständnisvoll, geduldig, interessiert, vertrauenswürdig, menschlich und fachlich kompetent?
- Welche Ausbildung und therapeutische Orientierung habe ich als Therapeut?
- Welche Erfahrungen habe ich in der Behandlung der vorliegenden psychischen Störung?
- Wie sehen die einzelnen Behandlungsstunden („Sitzungen") aus?
- Wie sehen die Rahmenbedingungen der Psychotherapie aus? (Dauer und Häufigkeit der Sitzungen, Dauer der Psychotherapie, Honorar, Aufzeichnungen, Regelungen bzgl. Terminabsagen und Urlaub)
- Wie schnell kann die Therapie begonnen werden?

Viele Therapeuten bieten das Erstgespräch kostenlos an und begrenzen es auf 30 Minuten. Andere berechnen für diese erste Stunde den vollen Betrag für therapeutische Sitzungen.

Fragen, die sich in der ersten Stunde nicht klären lassen, werden in einer der Folgesitzungen nachgeholt. Viele Patienten wollen von Beginn an das Gefühl haben, gut und richtig aufgehoben zu sein. Sie werden vielleicht bereits im Erstgespräch nach Ihren Qualifikationen fragen.

Der Therapeut klärt insbesondere, ob er eine Psychotherapie für notwendig hält und wenn ja, welche, ob der Patient eine Therapie wirklich möchte oder ob er von jemandem geschickt wurde.

Gut zu wissen Als Therapeut müssen Sie zu Beginn prüfen, ob der Patient wirklich bereit ist, an sich zu arbeiten.

Eine Psychotherapie ist nicht immer angenehm und beinhaltet in der Regel auch sehr anstrengende Phasen. Es ist weitaus schwieriger, seine Gefühle und sein Verhalten zu ändern, als man gewöhnlich glaubt. Aber genau das ist das Ziel von Psychotherapie. Deshalb sollte ein Patient eine Therapie auch nicht anstreben, nur weil ihm andere dazu geraten haben. Wenn ein Patient nicht selbst von der Notwendigkeit einer Behandlung überzeugt ist, dann kann ihm auch der beste Therapeut nicht helfen.

Die Dauer einer Psychotherapie kann sehr unterschiedlich sein. Eine verlässliche Regel gibt es nicht, denn die Therapiedauer ist von einer Vielzahl von Faktoren abhängig. Wesentlich sind hierfür die Therapieziele, die Therapierichtung sowie die Art, Schwere und Dauer der Erkrankung/des Problems. Manche Patienten benötigen nur wenige Behandlungsstunden, andere sind über Monate mehrmals wöchentlich in Behandlung. Wenn es sich um ein bereits seit Langem bestehendes schwerwiegendes Problem handelt, wird die Psychotherapie voraussichtlich länger dauern.

In der Regel finden Psychotherapie-Sitzungen einmal wöchentlich statt, in Krisensituationen ein- bis zweimal pro Woche. Eine Kurzzeittherapie umfasst 25–30 Sitzungen, bei Langzeittherapien können 50 Stunden anfallen. Die Dauer der Sitzungen beträgt in der Regel 50 Minuten (Einzeltherapie).

3.3 Behandlungsvertrag

Da es sich bei der Arbeit mit Ihrem Patienten um eine Leistung und nicht um einen Freundschaftsdienst handelt, schließen Sie einen Vertrag miteinander. Das sorgt zum einen für mehr Verbindlichkeit, zum anderen lassen sich auf diese Weise formale Details der Zusammenarbeit bereits zum frühestmöglichen Zeitpunkt klären. So sollten Sie z. B. im Vertrag ausführen, wie Sie mit einer kurzfristigen Absage des Patienten und dem Verlangen des Patienten zur vorzeitigen Beendigung oder zum Abbruch der Therapie umgehen. Hier könnte z. B. aufgeführt werden, dass der Patient sich in diesem Fall noch zu zwei Sitzungen verpflichtet, um etwaige Widerstände gegen das Fortführen der Psychotherapie zu erkennen und zu ergründen.

Der Behandlungsvertrag ist ein **Dienstvertrag im Sinne des Bürgerlichen Gesetzbuches (BGB);** der Heilpraktiker schuldet dementsprechend eine Dienstleistung. Da es sich also nicht um einen Werkvertrag handelt, besteht **keine Erfolgsschuld,** d. h., es muss kein bestimmtes Ergebnis erreicht werden. Das Erscheinen des Patienten in Ihrer Praxis ist die Willensbekundung, die Aufnahme der Behandlung ist der Abschluss des Vertrags. Ein „Kurierzwang" **Hilfspflicht** entsteht nur, wenn kein anderer Heilpraktiker oder Arzt verfügbar ist oder ein Notfall vorliegt.

Die **Vergütung** ist frei vereinbar. Eine Kündigung, ohne dass die Dienstleistung in vollem Umfang erbracht wurde, ist möglich (z. B. wenn Ihr Patient die Mitarbeit/-hilfe verweigert).

Den Blankovertrag können Sie Ihrem Patienten nach Zusage für den ersten Termin persönlich aushändigen oder einfach zumailen (➤ Abb. 3.2).

3.4 Behandlungsplanung

Die **zeitliche Befristung und Häufigkeit der Therapiesitzungen** sind von unterschiedlichen Faktoren abhängig:

- Diagnose der psychischen Störung/des Problems
- Schwere der Problematik
- Therapiemethode
- Zahlungsbereitschaft der (privaten) Krankenversicherung
- Bereitschaft des Patienten

Je nach Diagnose und Schwere der Erkrankung/des Problems teilen Sie Ihrem Patienten mit, welche Art der Therapie und welche Häufigkeit und Länge der Therapie Sie ihm empfehlen. Klären Sie ihn darüber auf, dass die gesetzliche Krankenversicherung die Kosten der Behandlung durch einen Heilpraktiker für Psychotherapie in der Regel nicht erstattet. Und auch private Krankenversicherer übernehmen die Kosten nicht ohne Weiteres. Die Bereitschaft zur **Kostenübernahme** richtet sich nach dem Versicherungstarif des Patienten, seiner Diagnose, der angestrebten Therapieform sowie der Anzahl und Häufigkeit der beantragten Therapiestunden und variiert von Krankenkasse zu Krankenkasse.

Gut zu wissen Für die Krankenkassen ist entscheidend, dass eine psychische Störung mit „Krankheitswert" vorliegt.

Sie übernehmen nicht die Behandlung von alltäglichen Gefühlsschwankungen, sondern nur von spezifischen psychischen Störungen. In einem streng anonymisierten Verfahren lassen die Krankenversicherungen den Antrag durch einen schweigepflichtigen Gutachter prüfen. Insbesondere geht es darum, warum der Therapeut eine Behandlung als notwendig erachtet und welche Behandlungsschritte er für angebracht hält. Stimmt der Gutachter zu, übernimmt die Krankenkasse die Kosten für eine festgelegte Anzahl von Sitzungen. Häufig beteiligt sich die Krankenkasse anteilig an den Kosten.

Gut zu wissen Ist Ihr Patient auf die (Zu-)Zahlung seiner Krankenkasse angewiesen, sollten Sie früh mit ihm klären, ob er bereit ist, den Differenzbetrag selbst zu tragen. So laufen Sie nicht Gefahr, den Therapieprozess durch störende Details zu unterbrechen.

Häufig beginnt die Therapie auch erst dann, wenn der Gutachter der Krankenkasse nach Prüfung des Antrags zur Therapie zugestimmt hat.

Wenn Ihr Patient entsprechend versichert ist, übernimmt die Krankenkasse in der Regel die Kosten für die ersten fünf **probatorischen Sitzungen** (Probesitzungen) von je 50 Minuten Dauer. Ab der sechsten Sitzung ist die Psychotherapie eine antragspflichtige Leistung, die privat oder von der Krankenversicherung bezahlt wird. Wenn sich in dieser Phase keine vertrauensvolle Beziehung entwickelt, hat der Patient auch bei anderen Therapeuten noch Anspruch auf diese fünf Probesitzungen.

THERAPEUTISCHER HINWEIS

Trägt der Patient die Kosten der Psychotherapie selbst, so ist das Verfahren – das Einverständnis des Patienten vorausgesetzt – frei wählbar. Als Heilpraktiker für Psychotherapie sollten Sie sich aber zu jeder Zeit über Möglichkeiten und Grenzen des gewählten Verfahrens im Klaren sein und die nötigen Kenntnisse und Erfahrungen mitbringen, um die Methode fachgerecht auszuführen.

3.5 Anamnese

Als Anamnese bezeichnet man die **ausführliche Erhebung der persönlichen Daten, des Beschwerdebildes und der Lebensgeschichte des Patienten.** Ziel ist die vorläufige Diagnosestellung. Die Art und Weise der Anamneseerhebung erfolgt je nach Therapieverfahren unterschiedlich und wird im Rahmen der jeweiligen therapeutischen Ausbildung erlernt.

In der Regel dauert die Anamnese 5–10 Behandlungsstunden. Wenn manchmal die dramatischen Themen des Patienten drängen und es um möglichst schnelle therapeutische Hilfe geht, starten Sie mit einer Krisenintervention. Ist diese abgeschlossen, beginnen Sie den Psychotherapieprozess mit einer ausführlichen Anamnese.

Gut zu wissen Je sorgfältiger Sie in der Anamnesephase vorgehen, desto besser stehen die Chancen, dass die Therapie erfolgreich ist. Sie können sicherer diagnostizieren und sparen in der weiteren Behandlung u. U. viel Zeit. Außerdem können Sie so Vertrauen beim Patienten aufbauen.

Neben allen Aussagen des Patienten achten Sie auch auf die Art seines Händedrucks sowie seine Körperhaltung, Mimik und Redeweise und versuchen, diese **nonverbale Kommunikation** im Kontext des Gesprächsinhalts und der Persönlichkeit des Patienten zu verstehen.

Bevor Sie beginnen, erkundigen Sie sich, wie sich der Patient jetzt fühlt. Dann bemühen Sie sich, es dem Patienten so bequem wie möglich zu machen.

Zunächst geht es um die **„harten Daten" der äußeren Lebensgeschichte** des Patienten; dafür sollten folgende Aspekte erfasst werden:

- Persönliche Daten
- Aktuelle Beschwerden und Krankheitsentwicklung: Fordern Sie den Patienten auf, alle Beschwerden zu beschreiben, die ihn in Ihre Praxis geführt haben. Gehen Sie den Symptomen des aktuellen Leidens im Einzelnen nach und berücksichtigen Sie vor allem, in welcher Reihenfolge die einzelnen Symptome aufgetreten sind. Was sind ihre Merkmale? Gibt es Wechselbeziehungen zum jetzigen Leiden? Verfolgen Sie gleichzeitig die spontanen Äußerungen des Patienten zu begleitenden Lebensumständen, früheren Krankheiten etc.
- Krankheitsvorgeschichte (psychische und körperliche Erkrankungen)
- Drogen- und Medikamentenanamnese
- Familienanamnese (psychische oder somatische Erkrankungen)
- Aktuelle soziale Situation

Um sich ein besseres Bild von der Erkrankung des Patienten und der vorherrschenden Psychodynamik zu machen, erheben Sie **zusätzlich** die **biografische Anamnese:**

Gut zu wissen Die biografische Anamnese soll die psychischen und sozialen Entwicklungslinien eines Menschen herausarbeiten. Sie bildet die Basis, auf der die aktuelle Problematik mit ihrer Symptomatik nachvollziehbar bzw. verständlich wird.

Durch diese „Rekonstruktion" soll erkennbar werden, wie sich die Persönlichkeit des Patienten in wichtigen Lebensbeziehungen (einschl. der wichtigen Konflikte) entwickelt hat. Es werden auch Personen früherer Generationen und soziokulturelle sowie zeittypisch geprägte Lebensumstände einbezogen.

Zentrale Aspekte der biografischen Anamnese:

- Biografie des Patienten
- Besonderheiten bei der Geburt
- Frühkindliche Entwicklung
- Frühneurotische Zeichen
- Beziehung zu Eltern/Geschwistern
- Schulische/berufliche Entwicklung
- Sexuelle Entwicklung
- Ehe und Familie
- Lebensgewohnheiten, Werthaltungen, Persönlichkeitszüge
- Aktuelle Lebenssituation
- Psychosoziale Situation der Eltern
- Familiengröße und Familienmilieu
- Erziehungsstil der Eltern
- Familiäre Belastungsfaktoren

- Psychische Auffälligkeiten/Erkrankungen bei Verwandten 1. und 2. Grades

Die Kunst besteht darin, die Entwicklungslinien systematisch, aber dennoch flexibel im Gespräch abzubilden, um den Patienten nicht in seiner Schilderung einzuengen bzw. alle Punkte starr „abzuarbeiten". Dabei folgt der Therapeut dem Gedankenfluss des Patienten und geht jeder Äußerung nach. Er versucht, offene Fragen zu stellen, und vermeidet Ja-Nein-Fragen.

Jede Anamneseerhebung verläuft anders. Wichtig ist, dass der Therapeut auch seine eigenen Gedanken und Gefühle, die auftreten,

Behandlungsvertrag

PATIENT:

Name Vorname Geburtsdatum

Hauptversicherter:

Name Vorname Geburtsdatum

Private Anschrift:

Straße Nr.

Postleitzahl Ort

Telefon privat Mobil

Telefax E-Mail

Krankenversicherung:

gesetzlich ☐ privat ☐

Beihilfe ja ☐ nein ☐

Beruf:

Zusatzinformationen:

Nehmen Sie Medikamente? Wenn ja, welche?

MUSTER

Abb. 3.2 Beispiel für einen Behandlungsvertrag

INFORMATION für den Patienten/Zahlungspflichtigen

Bei Ihnen/Ihrem Ehepartner/Ihrem Kind besteht psychotherapeutischer Behandlungsbedarf. Sie haben mit der Anmeldung die vereinbarten Gebühren anerkannt und wünschen eine Behandlung. Für Ihr Vertrauen bedanken wir uns.

Die Abrechnung unserer Bemühungen erfolgt auf der aktuell gültigen Gesetzesgrundlage und nach der Gebührenordnung für Heilpraktiker.

Da wir eine reine Privatpraxis sind, können unsere Leistungen nicht mit den gesetzlichen Krankenkassen abgerechnet werden.

Bei privat Versicherten richtet sich die Erstattung therapeutischer Leistungen nach dem von Ihnen abgeschlossenen Versicherungsvertrag und den dort fixierten Tarifbedingungen. Es kann auch vorkommen, dass private Krankenversicherungen Leistungen teilweise oder vollständig nicht erstatten (auch bei Zusatzversicherungen für Heilpraktiker).

Akutbehandlungen, Eingangsuntersuchungen, die Erstellung diagnostischer Unterlagen, Behandlungen zur Abklärung der Erkrankungsschwere sowie rein konservative Therapien werden auch ohne vorherige Erstellung eines Heil- und Kostenplans durchgeführt.

Die von uns erstellte Rechnung ist unabhängig von der Erstattung durch Ihre private Krankenversicherung zur Zahlung fällig. Wir weisen darauf hin, dass wir zur mündlichen oder schriftlichen Auseinandersetzung mit Ihrer privaten Krankenversicherung nicht verpflichtet sind. Selbstverständlich sind wir Ihnen gern behilflich, wenn es um sachdienliche Informationen an Ihre Versicherung geht, und wir unterstützen Sie soweit wie möglich darin, Ihre Ansprüche gegenüber Ihrer Versicherung durchzusetzen.

Bitte beachten Sie, dass wir unsere Termine nur nach Vereinbarung vergeben.
Aus organisatorischen Gründen bitten wir Sie daher, uns etwaige Absagen spätestens 48 Stunden im Voraus mitzuteilen. Andernfalls wird Ihnen der betreffende Termin nach § 615 BGB in Rechnung gestellt. Liegt der Grund für den Terminausfall nicht im Entscheidungsbereich des Patienten (z. B. plötzlich eingetretene Krankheit, Unfall auf dem Weg zum Termin), halbiert sich das Ausfallhonorar.

Da wir eine Praxis für Notfall- und Krisensituationen sind, besteht die Möglichkeit einer kurzfristigen Terminverschiebung oder -absage von unserer Seite aus.

Möchte der Patient die laufende Therapie vorzeitig beenden, sind noch zwei abschließende Sitzungen vorgesehen.

Schweigepflicht: Psychotherapeuten unterliegen der Schweigepflicht nach § 203 StGB. Ohne Ihr ausdrückliches Einverständnis geben wir keinerlei Informationen über Ihre Person weiter, auch nicht dazu, dass Sie sich überhaupt in Behandlung befinden. Eine Ausnahme ist bei akuter Selbst- oder Fremdgefährdung durch die gesetzliche Verpflichtung zu entsprechenden Maßnahmen gegeben.

ERKLÄRUNG des Patienten/Zahlungspflichtigen

Die obigen Informationen habe ich zur Kenntnis genommen und nachvollzogen. Meine Zahlungsverpflichtung nach durchgeführter Behandlung erkenne ich an, und zwar unabhängig von der Erstattung durch kostenerstattende Stellen. Die Klärung bezüglich der Erstattung der geplanten/durchgeführten Behandlung übernehme ich selbst.

____

Datum Unterschrift Patient/Zahlungspflichtiger

Tab. 3.1 Fragen zur biografischen Anamnese (aus Dührssen 2011)

Themengebiete	Mögliche Fragen nach
Atmosphäre und Milieu der Kindheit und der frühkindlichen Entwicklung	Schwangerschaft (Wunschkind oder „Unfall"?), Motivation der Eltern, Verlauf (Übelkeit, starke Gewichtszunahme, Wünsche und Ängste [z. B. Geschlecht des Kindes]), Geburt (Kaiserschnitt, Übertragung, Frühgeburt, Komplikationen), Stillen, Sprachentwicklung, motorische Entwicklung, Sauberkeitserziehung, neurotische Verhaltensweisen (z. B. Einnässen, Nägelkauen, Angstzustände), Kindergarten, Schuleintritt, Noten, Fleiß, Lernschwierigkeiten, Schulangst, Freunde, Interessen, Hobbys. Peergroups, belastende Ereignisse (z. B. Umzüge, Arbeitslosigkeit der Eltern, Todesfälle), Ablösung von den Eltern aus Sicht des Patienten (fördernd, hemmend, klammernd), Vorstellung über geschlechtsadäquates Verhalten, Identifikation mit den Eltern
Soziale Herkunft, berufliche Verhältnisse der Eltern	Beziehung zu den Eltern, Erziehungsstil, Vorbilder, Großeltern, kulturelle Normen des Elternhauses
Verhältnis zu Eltern und Geschwistern, vor allem in Bezug auf die emotionale Bindung	Rivalität, Aufgabenstellung, Verantwortungsübernahme, Stellung zu den Geschwistern (Reihe), Kontakt und Beziehung zu den Geschwistern, Ehe der Eltern, Zusammenhalt
Schulbesuch und Berufswahl, berufliche Entwicklung	Schulbildung, Schulwechsel, Schulabschluss, Verhältnis zu den Lehrern, Ausbildung, beruflicher Status, Wechsel der Arbeitsstelle, Berufswunschmotivation, schulische/berufliche Erfolge/Misserfolge, Verhältnis zu Kollegen/Chef, Leistungsmotivation, Ehrgeiz, Stellenwert der Arbeit
Freundschaften und Partnerschaften einschl. Sexualität	Soziale Bindungen, Entwicklung in der Kindheit und Pubertät (Beginn, Schwangerschaftsabbrüche etc.), Aufklärung, Einstellung des Elternhauses, frühkindliche Sexualität, erste sexuelle Erfahrungen, homoerotische Tendenzen, Masturbation (Scham, motorisch-abgespalten), Partnerwahl, Erwartungen an den Partner, Rollenaufteilung in der Partnerschaft, Sexualität in der Partnerschaft, Störung der Sexualität
Situation der eigenen Familie	Wohnsituation (WG, allein, in Großfamilie), Gründe dafür (freiwillig, unfreiwillig), Kinder, Enkel, Allein-/Doppelverdiener, Scheidung, Todesfälle, Pflege von Angehörigen, finanzielle Situation, Schulden, Verpflichtungen, Bewältigungsmechanismen bei Krankheit und Belastung, Gesundheitsfürsorge
Private und besondere berufliche Belastungen	Trennung, Scheidung, Partnerverlust, Arbeit, Prüfungen, Mobbing, Burnout, Resilienzfaktoren (Faktoren für die seelische Widerstandfähigkeit)
Sozialkontakte	Freunde, Bekannte, Hobbys, Interesse an kulturellen Veranstaltungen, Mitgliedschaft in Vereinen, ehrenamtliche Tätigkeiten, Religion
Weitere Lebensplanung	Berufliche und private Ziele (berufliche Karriere, Ehe, Kinder, Anschaffungen, Reisen, Wohneigentum etc.)
Sonstiges	Traumatische und belastende Ereignisse (z. B. Kriegserfahrungen, Missbrauch, Gewalt in der Familie, Armut, psychische, unbehandelte/behandelte chronische Erkrankungen in der Familie)

erfasst, denn seine Wahrnehmungen liefern wichtige diagnostische Kriterien zum Verständnis des Patienten („Gegenübertragung"). ➤ Tab. 3.1 gibt die o. g. Punkte mit allen Zusatzfragen ausführlich wieder.

Im Anhang finden Sie ein Beispiel für einen Anamnesebogen, den Ihr Patient nach der ersten gemeinsamen Stunde zum Ausfüllen mit nach Hause nimmt. Er hilft Ihnen bei der Diagnose; gleichzeitig bietet er dem Patienten die Möglichkeit, sich zu erinnern, und wird bereits Aha-Effekte bei ihm erzeugen.

Gute Voraussetzungen für ein Anamnesegespräch:

- Persönliche Vorstellung und Begrüßung
- Inhalt und zeitliche Begrenzung (Rahmen) erklären
- Ruhige und entspannte Atmosphäre schaffen
- Patienten nicht überrumpeln
- Gespräch „auf Augenhöhe" führen
- Blickkontakt halten
- Abweisende Gesten vermeiden (z. B. gelangweilt aus dem Fenster schauen, Arme vor dem Körper verschränken)
- Informationen nicht werten
- Gefühle zulassen und aushalten (Wut, Trauer), hier nicht drängen, weil Sie unter Zeitdruck stehen
- Schweigepflicht erklären (dies erleichtert dem Patienten, sich zu öffnen und Ihnen zu vertrauen)

Gut zu wissen Gerade Berufsanfänger haben Schwierigkeiten, das richtige Maß an Struktur und Offenheit im Anamnesegespräch zu finden. Sie laufen dann Gefahr, mit Informationen überflutet zu werden oder wichtige Informationen nicht zu erhalten.

THERAPEUTISCHER HINWEIS

- Zu wenig Zeit für die Symptomschilderung oder zu viel Raumlassen kann zum Verlust wichtiger Informationen oder ausufernder Symptomschilderung führen (wesentliche Probleme werden u. U. dann nicht erfasst).
- Springen Patienten von einem Thema zum anderen, geht der rote Faden verloren. Hier können Sie intervenieren: „Was Sie eben berichtet haben, erscheint mir wichtig. Ich habe aber zu dem zuvor Berichteten noch Fragen. Können Sie mir diese bitte zuerst beantworten?"
- Wenn Sie die Daten zu mechanisch abfragen oder strukturlos agieren, kann der Patient den Eindruck gewinnen, als sei der Therapeut hilflos oder er selbst „nur eine Nummer".
- Machen Sie sich als Anfänger vor dem Gespräch Notizen (Stichworte), damit Sie die wesentlichen oder interessanten Fragen im Gespräch nicht vergessen.

Mit einiger Berufserfahrung werden Sie merken, dass Sie immer mehr Sicherheit in der Führung der Anamnesegespräche gewinnen, ohne in ein Schema F zu verfallen, denn jeder Patient hat seine eigene spannende Lebensgeschichte.

THERAPEUTISCHER HINWEIS

- Fragen Sie nach, wenn Ihnen etwas unklar ist, denn so hat Ihr Patient das Gefühl, dass Sie ihn richtig verstehen wollen.
- Geben Sie zu, wenn Sie auf eine Frage des Patienten keine Antwort haben. Das klingt authentisch, und er nimmt Sie nicht als Übermenschen wahr.
- Nehmen Sie den Patienten in seinen Schilderungen ernst und setzen Sie ihn (falls er z. B. etwas nicht erzählen will) nicht unter Druck.
- Oft wissen die Patienten, dass sie für gewisse Lebensumstände selbst verantwortlich sind (ungesunde Ernährung, Rauchen, Alkoholkonsum etc.). Sie sollten ihnen mit Verständnis begegnen und sie nicht verurteilen, auch nicht in Gedanken: Es gibt Gründe für das Handeln Ihres Patienten.

Erkundigen Sie sich am Ende der Anamnese, ob der Patient noch etwas ergänzen oder fragen möchte. Vergewissern Sie sich bei wichtigen Angaben, dass Sie sie präzise verstanden haben. Anschließend klären Sie den Patienten über die vorgesehene Therapie auf.

3.6 Diagnostik

Vom Kennenlernen des Patienten bis zur Diagnose seines Störungsbildes durchläuft der Psychotherapeut sechs aufeinander aufbauende Stufen. Zum besseren Verständnis stellen wir diese Diagnoseschritte am Beispiel einer Anpassungsstörung (ICD-10 F43.2) dar.

Auslöser für die Anpassungsstörung: Der Freund der Patientin hat sich getrennt.

1. **Beobachtung:** Der Therapeut achtet auf Verhalten, Gestik, Mimik und Erscheinungsbild der Patientin. Er verschafft sich mit den Sinnen einen ersten Eindruck.

BEISPIEL

Die Frau kommt bleich, verweint, unruhig, verunsichert und hilflos wirkend in die Praxis. Ihre Stimme ist zittrig.

2. **Beschreibung:** Während die Patientin ihre Situation erklärt, beschreibt der Therapeut in Umgangssprache das gesamte Erleben und Verhalten der Patientin für sich und versucht, die Situation zu erfassen: Was steckt hinter den ersten Beobachtungen?

BEISPIEL

Die Stimme der Patientin zittert, als sie davon berichtet, dass ihr Freund sich von ihr getrennt hat. Sie berichtet von Ängsten. Sie hat schlecht geschlafen und ihr ist übel; deshalb ist sie bleich. Sie ist verwirrt, weil sie im Moment nicht klar denken kann und weil eine Angst, eine Leere da ist. Sie zittert, weil sie nichts gegessen hat.

3. **Benennen:** Auffälligkeiten im Verhalten und Erleben werden in die psychopathologische Fachsprache übersetzt. Jetzt ist von Symptomen und Syndromen (Krankheitszeichen oder Vorliegen verschiedener Symptome) die Rede.

BEISPIEL

Die Stimmung der Patientin ist gedrückt und traurig. Sie weist eine vegetative Symptomatik (Zittern, Nervosität, Übelkeit), Angst und Schlafstörungen auf. Sie hat das Gefühl, die Trennung nicht bewältigen zu können.

4. **Interpretieren:** Es werden Zusammenhänge zwischen krankhaftem Verhalten oder Erleben und den Ursachen gesucht (diese können z. B. körperlicher Natur oder durch lebensgeschichtliche Entwicklungen bedingt sein).

BEISPIEL

Ich nehme Wut, Ärger, Traurigkeit und den Affektwechsel wahr. Ich interpretiere die Form der Affektivität und nehme als Ursache klar die Trennung des Freundes wahr.

5. **Diagnostizieren/Differenzialdiagnose:** Das Syndrom wird einer bestimmten diagnostischen Kategorie zugeordnet bzw. ausgeschlossen. Dabei werden Verlauf, Dauer und Alter während der Erkrankung sowie die Ursache der Syndrome, erbliche Faktoren und das bisherige Ansprechen auf Therapien berücksichtigt.

BEISPIEL

Ich erkenne zwar eine depressive Symptomatik, schließe differenzialdiagnostisch eine affektive Störung (Depression) aber aus, denn in dem Fall würde sich die Affektivität in einer anderen Form (tiefe Hoffnungslosigkeit, tiefe Traurigkeit, Gefühl der Gefühllosigkeit, erstarrte Mimik, kaum Antrieb vorhanden) zeigen und nicht ständig wechseln. Eine affektive Störung kann zudem erblich sein und könnte also genetische Ursachen haben. Das ist hier aber nicht der Fall, da im Anamnesegespräch eine mögliche familiäre Disposition ausgeschlossen wurde.

Ich befasse mich mit möglichen neurotischen Anteilen: Aufgrund der frühen Trennung ihrer eigenen Eltern ist evtl. ein Abhängigkeits-Autonomie-Konflikt vorhanden. Unbewusst hat sie u. U. versucht, in ihrer eigenen Beziehung zu lernen, was ihr in ihrer eigenen Familie nicht möglich war. Der kindliche Konflikt mit der häuslichen Trennung von einem Elternteil wird jetzt reaktiviert und kann die Erklärung dafür sein, dass die Patientin jetzt in dieser Form reagiert.

6. **Klassifizieren:** Durch operationalisierte Kriterien und Ein- und Ausschlussdiagnosen kann die Störung eindeutig einer Krankheitskategorie der ICD-10 zugeordnet werden.

BEISPIEL

Ich lege mich fest: Es handelt sich um eine Anpassungsstörung: ICD-10; F43.2 in Form einer depressiven Reaktion auf ein belastendes Ereignis (Trennung des Freundes). Um die Anpassungsstörung genau einzuordnen, ist das Zeitkriterium entscheidend. Ich muss also feststellen, wie lange die Symptomatik bereits besteht.

Die dargestellten Diagnoseschritte können je nach Patient und Störungsbild bereits in der ersten Anamneseeinheit erfolgen. Manchmal dauert es aber auch mehrere Sitzungen, bevor eine eindeutige Diagnose gestellt werden kann. Dazu sind u. U. auch noch organische Untersuchungen, die Konsultation eines Psychiaters oder testpsychologische Zusatzuntersuchungen erforderlich.

Der psychopathologische Befund bildet das Kernstück jeder Diagnose. Gute Kenntnisse der Psychopathologie sind daher unabdingbar.

Zu psychopathologischem Befund, körperlichen Untersuchungen und testpsychologischen Zusatzuntersuchungen s. ➤ Kap. 2.1.

3

Auftreten im Interview	• Äußeres Erscheinungsbild • Kontaktverhalten zum Untersucher
Psychischer Befund	• Bewusstsein • Orientierung • Aufmerksamkeit • Gedächtnis • Formale Denkstörungen • Inhaltliche Denkstörungen • Sinnestäuschungen • Ich-Störungen • Affektstörungen • Zirkadiane Rhythmik • Antrieb/Psychomotorik
Soziale Aspekte	• Soziales Verhalten • Freizeitverhalten
Somatische Aspekte	• Schlafstörungen • Appetenzstörungen • Vegetative Störungen
Gefährdung Compliance	• Suizidalität • Behandlungsbereitschaft

Abb. 3.3 Systematik des psychopathologischen Befunds

3.7 Krisenintervention

Wenn sich Ihr Patient in einer akuten Krise befindet, steht nicht der therapeutische Prozess im Vordergrund, sondern Ihr schnelles und richtiges Agieren, ggf. also die Weiterleitung Ihres Patienten an eine Klinik oder andere Einrichtungen.

Während es in der Therapie darum geht, den Patienten zu fördern und ihm persönliches Wachstum zu ermöglichen, verlangt eine psychosoziale Krise ein völlig anderes Vorgehen. Der Mensch in der Krise fühlt sich unmittelbar bedroht durch Ereignisse oder Lebensumstände, die er momentan nicht bewältigen kann.

Gut zu wissen Das Ziel der Krisenintervention ist das Aufhalten und Bewältigen der kritischen Entwicklung.

Die Ursachen für eine Krise können ganz unterschiedlicher Natur sein. Sie reichen von Naturkatastrophen, Unfällen, körperlicher Gewalt, Krankheiten, psychotischem Erleben, Traumata und besonderen Lebensereignissen über psychosoziale Entwicklungen mit gefühlter Ausweglosigkeit bis hin zu Suizidalität.

Wer sich in einer Krise befindet, hat das subjektive Gefühl, dass die Krise ewig dauert. Wir Außenstehenden wissen, dass es besser wird. Aber von außen sehen wir nicht, welches Problem der Betroffene hat.

Der Krisenverlauf stellt sich in der Regel wie folgt dar:

- Auslösendes Ereignis
- Spannungsanstieg
- Verwirrung
- Mobilisierung letzter Energien
- Schock/Verleugnung
- Zusammenbruch (Dekompensation)
- Integration oder Vermeidung

Die Grundlagen der psychiatrisch-psychotherapeutischen Krisenintervention sollte jeder Therapeut beherrschen. Eine effektive Krisenintervention stellt jedoch höchste Anforderungen an das Können des Therapeuten.

Was sind die Grundaufgaben der Krisenintervention?

- Informieren Sie den Betroffenen und klären ihn auf. Es ist aber wichtig, dass die Informationen korrekt sind und z. B. nicht bewusst verharmlosen.
- Ermöglichen Sie dem Betroffenen die Elementarfunktionen: Hat er Luft zum Atmen, Essen und Trinken und ein Dach über dem Kopf?
- Da der Mensch in der Krise Chaos und Unsicherheit spürt, braucht er Struktur und Sicherheit: „Ich habe jetzt eine Stunde Zeit für Sie! Und wir können uns morgen zur gleichen Zeit wiedersehen."
- Bieten Sie Raum für Emotionen, indem Sie ein empathischer und einfühlsamer Gesprächspartner sind.
- Zeigen Sie Verständnis.

Zur weiteren Hilfe können Sie auf psychosoziale Beratungsangebote für den Patienten hinweisen und den Patienten, wenn nötig, dazu anhalten, sich freiwillig in psychiatrische Behandlung zu begeben (Klinik oder Psychiater).

Welche Positionen nehmen wir als Therapeuten ein?

Wir müssen gleichzeitig …

- an der Seite des Patienten sein, um die Welt mit seinen Augen zu sehen,
- ihm gegenüber sein, um ihm die vorliegende Situation zu spiegeln, und
- über der Situation wachen, um sie aus der Metaebene betrachten zu können.

Aber: Es bleibt das Leid des Patienten. Ich identifiziere mich nicht, weil ich ihm dann keine Hilfe mehr sein kann.

THERAPEUTISCHER HINWEIS

Versuchen Sie nicht, dem Patienten Ihre Meinung überzustülpen; das wird nicht funktionieren. Vermeiden Sie Sätze wie „Gehen Sie unter Leute!" Viel besser ist es, ein Angebot zu machen: „Es hat sich gezeigt, dass es sinnvoll ist, sich unter andere Menschen zu begeben. Wäre das eine Möglichkeit für Sie?"

In der Akutintervention geht es nicht darum, die Gefühle des Patienten hervorzuholen. Zunächst versuchen Sie, beruhigend einzuwirken, Sicherheit und Struktur zu geben. Wenn eine Angst allerdings schon länger vorherrscht und der Patient Symptome (z. B. Schwindel, Bauchschmerzen) zeigt, können Sie zusammen mit ihm herausfinden, welches Gefühl gesehen werden will, und es ihn erleben lassen.

Gut zu wissen Weinen heilt! Nehmen Sie das Bild eines Stausees: Je mehr Wasser (Trauer) sich sammelt, desto höher wird der Druck auf die Staumauer. Sobald sich die Schleusen öffnen, entspannt sich die Lage (Patient).

Prinzipien der Krisenintervention

- Rascher Beginn
- Aktivität
- Methodenflexibilität
- Fokus: Hier und Jetzt
- Kooperation

Die Vorgehensweise in der Krisenintervention variiert je nach Ursache. So wird ein Therapeut bei Suizidalität des Patienten anders vorgehen (➤ Kap. 15.1) als bei Vorhandensein eines Traumas oder einer Naturkatastrophe.

Wenn Sie als Therapeut Angst davor haben, in der Krise befindlichen Patienten zu begegnen, oder Sorge, dass Sie sich von einer Krise „anstecken" lassen könnten, sollten Sie diese Themen mit in Ihre Eigentherapie und Supervision nehmen. Denn je mehr Angst eine Krise in uns selbst auslöst, desto weniger werden wir dem Patienten in der Krisenintervention eine Hilfe sein. Und je mehr uns die Angst oder Panik eines „Kriselnden" ansteckt, desto eher laufen wir Gefahr, alles „verstehen", „beherrschen" und „lösen" zu wollen. Damit werden wir selbst zu „Kriselnden" (➤ Kap. 16.1).

3.8 Behandlungsplan

Gestalten Sie Anamnese, Diagnostik und ggf. Krisenintervention so, dass Sie während der Probesitzungen einen Behandlungsplan erstellen und ihn Ihrem Klienten erläutern können. Beschränken Sie sich dabei auf die aktuellen psychischen Probleme, mit denen Ihr Klient Sie aufgesucht hat. Während der Behandlung können dann Anamnese, Diagnostik und ggf. Krisenintervention vertieft, ergänzt und abgeändert werden. Damit die Behandlung erfolgen kann, muss der Klient mündlich oder schriftlich in den Behandlungsplan einwilligen. Willigt er ein, kann ggf. der Antrag auf (anteilige) Kostenübernahme einer Kurz- oder Langzeittherapie bei der Krankenkasse eingereicht werden. Außerdem muss bereits ärztlicherseits abgeklärt worden sein, ob körperliche Ursachen für die psychischen Probleme des Klienten infrage kommen. Beim Ausfüllen des Antragsformulars helfen Sie Ihrem Klienten, er unterschreibt es. Ist eine Langzeittherapie geplant, benötigt die Krankenkasse zusätzlich den Bericht an den Gutachter („Gutachterverfahren").

Der Behandlungsplan soll dem Klienten in ihm verständlicher Sprache folgende Informationen geben: Welche (Haupt-)Symptome Sie beobachten und in den Anamnese-Antworten des Klienten erkennen, welche (Haupt-)Diagnose Sie stellen und welche (Haupt-)Therapieverfahren Sie vorschlagen (z. B. Einzel- oder Gruppentherapie). Ob Sie diese Therapieverfahren selbst ausüben und wie die Sitzungen im Wesentlichen ablaufen werden. Oder ob Sie den Klienten ganz oder ergänzend (z. B. bei angezeigter Medikation) an einen Fachkollegen verweisen. Wie Sie die voraussichtliche gesundheitliche Entwicklung des Klienten bei Anwendung der von Ihnen geplanten Therapieverfahren einschätzen (Prognose) und welche alternativen Behandlungsmöglichkeiten es gibt. Welche kurz- und langfristigen Ziele der Therapie Sie (möglichst gemeinsam mit Ihrem Klienten) in den Probesitzungen erarbeitet haben (z. B. kurzfristig die Schwere der Depression lindern, langfristig aus der Depression herauswachsen), verbunden mit konkreten Anhaltspunkten im Alltag des Klienten, an denen das Erreichen der jeweiligen (Teil-)Ziele dem Klienten erfahrbar und kenntlich wird (z. B. Reduzierung der schlaflosen Nächte pro Woche oder bei Konflikten aus dem Alltag des Klienten mehr körperliche Präsenz, „Rückgrat", und die Möglichkeit angemessener als gewohnt agieren und reagieren zu können).

Der Behandlungsplan soll zum Erfolg und damit zur Beendigung der Therapie führen. Utopische, zeitlich oder thematisch zu weit gefasste Ziele sind daher zu vermeiden. Während der Therapie kann der Behandlungsplan im Zuge weiterer Anamnese, Diagnostik und ggf. Krisenintervention geändert und ergänzt werden. Vereinbaren Sie diese Änderungen und Ergänzungen wiederum mit Ihrem Klienten. Der Klient kann seine Einwilligung in den (aktuellen) Behandlungsplan jederzeit formlos – auch mündlich – widerrufen und damit die Therapie (vorzeitig) beenden.

3.9 Bericht an den Gutachter

Beispielhaft finden Sie im Folgenden einen ausgefüllten Anamnese-Fragebogen für Erwachsene und den zugehörigen Bericht zum Erstantrag auf tiefenpsychologisch fundierte Langzeittherapie sowie einen Bericht zu einem weiteren Fallbeispiel auf Grundlage eines beantworteten Fragebogens für Erwachsene. Die Erstellung eines Berichts kann auch der Vorbereitung einer Supervision dienen. Anonymisieren Sie sowohl Ihre Daten als auch die Ihres Klienten und legen Sie den Bericht in einem verschlossenen Umschlag dem Erstantrag bei. Die Krankenkasse nimmt keine Einsicht in den Bericht, der Gutachter ist selbst Psychotherapeut und schweigepflichtig. Erst nach Zustimmung des Gutachters können Sie mit der Behandlung beginnen. Eine Ablehnung muss die Krankenkasse begründen und dabei einen Ansprechpartner und dessen Kontaktdaten für Rückfragen angeben. Gegen den ablehnenden Bescheid kann der Klient Widerspruch einlegen.

3.9.1 Fragebogen für Erwachsene

Der ausgefüllte Fragebogen des Herrn A.

Tab. 3.2 Fragebogen für Erwachsene

Fragen	Antworten des Herr A.
1. Symptomatik	
• Warum suchen Sie einen Therapeuten auf? (Beschreiben Sie Ihre seelischen und körperlichen Probleme vor Therapiebeginn)	• Ein- und Durchschlafstörungen • Seit 6 Jahren ohne Partnerschaft
• Welcher Auslöser oder welches Ereignis führte zu dem Entschluss, eine Therapie zu beginnen?	• Leidensdruck durch Schlafstörungen; Gefühl von Alleinsein
2. Krankheiten, Klinikaufenthalte, Therapien (auch Psychotherapien)	
• Litten Sie in den letzten Jahren unter Krankheiten? Wenn ja, welche und wann?	• Bandscheibenprobleme 2010; Achillessehnenruptur 2009; gelegentlich Verstopfung • Psychische Episoden: Panik vor der Abi-Klausur 1991; Stress in der Diplomprüfungsphase 2000
• Nehmen Sie zurzeit Medikamente? Wenn ja, welche, wie oft am Tag und wie viel?	• Trimipramin, 1–2
• Waren Sie in psychiatrischer, psychotherapeutischer oder psychosomatischer Behandlung? Wenn ja: Zeitpunkt, Grund, Dauer, angewandtes Verfahren und Erfolg der Behandlung.	• Nein, in ärztlicher Begleitbehandlung
3. Eltern	
• Wie alt war Ihre Mutter als Sie geboren wurden?	• 28 Jahre
• Welchen Beruf übte Ihre Mutter vor und nach Ihrer Geburt aus?	• Lehrerin
• Nennen Sie drei bis fünf Haupteigenschaften Ihrer Mutter.	• ambivalent, angespannt, kritische Gesundheit (Postpolio, Brustkrebs, Depression)
• Stellen Sie bitte Ihre Beziehung zur Mutter und das Verhalten Ihrer Mutter während Kindheit und Jugend generell und Ihnen gegenüber dar.	• Scheidung der Eltern, als ich 6 Jahre alt war, ab da war ich der „Mann" im Haus • Wurde zeitweilig von der Mutter skurril mit Liebe überschüttet, dann aus Laune heraus verprügelt; keine Sicherheit, kein Urvertrauen
• Wie ist das Verhältnis zueinander heute?	• Ich bin auf Abstand, sie hält mich für einen Versager
• Welchen Beruf übte Ihr Vater vor und nach Ihrer Geburt aus?	• Geschäftsführer, heute im Ruhestand
• Wie alt war Ihr Vater als Sie geboren wurden?	• 34 Jahre
• Nennen Sie drei bis fünf Haupteigenschaften Ihres Vaters.	• streng, liebevoll, konservativ
• Stellen Sie bitte Ihre Beziehung zum Vater und das Verhalten Ihres Vaters während Kindheit und Jugend generell und Ihnen gegenüber dar.	• Strenge, aber liebevolle Erziehung
• Wie ist das Verhältnis zueinander heute?	• Verhältnis wohlwollend, loyal, kann über Gefühle nicht sprechen, Vater ist stolz auf mich
4. Geschwister	
• Wie viele Geschwister haben Sie (auch Halb-, Stief- und bereits gestorbene Geschwister)? Anzahl und Alter der Schwestern (+/– Jahre); Anzahl und Alter der Brüder (+/– Jahre)	• 1 Bruder (-2,5 Jahre)
• Wie ist das Verhältnis zu Ihren Geschwistern?	• Gut – liebevoll, wertschätzend
• Wie würden Sie die Stimmung in Ihrer Familie während Ihrer Kindheit und Jugend beschreiben?	• Schwierig, da Eltern ohne Liebe zueinander, teilweise hasserfüllt, ohne Verständnis, wenig Kommunikation
5. Schule, Ausbildung, Beruf	
• Wie waren Ihre Leistungen in der Schule?	• Mittelmäßig, zum Abitur hin gut
• Wie war der Umgang mit Mitschülern und Freunden?	• Guter Kontakt, keine Probleme Freundschaften aufzubauen
• Wie verlief Ihre berufliche Entwicklung? Welchen Schulabschluss haben Sie, welche Berufsausbildung?	• Abitur 1991, 1992–1995 BWL-Studium in Verbindung mit Banklehre, 1995–2000 Psychologiestudium in Deutschland und Japan
• Wie stellte sich Ihre berufliche Situation früher und wie stellt sie sich heute dar?	• 2000–2015 Angestellter Manager bei einem global tätigen DAX-Unternehmen, Leben in der Schweiz, New York und deutschen Großstädten • Seit 2015 selbständiger Berater, Executive Coach und Buchautor; erfolgreich

Tab. 3.2 Fragebogen für Erwachsene *(Forts.)*

Fragen	Antworten des Herr A.
6. Kinder	
• Haben Sie Kinder?	• Nein
7. Partnerschaft	
• Leben Sie in einer Beziehung? Wenn ja: Welchen Beruf übt der/die Partner/in aus, wie alt ist er/sie?	• Nein, keine Beziehung seit 6 Jahren
• Beschreiben Sie Ihre jetzige und wichtige früheren Beziehungen. Wann hatten Sie Ihre ersten sexuellen Erfahrungen und wie haben Sie diese erlebt?	• Heirat 2007, Trennung 2012 (nach 8,5-jähriger Beziehung), Scheidung 2014
8. Belastende Ereignisse, Ergänzungen	
• Für Ihre Problematik relevante Ereignisse und Ergänzungen, die in den vorhergehenden Fragen nicht berücksichtigt wurden.	• Teilweise Probleme, Bedürfnisse auszudrücken, ich spreche Konflikte sehr spät an • Soziales Umfeld und Freunde wundern sich: „Wieso bist Du Single"?
9. Veränderungen	
• Schildern Sie Veränderungen, die sich seit Beginn der Therapie ergeben haben. (Nur bei Fortführung einer Therapie.)	

Die Antworten des Fragebogens helfen Ihnen, den Bericht an den Gutachter zu erstellen.

3.9.2 Bericht zum Erstantrag auf tiefenpsychologisch fundierte Langzeittherapie

Der Bericht auf Grundlage der Antworten des Herrn A. im Fragebogen für Erwachsene.

BEISPIEL DES HERRN A.

1.
Der knapp 48-jährige Patient arbeite als selbstständiger Berater („Executive Coach") und Buchautor. Seit der Trennung von seiner Ehefrau 2012 (Scheidung 2014) sei er Single. Kinder habe er keine.

2.
Mir begegnet ein gepflegter, altersgerecht gekleideter und normalgewichtiger Mann, der höflich und zunächst ängstlich-distanziert in Kontakt tritt. Hinter seinem „korrekten" Auftreten sind deutlicher Leidensdruck und Scham spürbar. Der Patient fühle sich einsam und niedergeschlagen. Seit der Trennung von der Ex-Ehefrau habe es mehrere kurzfristige Beziehungen/Episoden gegeben, die überwiegend durch die Partnerinnen beendet worden seien. Ihm fehle eine verlässliche Partnerschaft „als Anker". Er leide zunehmend unter Schlafstörungen und Insuffizienzgefühlen. Er grüble viel und beschreibt starke Selbstzweifel und Zukunftsängste. Er glaube, dass er das schwierige Verhältnis zu seiner Mutter bearbeiten müsse, um seine Bindungs- und Selbstwertprobleme „in den Griff zu bekommen" und suche daher auf Empfehlung seines Hausarztes therapeutische Unterstützung bei mir.
Der Patient ist bewusstseinsklar und allseits orientiert. Es bestehen bis auf die Neigung zum Grübeln keine formalen oder inhaltlichen Denkstörungen. Keine Ich-Störungen oder Anzeichen für psychotisches Erleben. Die Schwingungsfähigkeit ist eingeschränkt und eher wenig differenziert. Der Patient ist krankheitseinsichtig und bei überdurchschnittlicher Intelligenz sehr gut reflektions- und introspektionsfähig. In der Gegenübertragung dominieren Sympathie und fürsorgliche Impulse. Die Übertragung ist nach anfänglicher Scheu milde idealisierend. Die Abwehr des Patienten wird bestimmt von der Wendung der Aggressionen gegen das eigene Selbst, Idealisierung, Rationalisierung und Größenphantasien. Drogenabusus, Essstörungen, selbstverletzendes Verhalten und Suizidwünsche werden glaubhaft verneint.

3.
Somatischer Befund: siehe Konsiliarbericht. Keine ambulante oder stationäre Vorbehandlung bekannt. Herr A. befindet sich in regelmäßiger ärztlicher Begleitbehandlung. Aktuelle Medikation: Trimipramin 1- bis 2-mal täglich.

4.
Durch die Trennung von der Ex-Frau wurde offenbar beim Patienten eine in früher Kindheit entstandene massive Selbstwertproblematik, verbunden mit infantilen Verlassenheitsängsten, Schuld-, Scham- und Insuffizienzgefühlen reaktualisiert. In den Folgejahren versuchte er diese zunehmend erfolglos durch neue Beziehungspartnerschaften und beruflichen Ehrgeiz zu kompensieren. Durch die wiederholten Verlusterfahrungen bröckelte sein Abwehrsystem aber weiter, sodass er nun durch den Druck seiner Einsamkeitsgefühle depressiv dekompensiert.
Die Mutter (+28, Lehrerin) wurde vom Patienten als affektlabil und emotional hochgradig unzuverlässig erlebt. Teilweise sei sie bedrohlich für ihn gewesen. „Ich wurde von meiner Mutter zeitweilig skurril mit Liebe überschüttet, dann aus einer Laune heraus verprügelt." Der Patient habe sich nie sicher bei seiner Mutter gefühlt und kein Vertrauen entwickeln können. Später und bis heute sei er „auf Abstand gegangen". Die Mutter halte ihn für einen Versager.
Der Vater (+34, Geschäftsführer) sei „streng und konservativ", aber liebevoller und beständiger als die Mutter gewesen. Über Gefühle könne er jedoch nicht sprechen. Aufgrund seiner Berufstätigkeit war er oft abwesend und griff wenig triangulierend ins Mutter-Patient-Geschehen ein.
Die Atmosphäre im Elternhaus sei angespannt und schwierig gewesen. Die Eltern seien „ohne Liebe zueinander" gewesen, „teilweise hasserfüllt, ohne Verständnis und mit wenig Kommunikation". Mit seinem 2,5 Jahre jüngeren Bruder habe der Patient sich gut verstanden. Vermutlich bildeten die beiden eine Schutzgemeinschaft gegen die als übermächtig erlebte, strafende und teils gewalttätige Mutter, ohne sich aber gegen sie auflehnen zu können.
Unter diesen Umständen konnte der Patient keinen stabilen Selbstwert entwickeln. Er erhielt bei der labilen Mutter nicht ausreichend narzisstische Zufuhr in Form von Halt, Struktur, Verlässlichkeit, Angenommen-Sein und liebevoller Spiegelung. Seine Versorgungswünsche und aggressiven Impulse musste er aus Angst vor Bestrafung und Impulsdurchbrüchen früh

leugnen und verarbeitete sie vermutlich schuldhaft-resignativ. Gleichzeit versuchte er seiner Mutter zu gefallen und sich (oft vergeblich) an ihre Erwartungen und Stimmungen anzupassen. So entwickelte er sich latent ängstlich und sehr konfliktscheu und nahm seine Bedürfnisse zunehmend undifferenziert wahr. Der Autonomie-Abhängigkeits-Konflikt blieb ebenso ungelöst wie später der ödipale Konflikt, da die Eltern sich trennten, als der Patient sechs Jahre alt war. Dadurch verstärkten sich seine innere Abhängigkeit und die dysfunktionale Symbiose mit der Mutter. Sein späteres Beziehungsleben gestaltete er offenbar ebenfalls überwiegend abhängig und ängstlich, verblieb in der Übertragung und in seiner Sehnsucht nach einem guten, verzeihenden und beständigen mütterlichen Objekt. „Ich spreche Konflikte sehr spät an und habe Probleme, meine Bedürfnisse auszudrücken." Seine Selbstunsicherheit, Selbst- und Objektverlustangst und die narzisstischen Kränkungen kompensierte er offenbar unter anderem, indem er unbewusst ein Größenselbst dagegensetzte. In seinen Schilderungen wirkt es, als wechselten depressive Phasen mit Insuffizienzgefühlen und Verlassenheitsängsten und vegetativen Symptomen immer wieder mit leicht euphorisch-manischen Phasen ab, während derer es zu Größenideen kommt (z. B. hinsichtlich des eigenen beruflichen Unternehmertums, z. B. einer „Weltfirma").

In der Schulzeit habe der Patient, vielleicht aufgrund der guten Erfahrungen mit dem Bruder, guten Kontakt zu seinen Mitschülern gehabt und keine Probleme, Freundschaften aufzubauen und zu halten. Dabei waren ihm offenbar immer eine hohe Meinung anderer und die Ausrichtung an einer Normbiografie wichtig. Aktuell sei er z. B. leicht zu verunsichern, wenn ihn sein soziales Umfeld/Freunde fragten: Wieso hast du keine Freundin?

Beruflich war Herr A. bislang sehr erfolgreich, was lange selbstwertstabilisierend wirkte. Nach dem Abitur 1991 hat er bis 1995 BWL in Verbindung mit einer Banklehre studiert. Von 1995 bis 2000 hat er ein Psychologiestudium in Deutschland und Japan daran angeschlossen. Von 2000 bis 2015 sei er als Manager bei einem global tätigen DAX-Unternehmen angestellt gewesen und habe in der Schweiz, New York und deutschen Großstädten gelebt. Auch seine Selbstständigkeit seit 2015 verlaufe trotz seiner affektiven Probleme bisher erfolgreich.

Die Beziehung mit der Ehefrau sei zu Beginn (ca. 2004) noch harmonisch gewesen, jedoch habe es in den ersten Jahren keinen gemeinsamen kontinuierlichen Alltag gegeben, vielmehr berufsbedingte „Trennungsphasen" durch Auslandsprojekte (überwiegend USA). Erst nach dem dauerhaften Zusammenziehen beider habe sich herausgestellt, dass der gemeinsame Alltag so nicht funktioniere. Durch die Trennung wurden vermutlich nicht nur die kindlichen Gefühle im Zusammenhang mit den vielen Zurückweisungen und Schlägen der Mutter wiederbelebt, sondern auch der Verlust des Vaters. Der Vater sei „loyal" und stolz auf die beruflichen Erfolge des Patienten, jedoch setze sich der „emotionale Analphabetismus", den der Patient aus seiner Familie kenne, bei den Treffen fort. Zunehmend drängen die seelischen Entbehrungen und Ängste der Kindheit ans Bewusstsein des Patienten. Er fühlt sich verlassen und hilflos und benötigt für die Entwicklung von innerem Halt, Konfliktfähigkeit und echtem Vertrauen auf sich und andere therapeutische Unterstützung, um nicht weiter depressiv und ängstlich zu dekompensieren.

5.

F32.1 Mittelgradige depressive Episode bei vorwiegend dependenter Neurosenstruktur sowie ängstlichen und narzisstischen Persönlichkeitsanteilen.

6.

Herr A. konnte von den bisherigen Gesprächen, die dem Aufbau von Vertrauen und der Abklärung der Behandlungsbedürftigkeit dienten, profitieren. Er erschien pünktlich, regelmäßig und hochmotiviert. In der beantragten Langzeittherapie soll er im geschützten Rahmen Einsichten über seine Lebenszusammenhänge gewinnen und die äußerst negativen mütterlichen Introjekte bearbeiten, z. B. indem er seine massive Enttäuschungswut wahrzunehmen und zu verbalisieren beginnt. Er soll sich am Ende der Therapie besser abgrenzen können und konfliktfähiger werden. Der Patient soll Trost, Bestätigung und Akzeptanz erhalten, wenn abgewehrte Affekte wie Trauer, Verlassenheit, Insuffizienzgefühle und Ängste vor Entwertung und Bestrafung aufsteigen. Psychoedukationen, ressourcenorientiertes Arbeiten und Konfrontationen sollen für den Patienten produktiv nutzbar werden. Allmählich soll ihm dadurch die Gelegenheit gegeben werden, die verdrängten Ängste vor Vernichtung, Ungenügen und Beschämung, die Sehnsucht nach innerem Halt und einem guten, beständigen elterlichen Objekt und seine konstruktiv-aggressiven Anteile zu entdecken und integrieren, die er benötigt, um sich selbstbewusst gegenüber Anderen, v. a. (möglichen) Beziehungspartnerinnen zu positionieren. Im Behandlungsfokus wird immer wieder die Bearbeitung des ungelösten Autonomie-Abhängigkeits-Konflikts stehen.

Im günstigen Fall kann es so zu einer allmählichen Aufgabe der Aggressionshemmung und Konfliktvermeidung, der Scham, der Ängste und ihrer depressiven oder grandiosen Abwehr/Kontrolle kommen, und damit zu einer Weiterentwicklung der Persönlichkeit des Patienten auf eine reifere, selbstbestimmte Stufe. Aufgrund seiner Veränderungsbereitschaft, seines Vertrauens, seiner Intelligenz und Introspektionsfähigkeit halte ich die Prognose für ausreichend günstig. Die Sitzungen sollen einmal pro Woche stattfinden.

Ein weiterer Bericht auf Grundlage eines beantworteten Fragebogens für Erwachsene.

BEISPIEL DES HERRN B.

1.

39-jähriger Unternehmensberater mit abgeschlossenem Studium in International Business, alleinstehend, eine Tochter (5 Jahre).

2.

Im Erstgespräch begegnet mir ein sehr gepflegter und sorgfältig gekleideter Mann. Im Kontakt ist der Patient zurückhaltend und freundlich. Herr B. leide an „Sorgen, Ängsten und einem geringen Selbstwertgefühl". Er richte seinen Fokus immer zuerst auf andere und stelle sich selbst „an die letzte Stelle". Verstärkt nehme er eine „Unsicherheit" bei sich wahr. Auch leide er an „rasenden, sich wiederholenden Gedanken" sowie an Schlaf- und Konzentrationsstörungen. Er wisse nicht, wer er sei, was er möge und ob er „etwas will oder nicht". Auch leide er an einer „Anspannung im Nacken". Erstmalig aufgetreten seien psychische Beschwerden vor drei Jahren, als die Ehefrau „das erste Mal an einem Retreat teilgenommen hat". Damals habe die Ehefrau „angefangen, sich noch mehr zurückzuziehen" und sowohl den Patienten als auch die gemeinsame Tochter „allein zu lassen". Vor drei Monaten habe sich die Ehefrau schließlich von ihm getrennt und sei aus der gemeinsamen Wohnung ausgezogen. Das Paar teile sich das Sorgerecht, die Tochter wohne beim Patienten. Die „vollständige Trennung" müsse noch vollzogen werden, bis heute seien noch „viele Gegenstände und Kleidung" der Ehefrau in der Wohnung, in der der Patient nun gemeinsam mit der Tochter lebe. Zur Tochter habe er „ein sehr enges Verhältnis". Er würde mit ihr „kuscheln, vorlesen, Hörspiele hören, Höhlen mit Decken bauen, Skifahren gehen, Schwimmen, in den Zoo gehen etc.". Da sich die beschriebene Symptomatik zunehmend intensiviere und er alleine nicht mehr weiter wisse, habe er sich dazu entschieden, psychotherapeutische Hilfe in Anspruch zu nehmen.

Während der Patient von seiner Lebenssituation und von seiner psychischen Symptomatik von Krankheitswert berichtet, werden der hohe Leidensdruck, die Krankheitseinsicht und die vorhandene Therapiemotivation deutlich. Herr B. ist überdurchschnittlich intelligent, in seiner Persönlichkeit ausreichend strukturiert und ausreichend schwingungsfähig. Die Stimmung ist zum depressiven Pol verschoben und tendenziell ängstlich eingefärbt. Von Suizidalität ist der Patient glaubhaft distanziert. Missbräuchlicher Alkoholkonsum wird glaubhaft verneint. Der weitere psychopathologische Befund ist unauffällig. In der Abwehr dominiert die Wendung gegen das Selbst. In der Gegenübertragung nehme ich annehmende und stützende Impulse bei mir wahr. Ich möchte dem Patienten dabei behilflich sein, zu einer kompensierten Lebensführung zurückzufinden.

3.

Der Patient berichtet die üblichen Kinderkrankheiten. In letzter Zeit leide er zunehmend häufig an Nackenschmerzen. Psychotherapeutische Vorbehandlungen habe es nicht gegeben. Weiteres siehe Konsiliarbericht.

4.

Herr B. dekompensiert in Zusammenhang mit der von der Ehefrau vollzogenen Trennung. Aufkommende Enttäuschungswut wendet der Patient gegen das Selbst, rasch gerät die Abwehr ins Wanken und es kommt zur Dekompensation.

Deutlich wird aus den Schilderungen des Patienten, dass die „pessimistische, den Schein wahrende, immer beschäftigte" Mutter (+37, medizinisch-technische Assistentin, Hausfrau), die stets „allen etwas Gutes tun wollte", ihr hohes Harmoniebedürfnis sowie ihr hohes Leistungsideal auf den Patienten übertrug und zugleich nur eingeschränkt in der Lage war, dessen emotionale Bedürfnisse empathisch zu spiegeln. Der „fleißige, selbstlose, hilfsbereite, konfliktscheue, korrekte und steife" Vater (+37, HNO-Arzt) trug seinerseits dazu bei, dass der Patient ein hohes Harmoniebedürfnis und hohe Funktionsgebote entwickelte. Als ausgleichendes, konturiertes und spiegelndes Objekt stand der Vater für eine geglückte Triangulierung nur eingeschränkt zur Verfügung. Im Rahmen der beschriebenen Gegebenheiten sah sich der Patient insbesondere mit dem aversiven Teil seiner Gefühlswelt häufig alleingelassen, galt es doch, das elterliche Harmoniebedürfnis nicht zu stören. Unerwünschte, „negative" Affektäußerungen fielen alsbald der Verdrängung anheim. Auch blieben dem Patienten vor diesem Hintergrund wenig Freiräume zur Erkundung seiner vital-aggressiven, expansiven und selbstbehauptenden Strebungen. Kompensiert blieb der intelligente Patient im Rahmen seines erfolgreichen beruflichen Werdegangs sowie im Rahmen der langjährigen Ehebeziehung (Beginn der Beziehung in 2003) und seiner Rolle als Vater. Dabei bleibt er in seinem Selbst anteilig fragil, emotional bleibt er bei den elterlichen Objekten verhaftet. Die Entwicklung eines konturierten, unabhängigen Selbst gelingt ihm bislang nur eingeschränkt. Zu einer ersten Labilisierung kam es bereits vor drei Jahren, nachdem sich die Ehefrau schrittweise distanzierte. Als diese sich schließlich trennt, bricht die Abwehr zusammen: Der Patient wendet aufkommende Enttäuschungswut gegen das Selbst und gerät aus dem psychischen Gleichgewicht.

5.

F43.2G, Anpassungsstörung bei depressiv-selbstunsicherer Neurosenstruktur, Selbstwertkonflikt und Identitätskonflikt.

6.

Im Rahmen einer tiefenpsychologisch fundierten Langzeittherapie soll Herr B. die Gelegenheit erhalten, sich in konstruktiver Weise mit der von der Ehefrau vollzogenen Trennung und mit der derzeit sehr engen Beziehung zur Tochter (drohende Parentifizierung) auseinanderzusetzen. Zunächst ist es notwendig, auf der Basis einer annehmenden und unterstützenden Gesprächsführung eine von Vertrauen und Wertschätzung geprägte therapeutische Beziehung aufzubauen. Anhand von Ich-stützenden Behandlungsmethoden soll der Patient in seinem Selbstwert sowie in seiner Introspektionsfähigkeit und in seiner Abgrenzungsfähigkeit gestärkt werden. Das bisher Erreichte soll gewürdigt werden. Im Rahmen der biografischen Arbeit soll der Patient die Gelegenheit erhalten, sein hohes Harmoniebedürfnis und seine hohen Funktionsgebote sowie negative mütterliche und negative väterliche Introjekte mit Blick auf die aktuelle Konfliktlage soweit wie notwendig zu bearbeiten. Aufkommende vital-aggressive und selbstbehauptende Strebungen sollen ihm als gut und berechtigt gespiegelt werden. In der Übertragungsbeziehung wird es vonnöten sein, dass der Patient unabhängig von Anpassung und Leistung positive, väterlich-stützende Beziehungserfahrungen sammelt, sodass innere Objekte sukzessive nachreifen können und er sich selbst gegenüber liebevollere und versöhnliche Anteile entwickelt. Eventuell aufkommende negative väterliche Übertragungen sollen frühzeitig erkannt und beachtet werden. Zur Rezidivprophylaxe soll die Therapie im letzten Abschnitt niederfrequent erfolgen. Angesichts der hohen Veränderungsmotivation und der guten Passung im therapeutischen Kontakt stelle ich eine ausreichend günstige Prognose.

3.10 Behandlungsphasen

Wenn sich Patient und Psychotherapeut kennengelernt und beide, spätestens nach Ablauf der Probesitzungen, für eine psychotherapeutische Behandlung entschieden haben, kann es losgehen. Sofern die Therapie bei der Krankenkasse beantragt wurde, sollte jetzt auch der Bescheid vorliegen.

Eine psychotherapeutische Behandlung lässt sich in verschiedene Phasen einteilen, die fließend ineinander übergehen und je nach Therapieverfahren unterschiedlich lange dauern und spezifisch ausgestaltet werden.

Gut zu wissen Die einzelnen Phasen des Psychotherapieprozesses lassen sich mit den kindlichen Entwicklungsphasen vergleichen. Während der Therapeut zu Beginn die Übertragungsrolle der Mutter und viel emotionale Zuwendung anbietet, geht es im Laufe der Therapie für den Patienten immer mehr darum, wie auch das heranwachsende Kind eigene Erfahrungen zu machen, in Widerstände zu kommen und diese zu bewältigen. Gegen Mitte bis Ende der Therapie stehen das Loslassen vom Therapeuten (beim älter werdenden Kind das Loslassen der Eltern) und schließlich die Verabschiedung vom Therapeuten (bzw. der Auszug aus dem elterlichen Haus) im Mittelpunkt.

3.10.1 Die kurzfristige Behandlungsphase

In der ersten Phase steht zunächst der **Beziehungsaufbau** zwischen Patient und Therapeut im Vordergrund. Als Psychotherapeut versuchen Sie dafür zu sorgen, dass der Patient die Gespräche als angenehm und entlastend empfindet. Sie versuchen seine Erkrankung besser zu verstehen und Vertrauen aufzubauen. Durch das Setting und die Person des Therapeuten werden Sicherheit und ein „Gehaltenwerden" vermittelt. Das geschieht meist bereits nach kurzer Zeit, denn der Therapeut ist für den Patienten unbewusst ein mütterliches oder väterliches Vorbild. Sein empathisches Auftreten und Wirken, seine Expertenrolle und das Gefühl des Patienten, der Therapeut habe alle Antworten auf diverse Fragen parat, sind die Basis für dieses schnelle Gefühl von Sicherheit beim Patienten.

Auch die frühen persönlichen Fragen der Anamnese wirken vertrauensfördernd (➤ Kap. 3.5). Oft passiert es dann bereits, dass ein Patient ein Aha-Erlebnis hat, wenn er z. B. gefragt wird: „Wie haben sich Ihre Eltern denn kennengelernt?" Vielleicht wird ihm bewusst, dass er es gar nicht weiß. „Wie war denn deren Hochzeit, was haben sie darüber erzählt?" Der Patient merkt, dass er niemals danach gefragt hat und ihm wird bewusst, dass er doch weniger von seinen Eltern weiß, als er immer gedacht hatte. Vielleicht verdrängt er etwas oder hat es nie erzählt bekommen; auf jeden Fall beginnt er darüber nachzudenken. Der Patient merkt durch diese Fragen, dass jemand an seinem Leben und damit an ihm als Person interessiert ist, und ist bereit für eine intensive Bindung.

Außerdem sollte der Patient in dieser Phase bereits eine genauere Vorstellung davon bekommen, was in der Behandlung passieren wird. Sie verständigen sich mit dem Patienten auf die Ziele, die Sie beide durch die Psychotherapie erreichen wollen.

Gut zu wissen Der Psychotherapeut sorgt anfangs dafür, dass der Patient sich emotional entlastet fühlt und die akut drängenden Probleme und Beschwerden besser bewältigen kann.

Sie werden dabei feststellen, dass nicht jeder Patient frei über seine Gefühle, Ängste oder Depressionen sprechen kann. Gleichzeitig werden Sie bemerken, dass er selbst die Entscheidung, eine Therapie zu machen, immer wieder überprüft. Er spürt, dass es ernst wird und er seine Beschwerden und Probleme nur loswird, wenn er vor allem an sich selber arbeitet.

Eine Erkältung klingt meist recht schnell von allein ab, ein Armbruch kann geschient werden. Viel schwieriger ist es dagegen, keine Angst mehr zu haben, sich nicht dauernd mit niederdrückenden Gedanken zu beschäftigen oder keinen Alkohol mehr zu trinken. Psychische Störungen lassen sich schon deshalb nicht einfach so abschütteln, weil sie häufig eine Eigendynamik entwickeln, die sie aufrechterhält oder gar verschlimmert. Auch haben sich problematische Verhaltensweisen in der Regel über viele Jahre festgesetzt und sind mittlerweile fester Bestandteil der Persönlichkeit.

Gut zu wissen Wenn der Patient von einem psychischen Leiden genesen will, ist er persönlich gefordert und wird mitunter ungewohnte Wege gehen müssen.

Wenn es dem Patienten in der kurzfristigen Therapiephase gelingt zu entspannen, wird er sich mehr und mehr auf die Arbeit in der nächsten Phase einlassen können. Wir können ihn mit einem Schnorchler vergleichen, der unter Wasser tauchen will: Atmet er vor dem Abtauchen in die Tiefe (das Unbewusste) ruhig, kann er viel Luft aufnehmen und ist bereit, sich lange und intensiv mit den tiefen Erfahrungen auseinanderzusetzen. Ist er aber angespannt, wird er über Wasser kaum Luft einatmen. Er taucht kurz ab und wählt sofort den Weg nach oben, aus Angst zu ertrinken. Das Genährtwerden des Patienten in der kurzfristigen Therapiephase soll den Patienten so entspannen, dass er bereit ist, durch das Unbewusste zu tauchen. Auf diese Weise erlangt er Erkenntnisse und kann seine Konflikte entdecken.

Je nach Therapiemethode und Patient kann die kurzfristige Therapiephase 5, 10, 15 oder 20 Stunden, in einigen Fällen auch 30 Stunden beanspruchen, wobei die Übergänge zur nächsten Phase fließend sind.

Gut zu wissen Die einzelnen Therapiephasen gehen fließend ineinander über. Auch wird es vorkommen, dass Patienten bereits in der kurzfristigen Therapiephase in Widerstände kommen. Analog zu dem Baby, dass von seiner Mutter zwar genährt und gehalten wird, das aber auch schreien und sich dabei erfahren darf.

3.10.2 Die mittelfristige Behandlungsphase

In der mittleren Phase der Psychotherapie, die den größten Teil der Behandlung ausmacht, geht es darum, dass sich der Patient mit seinen **konkreten Problemen auseinandersetzt.** Er probiert ungewohnte Verhaltensweisen aus und macht neue Erfahrungen. Er versteht seine Probleme besser und lernt, seine „typischen Muster" zu erkennen. Dabei wird er immer wieder in Widerstände kommen, die unangenehm sind und die er mithilfe seiner Abwehrmechanismen zu umschiffen versuchen wird.

Vielleicht trauert er auch um erlittene Verluste und Veränderungen, oder es gelingt ihm mit Ihrer Hilfe, unterdrückte Gefühle zuzulassen, ihnen Ausdruck und eine Richtung zu geben. In dieser mittleren Therapiephase erleben Sie als Therapeut eine **Gratwanderung zwischen „Zumuten" und „Abholen"** des Patienten. Manchmal sind Sie für den Patienten da, manchmal werden Sie weg sein. Der Patient darf sich in der Angst nicht verlieren, aber er darf sich finden. Denn sonst verharrt er in den alten Verhaltensmustern, die er in der Kindheit entwickelt hat.

BEISPIEL

Wenn ein Patient z. B. eine überprotektive Mutter hatte und Sie ihn immer nur halten, so wird er weiter in der Symbiose mit der Mutter bleiben. Wenn Sie irgendwann nicht mehr da sind, wird er sich verlieren und erneut neurotisches Verhalten zeigen. Er entwickelt sich nicht weiter.

In der mittelfristigen Phase geht der Therapeut aus der sehr nährenden Beziehung heraus und mutet dem Patienten immer mehr zu, sodass dieser immer mehr mit seiner Frustration und seinen Konflikten in Kontakt kommt, aber gleichzeitig weiß und spürt, dass der Therapeut da ist, ihn sieht und begleitet.

Gut zu wissen Wenn in der ersten Therapiephase genügend Vertrauen geschaffen wurde und Sie einen guten Rapport zu Ihrem Patienten haben, wird er schwierigen Emotionen und Widerständen in der Regel begegnen können, ohne die Zuversicht in die weitere Therapiearbeit zu verlieren.

Die Schwerpunkte und Inhalte der Psychotherapie werden individuell sehr verschieden sein, je nachdem, was ein Patient erlebt und welche Lösungsstrategien er bisher entwickelt hat, welche Fähigkeiten er mitbringt und welche Herangehensweise ihm entspricht. Denn verschiedene Psychotherapieverfahren favorisieren unterschiedliche Herangehensweisen. Der Patient schaut am besten im Vorfeld, was ihm entgegenkommt und was ihm für seine Probleme am erfolgversprechendsten erscheint.

In der mittleren Behandlungsphase beginnt bereits die Trennung als Anfang des längerfristigen Loslassprozesses eine – wenn auch noch untergeordnete – Rolle zu spielen (➤ Kap. 3.10). Der Therapeut unterstützt diesen Prozess, indem er seine Empathie nicht mehr in der gleichen intensiven nährenden Weise wie bislang zeigt und etwas sachlicher agiert.

3.10.3 Die langfristige Behandlungsphase/Trennungsphase

In der langfristigen Phase kommt es zu intensiveren und häufigeren Konfrontationen. Der Patient hat verstanden, was seine Thematik ist, und projiziert deshalb den Schmerz, den er erlebt, noch einmal auf den Therapeuten. Es ist wichtig, dass der Therapeut dem Patienten hier in einer stimmigen Ansprache mit folgender Haltung begegnet: „Ich bin da, aber Sie müssen selbstständig werden, ich halte Sie jetzt nicht mehr wie früher." Der Patient hat sich in der Therapie hoffentlich so weit entwickelt, dass er seinen Schmerz verstehen wird und nicht mehr im engeren Sinne auf den Therapeuten angewiesen ist. Wenn nötig, halten Sie den Patienten noch, aber Sie nähren ihn nicht mehr.

In dieser Phase der Therapie geht es für beide Seiten darum, loszulassen und den Patienten auf die weitere Zukunft vorzubereiten. Der Therapeut gibt ihm das Gefühl, dass der Patient nun selbstständig und gut genährt ist, dass er seinen Weg ohne den Therapeuten weitergehen kann. Der Therapeut verabschiedet sich allmählich von seinem Patienten. Die Fragen, die sich jetzt stellen, sind z. B.:

- Was wurde bisher erlebt, erreicht, erfahren? (Integration des Therapieprozesses)
- Welches sind seine Ziele für die weitere Entwicklung?
- Was wird er tun, um das Erreichte zu bewahren und sich seinen längerfristigen Zielen weiter anzunähern?
- Was kann er tun, wenn seine Beschwerden wieder auftreten oder sich verschärfen?

Der Abschluss einer Therapie hat viel mit „Loslassen" zu tun. Der Patient wird sich dabei vielleicht an frühere Abschiede in seinem Leben erinnern. Es ist sinnvoll, diesen Prozess des Loslassens früh einzuleiten und dem Thema in den letzten Therapiestunden Raum zu geben und sich mit den damit verbundenen Emotionen und früheren Erfahrungen auseinanderzusetzen. In dieser Zeit geht es auch um die Entidealisierung des Therapeuten (Integration von „gut" und „schlecht"). Der Patient sollte Kritik üben können, denn es muss nicht alles richtig gewesen sein, was in der Therapie stattgefunden hat.

3.10.4 Das Ende der Therapie

Die Verabschiedung des Patienten in der letzten Therapiestunde sollten beide Seiten ernst nehmen. Sie können Ihrem Patienten gegenüber spiegeln, was sich Ihrer Meinung nach alles im Therapieprozess getan hat und dass Sie das Gefühl haben, dass Ihr Patient seinem Alltag und möglichen Konflikten in der Zukunft mit Zuversicht begegnen kann. Wünschen Sie ihm viel Erfolg auf seinem weiteren Lebensweg!

Der Patient kann eine Therapie aber auch verlängern, wenn er und Sie als Therapeut das für wichtig erachten. Sie sind auf dem richtigen Weg, aber noch nicht an dessen Ende. Im Falle der (Zu-)Zahlung der Krankenkasse ist ein fachlich begründeter Verlängerungsantrag dafür notwendig. Das Thema „Kosten" sollten Sie bereits früh vor dem Ende der regulären Therapiezeit ansprechen.

Wann bezeichnet man eine Therapie als erfolgreich? Beispielsweise wenn der Patient …

- sich am Ende spürbar besser fühlt;
- seinen belastenden Gefühlen nicht mehr ausgeliefert ist;
- besser erkennen kann, was gerade in ihm passiert.

Eine Psychotherapie schafft jedoch nicht alle Probleme aus der Welt. Das Leben wird auch danach weiter auf und ab gehen. Daran kann auch die Psychotherapie nichts ändern. Ein Unterschied mag ihm aber vielleicht auffallen: Das Auf und Ab wird ihm nicht mehr so viel ausmachen. Der Patient registriert negative Veränderungen früher und ist eher in der Lage, aktiv gegenzusteuern.

3.10.5 Therapieabbruch

Die Länge der Therapie hängt nicht unbedingt von der Anzahl der Stunden ab, welche die Krankenkasse genehmigt hat bzw. die der Patient selbst zu zahlen bereit ist. Vielmehr kann eine Psychotherapie auch jederzeit durch den Patienten beendet werden. Professionelle Therapeuten respektieren dies. Wichtig ist hier aber, dass der Patient noch ein bis zwei Sitzungen besucht, um die Therapie abzuschließen oder Dinge anzusprechen, mit denen er unzufrieden war. Sollte Ihr Patient seine Entscheidung aus einem Widerstand heraus getroffen haben, so können Sie ihm dies jetzt vermitteln und spiegeln. Eine entsprechende Klausel in Bezug auf diese zwei zusätzlichen Therapiestunden können Sie in den Behandlungsvertrag (➤ Kap. 3.3) aufnehmen.

3.11 Der Rapport

Unter Rapport versteht man in der Psychotherapie die vertrauensvolle und von gegenseitiger empathischer Aufmerksamkeit getragene Beziehung zwischen Patient und Therapeut, welche die Basis allen therapeutischen Wirkens darstellt.

Wenn Menschen miteinander in Kontakt treten, passen sie ihre verbale und nonverbale Kommunikation einander meist unbewusst über projektive und identifikatorische Prozesse an. Je positiver der Einzelne diesen Kontakt bewertet, desto stärker passt er sich dem Gegenüber an.

Gut zu wissen Da Menschen bei bestehendem Rapport dazu neigen, sich gegenseitig positiv zu bewerten, zu vertrauen und Gesagtes weniger kritisch aufzunehmen, spielt der Rapport in der therapeutischen Arbeit eine große Rolle.

Die Neuropsychologie hat festgestellt, dass Menschen von Geburt an über die Fähigkeit zum Rapport verfügen. Die speziellen Gehirnstrukturen nennt man **Spiegelneurone.** Viele Therapeuten spiegeln nach einiger Zeit bereits unbewusst.

Zur Herstellung eines Rapports haben wir unterschiedliche Möglichkeiten auf verbaler und nonverbaler Ebene: z. B. durch Verwen-

3

dung ähnlicher Worte und Redewendungen; Angleichung der Sprachgeschwindigkeit, Tonart oder Lautstärke; Anpassung der Körpersprache. Durch die Spiegelung von Gestik, Mimik oder Bewegungsabläufen lässt sich wirkungsvoll Rapport aufnehmen. Auch die Einstellung auf die Atmung des Gegenübers ist eine wirksame Art, um Rapport herzustellen. Entscheidend ist, dass man den anderen spiegelt und niemals nachäfft, weil Letzteres als Angriff verstanden wird.

3.12 Das Halten und Loslassen im psychotherapeutischen Prozess

Jeder Patient ist in unterschiedlicher Weise bedürftig und wird vom Therapeuten in einer anderen Form „gehalten". Um einen Konflikt zu lösen, sollte der Patient sinngemäß bis zur Entspannung gehalten werden, denn erst dann fühlt er sich sicher.

Allerdings kann der Therapeut dieses Halten auch übertreiben, seinen Patienten so in eine Abhängigkeit bringen und einen Krankheitsgewinn generieren. Zum Vergleich bietet sich das Bild der Mutter an, die ihr Kind 4 Jahre stillt und ihm dabei jede Möglichkeit zur selbstständigen Entwicklung nimmt. In der Therapie geht es gerade darum, dem Patienten zum gegebenen Zeitpunkt (empathisch) auch unbequem zu begegnen und ihm seine Widerstände vor Augen zu führen, um eine neue emotionale Verarbeitung und damit Veränderung zu ermöglichen. Mit einer wiederkehrenden „Armer schwarzer Kater"-Ansprache kommt man hier dauerhaft nicht weiter.

Gut zu wissen Das Loslassen gehört ebenso zum therapeutischen Prozess wie der Rapport oder das Halten des Patienten. Es sollte seinen eigenen Stellenwert haben und gelebt werden.

Für den Patienten ist das Loslassen ein wichtiger Prozess, den er analog zu Situationen aus seiner Lebensgeschichte als durchaus schmerzhaft und mit Frustration verbunden erfahren kann. Um mit diesen Gefühlen arbeiten und den Patienten früh genug auf den späteren Abschied vorbereiten zu können, sollte das „Loslassen" in der Therapie nicht erst gegen Ende des Prozesses, sondern bereits in der mittelfristigen Therapiephase beginnen (➤ Kap. 3.10.2, ➤ Kap. 3.10.3).

Das Loslassen zwischen Therapeut und Patient lässt sich mit dem Auszug aus dem Elternhaus vergleichen. Wenn die Beziehung bestmöglich war, verabschieden sich alle Beteiligten mit einem weinenden und einem lachenden Auge voneinander.

Gut zu wissen Beim Therapeuten besteht die Gefahr, dass er den Patienten länger als notwendig hält, weil er durch seine eigene Geschichte, durch Gegenübertragungen oder seine momentane Lebenssituation selbst bedürftig ist.

Eine solche Situation stellt ein Handikap für die Psychotherapie dar. Deshalb ist es wichtig, dass der Therapeut in jeglicher Hinsicht gut genährt und ausgeglichen arbeiten kann. Falls dies nicht der Fall ist, sollte er wissen, was er tun muss, um diesen Zustand bestmöglich herzustellen. Ist dem Therapeuten seine eigene Bedürftigkeit nicht bewusst, wird ihm selbst das Loslassen nicht gelingen.

Auch ist es möglich, dass ein Therapeut aus wirtschaftlichem Interesse am Patienten „festhält", weil er bislang nur wenige Patienten begleitet. In diesem Fall sollte er sich seiner Verantwortung gegenüber dem Patienten bewusst sein und bei Unsicherheit mit seinem Supervisor sprechen.

3.13 Die Bedürfnisse des Therapeuten

Die psychotherapeutische Arbeit ist sehr kraftzehrend. Je nach Diagnose und Geschichte Ihrer Patienten kosten Sie die therapeutischen Sitzungen mehr oder weniger Energie. Die Arbeit ist nicht mit einem Bürojob vergleichbar, bei dem man abends einfach den Laptop zuklappen und Feierabend machen kann. Gegenübertragungsgefühle können dazu führen, dass man sich persönlich länger als geplant mit einem Therapiethema beschäftigt.

Sorgen Sie gut für sich selbst! Essen und trinken Sie gut und genügend, treiben Sie Sport, gehen Sie in die Natur, treffen Sie Freunde und vergessen nicht Ihren Urlaub und ihre Freizeit. Und holen Sie sich jederzeit Hilfe, sobald Sie unsicher sind oder sich austauschen wollen. Nehmen Sie regelmäßig Supervision in Anspruch. Planen Sie Eigentherapiesitzungen, wenn Sie selbst in wichtigen Themen nicht weiterkommen. Oft hilft auch, einen Sachverhalt mit Kollegen zu besprechen, um die nächste Therapiesitzung mit einem guten Gefühl zu starten.

Gehen Sie also verantwortungsvoll mit Ihren eigenen Ressourcen um und halten Sie Ihren Selbstwerttopf stets ausreichend gefüllt – um Ihrer selbst willen und zum Wohle Ihrer Patienten!

II Die Praxis des psychotherapeutischen Arbeitens: Diagnostik und Therapie psychischer Störungen nach ICD-10

Übersicht Teil II

In diesem zweiten Teil geben wir praktische Hinweise für das therapeutische Vorgehen bei den unterschiedlichen Störungsbildern nach ICD-10. Anhand von Fallbeschreibung, Symptomatik und Differenzialdiagnose sind Sie in der Lage, verschiedene Krankheitsbilder sicher zu erkennen. Mit Hinweisen für das therapeutische Vorgehen und das konkrete Therapiegespräch möchten wir Sie auf die praktische Arbeit mit Ihren Patienten und auf den mündlichen Teil der Heilpraktikerprüfung vorbereiten.
Eine besondere Rolle nimmt der Teil „Die Arbeit mit dem sozialen Umfeld" ein: Bei allen psychischen Erkrankungen kann der Heilpraktiker für Psychotherapie für das soziale Umfeld unterstützend oder begleitend zur wichtigen Hilfe werden. Im psychiatrischen Alltag bleibt oft keine Zeit für die Angehörigen, aber sie sind bei einer psychischen Erkrankung immer mit-betroffen und damit auch mit-belastet. Der Heilpraktiker für Psychotherapie kann eine zentrale Rolle spielen, indem er das soziale Umfeld psychoedukativ informiert und entlastet, denn häufig machen sich Wut, Trauer, Mut- und Hoffnungslosigkeit unter den Angehörigen breit. Wenn sie selbst ihre Belastungsgrenzen aber erkennen, sie ernst nehmen und genügend (Lebens-)Energie tanken, werden sie in der Lage sein, eine gesunde Distanz zur Erkrankung des Angehörigen zu erlangen, und können dadurch zu einer wertvollen Unterstützung werden.

KAPITEL

4 Organische psychische Störungen (ICD-10; F0)

4

Kapitelübersicht

Viele Menschen sind durch den Begriff **„organische psychische Störung"** irritiert, weil sie davon ausgehen, dass organische (somatische) und psychische Störungen etwas Gegensätzliches sind. Mit organischen psychischen Störungen werden jedoch alle psychischen Störungen beschrieben, die sich nachweislich auf eine der folgenden Ursachen zurückführen lassen:

- eine direkte oder indirekte Erkrankung oder Verletzung des Gehirns,
- eine akute oder chronische Wirkung einer Substanz auf das Gehirn.

Bei einigen anderen psychischen Störungen wird eine Beeinträchtigung des Gehirns oder seiner Funktionen lediglich vermutet, bei organischen psychischen Störungen ist sie dagegen sicher und nachgewiesen. Die unter F0 aufgeführten Störungen können außer im frühen Kindesalter in jedem Lebensabschnitt, vor allem im späten Erwachsenenalter, auftreten.

Gut zu wissen Organische psychische Störungen können die gleichen Symptome (z. B. Wahn und Halluzination) hervorrufen wie andere psychische Störungen (z. B. Angst- und Zwangsstörungen, Depression und Manie).

Da bei organischen psychischen Störungen die gleichen Symptome auftreten können wie bei anderen psychischen Störungen, muss der Betroffene zunächst auf mögliche organische Ursachen untersucht werden. Liegen Gehirnerkrankungen oder -verletzungen vor, können diese behandelt und die Symptome so beseitigt werden.

Hinsichtlich der Ursachen werden **zwei Arten** von organischen Störungen unterschieden (➤ Abb. 4.1):

- Entweder sind sie **primär** bedingt durch direkte Schädigungen des Gehirns oder **sekundär** durch Störungen des Gesamtorganismus, die sich auf die Hirnfunktionen auswirken.
- Eine weitere Unterscheidung organischer psychischer Störungen betrifft die Symptomatik:
  - Bei organischen psychischen Störungen **1. Ranges** lässt die Symptomatik (recht zuverlässig) auf eine organische psychische Ursache schließen (Demenz, Delir).
  - Bei organischen psychischen Störungen **2. Ranges** lassen die Symptome dagegen nicht erkennen, ob eine organische psychische Störung vorliegt oder eine andere psychische Störung (➤ Kap. 4.3).

MERKE
Die primäre Versorgung und Therapie der an organischen psychischen Störungen Erkrankten liegt in fachärztlicher Hand. Der Heilpraktiker für Psychotherapie kann mit den Betroffenen unterstützend arbeiten und vor allem dem sozialen Umfeld eine große Hilfe sein.

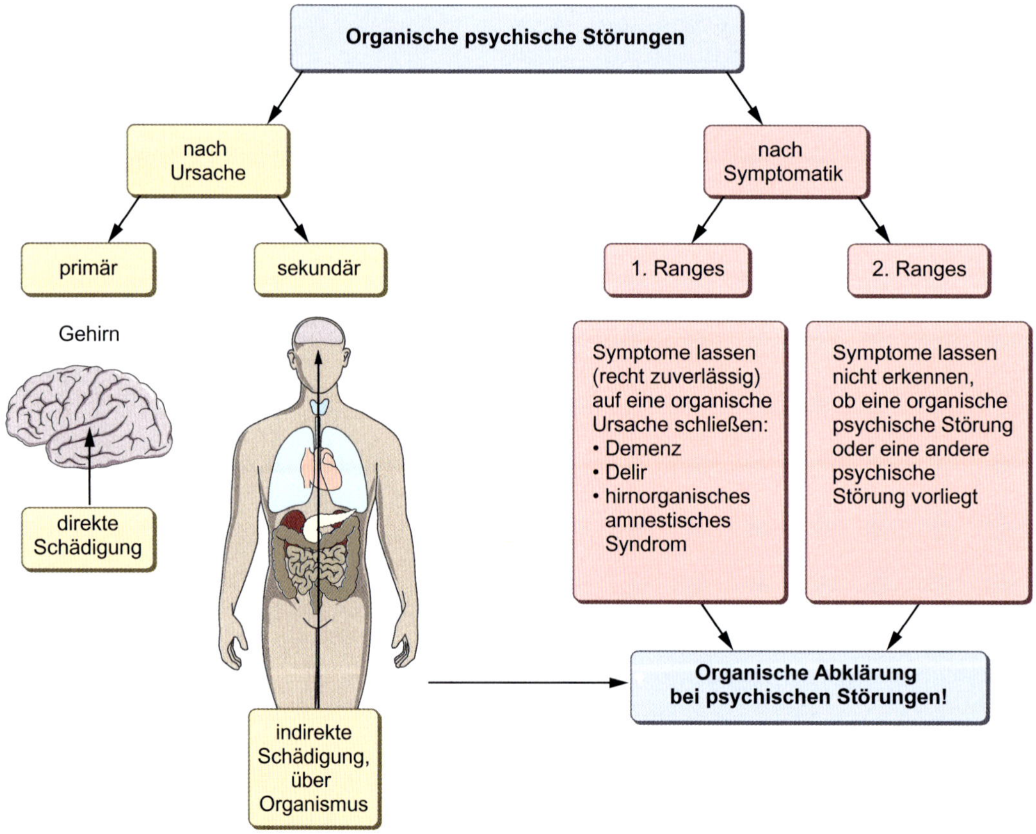

Abb. 4.1 Organische psychische Störungen [L157]

4.1 Demenz (ICD-10; F00)

4.1.1 Einführung

Bei der Demenz steht der Abbau kognitiver Leistungen im Vordergrund. Am häufigsten tritt die Alzheimer-Demenz auf, von der 5 % der über 65-Jährigen betroffen sind. Sie wird durch eine Degeneration von Hirngewebe verursacht, die nicht heilbar ist. Der dadurch erworbene Intelligenzdefekt geht mit einem irreversiblen, groben und nicht selten fortschreitenden intellektuellen und das Gedächtnis betreffenden Abbau einher. Es kommt also zum Verlust von früher vorhandenen intellektuellen Fähigkeiten. Seltener als die Alzheimer-Erkrankung tritt die vaskuläre Demenz auf. Sie wird durch einen oder meist mehrere kleine Hirninfarkte (Schlaganfälle) infolge von Durchblutungsstörungen hervorgerufen. Häufig treten Alzheimer-Demenz und vaskuläre Demenz auch gemeinsam auf. Weitere Formen der Demenz bei anderen neurologischen Erkrankungen sind in der ICD-10 ebenfalls unter F2 verortet, treten jedoch wesentlich seltener auf.

FALLBEISPIEL

Praxisfall: Demenz – „Kein Kartenspiel mehr"

Ein 69-jähriger ehemaliger Bankkaufmann kommt zusammen mit seiner Frau und seiner Tochter in die Sprechstunde. Die Angehörigen beklagen eine zunehmende Vergesslichkeit und soziale „Abkapselung" ihres Mannes bzw. Vaters. Häufig müsse die Ehefrau ihn mehrfach um etwas bitten. Wenn sie ihn z. B. bitte, die Wäsche in den Keller zu bringen, und er dann das Zimmer mit diesem Auftrag verlasse, bleibe er aber im Wohnzimmer stehen, setze sich hin und schaue zum Fenster raus. Wenn sie ihn nicht ansprechen würde, bliebe er dann stundenlang untätig sitzen. Er sei so schweigsam geworden, gehe nicht mehr gern einkaufen und seit einem Monat meide er auch seine „heiß geliebten" Canasta-Abende. Eigentlich sei er ein geselliger Mann, der gern mit den Freunden rede und Karten spiele. Der Ehefrau sei außerdem aufgefallen, dass er sich wiederholt mit dem Auto verfahren habe, obwohl ihm die Strecken absolut geläufig seien. Auch habe er Termine verwechselt oder versäumt. Als sie zum Steuerberater gehen wollten, sei sie erschrocken, welche Unordnung in den Unterlagen ihres Mannes geherrscht habe; er sei sonst so genau und gewissenhaft. Vor gemeinsamen Treffen mit Freunden habe er sich auch öfters gedrückt und seit Neustem gehe er nicht mal mehr gern zu seiner Tochter. Wenn man ihn auf diese Veränderungen anspreche, reagiere er abweisend oder sogar böse. Im Gespräch mit der Therapeutin gibt der Patient jedoch zu, dass er Schwierigkeiten habe, sich Dinge zu merken, und auch nicht mehr richtig rechnen könne. Auch falle es ihm schwer, Gesprächen zu folgen, weswegen er ungern Freunde und die Familie treffe. Er sei einfach nicht mehr „der Alte" und fühle sich so nutzlos. Während er dies berichtet, steigen ihm Tränen in die Augen.

4.1.2 Symptomatik

Die Symptome sollten (vor sicherer Diagnose) mindestens 6 Monate bestanden haben.

Im Fall:

- Teilweise wird die Gedächtnisstörung vom Patienten zunächst kaum wahrgenommen.
- Es können Wortfindungsstörungen, Unsicherheit im Alltag und Stimmungsschwankungen auftreten.
- Angehörige nehmen das Nachlassen der Gedächtnisleistung, Persönlichkeits-und Verhaltensänderungen wahr.
- Trotz Gedächtnisstörungen können sich Patienten kurzzeitig angemessen verhalten.
- Affekte werden weniger kontrolliert; das Sozialverhalten vergröbert sich.
- Der Antrieb ist gemindert.

Weitere mögliche Symptomatik:

- Es kommt zu Fehlhandlungen, nächtlicher Unruhe und Inkontinenz.
- Die Körperhygiene lässt nach, und u. U. werden Medikamente falsch eingenommen.
- Körperliche Erkrankungen verschlechtern sich, und Gewichtsverlust kann auftreten.
- Unterschiedliche Störungen des Gedächtnisses und anderer kognitiver Fähigkeiten treten auf. Diese können auch den Bewegungsapparat und die Sprache (Lesen, Verstehen, Schreiben, Sprechen) betreffen.

Mit einfachen Tests kann das Gedächtnis überprüft werden:

- Nach dem Wochentag und Datum fragen.
- Dem Patienten drei bekannte Begriffe wie z. B. Rose, Boot, Tisch nennen und diese Begriffe nach 3 Minuten wiederholen lassen.
- Die Wochentage in umgekehrter Reihenfolge aufzählen lassen.
- Einen Kreis zeichnen und den Betroffenen das Ziffernblatt einer Uhr aufmalen lassen. Menschen mit Demenz sind dazu nicht in der Lage.

MERKE

Die Alzheimer-Krankheit beginnt meist schleichend, schreitet über mehrere Jahre fort und führt rasch zu schwerer Demenz. Die Symptome der vaskulären Demenz treten plötzlich auf; ursächlich sind neurologische Defizite in bestimmten Hirnregionen. Sie zeigen oft einen wellenförmigen Verlauf.

4.1.3 Differenzialdiagnose

- Demenzielle Merkmale wie Gedächtnisstörungen, Denkverlangsamung und Mangel an Spontaneität (Pseudodemenz) können auch bei schweren depressiven Erkrankungen (F3, ➤ Kap. 7.2) auftreten.
- Eine Beeinträchtigung von Gedächtnis und Konzentration ist auch durch Medikamente (Benzodiazepine!, ➤ Kap. 5.4) oder Alkohol (➤ Kap. 5.2) möglich.
- Eine abrupte Verschlechterung der Symptomatik kann Anzeichen einer körperlichen Erkrankung oder Intoxikation (Medikamente) sein.
- Treten Verwirrtheit, Desorientiertheit und schnell wechselnde Aufmerksamkeits- und Verhaltensänderungen auf, ist auch an ein Delir (F05; ➤ Kap. 5.2) zu denken.
- Abzugrenzen sind mangelnde Bildung oder Intelligenzminderung (F7; ➤ Kap. 11).

4

4.1.4 Therapie

Demenzen mit behandelbarer Ursache müssen möglichst früh diagnostiziert und therapiert werden (z. B. Infektionen, kardiovaskuläre Erkrankungen, Intoxikationen), um der fortschreitenden Schädigung des Gehirns vorzubeugen und je nach Ursache einer drohenden irreversiblen Demenz entgegenzuwirken. Degenerativ bedingte Demenzen wie Morbus Alzheimer und Morbus Pick lassen sich bisher nicht kurativ therapieren, d. h., es gibt keine Heilung. Die Krankheiten führen auf jeden Fall zum Tod. In diesen Fällen kann man den Krankheitsprozess nur begleitend behandeln.

Der Heilpraktiker für Psychotherapie kann – wenn er über ausreichende Erfahrung verfügt – supportiv mit dementen Patienten arbeiten.

Erste Maßnahmen

Wenn sich der Betroffene oder seine Angehörigen an Sie wenden, so ist es Ihre erste Aufgabe, den Betroffenen an einen Facharzt zu überweisen.

MERKE

Wirken Sie bei Verdacht auf Demenz auf eine neurologische Untersuchung, z. B. in einer neurologischen Klinik, hin. Mithilfe eines Kurztests zur Demenz (➤ Kap. 4.1.2) können Sie bereits konkrete Hinweise auf das Vorliegen der Erkrankung erlangen.

Aufklärung

Die durchschnittliche Lebenserwartung eines an Morbus Alzheimer Erkrankten beträgt ab Diagnosestellung 5–8 Jahre. Die letzten 2 Jahre sind in der Regel durch starke Pflegebedürftigkeit gekennzeichnet, da die Patienten häufig nicht mehr zu einfachen Alltagsverrichtungen imstande sind oder sich wegen ihrer Vergesslichkeit (Herd abschalten etc.) selbst gefährden. Zudem können Phasen großer Unruhe und nächtlicher Verwirrtheit auftreten.

Medikation

Mit eingeschränktem Erfolg werden Psychopharmaka eingesetzt, die den Krankheitsverlauf aber nur verlangsamen und nicht aufhalten können. Angesichts der eingeschränkten Wirksamkeit muss man auch die Nebenwirkungen bedenken, die den Einsatz der Medikamente bei einigen Erkrankten ausschließen. Die psychiatrische Begleitsymptomatik wie z. B. Wahn, Depressivität, Unruhe kann jedoch eine entsprechende Therapie mit Psychopharmaka nötig machen. Diese nimmt der Psychiater unter Berücksichtigung des Alters und der körperlichen Verfassung des Patienten sowie der Medikamentennebenwirkungen vor. Einige Medikamente können den Verlauf der Erkrankung in frühen Stadien, andere auch in fortgeschrittenen Stadien verzögern.

- Bei vaskulärer Demenz müssen die Risikofaktoren (z. B. arterieller Hypertonus oder Diabetes mellitus) konsequent medikamentös behandelt werden.
- Tritt eine begleitende depressive Verstimmung auf, werden Antidepressiva gegeben.
- Bei wahnhaftem Erleben oder schwerer Aggressivität wird zeitlich begrenzt eine Antipsychotikatherapie durchgeführt. Allerdings erhöhen Antipsychotika (früher: Neuroleptika) das Risiko vaskulärer Ereignisse.
- Sedativa und Hypnotika sind wegen ihres Einflusses auf die kognitiven Leistungen und die Unfallgefahr zu vermeiden.

Therapieverfahren

Als Therapie der Wahl kommen neben der medikamentösen Behandlung bei den Demenzen lediglich Psychoedukation, stabilisierende Psychotherapie und das Trainieren von Fähigkeiten zur Alltagsbewältigung infrage. Eine Reflexion und damit die Herbeiführung von Veränderungen in den psychischen Strukturen durch die herkömmlichen Methoden der Psychotherapie sind bei diesem Krankheitsbild nicht möglich.

Therapieplan

Im Vordergrund der nichtmedikamentösen Therapie stehen die Realitätsorientierung und die Organisation des Tagesablaufs. Klären Sie den Betroffenen im Frühstadium über die medizinischen Hintergründe der Erkrankung auf. Zudem sollten ihm Hilfen angeboten werden, damit er Alltagsaufgaben möglichst lange selbstständig übernehmen kann. Spezielle Tagesstätten oder Tageskliniken bieten Programme zur Aktivierung mentaler und körperlicher Fähigkeiten an und entlasten die Angehörigen bei der Pflege.

Von besonderer Bedeutung bei der Therapie ist die Einbeziehung der pflegenden Angehörigen (➤ Kap. 4.1.5).

Empfehlungen für das therapeutische Gespräch

THERAPEUTISCHER HINWEIS

Ein Gedächtnistraining führt bei Alzheimer-Demenz zwar nicht zur Verbesserung der Symptomatik, kann aber die Zufriedenheit der Betroffenen erhöhen.

Für die Arbeit mit Demenzkranken und ihren Angehörigen gilt grundsätzlich:

- Es gibt eine „normale“ Verschlechterung des Gedächtnisses im Alter, die sich von der Demenz unterscheidet.
- Gedächtnisstützen und Merkhilfen helfen den Betroffenen und können Leid lindern.
- Ein Training kognitiver Funktionen ist bei leichten Gedächtnisstörungen manchmal hilfreich.
- Humor, körperlicher Bewegung und Aktivitäten, die Freude bringen, sollte weiterhin Raum gegeben werden.

- Eine konstante Tagesstruktur sorgt für Sicherheit beim Patienten.
- Ortswechsel, körperliche Erkrankungen oder seelische Belastungen fördern die Verwirrtheit.
- Haben Angehörige Möglichkeiten der Entlastung? Welche Bedürfnisse haben sie? Werden diese gestillt?
- Weisen Sie auf örtliche Beratungsstellen und/oder die Alzheimer-Gesellschaft hin!
- Erklären Sie Angehörigen, dass sich auffällige Verhaltensänderungen (wie z. B. paranoides Verhalten) aus der Demenz ergeben. Streit sollte daher vermieden werden.
- Raten Sie den Angehörigen, juristische und finanzielle Angelegenheiten (z. B. Vollmachten, Anregung einer Betreuung, Patientenverfügung und Testament) frühzeitig zu regeln sowie Fragen der Unterbringung zu klären. Je schneller die Symptomatik voranschreitet, desto eher straucheln die Angehörigen dann im Handlungszwang.
- Sie und die Angehörigen sollten einschätzen können, ob der Betroffene noch Aktivitäten wie Einkaufen, Kochen oder Radfahren gefahrlos durchführen kann. Hier ist die Fremdanamnese sinnvoll!
- Demenzielle Symptome müssen fachärztlich abgeklärt und spezifische Erkrankungsursachen therapiert werden.
- Bei unkontrollierbaren Unruhezuständen sollte der Betroffene stationär behandelt werden.
- Bei Überforderung der Angehörigen ist an stationäre oder, wenn noch möglich, an eine ambulante Pflege zu denken.
- Eine Betreuung anregen, falls vorher keine rechtlichen Regelungen getroffen wurden (vor allem wenn Vermögensstreitigkeiten zu erwarten sind).

4.1.5 Arbeit mit dem sozialen Umfeld

Die Belastung der Angehörigen steigt mit dem fortschreitenden Krankheitsprozess. Daher ist es wichtig, sie früh fachgerecht aufzuklären und für Entlastung zu sorgen.

Versuchen Sie, sich in die Angehörigen zu versetzen: Sie erleben den Erkrankten, mit dem sie in den meisten Fällen die längste Zeit ihres Lebens verbracht haben, völlig verändert. Vieles Positive, das vorher verbunden hat, ist nun womöglich nicht mehr sicht- und hörbar. Oft stehen gerade die engsten Angehörigen im Zentrum der Kritik des Betroffenen, der dies selbst immer weniger reflektieren kann. Sie sorgen sich täglich um ihn und die Gefahren, die sich aus seinen reduzierten kognitiven Fähigkeiten ergeben. Daneben müssen sie sich mit dem Gedanken auseinandersetzen, den geliebten Partner oder ein Elternteil in einigen Jahren zu verlieren.

Gut zu wissen Die betreuenden Angehörigen sind auf die krankheitsbedingten Veränderungen selten vorbereitet und fühlen sich oft überfordert. Aufklärung über die Grenzen der Therapie beugt unrealistischen Erwartungen und damit verbundenen Enttäuschungen vor.

Gerade die Angehörigen sind es, die jetzt Entlastung brauchen. Hier hilft es bereits, wenn sie einen Menschen haben, bei dem sie sich aussprechen können, mit dem sie auch wieder auf andere Gedanken kommen können. Sie benötigen Entlastung sowohl in seelischer, aber auch in logistischer Hinsicht. Wenn es ihnen gelingt, hin und wieder aus der belastenden häuslichen Situation herauszukommen und Aktivitäten nachzugehen, die ihnen selbst guttun, tanken sie wichtige Energie auf, um dem Erkrankten wohlwollend begegnen zu können.

Als Heilpraktiker für Psychotherapie können Sie hier einen wichtigen Beitrag leisten. Die eigenen Bedürfnisse in den Vordergrund zu stellen, mag den Angehörigen vielleicht egoistisch vorkommen. Aber nur derjenige, der für sich selbst sorgt, kann anderen helfen. Dies trifft besonders auf den Umgang mit Demenzkranken zu, die negativ auf Stress und schlechte Stimmung aus dem Umfeld reagieren. Die beste „Medizin" im Umgang miteinander ist Humor. Daher ist in dieser schwierigen Situation Ausgeglichenheit unabdingbar.

Gut zu wissen Spezielle „Angehörigengruppen" wirken entlastend auf das enge soziale Umfeld des Demenzkranken: Gemeinsam mit anderen können sie den Umgang mit den emotionalen Ausbrüchen und psychischen Begleitsymptomen (Halluzinationen und Wahn) ihres Verwandten sowie ihre eigene Trauer, Wut und Schuld besser verstehen lernen. Entsprechende regionale Angebote finden Sie im Internet.

Stellen Sie sich vor, Sie gehen mit dem Demenzkranken um einen kleinen See spazieren. Als Sie wieder nach Hause kommen und sich gerade ausziehen wollen, meint er: „Aber wir wollten doch um den See gehen, das will ich jetzt aber endlich machen!" Nun können Sie natürlich darauf beharren, dass Sie ja bereits draußen waren. Das wäre folgerichtig, aber für die Stimmung nicht förderlich. Besser wäre es, wenn Sie die Jacke kurz wieder anziehen, nach ein paar Schritten aber wieder umdrehen und sagen: „So, das war jetzt aber schön am See!" Es braucht Gelassenheit, um eine solche Situation mit diesem so kindlich anmutenden Humor zu bewältigen.

THERAPEUTISCHER HINWEIS

Als besonders hilfreich erleben Angehörige die von der Deutschen Alzheimer Gesellschaft angebotenen Selbsthilfegruppen (www.deutsche-alzheimer.de).

Oft wächst den Angehörigen die Situation über den Kopf, sodass sie nicht mehr in der Lage sind, gut überlegte Entscheidungen zu treffen, denn sie reagieren aus der Not heraus. Denn Angehörige sollten sich frühzeitig über die Einrichtung einer gesetzlichen Betreuung und die Möglichkeit einer Heimunterbringung bzw. über andere Pflegeangebote Gedanken machen und dies mit dem Patienten besprechen, sofern er dazu noch in der Lage ist. Ermutigen Sie sie, sich für alle logistischen Herausforderungen Hilfe zu holen.

THERAPEUTISCHER HINWEIS

Durch eine ausreichende Beratung der Angehörigen kann deren Bereitschaft, den Betroffenen auch in schwierigen Krankheitsphasen zu betreuen, erhöht und die Anzahl der Heimunterbringungen reduziert werden.

4

4.2 Delir (ICD-10; F05)

4.2.1 Einführung

Das Delir ist ein akutes organisches Psychosyndrom. Im klinischen Alltag spricht man häufig von akuter Verwirrtheit oder einem Durchgangssyndrom. Es handelt sich um eine unspezifische Reaktion des Gehirns auf eine Schädigung, die sich nach Beseitigung der Ursache zurückbildet. Das Delir kann unterschiedliche Ursachen haben. Tritt es im Alter auf, liegt es oft in einer verschlechterten Hirndurchblutung bei Herz-Kreislauf-Erkrankungen, Natrium- oder Flüssigkeitsmangel, Stoffwechselveränderung bei Diabetes oder in den vielfältigen Wechsel- und Nebenwirkungen von Medikamenten begründet.

Gut zu wissen Auch Entzug oder Intoxikationen (z. B. bei Alkohol- oder Benzodiazepin-Abhängigkeit) sowie das An- oder Absetzen von Schmerzmitteln können zum Delir führen (F1).

Das Besondere ist das plötzliche Auftreten sehr unterschiedlicher Symptome, die aus dem Delir eine potenziell lebensbedrohliche Situation machen. Klinisch wird zwischen einem eher überaktiven, agitierten und einem gehemmten Erscheinungsbild unterschieden. Die gehemmte Variante wird häufiger übersehen und ist daher mit einer erhöhten Sterblichkeit verbunden. Bei einer plötzlichen Veränderung des Bewusstseins, der kognitiven Leistung sowie des Affekts bei einem alten Menschen sollte man immer auch an ein Delir denken.

Gut zu wissen Die **Häufigkeit** des Delirs ist hoch. Man schätzt, dass ca. 10–15 % aller Patienten in Allgemeinkrankenhäusern einmal ein Delir aufweisen und 5–15 % der Alkoholabhängigen an einem Delir erkranken.

FALLBEISPIEL

Delir – „Käfer auf der Bettdecke"

Eine 67-jährige Patientin wurde am Tag zuvor an der Hüfte operiert. Bei der morgendlichen Visite ist sie schläfrig und reagiert auf Ansprache zunächst nicht. Erst als sie ein Pfleger am Arm berührt, blickt sie verwundert um sich. Auf Fragen nach ihrem Befinden antwortet sie ausweichend und wortkarg. Dann steht sie plötzlich auf und geht unruhig im Zimmer umher. Sie wirkt aufgebracht, schwitzt und zittert. Sie wolle jetzt sofort nach Hause, sagt sie, dieses Hotel sei ein „Saustall". Ob denn die Damen und Herren nicht die Käfer und Spinnen auf ihrem Bett sehen würden. So etwas sei ihr noch nie passiert. Dieses „Etablissement" habe mit Sicherheit ihre Schwägerin ausgesucht. Die sei heute Nacht da gewesen. Sie habe genau gesehen, wie sie durch das Hotelzimmer spaziert sei. Die glaube heute noch, dass sie das Erbe veruntreut habe. „Eine Unperson ist das, ich muss schon sehr bitten", ruft sie. Dann setzt sie sich abrupt auf ihr Bett, verstummt, nestelt wort- und ratlos an ihrem Nachthemd herum.

4.2.2 Symptomatik

MERKE

Leitsymptom des Delirs ist die Bewusstseinsstörung!

Die plötzlich auftretende Symptomatik wechselt im Tagesverlauf.

Im Fall:

- Wahrnehmungsstörungen: optische Halluzinationen, illusionäre Verkennungen
- Desorientierung: meist zeitlich, aber auch zu Ort und Person
- Psychomotorische Störungen: schneller Wechsel zwischen Hypo- und Hyperaktivität, Beschäftigungsunruhe, Nesteln, verlängerte Reaktionszeit, verstärkte Schreckreaktion, verminderter oder verstärkter Redefluss
- Affektive Störungen: Depression, Angst, Reizbarkeit, Euphorie, Apathie, Ratlosigkeit
- Vegetative Begleitsymptome: Zittern, Schwitzen

Weitere mögliche Symptome:

- Bewusstseinsstörungen mit Störungen der Aufmerksamkeit (Fokussierung, Aufrechterhaltung, Umstellung)
- Störung des Schlaf-Wach-Rhythmus mit nächtlicher Symptomzunahme und auch Albträumen, die nach dem Erwachen als Halluzination oder Illusion weiterbestehen können
- Kognitive Störungen: Merkfähigkeitsstörung (des Immediatgedächtnisses, also mit der unmittelbaren Wiedergabe des Gehörten) bei meist intaktem Langzeitgedächtnis, Beeinträchtigung des abstrakten Denkens

MERKE

Menschen mit Delir sind häufig sehr suggestibel. Sie würden z. B. nach Aufforderung von einem leeren Blatt ablesen. Darauf sollte man aus ethischen Gründen aber verzichten.

4.2.3 Differenzialdiagnose

- Nach der Diagnosestellung müssen mögliche körperliche Ursachen wie z. B. neurologische Erkrankungen, Stoffwechselstörungen, Infektionen, kardiovaskuläre Erkrankungen behandelt werden.
- Alkohol- oder substanzbedingte delirante Syndrome (F10.4) sollten ausgeschlossen werden (➤ Kap. 5).
- Das Delir muss von weiteren Störungen mit psychotischen Symptomen (➤ Kap. 6) und von Demenzen (➤ Kap. 4.1) abgegrenzt werden.

Gut zu wissen Akustische Halluzinationen sind meist ein Hinweis auf eine schizophrene Störung, während optische Halluzinationen häufiger beim Delir auftreten.

4.2.4 Therapie

THERAPEUTISCHER HINWEIS

Einen Patienten mit Delir werden Sie gewöhnlich nicht in Ihrer Praxis antreffen. Dennoch sollten Sie wissen, dass es unbehandelt lebensbedrohlich sein kann. Deswegen raten Sie alkohol- oder drogenabhängigen Patienten immer zum stationären Entzug. Bei einem abrupten Entzug kann ein Delir tödlich enden.

Erste Maßnahmen

Da das Delir lebensbedrohlich sein kann, ist die sofortige Einweisung zur stationären Behandlung unabdingbar.

Therapieverfahren

- Im Vordergrund steht unabdingbar die organische Untersuchung und Behandlung durch den Internisten und Neurologen!
- Medikamente, die für die Erkrankung ursächlich sein bzw. die Symptome verstärken können, werden abgesetzt.
- Flüssigkeits- und Elektrolythaushalt, Blutzucker sowie Herz- und Kreislauffunktion sollten überwacht und evtl. medikamentös korrigiert werden.
- Evtl. niedrigpotente Antipsychotika oder Benzodiazepine zur Sedierung geben.
- Hochpotente Antipsychotika werden bei Erregungszuständen oder psychotischen Symptomen verabreicht.
- Die Medikation muss nach Abklingen des Delirs ausgeschlichen werden!

Weitere Vorgehensweisen sind:

- Allgemeine und symptomatische Maßnahmen, z. B. geeignete Ernährung, Ausgleich des Elektrolyt- und Flüssigkeitshaushalts
- Vermeiden von Verletzungen oder Unfällen, ggf. Sedierung und Fixierung
- Medikamentöse Behandlung, falls keine schnelle Besserung eintritt
- Optimale sensorische, soziale und pflegerische Betreuung, möglichst Einbindung von Familienmitgliedern und persönliche Betreuung bei anstehenden Untersuchungen

Empfehlungen für das therapeutische Gespräch

Darauf hinweisen, dass

- dauerhaft greifbare Gedächtnisstützen zu Zeit und Ort die Verwirrtheit verringern können,
- die unterstützende Zuwendung vertrauter Menschen sehr hilfreich ist,
- der Patient vor Eigen- oder Fremdgefährdung geschützt werden muss (daher gefährliche Gegenstände entfernen, kontinuierliche Überwachung und Einzelbetreuung des Patienten),
- zur Sicherheit immer ein Facharzt konsultiert werden sollte, vor allem wenn die Symptome trotz der o. g. Maßnahmen andauern,
- eine stationäre Einweisung einzuleiten ist, wenn der Patient eine ausgeprägte psychomotorische Unruhe und Erregung zeigt oder eine akut behandlungsbedürftige körperliche Erkrankung für das Delir ursächlich ist.

4.2.5 Arbeit mit dem sozialen Umfeld

Die plötzlich auftretende Symptomatik wird die Angehörigen sicherlich stark beunruhigen. Erklären Sie ihnen deshalb, dass es sich bei dieser Art des Delirs um eine akute, aber prinzipiell reversible organisch bedingte Störung handelt, deren Symptome nach Behandlung der Ursache auch wieder abklingen werden.

THERAPEUTISCHER HINWEIS

Machen Sie die Angehörigen darauf aufmerksam, dass jedes delirante Syndrom ein psychiatrisch-medizinischer Notfall und deshalb die schnelle Behandlung wichtig ist.

Die Unterstützung der Angehörigen ist gerade beim Delir wichtig. Durch die Betreuung und aktive Gefahrenabwehr lassen sich zum einen weitere körperliche Verletzungen verhindern. Zum anderen ist die unterstützende Zuwendung von vertrauten Personen gerade jetzt sehr wichtig für den Patienten. Wenn möglich, ist es sinnvoll, ihn bei allen anstehenden Untersuchungen zu betreuen.

4.3 Organische psychische Störungen 2. Ranges (ICD-10; F06, F07)

4.3.1 Einführung

Hier handelt es sich um psychische Störungen, die durch Erkrankungen oder Verletzungen des Gehirns oder seine schädliche Beeinflussung durch Substanzen verursacht wurden. Anhand ihrer Symptome sind diese Störungen mitunter zunächst nicht als organisch bedingt zu erkennen. Der Grund ist ihre starke Ähnlichkeit mit den nichtorganischen psychischen Störungen. Deshalb ist immer eine **organische Abklärung** notwendig.

Die ICD-10 unterscheidet bei den hirnorganischen Störungen 2. Ranges einerseits „Andere psychische Störungen aufgrund einer Schädigung oder Funktionsstörung des Gehirns oder einer körperlichen Erkrankung" (F06), andererseits „Persönlichkeits- und Verhaltensstörungen aufgrund einer Krankheit, Schädigung oder Funktionsstörung des Gehirns" (F07).

Für die Diagnosestellung nach F06 und F07 sind folgende Aspekte zu berücksichtigen:

- Nachweis einer zerebralen Erkrankung, Verletzung oder Funktionsstörung oder einer systemischen körperlichen Erkrankung
- Zeitlicher Zusammenhang zwischen der Entwicklung der zugrunde liegenden Krankheit und dem Auftreten des psychischen Syndroms
- Abklingen der psychischen Störung nach Rückbildung oder Besserung der zugrunde liegenden Ursache
- Kein überzeugender Beleg für eine andere Verursachung des psychischen Syndroms (z. B. belastete Familiengeschichte oder belastende Ereignisse)

4.3.2 Symptomatik

Organische psychische Störungen 2. Ranges der Kategorie ICD-10; F06

- Es treten unterschiedliche psychopathologische Syndrome auf (➤ Tab. 4.1), die in einem nachweisbaren zeitlichen Zusam-

menhang mit einer Hirnfunktionsstörung (medikamentös verursacht) oder körperlichen Erkrankung auftreten.
- Die psychische Störung bildet sich nach Besserung der Grunderkrankung zurück.

Organische psychische Störungen 2. Ranges der Kategorie ICD-10; F07

- Es treten unterschiedliche psychiatrische und neuropsychiatrische Syndrome auf (➢ Tab. 4.2), die in einem nachweisbaren zeitlichen Zusammenhang mit einer Hirnschädigung oder Hirnfunktionsstörung stehen.
- Patienten mit einer organischen Persönlichkeitsstörung können Bedürfnisse nicht gut aufschieben und kontrollieren; emotionale Labilität mit Euphorie, Reizbarkeit oder Apathie, inhaltliche und formale Denkstörungen und ein verändertes Sexualverhalten können auftreten.

4.3.3 Differenzialdiagnose

Organische psychische Störungen 2. Ranges der Kategorie ICD-10; F06 Es muss jeweils unterschieden werden zwischen dem organisch bedingten Syndrom und den unter F2–F4 beschriebenen Störungen, welche die gleiche psychopathologische Symptomatik aufweisen.

Organische psychische Störungen 2. Ranges der Kategorie ICD-10; F07 Abgrenzung von Persönlichkeits- (F6) oder neurotischen Störungen (F4) ohne organische Ursache. Nach einer zerebralen Schädigung oder Funktionsstörung treten sie in akzentuierter Form auf (Fremdanamnese ist hilfreich).

Tab. 4.1 Organische psychische Störungen 2. Ranges nach ICD-10; F06

Störung	Erklärung mit Symptomen
Organische Halluzinose (F06.0)	**Störung ohne Bewusstseinsstörungen mit anhaltenden oder immer wieder auftretenden, meist akustischen oder optischen Halluzinationen:** • Halluzinationen manchmal als Pseudohalluzinationen erkannt • Fehlen von Bewusstseinstrübung • Fehlen eines eindeutigen intellektuellen Abbaus • Keine auffällige Störung der Stimmung • Keine Wahnideen, aber wahnhafte Verarbeitung möglich
Organische katatone Störung (F06.1)	**Störung mit verminderter (Stupor) oder gesteigerter (Erregung) psychomotorischer Aktivität in Verbindung mit katatonen Symptomen:** • Stupor oder Negativismus (akuter Widerstand gegen passive Bewegung der Glieder oder des Körpers) • Erregung • Stupor und Erregung im raschen und unvorhersehbaren Wechsel • Andere katatone Phänomene wie Stereotypien, Flexibilitas cerea, Impulshandlungen • Sorgfältige Abgrenzung gegenüber dem Delir
Organische wahnhafte (schizophreniforme) Störung (F06.2)	**Anhaltende oder immer wieder auftretende Wahnideen, die von Halluzinationen begleitet sein können:** • Symptome nach F06 • Wahnideen wie Verfolgungswahn, Wahn körperlicher Veränderung, Eifersuchtswahn, Krankheitswahn, Wahn, man selbst oder andere seien tot • Halluzinationen • Formale Denkstörungen • Einzelne katatone Phänomene • Bewusstsein und Gedächtnis sind ungestört
Organische affektive Störungen (F06.3)	**Veränderung der Stimmung oder des Affekts:** • Erfüllung der Kriterien nach F06 und F30–33 • Veränderung in der gesamten Aktivitätslage • Affektive Störung
Organische Angststörung (F06.4)	• Wesentliche Merkmale einer generalisierten Angststörung • Wesentliche Merkmale einer Panikstörung • Kombination von beiden • Als Folge einer organischen Störung
Organische dissoziative Störung (F06.5)	• Entsprechend den Kriterien eines der unter F44 aufgeführten Zustandsbilder • Folge einer organischen Störung
Organische emotional labile (asthenische) Störung (F06.6)	• Deutliche und anhaltende Affektinkontinenz oder Affektlabilität • Ermüdbarkeit • Vielzahl unangenehmer körperlicher Empfindungen (z. B. Schwindel, akute oder chronische Schmerzen) • Folge einer somatischen Störung
Leichte kognitive Störung (F06.7)	• Störung kann vor, während oder nach einer Vielzahl zerebraler und systemischer Infektionen und körperlicher Erkrankungen (einschl. HIV) auftreten • Gedächtnisstörungen, Vergesslichkeit, Lern- und Konzentrationsschwierigkeiten, zunehmende Beeinträchtigung kognitiver Funktionen

Tab. 4.2 Organische psychische Störungen zweiten Ranges nach ICD-10; F07

Störung	Erklärung mit Symptomen
Organische Persönlichkeitsstörung (F07.0)	Auffällige Veränderung des gewohnten prämorbiden Verhaltens; Veränderungen betreffen tiefgreifend die Äußerung von Affekten, Bedürfnissen und Impulsen: • Andauernd reduzierte Fähigkeit, zielgerichtete Aktivitäten über längere Zeiträume durchzuhalten und Befriedigungen aufzuschieben • Verändertes emotionales Verhalten, emotionale Labilität, flache und ungerechtfertigte Fröhlichkeit, leichter Wechsel zu Reizbarkeit oder kurz andauernden Ausbrüchen von Wut und Aggression; Apathie • Äußerung von Bedürfnissen und Impulsen meist ohne Berücksichtigung von Konsequenzen oder sozialen Konventionen • Kognitive Störungen in Form von Misstrauen oder paranoidem Denken und/oder exzessiver Beschäftigung mit einem einzigen, meist abstrakten Thema • Auffällige Veränderung der Sprachproduktion und des Redeflusses, Umständlichkeit, Begriffsunschärfe, zähflüssiges Denken und Schreibsucht • Verändertes Sexualverhalten
Postenzephalitisches Syndrom (F07.1)	Bleibende Verhaltensänderung nach einer viralen oder bakteriellen Enzephalitis: • Reversibles Syndrom (Rückbildung vor 24 Monaten Dauer) • Kriterien für F07 müssen erfüllt sein (s. o.) • Bleibende neurologische Funktionsstörungen wie Lähmung, Taubheit, Aphasie, konstruktive Apraxie und Akalkulie Folgende Residualsymptome rechtfertigen diese Diagnose nicht: • Verminderung kognitiver Funktionen • Veränderte Schlaf- und Essgewohnheiten • Änderungen im Sexualverhalten und in der sozialen Urteilsfähigkeit • Unwohlsein, Apathie, Reizbarkeit
Organisches Psychosyndrom nach Schädel-Hirn-Trauma (F07.2)	Das Syndrom folgt einem Schädeltrauma, das schwer genug ist, um zu Bewusstlosigkeit zu führen, und objektiver Nachweis einer Hirnschädigung (z. B. EEG): • Kopfschmerzen, Schwindel, Erschöpftheit, Reizbarkeit • Störungen der Konzentration, des geistigen Leistungsvermögens, Gedächtnisses, Schlafs • Verminderte Belastbarkeit bei Stress, emotionalen Reizen oder unter Alkohol • Depressivität, Angst, vermindertes Selbstwertgefühl, Furcht vor bleibender Hirnschädigung • Einige Patienten werden hypochondrisch

4.3.4 Therapie

Gerade für die organischen psychischen Störungen 2. Ranges (ICD-10; F06 und F07) gilt: Entscheidend ist die Differenzialdiagnose. Psychiatrie ist eine medizinische Fachdisziplin, die nach dem Ausschlussprinzip angelegt ist. Hier muss genauestens untersucht werden, ob organische Ursachen vorliegen. Häufig kommt es zum interdisziplinären Austausch von Fachärzten.

Erste Maßnahmen

THERAPEUTISCHER HINWEIS

In erster Linie ist bei diesen Störungen meist die **klinische Untersuchung** erforderlich. Hausarzt und Ambulanz spielen eine untergeordnete Rolle.

Aufklärung

Organische psychische Störungen 2. Ranges der Kategorie ICD-10; F06

- Machen Sie dem Betroffenen den Zusammenhang zwischen der zugrunde liegenden körperlichen Erkrankung und den psychischen Symptomen deutlich.
- Erklären Sie, dass sich die psychischen Beschwerden infolge der Behandlung der Grunderkrankung bessern werden.

Organische psychische Störungen 2. Ranges der Kategorie ICD-10; F07

- Der Betroffene, aber auch seine Angehörigen und der Therapeut sollten die Bedeutung der zerebralen Erkrankung oder Schädigung für den Lebensalltag des Patienten berücksichtigen. Andererseits sollte man sich nicht auf das Ereignis fixieren.
- Nach einer ersten Phase der Entlastung und Schonung ist es für den Patienten sinnvoll, seine gewohnten Aktivitäten (z. B. seine Arbeit) langsam wieder aufzunehmen.

Medikation

Wenn geklärt ist, dass die Störung organisch bedingt ist, können Sie Ihren Patienten beruhigen, dass sich die Symptome zurückbilden, sobald sich die Grunderkrankung bessert. Die Medikation und deren Kontrolle bleibt dem Psychiater überlassen.

Organische psychische Störungen 2. Ranges der Kategorie ICD-10; F06

- Die organische Grunderkrankung wird medikamentös behandelt.

- Es wird die identische medikamentöse Therapie angewandt wie bei den unter F2–F4 beschriebenen Störungen mit gleicher Symptomatik.

Organische psychische Störungen 2. Ranges der Kategorie ICD-10; F07

- Wenn erforderlich, werden bei Unruhe oder Schlafstörungen niedrigdosierte Antipsychotika gegeben.
- Antidepressiva können bei Affektinkontinenz gegeben werden.
- Die Gabe von Benzodiazepinen sollte vermieden werden.

Empfehlungen für das therapeutische Gespräch

Organische psychische Störungen 2. Ranges der Kategorie ICD-10; F06

- Aufgrund der Schwere der körperlichen Erkrankung sowie der begleitenden psychischen Störungen sollte der Patient an einen Facharzt bzw. in eine Klinik überwiesen werden.
- Da sich hinter einer leichten kognitiven Störung wie F06.7 auch eine beginnende Demenz verbergen kann, sollte der Patient alle 6 Monate untersucht werden.

Organische psychische Störungen 2. Ranges der Kategorie ICD-10; F07

- Begleitend kann psychotherapeutisch gearbeitet werden, z. B. mit Verhaltenstherapie.
- Wenn neurologische Ausfälle über einen längeren Zeitraum anhalten, können zielgerichtete Therapien wie Krankengymnastik, Logopädie oder Ergotherapie indiziert sein.
- Wenn die Behandlung erfolglos ist und schwere körperliche und psychische Einbußen bestehen bleiben, sollte der Rentenantrag (ggf. auf Zeit) gestellt werden.

4.3.5 Arbeit mit dem sozialen Umfeld

Wie bei jeder organischen psychischen Störung bedarf es auch hier einer guten Psychoedukation. Die Angehörigen sollen verstehen, was im Patienten vor sich geht, was ursächlich für die Erkrankung ist und wie Therapie und Prognose aussehen. Das soziale Umfeld könnte sich sorgen, dass eine symptomatische Erkrankung aus Kapitel F2, F4 oder F6 (ICD-10) vorliegt. Gehen Sie darauf ein und erläutern Sie, warum die organische Untersuchung so wichtig ist.

Raten Sie den Angehörigen (und wenn möglich auch dem Betroffenen), den Kontakt zu Ärzten und Klinikpsychologen zu suchen und um ein Gespräch in einer laienverständlichen Sprache zu bitten. Ermuntern Sie sie dazu, nachzufragen und sich nicht einfach zufrieden zu geben, wenn sie etwas nicht verstanden oder erfahren haben.

KAPITEL

5 Stoffgebundene Sucht und Abhängigkeit (ICD-10; F1)

Kapitelübersicht

Allein 5–7 % der deutschen Bevölkerung leiden unter einer stoffgebundenen Suchterkrankung. Die meisten von ihnen sind von Alkohol, Nikotin und/oder Medikamenten abhängig. Die Abhängigkeit von einer psychotropen Substanz wird grundsätzlich durch das unwiderstehliche, dauerhafte Verlangen nach dem Konsum der jeweiligen Substanz beschrieben. Aufgrund der enormen körperlichen und psychosozialen Folgeschäden stellen Abhängigkeitserkrankungen ein relevantes individuelles und gesundheitspolitisches Problem dar. Tödliche Überdosierungen, Beschaffungskriminalität, Verkehrsdelikte, Gewalttätigkeit im Drogen- oder Alkoholrausch, Suizidalität und Tod durch körperliche Folgeschäden machen Abhängigkeitserkrankungen zu einem sozialmedizinischen Problem ersten Ranges.

Die aus dem Missbrauch resultierende Gesundheitsschädigung kann psychischer (z. B. Angststörung bei Alkoholabusus) oder körperlicher Art (Leberschaden) sein. Je nach Suchtpotenzial der Substanz und den Risikofaktoren des Konsumenten kann sich eine psychische und physische Abhängigkeit entwickeln.

5.1 Abhängigkeit: Definition, diagnostische Kriterien, Therapiephasen

MERKE

Das unbezwingbare, ständige Verlangen nach Einnahme und Beschaffung der Substanz bezeichnet man als **psychische Abhängigkeit.** Dagegen wird unter **physischer Abhängigkeit** der Zustand verstanden, bei dem der Organismus gegenüber der jeweiligen Substanz eine Toleranz entwickelt hat. Immer wieder und in immer höheren Dosen muss die Substanz eingenommen werden, damit sich beim Organismus der gleiche berauschende Effekt einstellt und keine Entzugssymptome auftreten.

Um eine **Abhängigkeit** von psychotropen Substanzen nach ICD-10 zu diagnostizieren, müssen während eines Monats **mindestens drei der folgenden Kriterien** erfüllt gewesen sein; falls sie nur für kürzere Zeit gemeinsam aufgetreten sind, sollten sie innerhalb eines Jahres wiederholt bestanden haben:

- Es besteht der starke Wunsch oder das starke Verlangen, Alkohol oder eine andere Substanz zu konsumieren (Craving).
- Die Fähigkeit, den Konsum der Substanz zu kontrollieren, ist vermindert (Beginn, Beendigung, Menge des Konsums; auch das Scheitern von Versuchen, weniger zu konsumieren).
- Entzugssymptome treten auf, und der Substanzgebrauch verhilft zur Milderung der Entzugssymptome.
- Es hat sich eine Toleranz entwickelt, sodass die Dosis gesteigert werden muss, um die gleiche Wirkung zu erreichen.
- Der Substanzkonsum hält trotz nachweislich schädlicher Folgen an.
- Es kommt zu einer Einengung auf den Substanzgebrauch; andere Interessen werden zugunsten der Beschaffung und Einnahme der Substanz vernachlässigt.

THERAPEUTISCHER HINWEIS

Gibt es Hinweise auf Abhängigkeit bei einem Patienten? Sprechen Sie ihn direkt auf eine mögliche Sucht an, auch wenn er sich wegen anderer Beschwerden bei Ihnen vorgestellt hat. Abhängige neigen dazu, ihre Sucht zu verdecken oder zu bagatellisieren.

Die Therapie von Alkohol- und Drogenabhängigkeit lässt sich grundsätzlich in vier Phasen einteilen (➤ Tab. 5.1).

1. Kontakt- und Motivationsphase
2. Entgiftungsphase
3. Entwöhnungsphase
4. Nachsorgephase

MERKE

Die Therapieaussichten bei stoffgebundenen Abhängigkeiten sind wenig günstig und die Rückfallraten sehr hoch.

Tab. 5.1 Therapiephasen der Abhängigkeitserkrankung

Phase	Dauer	Ambulante Therapie	Stationäre Therapie
Kontaktphase	Tage bis Monate	Familie, Arbeitsplatz, Freundeskreis, ärztliche oder psychotherapeutische Praxis, Poliklinik, Gesundheitsamt, Seelsorge, Suchtberatungsstelle, psychosoziale Beratungsstelle, Selbsthilfegruppen	Psychiatrischer Konsiliardienst nach Unfällen oder Behandlung von Folgeschäden
Entgiftungsphase	1–4 Wochen		Internistische Klinik, psychiatrische Klinik, toxikologische Abteilung
Entwöhnungsphase	4–12 Monate	Ambulante Therapie von bis zu 1 Jahr	Psychiatrische Fachkliniken, psychiatrische Universitätskliniken, Fachkliniken für Suchtkranke
Nachsorgephase	Jahre	Therapeuten, Hausarzt, Fachambulanz, psychosoziale Beratungsstelle, Selbsthilfegruppen (Anonyme Alkoholiker, Blaues Kreuz), Familie und Arbeitsplatz	

5.2 Alkohol (ICD-10; F10)

5.2.1 Einführung

Rund 2,5 Mio. Menschen in Deutschland sind alkoholkrank. Die Entstehung von Alkoholismus ist als multifaktoriell anzusehen. Eine Alkoholabhängigkeit besteht, wenn die konsumierten Mengen das sozial übliche Maß deutlich übersteigen und/oder zu unpassenden Gelegenheiten getrunken werden. Es folgen entsprechende substanzbedingte Schädigungen sowie Störungen und Konflikte im sozialen und wirtschaftlichen Bereich, die mit psychischer und körperlicher Abhängigkeit einhergehen. Alkoholabhängigkeit ist eine Krankheit! Kontrollverlust, Entzugssymptome und Toleranzentwicklung sind ihre allgemeinen Kennzeichen.

FALLBEISPIEL

Alkoholabhängigkeit – „Alles schlägt mir auf den Magen"

Ein 56-jähriger selbstständiger Software-Entwickler stellt sich in der Allgemeinarztpraxis vor. Sein Gesicht ist leicht gerötet. Während des Gesprächs muss er sich mehrfach die Stirn abwischen, weil er stark schwitzt. Er ist bei der Schilderung seiner Beschwerden sehr zurückhaltend, schildert vieles erst auf Nachfrage. Er habe seit Wochen Probleme mit dem Magen. Die Schmerzen würden nicht weggehen, alles schlage ihm auf den Magen. Er wisse gar nicht mehr, was er essen solle, sein Appetit sei ihm schon total vergangen. Er habe in den letzten 3 Monaten 5 kg abgenommen. Erst auf Nachfragen berichtet er von weiteren Problemen. Seit dem Verlust eines wichtigen Auftrags habe er finanzielle Schwierigkeiten. Er könne seitdem nicht mehr richtig schlafen und traue sich auch nicht, seiner Frau die Wahrheit über seine berufliche Situation zu sagen. Er will sie nicht noch mehr enttäuschen, nachdem er in vielen Gebieten nicht mehr „das bringe, was er früher gebracht habe". Auf sexuelle Probleme angesprochen, gibt er zu, Potenzstörungen zu haben. Insgesamt fühle er sich nicht mehr leistungsfähig und meide den Kontakt mit Kollegen, die ihm immer nur von ihren Erfolgen berichten würden. Er fühle sich zwar ausgelaugt, aber nicht wirklich depressiv. Allerdings falle es ihm schwer, sich eine Verbesserung seiner Situation vorzustellen. Auf die Frage, ob er Alkohol konsumiere, antwortet er: „Gelegentlich … auch nicht mehr als andere, glaube ich. Na ja, vielleicht ein bisschen mehr, seit der Ärger in der Arbeit begonnen hat." Bei genauem Nachhaken stellt sich heraus, dass er über die letzten Monate täglich 1–1½ Flaschen Wein und „hin und wieder" einen Grappa oder Cognac getrunken habe. Am Anfang habe ein schnell geleertes Glas Wein gereicht, damit er sich besser und seiner Frau gegenüber entspannter fühlte. Nun müsse er schon einen gewissen Pegel an Alkohol trinken, um den gleichen Effekt zu erleben.

5.2.2 Symptomatik

Die folgenden Symptome deuten auf eine Alkoholabhängigkeit hin:

Im Fall:

- Der Patient beklagt psychische (Nervosität, Schlafstörungen, depressive Stimmungen) oder körperliche (Übelkeit, Magenschmerzen, Gangstörungen) Beschwerden in Zusammenhang mit gesteigertem Alkoholkonsum. Er spielt den Konsum oft herunter und sieht ihn nur selten als Ursache für seine Symptome.
- Körperliche Entzugssymptome wie Übelkeit, Schwitzen, Tremor treten auf.
- Dem sozialen Umfeld fallen u. U. eine Verhaltens- und Wesensänderung des Patienten auf. Er ist z. B. leichter reizbar und geht bisherigen Interessen nicht mehr nach.

Weitere mögliche Symptome:

- In Verbindung mit dem Alkoholkonsum kommt es zu Unfällen oder Verletzungen.
- Es kann zu starken psychischen Auffälligkeiten (Halluzinationen, Stimmungsschwankungen, Angstzustände) bei körperlichen Entzugserscheinungen kommen.
- Soziale oder rechtliche Probleme infolge des Alkoholkonsums: Probleme am Arbeitsplatz, in der Partnerschaft, in der Nachbarschaft, Führerscheinentzug.

Gut zu wissen Bei etwa 20–50 % aller Alkoholkranken in Arztpraxen und Krankenhäusern wird die Abhängigkeit übersehen. Daher ist es entscheidend, die Anzeichen einer Abhängigkeit zu erkennen und entsprechende Schritte zur Behandlung einzuleiten.

Zur ersten Abklärung von Alkoholproblemen und als Hilfe für die Diagnosestellung dienen Laborwerte, die durch einen Arzt in Verbindung mit einem Labor festgestellt werden können. Für die Diagnose von Alkoholkonsum werden folgende Parameter herangezogen:

- GGT (Gamma-Glutamyltransferase): erhöhter Wert weist auf pathologische Prozesse der Leber hin
- CDT (Carbohydrate-Deficient Transferrin): gilt als bester Marker für chronischen Alkoholkonsum

Außerdem existieren **Testverfahren** wie der Münchner Alkoholismus-Test (MALT) oder der CAGE Test, **mit denen ein Verdacht auf eine Alkoholabhängigkeit untermauert werden kann** (Diagnose nur nach ICD-10, nicht anhand von Testverfahren).

Gut zu wissen **CAGE-Selbsttest**

- **C (Cut down drinking):** „Haben Sie jemals daran gedacht, weniger zu trinken?"
- **A (Annoying):** „Haben Sie sich schon mal über Kritik an Ihrem Trinkverhalten geärgert?"
- **G (Guilty):** „Haben Sie sich jemals wegen Ihres Trinkens schuldig gefühlt?"
- **E (Eye opener):** „Haben Sie jemals morgens zuerst Alkohol getrunken, um sich nervlich zu stabilisieren oder den Start in den Tag zu erleichtern?"

Werden einige dieser Fragen mit ja beantwortet, sollte auf jeden Fall an eine Abhängigkeit gedacht und diese weiter untersucht werden.

Auch auf der Website kenn-dein-limit.de der Bundeszentrale für gesundheitliche Aufklärung können Betroffene einen ausführlichen Selbsttest durchführen oder Promillemengen je nach Alter, Körpergröße und Gewicht bei unterschiedlichen Getränken (unter Vorbehalt) ermitteln.

Nach Maßgabe der Deutschen Hauptstelle gegen Suchtgefahren unterscheidet sich die Grenze zum Missbrauch je nach Geschlecht: Während man bei Frauen in der Regel von einem täglichen Limit von 20 g reinem Alkohol ausgeht, sind es beim Mann 40 g.

5

Gut zu wissen **Berechnung, wie viel Alkohol konsumiert wurde**

Beispiel: Frank trinkt auf einer Abschiedsfeier im Büro 3 große Gläser Wein.

3 Gläser Wein à 0,2 l = 0,6 Liter

Alkoholmenge Wein = ca. 12 % Vol. = 120 g reiner Alkohol je Liter = 24 g je 0,2 l

Dementsprechend hat Frank **72 g reinen Alkohol** getrunken.

Die verschiedenen Stadien des Alkoholrauschs sind in ➤ Abb. 5.1 wiedergegeben.

5.2.3 Differenzialdiagnose

Bei 60 % der Alkoholabhängigen treten komorbide psychische Störungen auf, die abgeklärt werden sollten!

- Eine vom Alkoholkonsum unabhängige körperliche Erkrankung oder Verletzung als Ursache der psychischen Symptomatik (z. B. Schädel-Hirn-Trauma nach Sturz im Alkoholrausch) sollte ausgeschlossen werden.
- Psychische Symptome wie Angst und Depressivität können trotz Alkoholabstinenz fortbestehen und behandlungsbedürftig sein.
- Es können Abhängigkeiten von anderen psychotropen Substanzen bestehen (➤ Kap. 5.3, ➤ Kap. 5.4).
- Auch Persönlichkeitsstörungen können auftreten (➤ Kap. 10).

5.2.4 Therapie

Den meisten Menschen fällt es schwer, offen und empathisch mit alkoholkranken Menschen umzugehen. Prüfen Sie, ob Sie alkoholabhängigen Patienten vorurteilsfrei begegnen können. In seinem Umfeld sieht sich der Abhängige vielen Vorwürfe ausgesetzt oder erlebt, dass Menschen sich einfach abwenden. Deshalb sollten Sie niemals moralisieren oder an seine Vernunft appellieren.

Erste Maßnahmen

MERKE

Entscheidend ist die Frühdiagnose!

Dazu gehört, dass Angehörige, Freunde und Ärzte gegenüber Warnsymptomen aufmerksam sind und den Betroffenen ggf. auf seinen schädlichen Gebrauch und Umgang mit Alkohol ansprechen.

- Bereits beim Erstkontakt sollten Sie eine Idee bzgl. der Diagnose entwickeln. Beim Verdacht auf eine Alkoholabhängigkeit ist es wie auch bei allen anderen Krankheitsbildern wichtig, dass der Patient dazu angeleitet wird, sich organisch und psychiatrisch untersuchen zu lassen. Klären Sie auch eine etwaige Suizidalität ab.
- Machen Sie sich ein Bild von der Schwere der Abhängigkeit und der Veränderungsbereitschaft/Motivation Ihres Patienten und leiten Sie ggf. eine Krisenintervention ein. Psychotherapeutisch können Sie erst arbeiten, wenn Sie über ausreichendes Fachwissen verfügen und der Patient abstinent ist.
- Je nach Schwere der Abhängigkeit empfehlen Sie einen Facharzt für Suchtmedizin, Beratungsstellen oder auch Kliniken.
- Bei Abhängigkeit: Motivieren Sie Ihren Patienten zum Entzug.

Aufklärung

MERKE

Alkoholabhängige Patienten sollten immer interdisziplinär behandelt werden.

Eine gute und intensive Kooperation zwischen Hausarzt, Beratungsstellen, Selbsthilfegruppen und weiteren beteiligten Parteien ist als Basis für eine erfolgreiche Therapie unerlässlich. Raten Sie Ihren Patienten bei wiederholten Rückfällen nach Entzugsbehandlungen zu einer Entwöhnungstherapie. Der Antrag kann z. B. über eine Suchtberatungsstelle erfolgen.

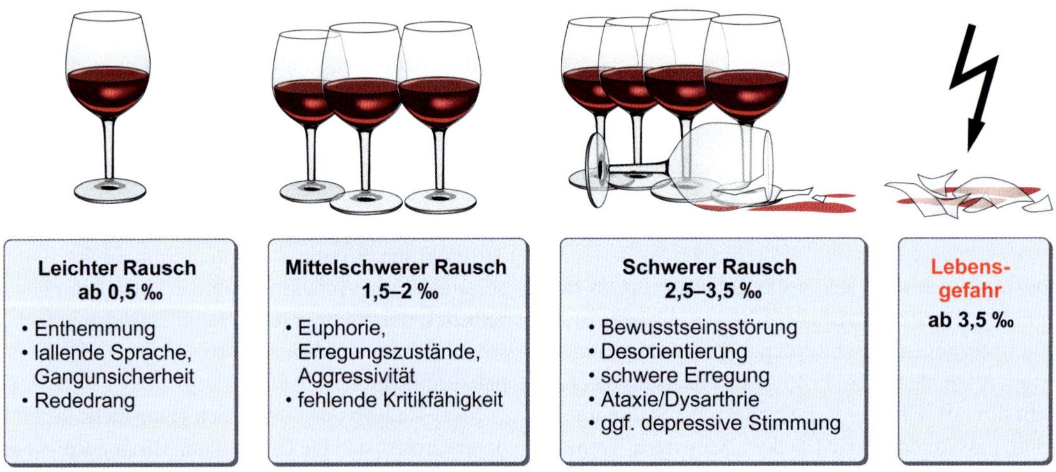

Abb. 5.1 Stadien des Alkoholrauschs

Hinweise zur Medikation

- Medikamente wie Benzodiazepine, Antidepressiva oder Antipsychotika können indiziert sein. Sie sollten bei Alkoholabhängigen nur in Zusammenarbeit mit einem Facharzt gegeben werden, da Missbrauchsgefahr besteht und z. T. bedrohliche Komplikationen in Verbindung mit Alkohol auftreten können (Wirkungspotenzierung durch Alkohol!).
- Bei geringer oder mäßiger Entzugssymptomatik ist häufig keine Medikation erforderlich.
- Bei vegetativer Entzugssymptomatik oder beim Auftreten von Komplikationen können die Gabe von Carbamazepin, Clomethiazol oder anderen Medikamenten und die stationäre Behandlung des Patienten erforderlich werden. Bei Erregung wird Haloperidol verabreicht.
- Medikamente wie z. B. Acamprosat können u. U. das Abstinenzverhalten des Patienten unterstützen.

Therapieverfahren

Je nach dem, in welcher Phase der Abhängigkeit (nach Jellinek) sich der Patient befindet (➤ Tab. 5.2), ergeben sich unterschiedliche verhaltenstherapeutische Vorgehensweisen:

Wichtig in allen Phasen sind Kenntnisse über **Rückfallmodelle:**

- Die Wahrscheinlichkeit eines Rückfalls hängt von den persönlichen Bewältigungskompetenzen und der Abstinenzzuversicht der Betroffenen ab, die mit der Anzahl bewältigter Risikosituationen steigt. Man unterscheidet einen „Ausrutscher" (vom Betroffenen noch zu stoppen) von einem „Relapse" (kompletter Rückfall mit all seinen negativen Folgen).
- Kritische Rückfallsituationen können sein: unangenehme Gefühlszustände, soziale Konfliktsituationen und Situationen mit sozialer Verführung.

Tiefenpsychologisch bedeuten Süchte (Alkohol, Drogen, Medikamente, Essen etc.) eine illusorische Befriedigung von Beziehungsbedürfnissen. In der Sucht wird die Sehnsucht nach einem immer konstant verfügbaren und in der eigenen Kontrolle liegenden Objekt deutlich. Im Gegensatz zum belebten Objekt (z. B. Partner), das selbst entscheidet, wie, wann und wo es dem anderen zur Verfügung steht, ist die Substanz für den Betroffenen meist ständig verfügbar. Suchtmittel dienen aber auch als Stabilisator bei struktureller Ich-Schwäche und regulieren den Betroffenen temporär im Selbstwerterleben und im Affekt. In der Therapie geht es um die Sicherstellung der Abstinenz mit strukturierenden Methoden (s. o.) und die anschließende Bearbeitung des zugrunde liegenden Konflikts. Wir empfehlen, bei Suchterkrankungen nur dann tiefenpsychologisch zu arbeiten, wenn Sie über genügend Erfahrung verfügen und regelmäßige Supervision in Anspruch nehmen.

Therapieplan

Siehe dazu ➤ Tab. 5.1.

Empfehlungen für das therapeutische Gespräch

MERKE

Begegnen Sie Ihrem Patienten verständnisvoll und hilfsbereit, aber gleichzeitig kompromisslos und konsequent!

THERAPEUTISCHER HINWEIS

Raten Sie einem alkoholabhängigen Patienten nie, spontan oder selbstständig mit dem Trinken aufzuhören. Um Krampfanfällen und einem lebensbedrohlichen Delir vorzubeugen, muss der Entzug stationär überwacht werden. Wenn Sie selbst delirante Symptome bei Ihrem Patienten wahrnehmen, rufen Sie sofort einen Rettungswagen. In der Klinik erfolgt die Erstversorgung dann gewöhnlich mit Clomethiazol.

- Weisen Sie darauf hin, dass sich der schädliche Gebrauch oder die Abhängigkeit von Alkohol zu schweren (physischen und psychischen) Störungen entwickeln oder mit solchen einhergehen können.

Tab. 5.2 Phasen der Alkoholabhängigkeit nach Jellinek (aus Kandale und Rugenstein 2014)

Phase	Beschreibung	Therapiemöglichkeiten
Voralkoholische Phase	Erleichterungstrinken, Spannungsabbau, „soziales Trinken", bis täglich konsumiert wird	Psychoedukation, wenig drängende Vermittlung des Entwicklungsmodells einer Abhängigkeit und der negativen Folgen, Ergründung der psychischen Belastungen, Achtsamkeitsübungen, Entspannungsübungen, Arbeit an der Selbstregulation
Prodromalphase	Gier, gedankliche Ausrichtung auf das Trinken, heimlicher Konsum, Schuldgefühle, Toleranzentwicklung	Wie voralkoholische Phase, zudem auch: Entlastung von Schuldgefühlen, Atmosphäre der Offenheit schaffen, nicht werten und urteilen; Aufbau eines Problembewusstseins unterstützen, positive Folgen der Veränderung herausarbeiten; realistische Veränderungsziele definieren, erste Schritte unternehmen, z. B. Selbsthilfegruppe besuchen
Kritische Phase	Zunehmender Kontrollverlust über das Trinken, morgendliches Trinken, soziale Probleme, beginnende körperliche Vernachlässigung, starke psychische Abhängigkeit	Wie voralkoholische und Prodromalphase; dann, wenn möglich, auch: ernsthafter Abstinenzvorsatz und Beginn der Veränderung: z. B. Entgiftung, stationäre Aufnahme
Chronische Phase	Tagelange Räusche inklusive psychotischen Erlebens, Konsum von Ersatzsubstanzen (z. B. Rasierwasser), Entzugssyndrome	In dieser Phase sind Betroffene am ehesten behandlungsbereit! Therapiemöglichkeiten s. vorhergehende Phasen. Entgiftung und Entzug unbedingt im stationären Setting

5

- Alkoholkonsum während der Schwangerschaft kann das ungeborene Kind schädigen.
- Kontrolliertes Trinken oder die Reduzierung der Trinkmenge kann bei einigen Betroffenen einen sinnvollen Anfang darstellen.
- Ein wichtiges therapeutisches Ziel bei Alkoholabhängigkeit ist die Abstinenz. (Dies bedeutet: Keinen Schluck Alkohol, nicht einmal „alkoholfreies Bier", mit Alkohol gefüllte Ostereier oder andere Lebensmittel oder auch Arzneimittel auf Alkoholbasis zu sich nehmen!)

Will der Patient den Alkoholkonsum beenden oder einschränken?

- Vereinbaren Sie regelmäßige Termine, vielleicht mit freiwilligen Kontrollen des Alkoholspiegels.
- Sprechen Sie das Problem direkt an und vermeiden Sie es nicht, nur weil es unangenehm sein könnte.
- Besprechen Sie mögliche Rückfallsituationen und den adäquaten Umgang damit.
- Informieren Sie den Patienten über Angebote von Beratungsstellen und Selbsthilfegruppen (auch hinsichtlich der positiven Erfahrungen, die andere Patienten damit gemacht haben).
- Beziehen Sie Angehörige, Freunde oder Teilnehmer von Selbsthilfegruppen unmittelbar und dauerhaft ein.
- Raten Sie evtl. zu einer stationären Entzugstherapie oder einer weiter reichenden Entwöhnungsbehandlung. Dies gilt vor allem für Patienten mit merklichen körperlichen oder psychischen Folgeschäden und Komplikationen bei bereits absolvierten Entzügen.

Wenn der Patient weder aufhören noch den Konsum einschränken will:

- Thematisieren Sie die körperlichen und psychosozialen Folgen der Alkoholabhängigkeit.
- Begleiten Sie den Patienten mit regelmäßiger Besprechung der Problematik, ohne ihn zurückzuweisen oder ihm moralische Vorhaltungen zu machen.
- Stellen Sie Kontakte zu Selbsthilfegruppen her.
- Informieren Sie Ihren Patienten über Angebote unterschiedlicher Beratungsstellen und die speziellen Möglichkeiten der Behandlung.
- Bieten Sie Betreuungsmaßnahmen im Sinne einer Schadensminimierung an.

THERAPEUTISCHER HINWEIS

Wenn Ihr Patient den Gang zur Suchtberatungsstelle ablehnt, können Selbsthilfegruppen wie die Anonymen Alkoholiker oder das Blaue Kreuz die zunächst wirksamere Alternative sein. Der Umgang mit „Gleichgesinnten" wirkt sich häufig positiv auf die Motivation zur Verhaltensänderung und zum Entzug aus.

5.2.5 Arbeit mit dem sozialen Umfeld

Extrem schwer und bedrückend ist die Situation für die Angehörigen von Alkoholkranken. Sie lieben ihren Verwandten oder empfinden zumindest Zuneigung und sind von seinen Wesens- und Verhaltensänderungen selbst betroffen. Machtlos stehen sie seinen Zornausbrüchen, anderen Extremsituationen und seinen körperlichen Veränderungen (bis hin zu dauerhaftem Alkoholgeruch) gegenüber. Es fällt schwer, in einem Alkoholabhängigen den Menschen zu sehen. Versuchen Sie die Angehörigen dahingehend zu sensibilisieren, dass es seine Alkoholkrankheit ist, die ihn so verändert hat, seien Sie aber auch gleichzeitig offen für die negativen Affekte der Angehörigen, wie Wut, Ablehnung und Verzweiflung.

Da die betroffenen Angehörigen in ihrem Umfeld nicht unbedingt Gesprächspartner zu diesem Problemthema finden (wollen), ist es wichtig, dass sie sich bei Ihnen aussprechen können und sich mit ihrem Leid aufgehoben fühlen.

MERKE

Warum kommt es bei Verzicht auf Alkohol zur Depression?

Durch den Konsum von Alkohol werden vermehrt Dopamin und Serotonin ausgeschüttet, deren Konzentration dadurch ständig erhöht ist. Die ständige Überflutung mit diesen „Glücksbotenstoffen" führt zu einer Abnahme der Sensitivität des Gehirns und in der Folge auch zu einer Abnahme der Konzentration der körpereigenen Transmitter. Bleibt der regelmäßige Alkoholkonsum dann aus, kann es aufgrund des Mangels an Botenstoffen zu einer Depression, zu Ängsten, extremer Müdigkeit und Abgeschlagenheit kommen. Deshalb werden in diesem Fall oft Antidepressiva verordnet.

Vermitteln Sie den betroffenen Angehörigen aber auch, wie wichtig eine verständnisvolle, aber kompromisslose Haltung gegenüber einem alkoholkranken Menschen ist, dass der Umgang mit dem suchtkranken Verwandten viel Geduld erfordert, aber es den Angehörigen auch selbst hilft, wenn sie Grenzen setzen. Motivieren Sie daher die Personen aus dem Umfeld des Alkoholkranken, sich auch um sich selbst und ihre Bedürfnisse zu kümmern. Vielleicht arbeiten Sie diese Bedürfnisse auch gemeinsam heraus. Ansonsten werden die Betreffenden kaum genügend Energie aufbringen können, um ihren abhängigen Verwandten zu unterstützen, aber gleichzeitig bestimmt aufzutreten.

Und natürlich können die Angehörigen selbst konkret helfen, indem sie den Alkoholkonsum beobachten, evtl. sogar protokollieren und Kontakt zu Selbsthilfegruppen oder anderen Einrichtungen für Alkoholkranke herstellen. Zum einen sind Sie ein wichtiger Ratgeber, wenn es um die Aufklärung der Angehörigen geht. Zum anderen können Sie helfen, Kontakte herzustellen oder sogar den Weg in den Entzug zu bahnen.

Klären Sie die Angehörigen darüber auf, was in den einzelnen Phasen des Entzugs (➤ Tab. 5.1) passiert und wie sie selbst unterstützend tätig werden können.

THERAPEUTISCHER HINWEIS

Klären Sie Angehörige auch über das Risiko eines Delirs auf, das beim abrupten Absetzen von Alkohol auftreten kann. Unbehandelt verläuft das Delir **in 15–20 % der Fälle tödlich.** Daher sollte es keine Alternative zum kontrollierten Entzug geben.

Empfehlen Sie den Angehörigen einen Facharzt, falls eine medikamentöse Unterstützung erwogen wird oder Komplikationen mit anderen verabreichten Medikamenten auftreten.

Es kann sein, dass Angehörige aufgrund des Verhaltens des Betroffenen juristische Vorsorge oder auch Nachsorge treffen wollen oder müssen. Vielleicht können Sie mit Ihrem Netzwerk auch hier unterstützend tätig werden.

Das, was für die Angehörigen gilt, trifft natürlich auch auf das weitere soziale Umfeld des Abhängigen zu. Weil die dazu zählenden Personen meist aber einen gewissen Abstand haben und weniger stark betroffen sind, fällt es ihnen manchmal leichter, weniger emotional zu reagieren und zu handeln. Gerade deshalb können sie eine große Hilfe für den Betroffenen und seine Familie sein.

5.3 Drogen (ICD-10; F11–F19)

5.3.1 Einführung

In diesem Abschnitt werden folgende psychotrope Substanzen zusammengefasst: Opioide (Heroin), Cannabinoide, Kokain, Stimulanzien oder Amphetamine (Ecstasy), Halluzinogene (LSD) und flüchtige Lösungsmittel.

Als **Drogenabhängigkeit** bezeichnet man das pathologische Verlangen nach wiederholtem Konsum dieser Substanzen. Wie beim Alkohol werden auch hier psychische (geistige) und physische (körperliche) Abhängigkeit unterschieden. Die Ursachen der Abhängigkeit von diesen Substanzen sind ähnlich wie beim Alkohol vielfältiger Natur. Während der Konsum von Alkohol bei Erwachsenen aber gesellschaftsfähig ist, handelt es sich hier um zumeist illegale Drogen. Das erschwert den Konsum und kann mit Beschaffungskriminalität einhergehen.

FALLBEISPIEL

Cannabiskonsum – „Eine gefährliche Mischung"

In den Schulferien hatte meine beste Freundin „sturmfreie Bude", und wir kamen auf die Idee, mit ein paar Freundinnen Haschischkekse zu backen. Gleich nachdem wir sie aus dem Ofen genommen hatten, probierte jede von uns ein, zwei Kekse. Dann machten wir uns mit dem Auto auf den Weg ins Jugendheim. Während ich auf dem Rücksitz saß, bekam ich plötzlich heftiges Herzrasen. Mein Herz klopfte so stark, und ich nahm die Musik im Radio so eindringlich wahr, dass ich das Gefühl hatte, von ihr erdrückt zu werden. Das Lachen meiner Freunde und ihre Handbewegungen zur Musik kamen mir schrill und bizarr vor. Ich verfiel total in Panik und hatte das Bedürfnis auszusteigen. Doch am Jugendheim angekommen, hatte ich das Gefühl, ich könne nicht mehr aussteigen. Meine Arme und Hände waren wie gelähmt und eiskalt. Meine Freundin fragte mich, was los sei, doch ich konnte kaum sprechen, so trocken waren mein Mund und meine Kehle. Sie versuchte, mich aus dem Auto zu zerren, doch ich wehrte mich. Denn wenn ich sie ansah, verwandelten sich ihre langen, lockigen Haare in zischende Schlangen mit gefährlich langen Zungen. Ich war so verängstigt und verzweifelt, dass ich nicht wusste, ob es besser war, die Augen zu schließen oder offen zu halten. Zwei Freunde hievten mich mit Gewalt aus dem Auto und legten mich im Jugendheim in einem stillen Zimmer auf eine Couch. Dort bin ich dann irgendwann eingeschlafen, und als ich mehrere Stunden später aufwachte, hatte das Ganze ein Ende. Ich war heilfroh und habe mir geschworen, nie wieder davon zu probieren.

5.3.2 Symptomatik

Folgende Symptome weisen auf das Vorliegen eines abhängigen Konsums hin:

- Psychische (Nervosität, depressive Verstimmung, Schlafstörungen) oder körperliche Beschwerden im Zusammenhang mit spezifischen Entzugssymptomen; der Drogenkonsum wird vom Patienten evtl. nicht erwähnt oder verharmlost.
- Es können Verletzungen oder weitere Komplikationen im Zusammenhang mit dem Drogenkonsum auftreten, z. B. Abszesse.
- Soziale und auch rechtliche Probleme können zunächst durch die Beschaffung, später durch den Konsum von Drogen auftreten. Davon sind meist Partnerschaft, Familie, Freundeskreis (Verschuldung) und Arbeitsplatz betroffen.
- Speziell bei Opiatentzug treten Ängstlichkeit, Unruhe, Übelkeit, Schlaflosigkeit, Zittern, Muskel- und Knochenschmerzen, Fieber, Durchfälle und eine starke vegetative Symptomatik auf. Die Beschwerden beim Entzug von Heroin sind 36–72 Stunden nach der letzten Einnahme am stärksten.
- Speziell bei Stimulanzien-Entzug treten Depressivität und Antriebsmangel auf.

Tab. 5.3 Charakteristika der Abhängigkeit von psychotropen Substanzen

Substanz	Pupillenreaktion bei Einnahme	Abhängigkeit		Symptome
		psychisch	somatisch	
Opiate	• Miosis • Bei Intoxikation: Mydriasis	ja	ja	• Wesensveränderung • Gefahr von Infektion • Gewichtsverlust • Impotenz
Cannabis	Mydriasis	ja	nein	• Amotivationales Syndrom – Passivität – beeinträchtigte Motivation • Merkfähigkeitsstörung • Psychose auslösend
Kokain	Mydriasis	ja	nein	• Angst, Depression • Kokainpsychosen
Stimulanzien (z. B. Ecstasy)	Mydriasis	ja	nein	• Schlafstörung • Leistungssteigerung • Euphorie • Unruhezustand • Rededrang
Halluzinogene	Mydriasis	ja	nein	• Flashbacks • Gedächtnislücken
Flüchtige Lösungsmittel	nicht auffallend	ja	nein	–
Polytoxikomanie (20 %)	je nach Substanz			

Tab. 5.4 Charakteristika der Entzugssymptome

Substanz	Entzug		Akuttherapie
	Vorgehen	Symptome	
Opiate	• abrupt: kalter Entzug = ohne Medikament • Opiatagonist-Substitution = warmer Entzug	• Unruhe, Übelkeit, Schwitzen, Gliederschmerzen • Tachykardie, Blutdruckanstieg • Nasen- und Tränenfluss, Gähnen, Fieber • Schlaflosigkeit	• Heroin: keine Atemdepression, Bewusstlosigkeit • Naloxon
Cannabis	abrupt	Angst, Depressivität, Schlafstörungen	Flashbacks („Talking-down")
Kokain	abrupt	Reizbarkeit, Angst, Depressivität, Schlafstörungen	Benzodiazepine
Stimulanzien (z. B. Ecstasy)	abrupt	Dysphorie, Depressivität, Schlafstörungen	• Antipsychotika • Benzodiazepine • Betablocker
Halluzinogene	abrupt	Dysphorie, Depressivität	• Benzodiazepine • Antipsychotika
Flüchtige Lösungsmittel	abrupt	Dysphorie	Antipsychotika
Polytoxikomanie 20 %	je nach Substanz	• 3 Substanzen • mindestens 6 Mon.	je nach Substanz

5

- Nach einiger Zeit macht sich u. U. eine Wesens- und Verhaltensänderung bei den Betroffenen bemerkbar. Sie vernachlässigen z. B. bisherige Interessen oder sind schneller reizbar. Vor allem Angehörige können dies wahrnehmen (Fremdanamnese).

Je nach Substanz lassen sich bei Abhängigkeit von psychotropen Substanzen unterschiedliche Merkmale beobachten (➤ Tab. 5.3).

Auch hinsichtlich der Entzugssymptome unterscheiden sich die Abhängigkeitserkrankungen (➤ Tab. 5.4).

THERAPEUTISCHER HINWEIS

Wenn Sie aufgrund der äußeren Erscheinung, des Gesundheitszustands oder weiterer Symptome einen Verdacht haben: Sprechen Sie Ihren Patienten auch dann auf möglichen Drogenmissbrauch oder eine Sucht an, wenn er sich wegen anderer Beschwerden vorgestellt hat.

5.3.3 Differenzialdiagnose

- Eine vom Drogenkonsum unabhängige körperliche Erkrankung oder Verletzung sollte als Ursache der psychischen Symptomatik ausgeschlossen werden.
- Bei jugendlichen Konsumenten kann es zur Doppeldiagnose von psychotischer Störung (F2) und Sucht (F1) kommen (➤ Kap. 8).
- Trotz Abstinenz können psychische Symptome wie Angst (F41, ➤ Kap. 8.1) und Depressivität (F3, ➤ Kap. 7.2) fortbestehen und behandlungsbedürftig sein.

5.3.4 Therapie

Als Therapeut sind Sie für den Patienten vielleicht die erste neutrale Person, der er seine Abhängigkeit anvertraut. Lassen Sie sich nicht zu mitfühlend involvieren und bleiben Sie in Ihren Aussagen und Handeln konsequent. Gerade hier ist es wichtig, dass Sie gut und regelmäßig in Supervision gehen! Wie steht es um Ihren eigenen Selbstwerttopf? Füllen Sie ihn dauerhaft auf, damit Sie aus dem eigenen Mangel heraus kein co-abhängiges Verhalten entwickeln.

Erste Maßnahmen

MERKE

Entscheidend ist die Frühdiagnose!
Angehörige, Freunde, Ärzte und Therapeuten sollten auf Warnsymptome achten und den Mut haben, den Betroffenen auf den abhängigen Gebrauch und seinen Umgang mit Drogen anzusprechen.

- Vermuten Sie im Erstgespräch eine Drogenabhängigkeit, so ist es, wie auch bei allen anderen Krankheitsbildern, wichtig, dass der Patient dazu angeleitet wird, sich organisch und psychiatrisch untersuchen zu lassen. Klären Sie auch eine etwaige Suizidalität ab.
- Sollten Angehörige oder Betroffene sich an Sie wenden, können Sie auch Selbsthilfegruppen oder das Aufsuchen einer Suchtberatungsstelle empfehlen.
- Klären Sie zunächst die Schwere der Abhängigkeit und die Veränderungsbereitschaft/-motivation des Patienten ab. Psychotherapeutisch können Sie erst bei Abstinenz des Patienten arbeiten. Dafür sollten Sie über ausreichende Erfahrung mit Suchterkrankungen verfügen.
- Je nach Schwere der Abhängigkeit empfehlen Sie einen Facharzt für Suchtmedizin, Beratungsstellen oder auch Kliniken.
- Bei Abhängigkeit: Motivieren Sie Ihren Patienten zum Entzug.

MERKE

Je nach Fall ist eine stationäre Entzugsbehandlung oder eine weiter reichende Entwöhnungsbehandlung sinnvoll und sollte dem Patienten vor allem dann empfohlen werden, wenn deutliche körperliche, psychische und soziale Folgeschäden vorliegen oder bei bisherigen Entzügen Komplikationen aufgetreten sind.

Hinweise zur Medikation

- Da der Entzug von Stimulanzien, Kokain oder Opiaten quälend sein kann, besteht eine hohe Rückfallgefahr. Der Entzug ist aber selten gefährlich. Benzodiazepine sollten nicht ambulant gegeben werden! Beim Opiatentzug kommt ggf. eine 10- bis 14-tägige Behandlung mit Methadon oder L-Polamidon zur Anwendung.
- Benzodiazepine, Antidepressiva oder Antipsychotika dürfen wegen zahlreicher möglicher Komplikationen und Missbrauchspotenzials nur von einem Facharzt verordnet werden.
- Bei Schwangeren mit Opiatabhängigkeit sowie schweren körperlichen und psychischen Begleiterkrankungen sollte eine Substitutionsbehandlung (Methadon) mit begleitender suchttherapeutischer Anbindung durchgeführt werden.

Gut zu wissen Bei Opiatabhängigkeit ist der „warme" Entzug dem „kalten" Entzug vorzuziehen, denn die Abbruchrate ist deutlich geringer und das Angebot wird besser akzeptiert. Die Substitutionstherapie durch Methadon ist im Betäubungsmittelgesetz geregelt und darf nur unter Aufsicht eines Arztes, Apothekers oder speziell geschulten Personals durchgeführt werden.

Therapieverfahren

Die Therapie von Abhängigkeitserkrankungen lässt sich grundsätzlich in vier Phasen unterteilen (➤ Kap. 5.1, ➤ Tab. 5.1).

Wenn Sie sich erfahren genug fühlen und sich ausreichend supervidieren lassen, können Sie auch mit verschiedenen Methoden der Verhaltenstherapie arbeiten.

Motivierende Gesprächsführung (*Motivational Interviewing* nach Miller und Rollnick): Dies ist eine spezielle, nicht konfrontative, direktive, klientenzentrierte Form der Gesprächsführung, welche hilft, Veränderungsambivalenzen zu überwinden und konkrete Veränderungsziele zu erarbeiten. Sie umfasst sieben Methoden (offene Fragen, aktives Zuhören, Würdigung, Förderung von Change-Talk, Umgang mit Widerstand, Förderung von Confidence-Talk, Zusammenfassungen) sowie vier Behandlungsprinzipien (Kandale und Rugenstein 2014):

1. Empathie
2. Entwicklung von Diskrepanzen
3. Geschmeidiger Umgang mit Widerstand
4. Stärkung der Änderungszuversicht

Weitere häufige Interventionen (anwendbar auch bei Alkoholsucht und anderen Süchten):

- **Ablehnungstraining:** realistisches Durchspielen möglicher Verführungssituationen im Rollenspiel
- **Cue-Exposure:** absichtliche In-vivo-Konfrontation mit persönlich relevanten Auslösebedingungen mit dem Ziel, Craving auszuhalten und die Situation abstinent zu bewältigen
- **Kognitive Umstrukturierung** dysfunktionaler Einstellungen zu Alkohol, Drogen etc.
- **Training verschiedener Kompetenzen** (Selbstsicherheit, Problemlösen, Stressbewältigung etc.)
- **Entwicklung von Ersatzaktivitäten** (anstelle des Konsums von Suchtmitteln) und neuen Lebensperspektiven

Therapieplan

Der Therapieplan wird bei Drogenabhängigkeit individuell an den Patienten angepasst.

Empfehlungen für das therapeutische Gespräch

- Durch schädlichen Gebrauch oder Abhängigkeit von der Droge können schwere psychische Störungen entstehen oder damit einhergehen.
- Das wichtigste Ziel der Behandlung bei Drogenabhängigkeit ist die Abstinenz.
- Die Verringerung der Konsumhäufigkeit kann je nach Fall das kleinere Übel und daher eine sinnvolle Alternative zur Abstinenz sein (wenn keine Abhängigkeit besteht).
- Drogenkonsum in der Schwangerschaft kann das ungeborene Kind schädigen.
- Weisen Sie darauf hin, dass bei intravenösem Drogengebrauch ein hohes Infektionsrisiko besteht und Krankheiten wie Hepatitis und HIV-Infektion erworben und übertragen werden können.
- Wenn Komplikationen (delirante oder psychotische Symptome) oder ausgeprägte Entzugssymptome auftreten, veranlassen Sie umgehend eine stationäre Einweisung!
- Betroffene, die sowohl unter einer psychotischen Störung (F2) als auch Sucht (F1) leiden, sollten unbedingt beim Facharzt vorgestellt und in spezifische therapeutische Angebote übergeben werden. (Erst wenn die Gesamtsituation stabilisiert ist, kann Abstinenz verfolgt werden.)
- Eine wirksame Therapie bei Drogenabhängigkeit kann nur im interdisziplinären Austausch und guten Miteinander zwischen Therapeut, Hausarzt, Beratungsstellen und Selbsthilfegruppen erfolgen.
- Wenn ein Patient (nach Entzugsbehandlungen) wiederholt rückfällig wird, sollten Sie ihm zu einer langfristig angelegten Entwöhnungstherapie raten. Die Anträge können auch über eine Suchtberatungsstelle erfolgen.

MERKE
Bei Missbrauch von psychotropen Substanzen ist die psychodynamische Arbeit mit dem Patienten anzuraten!

Wenn Patienten ihren Konsum beenden oder reduzieren wollen:

- Vereinbaren Sie feste Termine, die sie auch an freiwillige Kontrolluntersuchungen des Blutes oder Urins koppeln können.
- Sprechen Sie die Drogenproblematik immer wieder an! Eine Vermeidung dieses unangenehmen Themas ist kontraproduktiv.
- Informieren Sie sich selbst früh genug über Beratungsstellen und Selbsthilfegruppen und bauen Sie sich ein kleines Netzwerk in diesem Bereich auf. So können Sie Ihren Patienten bestens informieren und ihn an diese Stellen weiterleiten.
- Beziehen Sie Angehörige und Freunde oder auch die Mitglieder von Selbsthilfegruppen direkt und regelmäßig in die Arbeit mit dem Patienten ein. Aber unbedingt Schweigepflicht beachten!

- Was passiert bei einem Rückfall? Besprechen Sie dieses Szenario, um den Patienten auch darauf vorzubereiten.

Wenn die Betroffenen den Konsum momentan weder beenden noch reduzieren wollen:

- Stellen Sie den Kontakt zu einer Selbsthilfegruppe her.
- Begleiten Sie Ihren Patienten, indem Sie sein Drogenproblem immer wieder ansprechen. Verzichten Sie auf Zurechtweisungen und/oder moralische Vorwürfe.
- Veranschaulichen Sie die körperlichen und psychosozialen Folgen einer Drogenabhängigkeit in aller Deutlichkeit.
- Informieren Sie Ihren Patienten über die Angebote von Beratungsstellen und die jeweiligen Behandlungsmöglichkeiten der verschiedenen Substanzabhängigkeiten.
- Um den möglichen Schaden zu minimieren, sollten Sie auch die Möglichkeit von Betreuungsmaßnahmen ansprechen.

THERAPEUTISCHER HINWEIS

Sie können nur dann gut arbeiten, wenn Sie selbst nicht bedürftig sind. Halten Sie Ihren Selbstwerttopf daher immer gut gefüllt!

5.3.5 Arbeit mit dem sozialen Umfeld

Meist ist das Umfeld von Drogenabhängigen unmittelbar von der Sucht betroffen. Angehörige leben mit einem Menschen, dessen Emotionen und Verhalten sich willkürlich ändern können und der u. U. extrem reizbar ist. Sie sind außerdem mit allen rechtlichen und sozialen Problemen konfrontiert, die sich aus der Abhängigkeit ergeben.

Da die Motivation zum Drogenentzug eine Schlüsselrolle einnimmt, können die Empathie und Hilfe des unmittelbaren sozialen Umfelds enorm wichtig werden. Das können Sie unterstützen, indem die Betroffenen sich in dieser schwierigen Situation bei Ihnen aussprechen und bei Ihnen aufgehoben fühlen können. Machen Sie ihnen dabei klar, dass sie Unangenehmes in Bezug auf den abhängigen Angehörigen jederzeit ansprechen und darauf achten sollen, sich keinesfalls involvieren oder provozieren zu lassen. Vielmehr müssen sie sich gegenüber dem Abhängigen klar und kompromisslos geben.

THERAPEUTISCHER HINWEIS

In allen größeren Orten gibt es für die Beratung von Eltern und Betroffenen Suchtberatungsstellen, die hinsichtlich Drogenabhängigkeit über mehr Erfahrung verfügen als Sie.

Oft suchen Eltern in ihrer Hilflosigkeit Rat beim Therapeuten. In einem ersten Schritt können Sie über die Symptomatik und die daraus resultierende Verdachtsdiagnose aufklären. Weisen Sie aber auch auf die unterschiedlichen Entzugserscheinungen hin. Im zweiten Schritt können Sie die ratsuchenden Angehörigen an eine Drogenberatungsstelle verweisen und über die spezifischen Therapieangebote aufklären. Verweisen Sie auf Ihr Netzwerk an weiterführenden Ärzten und Therapeuten sowie auf ambulante und stationäre Kliniken. Empfehlen Sie Selbsthilfegruppen und erklären Sie, wie befreiend es für den Drogenabhängigen sein kann, sich einer dieser Gruppen anzuschließen, um unter Gleichgesinnten ohne jede Stigmatisierung offen über alle Probleme sprechen zu können.

Damit Personen des sozialen Umfelds aber überhaupt die notwendige Geduld und Energie aufbringen können, müssen sie zunächst auf sich selbst achten und wissen, was ihnen guttut und welche Grenzen sie setzen müssen. Darin können Sie als Heilpraktiker für Psychotherapie diese Menschen auf jeden Fall unterstützen. Empfehlen Sie auch spezielle Selbsthilfegruppen für Angehörige von Drogenabhängigen.

5.4 Medikamente (ICD-10; F13)

5.4.1 Einführung

Neben Nikotin und Alkohol gehören Medikamente zu den am häufigsten missbräuchlich verwendeten Substanzen. Zu den abhängig machenden Medikamenten zählen Schlaf- und Beruhigungsmittel (Benzodiazepine, Barbiturate) sowie Schmerzmittel (Opioide und andere Analgetika). Es kann sich eine Toleranz und in der Folge eine sowohl psychische als auch physische Abhängigkeit von diesen Medikamenten entwickeln:

- **Benzodiazepine** wirken beruhigend, angstlösend, muskelentspannend und krampflösend. Deshalb werden sie oft auch als Tranquilizer bezeichnet. Die Gefahr der Abhängigkeit besteht selbst bei niedriger Dosierung und auch ohne Toleranzentwicklung. Ungefähr 1,2 Mio. Deutsche sind von Benzodiazepinen abhängig.
- **Barbiturate** zählen zur Gruppe der Hypnotika und haben ähnlich wie Benzodiazepine eine beruhigende, krampflösende und schlafauslösende – bzw. in hoher Dosierung – narkotische Wirkung. Die Gefahr der Abhängigkeit ist erhöht, da es bereits nach 10 Tagen zu einer Toleranzentwicklung kommt, die eine Dosissteigerung erforderlich macht.
- **Analgetika** (Schmerzmittel) werden neben ihrer eigentlichen Indikation, der Schmerzlinderung, auch eingenommen, um Verstimmungszuständen entgegenzuwirken oder die eigene Leistung zu steigern.

FALLBEISPIEL

Benzodiazepinabhängigkeit – „Kleine Dosis, große Wirkung"

Eine 75-jährige Patientin erscheint beim Arzt mit folgenden Beschwerden: Sie fühle sich so unruhig, ihr zitterten pausenlos die Hände. Sie bringe nichts zustande, müsse immer umhergehen, und ihr Herz schlage ganz wild. Auch habe sie Angst, wieder depressiv zu werden. Sie sei deswegen bereits zweimal stationär behandelt worden, zuletzt vor 1 Jahr. Schlafen könne sie auch nicht mehr, sie wälze sich hin und her, finde keinen Schlaf. Wenn sie dann endlich eingeschlafen sei, würde sie schon nach Kurzem von Albträumen geplagt wieder erwachen. Weiter berichtet sie, dass sie letztes Jahr in der Klinik ein Antidepressivum erhalten habe, das ihr gut geholfen habe und das sie immer noch einnehme. Zur Nacht habe sie Noctamid® (Lormetazepam) genommen, über die letzten Wochen nur noch ¼ Tablette. Da die Dosis so niedrig sei, habe sie sie vor 2 Wochen einfach weggelassen.

5.4.2 Symptomatik

Anzeichen für abhängigen Konsum:

Im Fall:

- Es liegen psychische Beschwerden wie Angst, Depressivität, Nervosität oder Schlafstörungen vor, bei denen typischerweise auch Tranquilizer verschrieben werden.
- Es sind körperliche und psychische Entzugssymptome wie Angst, Unruhe, Schlafstörungen oder Kopfschmerzen vorhanden. Der Patient spielt seinen Medikamentenkonsum aber oft herunter oder erwähnt ihn gar nicht.

Weitere mögliche Symptome:

- Die Reaktionsfähigkeit ist durch die Medikamenteneinnahme vermindert, sodass es z. B. im Straßenverkehr zu Unfällen oder Verletzungen kommen kann.
- Der Patient besteht auf medikamentöser Behandlung mit starken „Beruhigungsmitteln" o. Ä.
- Häufig wird der Arzt gewechselt, oder der Patienten lässt sich gleichzeitig bei mehreren Ärzten behandeln.
- Das Wesen und Verhalten des Patienten können verändert sein; er ist z. B. reizbarer oder geht seinen bisherigen Interessen nicht mehr nach. Dies erfährt man vor allem durch Fremdanamnese mit Angehörigen!

MERKE

Intoxikationen mit Benzodiazepinen oder Barbituraten führen zu quantitativen Bewusstseinsstörungen bis hin zum Koma, Blutdruckabfall oder Atemstillstand. Barbiturate verursachen aufgrund der geringeren therapeutischen Breite schneller Vergiftungserscheinungen.

5.4.3 Differenzialdiagnose

- Vom Medikamentenkonsum unabhängige körperliche Erkrankungen oder Verletzungen sollten als Ursache der psychischen Beschwerden ausgeschlossen werden.
- Symptome wie Angst (F41, ➤ Kap. 8.1) und Depressionen (F3, ➤ Kap. 7.2) können auch bei Abstinenz fortbestehen und behandlungsbedürftig sein.

5.4.4 Therapie

Schlaf- und Aufputschmittel neigen dazu, den Konsumierenden auf Dauer eingeschränkt oder betrübt zu machen, obwohl er nach außen nicht unbedingt diesen Eindruck macht. Für den Therapeuten ist es wichtig, diesbezüglich sehr aufmerksam zu sein.

In bestimmten Berufsgruppen (vor allem Ärzte, Anwälte) werden Medikamente zum Aufputschen oder zur Leistungssteigerung genommen. Anders als bei den in ➤ Kap. 6.2 beschriebenen Drogen hat die Einnahme der Medikamente zwar weder wahrnehmungs- noch bewusstseinsverändernde Zustände zur Folge, aber auch hier kann sich nach längerem Konsum eine psychische und/oder physische Abhängigkeit entwickeln. Zusätzlich können schwere Leberschäden auftreten.

Erste Maßnahmen

THERAPEUTISCHER HINWEIS

Fragen Sie Ihren Patienten nach Menge und Dauer der Medikamenteneinnahme.

- Vermuten Sie im Erstgespräch eine Medikamentenabhängigkeit, so ist es, wie auch bei allen anderen Krankheitsbildern, wichtig, dass der Patient dazu angeleitet wird, sich organisch und psychiatrisch untersuchen zu lassen. Klären Sie auch eine etwaige Suizidalität ab.
- Klären Sie zunächst die Schwere der Abhängigkeit und die Veränderungsbereitschaft/-motivation des Patienten ab. Psychotherapeutisch können Sie erst bei Abstinenz des Patienten arbeiten. Sie sollten jedoch über genügend Fachkenntnisse verfügen.
- Je nach Schwere der Abhängigkeit empfehlen Sie einen Facharzt für Suchtmedizin, Beratungsstellen oder auch Kliniken.
- Bei Abhängigkeit: Motivieren Sie Ihren Patienten zum Entzug.

Wichtige Hinweise

Auch wenn Medikamente zunächst harmloser erscheinen als Drogen, ist oft zu beobachten, dass Konsumenten zur Beschaffung der Substanzen in die Kriminalität abrutschen: entweder durch das illegale Bestellen der Medikamente im Internet über Länder wie die USA oder z. B. durch die einfache „Entnahme" der Substanz aus dem klinikeigenen Arzneimitteldepot durch medizinisches Personal.

Des Weiteren kann es vorkommen, dass Patienten sich bei mehreren Ärzten gleichzeitig behandeln lassen, damit die Sucht und der Konsum bzw. die Dosiserhöhungen nicht auffallen. Vor allem in Berufsgruppen mit hohen Leistungsanforderungen (Ärzte, Anwälte, Sportler, Manager) ist eine missbräuchliche Medikamenteneinnahme zu beobachten.

MERKE

Weisen Sie Ihren Patienten unbedingt darauf hin, dass er die Tabletten auf keinen Fall eigenmächtig absetzen darf, da es beim abrupten Absetzen zu optischen Halluzinationen, deliranten Zuständen, vegetativen Störungen und Krampfanfällen kommen kann. Daher erfolgt die Therapie bei Medikamentenabhängigkeit durch einen fraktionierten Entzug unter engmaschiger ärztlicher Kontrolle, bei längerem Benzodiazepinmissbrauch in der Regel stationär.

- Im fraktionierten Entzug werden die Substanzen schrittweise über einen langen Zeitraum abgesetzt. Die Entzugssymptome können z. T. mit niedrigpotenten Antipsychotika, Betablockern oder Antidepressiva abgefangen werden. Je nach Vorgeschichte und Ausgangssituation kann auch eine stationäre Behandlung notwendig sein. Ist bereits ein Entzugskrampf in der Vorgeschichte bekannt, sollte eine begleitende krampflösende Therapie eingeleitet werden.
- Wenn der Patient gut kooperiert, kann ein fraktionierter Entzug ambulant erfolgen (Facharzt!). Antipsychotika oder Antidepressiva können unterstützend eingesetzt werden.

- Ein stationärer und schnellerer Entzug (mit Unterstützung weiterer Medikamente) mindert möglicherweise Entzugssymptome und das Risiko epileptischer Anfälle.
- Weist der Patient starke Beschwerden im Zusammenhang mit dem Entzug auf oder treten andere Komplikationen (epileptische Anfälle, delirante oder psychotische Symptome) auf, muss er dringend stationär eingewiesen werden.
- Eine Entwöhnungstherapie ist immer sinnvoll, wenn es zu wiederholten Rückfällen nach Entzugsbehandlungen kommt. Anträge können auch über Suchtberatungsstellen gestellt werden.
- Sedativa und Hypnotika sollten vermieden werden, wenn auch andere Maßnahmen erfolgreich sein können.
- Aus schädlichem Konsum und Abhängigkeit von Medikamenten können schwere psychische Störungen erwachsen oder damit einhergehen.
- Die Reduzierung der Dosis oder ein Medikamentenwechsel kann in manchen Fällen ein erster Behandlungsschritt sein.
- Machen Sie dem Patienten klar, dass die Abstinenz ein wichtiges Ziel in der Behandlung bei Medikamentenabhängigkeit ist.

5

Therapieverfahren

Therapeutisch kommen, wie bereits in ➤ Kap. 5.3.4 beschrieben, Methoden der Verhaltenstherapie und der tiefenpsychologischen Bearbeitung (aber nur bei Stabilität und Abstinenz des Patienten) infrage.

Therapieplan

Der Therapieplan wird individuell auf den Patienten zugeschnitten.

Empfehlungen für das therapeutische Gespräch

Wenn Patienten den Konsum beenden oder verringern wollen:

- Regelmäßige Termine vereinbaren, im Optimalfall mit freiwilligen Kontrollen von Blut und Urin.
- Wie verhalten sich Patient und Therapeut bei einem Rückfall? Besprechen Sie dieses Szenario!
- Beziehen Sie Angehörige, Freunde oder Mitglieder von Selbsthilfegruppen regelmäßig in die Behandlung ein. Aber unbedingt Schweigepflicht beachten!
- Sprechen Sie die Problematik kontinuierlich an! Niemals vermeiden!
- Informieren Sie über Beratungsstellen und Selbsthilfegruppen und stellen Sie ggf. den Kontakt her.
- Treten starke körperliche oder psychische Folgeschäden auf, weisen Sie unbedingt auf die Notwendigkeit eines klinischen Entzugs oder einer Entwöhnungsbehandlung hin.

MERKE

Bei 20 % der Patienten treten beim Entzug von Benzodiazepinen oder Barbituraten lebensgefährliche delirante Symptome und Krampfanfälle auf.

Wenn die Betroffenen den Konsum weder beenden noch die Dosis verringern wollen:

- Begleiten Sie den Patienten und besprechen Sie seine Abhängigkeit und deren Auswirkungen auf sein Leben. Erwähnen Sie dabei vor allem die psychischen, körperlichen oder psychosozialen Folgen der Abhängigkeit. Dies sollte ohne Zurechtweisungen oder moralische Vorwürfe geschehen.
- Geben Sie dem Patienten und seinen Angehörigen alle notwendigen Informationen über Beratungsstellen und spezielle Behandlungsmöglichkeiten. Wenn nötig, können Sie selbst den Kontakt zu Selbsthilfegruppen herstellen.

5.4.5 Arbeit mit dem sozialen Umfeld

Ebenso wie für den Therapeuten ist die frühzeitige Wahrnehmung von Symptomen und Ausmaß einer Medikamentenabhängigkeit auch für Angehörige oder Freunde nicht leicht, da die Konsumenten häufig dazu neigen, die Substanzen zu verstecken, um jegliche Diskussion darüber im Keim zu ersticken.

Ermutigen Sie Angehörige aber, bei Verdacht auf Medikamentenabhängigkeit nach den genannten Warnsymptomen Ausschau zu halten und den Betroffenen auf den schädlichen Gebrauch und seine teils schwerwiegenden Folgen anzusprechen. Auch hier können Sie als Heilpraktiker für Psychotherapie ihre Unterstützung anbieten, indem Sie über die Krankheit, ihre Folgen sowie Entzugsmöglichkeiten und -techniken aufklären und Beratungsstellen, Selbsthilfegruppen, Fachärzte und weitere Kontakte aus Ihrem Netzwerk benennen.

THERAPEUTISCHER HINWEIS

Sensibilisieren Sie das Umfeld auf jeden Fall für die Gefahren, die sich aus einem unkontrollierten Entzug ergeben, und weisen Sie darauf hin, dass fraktioniert und unter ärztlicher Kontrolle entzogen werden muss.

Machen Sie den Angehörigen auch klar, dass es sich bei dieser Art von Abhängigkeit um eine ernst zu nehmende Krankheit handelt, die gravierende psychische und körperliche Folgen haben kann. Klären Sie auch darüber auf, dass es sich bei der Beschaffung der Substanzen auf illegalem Weg keineswegs um ein Kavaliersdelikt, sondern um eine kriminelle Handlung handelt, die in Deutschland strafrechtlich verfolgt wird.

Bieten Sie den Angehörigen einen „sicheren Hafen", in dem sie sich in ihrer schwierigen Situation aufgehoben fühlen. Auch wenn es nahestehenden Personen schwerfallen mag: Sie können einiges erreichen, wenn sie dem Abhängigen gegenüber auch unangenehme Dinge ansprechen und klar und kompromisslos handeln.

KAPITEL

6 Schizophrenie, anhaltende wahnhafte Störung und vorübergehende psychotische Störung (ICD-10; F2)

Kapitelübersicht

Bei den schizophrenen Störungen handelt es sich um tiefgreifende psychische Erkrankungen, bei denen der Betroffene neben der von uns allen geteilten Realität eine zweite „Scheinwirklichkeit" wahrnimmt, die für ihn lebensbestimmend wird und von der er sich mit fortschreitender Erkrankung nicht mehr distanzieren kann. Der Bezug zur Realität geht verloren, wobei der Erkrankte seinen Zustand nicht als krankhaft wahrnimmt.

6.1 Schizophrenie und anhaltende wahnhafte Störungen (ICD-10; F20, F22)

6.1.1 Einführung

Die Schizophrenie ist eine psychische Störung, die sich auf die gesamte Persönlichkeit auswirkt. Ihre Symptome umfassen ein breites Spektrum, angefangen bei Wahnvorstellungen über motorische Störungen bis hin zu Antriebslosigkeit. Menschen, die unter Schizophrenie leiden, leben buchstäblich in einer anderen Welt. Wird die Schizophrenie nicht frühzeitig erkannt und behandelt, stellt sie eine gravierende psychische Erkrankung dar. Eine gute medikamentöse Einstellung, Behandlung und therapeutische Unterstützung ermöglichen dem Betroffenen ein größtenteils beschwerdefreies Leben. Dies ist aber auch von den Bewältigungskompetenzen des Erkrankten abhängig, z. B. von der Adhärenz gegenüber seiner antipsychotischen Medikation, aber auch von familiären und psychosozialen Ressourcen. Belastende Lebensereignisse, ein hoch emotionales Familienklima und Überforderung können zu Rückfällen führen.

Schizophrenie hat ein vielfältiges Erscheinungsbild und wird den sog. endogenen Psychosen zugerechnet. „Endogen" meint, dass die Erkrankung „von innen" heraus aus einer Vielzahl von Faktoren entsteht, ohne erkennbare körperliche Ursachen und ohne einen begründbaren Zusammenhang mit Erlebnissen. Rund 1 % aller Menschen erkrankt in ihrem Leben an Schizophrenie, wobei Männer bei der Ersterkrankung gewöhnlich jünger sind und meist schwerer erkranken.

MERKE

Schizophrene Störungen sind allgemein durch grundlegende und charakteristische Störungen des Denkens und der Wahrnehmung sowie durch inadäquate oder verflachte Affekte gekennzeichnet.

Die **Leitsymptome** sind Wahn, Halluzinationen, Denk- und Ich-Störungen. Die Symptome werden eingeteilt in Positiv- und Negativsymptomatik. Die **Positivsymptomatik** beschreibt Verhaltensexzesse bzw. Überschussreaktionen oder zusätzlich verzerrte, bizarre Verhaltensweisen. **Negativsymptome** betreffen eher Verhaltensdefizite (➤ Tab. 6.1). Patienten mit vorwiegender Positivsymptomatik zeigen in der Regel prämorbid eine bessere Anpassung, zwar einen akuten Verlauf, aber auch ein besseres Ansprechen auf Antipsychotika und eine größere Wahrscheinlichkeit für eine Remission als Patienten mit einer ausgeprägten Negativsymptomatik. Die Selbst- und Fremdgefährdung sind klinisch entscheidende Aspekte, weshalb eine stationäre Unterbringung oft auch gegen den Willen des Patienten notwendig wird. Je nach Vorherrschen und Ausprägung der Symptomatik werden verschiedene Subtypen der Schizophrenie unterschieden, von denen im Folgenden näher auf die paranoid-halluzinatorische, die hebephrene und die katatone Schizophrenie sowie die anhaltende wahnhafte Störung eingegangen wird.

Paranoide Schizophrenie (ICD-10; F20.0)

Die paranoide Schizophrenie ist die häufigste Form der Schizophrenie; sie tritt in der Regel zwischen dem 30. und 40. Lj. auf. Ungefähr die Hälfte aller Schizophrenie-Patienten zeigt im Verlauf der Erkrankung Symptome einer paranoiden Schizophrenie. Das Krankheitsbild wird von **Wahn (Paranoia)** und **Halluzinationen** bestimmt. Die Erkrankung ist zu diagnostizieren, wenn die Symptomatik durchgehend über einen Zeitraum von 1 Monat anhält.

FALLBEISPIEL

Paranoide Schizophrenie – „Im Visier des BND"

Ein 30-jähriger Patient kommt in Begleitung seiner Mutter zur stationären Aufnahme. Er wirkt ängstlich und misstrauisch, schaut sich immer wieder kritisch im Raum um. Als im Flur ein Telefon klingelt, zuckt er erschreckt zusammen und wird unruhig. Auch durch andere Nebengeräusche wird er leicht abgelenkt. Nach seinen Beschwerden befragt, antwortet er zunächst fließend, stockt dann häufiger und bricht mehrmals ohne erkennbaren Grund mitten im Satz ab. Alles habe mit seinem Vietnamurlaub begonnen. Vietnam sei der „Wendepunkt", die Welt habe sich seitdem verändert, erzählt er. Seit er deutschen Boden betreten habe, werde er überwacht, der Bundesnachrichtendienst (BND) sei hinter ihm her. Er werde verdächtigt, mit islamistischen Terroristen in Kontakt zu stehen. Bereits bei der Passkontrolle habe ihn der Beamte besonders „unter die Lupe" genommen, und da sei es ihm plötzlich klar gewesen: Er werde verfolgt, stehe im „Visier des BND". Zwei blaue Kugelschreiber auf dem Tisch des Beamten hätten ihn in diesem Verdacht bestätigt. Er und seine Wohnung seien „verwanzt". Sie würden versuchen, ihn durch elektrische Strahlung „geständig" zu machen, wollten die Namen von Gewährsmännern. Er spüre diese Strahlung am ganzen Körper, das würde erst vibrieren und dann bis zum Kopf schmerzen. Sie wollten ihm die Gedanken „rausbrennen". Sein Zimmer habe er schon „abgeschirmt", er traue sich kaum noch auf die Straße, überall seien Informanten. Er spüre, wie sie ihn anschauen, v. a. die mit dunklen Mänteln, die gehörten alle dazu. Und dann „tuscheln" sie über ihn. In den Gängen, im Bus, „Das ist er, wir kriegen dich", sagen sie. Immer geht es um ihn. In der Zeitung sei gestanden, dass man ihn bald „zu fassen" kriege. Und jetzt sei er hier, damit er in der Klinik untertauchen könne und seine Mutter nicht belastet werde.

Die Mutter ergänzt den Bericht, erzählt, dass ihr Sohn seit dem Urlaub völlig verändert sei. Er schlafe kaum noch, sei sehr unruhig, habe alle Kontakte zu Freunden abgebrochen, sich in seinem Zimmer „eingeigelt" und spreche dort häufig mit sich selbst. Außerdem habe er sein Zimmer „gegen die Strahlung" mit Alufolie ausgekleidet. Sie sei völlig verzweifelt und habe ihn nur mithilfe des Bruders zum Gang in die Klinik bewegen können.

Tab. 6.1 Positiv- und Negativsymptomatik der Schizophrenie

Positivsymptome	Negativsymptome
Wahnvorstellungen	Affektverflachung
Zerfahrenes Denken und Sprechen	Sprachverarmung
Halluzinationen	Apathie, Antriebsverlust
Bizarres Verhalten	Asozialität (sozialer Rückzug)
Katatone Symptome	Anhedonie, Aufmerksamkeitsstörung

Häufig leiden paranoide Schizophrenie-Patienten unter **Verfolgungswahn.** Sie sind fest davon überzeugt, dass sie durch andere Menschen überwacht werden und diese ihnen Schaden zufügen wollen. Entsprechend entwickeln die Betroffenen Dritten gegenüber großes Misstrauen. Viele Erkrankte mit paranoider Schizophrenie glauben, dass sie in ihrer Wohnung beobachtet und abgehört werden.

Eine weitere Form von Wahnvorstellung ist der **Beziehungswahn.** Die Patienten glauben, dass normale Gegebenheiten eine Botschaft oder Warnung für sie enthalten. Sie denken z. B., dass ihnen der Nachrichtensprecher im Fernsehen geheime Botschaften übermittelt und gehen grundsätzlich davon aus, dass Menschen die sich unterhalten, über sie sprechen. Das Misstrauen kann sich ebenso gegen die eigene Familie oder den Partner richten.

MERKE

Imperative Stimmen sind von entscheidender klinischer Relevanz, weil der Patient durch sie oft Aufforderungen erhält, sich selbst oder andere zu verletzen!

Oft erzeugt eine paranoide Schizophrenie **Halluzinationen.** Es werden Dinge gehört, gesehen oder auch gerochen, die nicht existieren. Patienten mit paranoider Schizophrenie halten diese Wahrnehmungen für real. Am häufigsten werden Stimmen gehört. Patienten hören manchmal ganze Dialoge zwischen verschiedenen Stimmen oder bekommen Befehle von einer Stimme. Neben diesen Symptomen entwickeln paranoide Schizophrenie-Patienten häufig Zorn und Angst. Sie sind oft unruhig und streitsüchtig. Sehr selten – z. B. wenn sie sich stark bedroht fühlen – werden die Betroffenen auch gewalttätig.

Hebephrene Schizophrenie (ICD-10; F20.1)

Die hebephrene Schizophrenie wird auch als **„desorganisierter" Typ** der Schizophrenie bezeichnet. Betroffene mit dieser besonderen Form der Schizophrenie wirken auf Außenstehende oft irritierend. Ihr Verhalten erscheint unangemessen, wirr und ziellos. Auch eine ausgelassen-fröhliche, laxe, pubertär anmutende Gestimmtheit ist für die Hebephrenie typisch. Bei dieser psychischen Störung sind vor allem die Emotionen, das Denken und der Antrieb stark beeinträchtigt. Die Negativsymptomatik ist stark ausgeprägt.

FALLBEISPIEL

Hebephrene Schizophrenie – „Der ungewaschene Philosoph"

Ein Elternpaar erscheint mit seinem 19-jährigen Sohn in der psychiatrischen Ambulanz. Die Eltern berichten besorgt, ihr Sohn verhalte sich in letzter Zeit äußerst seltsam. Er habe sich während der letzten Wochen völlig zurückgezogen und halte sich, von der Außenwelt beinahe vollkommen abgeschieden, in seinem Zimmer auf. Dort beschäftige er sich nahezu rund um die Uhr mit philosophischen und spirituellen Gedankengängen. Die Schule und auch der Kontakt zu seinen Geschwistern und Freunden interessierten ihn nicht mehr. Selbst die einfachsten Dinge und alltägliche Aufgaben und Pflichten vernachlässige er völlig. Hausaufgaben, Körperpflege und Mithilfe im Haushalt seien für ihn inzwischen Fremdwörter. Der Sohn hört den Ausführungen der verzweifelten Eltern zwar zu, macht dabei aber einen recht unbeteiligten Eindruck. An manchen Stellen hebt und senkt er die Augenbrauen und verzieht seine Lippen zu einer Grimasse. Als die Ärztin ihn anspricht, schlägt der junge Mann die Hacken zusammen, legt die rechte Hand an die Schläfe und begrüßt sie mit den Worten: „Grüß Gott, Sie Kampfgeist in Weiß!" Auf die Frage, wie er sich zurzeit fühle, antwortet er, in sich hinein murmelnd und lächelnd: „Es ist allen nur Leben und Sterben. Leben wir, so leben wir dem Herrn. Sterben wir, so sterben wir dem Herrn. Darum, ob wir leben oder sterben, so sind wir des Herrn." Im weiteren Gespräch mit den Eltern springt der Sohn plötzlich auf, fasst die Ärztin an den Schultern und flüstert ihr zu: „Das letzte Hemd hat keine Taschen, doch ich verrate Ihnen: meins, meins hat sogar zwei … haha!"

Oft sind die schlechter werdenden Noten in der Schule das erste Anzeichen einer hebephrenen Schizophrenie. Die Erkrankten ziehen sich außerdem immer mehr zurück und vernachlässigen Freunde, Familie und Hobbys. Im Vorfeld der hebephrenen Schizophrenie sind die Betroffenen oft auffällig scheu und zurückgezogen.

MERKE

In der Regel beginnt die hebephrene Schizophrenie schleichend im Jugendalter. Sie kann sich aber auch später entwickeln.

Kennzeichnend für diese Form der Schizophrenie sind **veränderte Emotionen,** die zudem sehr instabil sind. Die Patienten beginnen ohne erkennbaren Grund plötzlich zu lachen oder zu weinen. In anderen Momenten zeigen sie wenig Emotion (**Affektverflachung**); sie wirken dadurch oft so, als hätten sie keine Gefühle. Dieser Eindruck wird dadurch verstärkt, dass sie gleichgültig wirken und sich für nichts interessieren.

Gut zu wissen Die Betroffenen zeigen **Manierismen:** Sie nehmen Posen ein, ahmen Personen nach, machen Faxen oder wirken gekünstelt. Ihre Sprache kann dabei gestelzt oder unnatürlich verändert sein.

Hebephrenie-Patienten verhalten sich unpassend, unvorhersehbar und unverantwortlich. Vor allem die gezeigten Emotionen passen häufig nicht zur Situation. In einer traurigen Situation kann der Betroffene z. B. Grimassen schneiden oder „Faxen" machen. Es kommt vor, dass die Erkrankten altklug philosophieren und es im Umgang mit den Mitmenschen an Rücksicht und Distanz fehlen lassen. Beobachtern erscheint das inadäquate Verhalten kindisch und albern.

Die Betroffenen ziehen sich im weiteren Verlauf der Erkrankung immer weiter zurück, verfolgen keine Interessen mehr und kümmern sich nicht mehr um ihre äußere Erscheinung.

Gut zu wissen Die hebephrene Schizophrenie hat eine ungünstige Verlaufsprognose. Sie beginnt langsam, entwickelt sich jedoch oft zu einer chronischen Störung ohne symptomfreie Phasen.

Die Persönlichkeit der Betroffenen verändert sich dabei zunehmend.

Katatone Schizophrenie (ICD-10; F20.2)

Bei der katatonen Schizophrenie steht die **Psychomotorik** im Vordergrund der Erkrankung. Sie ist durch zwei entgegengesetzte Störungen – und zwar sowohl die **Hemmung** als auch die **Erregung** – der willentlich gesteuerten Bewegungen gekennzeichnet – und zwar der jeweiligen Motorik.

FALLBEISPIEL

Katatone Schizophrenie – „Mann im Sitzen erstarrt"

Eine Krankenschwester berichtet: Seit Stunden verharrt der 23-jährige Mann in dieser ungewöhnlichen Haltung. Er sieht aus wie ein Schlafwandler – er sitzt auf dem Stuhl, beide Arme sind im rechten Winkel zur Brust geradeaus nach vorne gestreckt, die Finger leicht abgespreizt, die Füße parallel zum Stuhl fest auf dem Boden. Die Augen hält er geschlossen, das Kinn ist leicht nach oben gestreckt, der Mund halb geöffnet. Auf persönliche Ansprache reagiert er nicht, und innerhalb der Klinik können wir ihn nur mithilfe eines Rollstuhls transportieren, in den er hineingehoben werden muss. Er selbst bewegt sich in der Regel nicht. Wenn man ihn am Körper – z. B. an den Armen oder Händen berührt, spürt man, dass alle Muskeln angespannt sind. Versuche, seine Position und Haltung zu verändern, bleiben erfolglos. Versucht man, seine Augenlider zu heben, werden sie mit aller Kraft zusammengekniffen. Übt man Kraft auf die ausgestreckten Arme aus, so sinken diese nicht nach unten, sondern werden in der Stellung aufrecht gehalten. Versucht man, die Zehen anzuheben, bleiben diese fest an den Boden gedrückt. Wenn man an seinen Beinen zieht, verschiebt sich die Sitzposition des Mannes, indem das Gesäß auf der Sitzfläche nach vorne und der Oberkörper leicht nach hinten rutscht, allerdings ohne die eingenommene Haltung aufzugeben. Für kurze Dauer ist zu beobachten, dass der Mann in gleichmäßigem Takt und fließender Bewegung mit dem Ober- und Unterkörper zu wippen beginnt, bis sie nach einiger Zeit abrupt endet.

In Sperrzuständen ist der Betroffene hellwach, aber in seiner Körperhaltung und seinen Bewegungen wie zu einer Statue erstarrt (**Stupor**). Er reagiert nicht auf persönliche Ansprache und Fragen (**Mutismus**), die Nahrungsaufnahme erfolgt dann durch Füttern. Das stundenlange Verharren in einer ungewöhnlichen Körperhaltung ist möglich. Anders verhält es sich in Erregungszuständen. Es kann passieren, dass der Patient dann wütend um sich schlägt oder tritt, tobt und herumschreit oder an seiner eigenen Bekleidung zieht und zerrt, bis seine Kräfte verbraucht sind.

Gut zu wissen Durch Einsatz von **Antipsychotika** (Neuroleptika) ist diese Unterform der katatonen Schizophrenie nur noch selten anzutreffen.

Anhaltende wahnhafte Störungen (ICD-10; F22.0)

Bei dieser Gruppe von Störungen ist ein **lang andauernder Wahn** das einzige und auffälligste klinische Merkmal. Sie sind charakterisiert durch mehrere aufeinander bezogene Wahninhalte (**systematisierter Wahn**) oder die Entwicklung einer einzelnen Wahnidee. Anhaltende wahnhafte Störungen können nicht als organisch, schizophren oder affektiv klassifiziert werden und stehen auch nicht in gesichertem Zusammenhang mit der Schizophrenie.

Die **Wahninhalte** sind sehr variabel. Oft handelt es sich um Verfolgungs-, hypochondrischen, Größen-, Querulanten- oder Eifersuchtswahn oder den Wahn, dass der Körper des Betroffenen deformiert sei, schlecht rieche oder dass der Betroffene homosexuell sei. Weitere psychopathologische Symptome lassen sich meist nicht finden.

MERKE

Um die Diagnose einer wahnhaften Störung zu stellen, muss der Wahn mindestens über 3 Monate vorhanden sein und darf nicht subkulturell bedingt sein. Im Allgemeinen dauert er lange an – manchmal lebenslang.

Depressive Symptome können zeitweilig auftreten, in einigen Fällen können sich olfaktorische und taktile **Halluzinationen** entwickeln. Auch vorübergehende akustische Halluzinationen schließen die Diagnose (v. a. bei älteren Personen) nicht aus, solange die Symptome nicht typisch schizophren sind und einen kleinen Teil des klinischen Bildes ausmachen.

Wahnhafte Störungen entwickeln sich meist erst im späteren Lebensalter. Bricht die Störung im früheren Lebensalter aus und ist akut (nimmt also keinen schleichenden Verlauf), ist ihre Prognose eher besser. In der Regel fehlt den Betroffenen die Krankheitseinsicht, sodass sie sich nicht in Therapie begeben. Bei der Hälfte der Patienten bildet sich der Wahn wieder vollständig zurück.

6.1.2 Symptomatik

Angehörige oder Patienten können folgende Symptome wahrnehmen:

In den Fällen:

- Störungen im formalen Denken: ungeordnetes, zerfahrenes, sprunghaftes Denken, Störungen der Konzentration und verstärkte Ablenkbarkeit
- Inhaltliche Denkstörungen wie wahnhafte Überzeugungen (u. a. Verfolgungs- oder Vergiftungswahn, Kontroll- oder Beeinflussungswahn)
- Stimmenhören (akustische Halluzinationen) oder weitere Trugwahrnehmungen (körperliche Missempfindungen etc.)
- Misstrauen im Kontakt mit der Umwelt (daher Kontaktstörungen oder immer weiterer Rückzug)
- Probleme mit der Selbstfürsorge (Bekleidung, Essen, Körperpflege) und Vernachlässigung von Alltagsaufgaben (Haushalt, Arbeit)
- Starke Stimmungswechsel, je nach momentanen Wahninhalten (Verstimmungen, Angst, Euphorie oder aggressive Erregung)

- **Katatonie:** in seltenen, schweren Fällen Verlust der Kontrolle über Bewegungsabläufe und Reaktionsfähigkeit

Weitere mögliche Symptome: ➤ Kap. 6.1.1.

MERKE
Einzelne Symptome der Schizophrenie können auch bei anderen psychischen Störungen vorkommen. Entscheidend ist die Symptomkonstellation unter Berücksichtigung des Krankheitsverlaufs und der Ausschlussdiagnostik.

6.1.3 Differenzialdiagnose

- Organische (F0) oder ausschließlich substanzbedingte (F1) Störungen müssen ausgeschlossen werden (Komorbidität mit Suchterkrankungen ist möglich, ➤ Kap. 5).
- Tritt die Symptomatik kürzer als 1 Monat und erstmals auf, ist eine akute vorübergehende psychotische Episode (F23, ➤ Kap. 6.2) zu diagnostizieren.
- Ist die Symptomatik vor allem depressiv (mit gedrückter oder trauriger Stimmung, Pessimismus oder Schuldideen) oder manisch (mit Überaktivität, gehobener Stimmung und gesteigertem Selbstwertgefühl), sollte eher an eine affektive (➤ Kap. 7) oder schizoaffektive Erkrankung (➤ Kap. 6) gedacht werden.

MERKE
Die Diagnosestellung einer Schizophrenie sollte dem psychiatrischen Facharzt vorbehalten bleiben und erst nach gründlicher körperlicher Untersuchung und organischer Zusatzdiagnostik erfolgen. Bei Erstauftreten der Krankheit und Verdachtsdiagnose nach stationärer Aufnahme kann zunächst die Diagnose einer akuten schizophreniformen psychotischen Störung (ICD-10: F23.2) gestellt werden, bis alle erforderlichen Untersuchungen und eine Verlaufsbeobachtung vorliegen.

6.1.4 Therapie

Grundsätzlich umfasst eine rationale Therapie der Schizophrenie verschiedene Interventionen, die sich in Akut- und Erhaltungstherapie sowie Rezidivprophylaxe einteilen lassen: Neben der **medikamentösen Therapie** werden auch **biologische Verfahren** sowie **Psycho- und Soziotherapie** angewandt. Wichtig: Bei der Schizophrenie ist die Arbeit mit den Angehörigen unerlässlich!

Erste Maßnahmen

Gut zu wissen Bei fast allen Betroffenen mit schizophrener Symptomatik sowie anhaltenden wahnhaften Störungen fehlt die Krankheitseinsicht. Daher kommen nur wenige Patienten freiwillig in eine psychiatrische Behandlung – meist nur auf Drängen der Angehörigen.

- Sollte sich ein Patient mit wahnhafter Störung an Sie wenden, so müssen Sie unbedingt Fragen der Suizidalität und Fremdgefährdung abklären. Besteht aufgrund seiner Symptomatik die Gefahr einer Selbst- oder Fremdgefährdung, müssen Sie ihn zur weiteren Abklärung in eine Klinik oder an einen Facharzt überweisen. Alle psychotischen Erkrankungen müssen von einem Facharzt beurteilt werden. Das gilt auch für die Planung der Therapie.
- Treten Sie – vor allem bei wahnhaften oder unter Halluzinationen leidenden Patienten – im ersten Kontakt beruhigend und verständnisvoll auf. Zeit, Ruhe und Akzeptanz dem Patienten gegenüber sind wichtig.
- Versuchen Sie nicht, dem Betroffenen psychotische Denk- und Erlebnisinhalte auszureden. Machen Sie Ihre unterschiedliche Sichtweise einfühlsam deutlich, ohne den Patienten überzeugen zu wollen; dadurch bauen Sie (aus psychoanalytischer Sicht) bereits die notwendigen Grenzen zwischen Selbst und Objekt auf.
- Verzichten Sie auf Kritik oder Konfrontation, außer Sie wollen den Patienten an schädigendem oder störendem Verhalten hindern.
- Versuchen Sie, die Sicherheit des Patienten und seiner Umgebung gut zu beurteilen bzw. sicherzustellen.
- Treten psychotische Symptome im Zusammenhang mit einer Depression oder Manie auf, muss zur Diagnose und Therapieplanung ebenfalls ein Facharzt konsultiert werden, da spezielle therapeutische Maßnahmen indiziert sein können.

Gut zu wissen Die Anschrift eines Facharztes für Psychiatrie gehört grundsätzlich in ihre Adresskartei. Um sicherzustellen, dass der Patient tatsächlich einen Termin vereinbart, können Sie selbst dort anrufen und den Hörer dann an den Patienten weiterreichen.

Aufklärung und Hinweise zur Medikation

Entscheidend bei der Therapie der Schizophrenie ist die **medikamentöse Behandlung.** Erklären Sie den Betroffenen, dass ihre Erkrankung die Folge einer Störung des Hirnstoffwechsels ist, die man mit Medikamenten behandeln kann, und zwar durch Antipsychotika (Neuroleptika), die speziell auf die Symptome psychotischer Erkrankungen einwirken.

MERKE
Die häufigsten Ursachen für Rückfälle sind ein abruptes Absetzen der Medikation und eine unregelmäßige Medikamenteneinnahme.

- Je nach Ausprägung der Symptomatik können Antipsychotika (Neuroleptika) wirksam sein.
- Bessert sich die Symptomatik, sollte nur die minimal nötige medikamentöse Dosis gegeben werden. Selten sind auch höhere Dosierungen oder Medikamentenkombinationen indiziert.
- Um das Rückfallrisiko zu mindern, sollte die antipsychotische Medikation mindestens 12–24 Monate weitergeführt werden.
- Die medikamentöse Behandlung mit Antipsychotika sollte immer von einem Facharzt begleitet werden, da verschiedenste Nebenwirkungen auftreten können.
- Bei starken Nebenwirkungen (extrapyramidalmotorische Störungen, Fieber, Kreislaufstörungen, Blutbildveränderungen oder delirante Symptome) muss der Patient dringend fachärztlich vorgestellt werden, um die Antipsychotika ggf. abzusetzen.

Gut zu wissen Drogenkonsum kann bei Personen mit der entsprechenden Disposition die Krankheitsschwelle senken und zum Ausbruch der Schizophrenie führen. Drogen können allerdings auch zu einer vorübergehenden organisch bedingten schizophreniformen Störung führen, ohne dass der Betroffene an einer Schizophrenie leidet.

Während sich die Positivsymptomatik bei der **paranoiden Schizophrenie** mit Antipsychotika recht gut behandeln lässt, sprechen Patienten mit **hebephrener Schizophrenie** häufig nicht ausreichend auf die Medikation an. Viele Erkrankte benötigen daher eine langfristige stationäre Behandlung. Sie werden mit atypischen Antipsychotika sowie Sozio- und Psychotherapie behandelt und lernen in der Klinik, mit ihrer psychischen Störung umzugehen. Wenn sie dazu in der Lage sind, werden sie zur selbstständigen Tagesgestaltung in der Klinik ermutigt. Aber auch nach der Entlassung ist es wichtig, dass der Patient lernt, seinen Tag mithilfe einer Aktivitätenplanung zu strukturieren.

Gut zu wissen Bei der hebephrenen Schizophrenie verändert sich die Persönlichkeit des Betroffenen zunehmend.

6

Therapieverfahren

Die therapeutischen Maßnahmen müssen adaptiv an die jeweilige Krankheitsphase angepasst werden und sollten klar und strukturiert erfolgen. Es empfiehlt sich z. B., ausgeprägte Affekte nicht zu provozieren. Im Vordergrund der psychotherapeutischen Interventionen steht die **Psychoedukation:** Mit dem Patienten sollte ein laienverständliches Krankheitsmodell erarbeitet werden, das sowohl Ursachen und Therapiemöglichkeiten veranschaulicht und den Patienten für einen ausreichenden Rückfallschutz gewinnt. Entscheidend ist hier auch die Einbeziehung der Angehörigen, die dem Patienten auch zukünftig bei der Bewältigung der Krankheitsfolgen (➤ Kap. 6.1.5) helfen und die Rückfallprophylaxe unterstützen sollen.

Therapieplan

Die Behandlung im akuten Stadium erfolgt in der Regel stationär. Eine Unterbringung gegen den Willen des Betroffenen kann aufgrund der Selbst- oder Fremdgefährdung indiziert sein. Die Erhaltungstherapie kann im stationären, teilstationären oder ambulanten Rahmen stattfinden, während die Begleitung der Rezidivprophylaxe meist von niedergelassenen psychiatrischen Fachärzten übernommen wird.

Gut zu wissen Die Therapie der schizophrenen Störungen gehört ausschließlich in die Hände eines erfahrenen Facharztes für Psychiatrie und Psychotherapie oder eines Neurologen. Eine ergänzende Therapie kann von spezialisierten psychologischen Psychotherapeuten und geschultem Klinikpersonal übernommen werden.

Patienten mit anhaltenden wahnhaften Störungen zeigen eine nur sehr geringe Behandlungsbereitschaft. Sie profitieren am ehesten von einer begleitenden verhaltenstherapeutischen Intervention, um mit ihrer Erkrankung im Alltag besser zurechtzukommen. Die Gabe von Antipsychotika ist aufgrund der fehlenden Compliance der Patienten und der fraglichen Wirksamkeit bei chronischen Verläufen eher problematisch.

In episodenfreien Phasen sollte es gelingen, Stresssituationen und das Leben allgemein gut zu bewältigen. Wichtig ist hier auch die Erkenntnis, dass die Übernahme von Führungspositionen in der Arbeitswelt kontraproduktiv ist, da diese üblicherweise mit Stress einhergehen. Die Betroffenen sollen dazu angeleitet werden, alle Maßnahmen und Anstrengungen, die zum subjektiven Negativstress führen, zu unterlassen bzw. ein gutes Gleichgewicht zwischen Anforderungen und Entspannung zu finden.

THERAPEUTISCHER HINWEIS

Die Patienten sollten lernen, sich besser einzuschätzen, um ein Gespür für ihre Vulnerabilität zu entwickeln („Wie gehe ich mit meinen inneren und äußeren Belastungen um?"), ihr Leben deshalb ausgewogen zu gestalten und für genügend Schlaf und Auszeiten zu sorgen.

Sensibilisieren Sie die Betroffenen dafür, ihr familiäres und privates Umfeld so zu regeln, dass der geringstmögliche Stress anfällt. Dies betrifft z. B. die Hochzeits- (eher im kleineren Rahmen ausrichten!) oder auch die Familienplanung. Es geht immer um die Vermeidung von Überforderung. So können während einer Schwangerschaft Psychosen auftreten, und ganz allgemein bedeuten Kleinkinder Stress für die erkrankte Person.

Die Eigenverantwortlichkeit zur Vermeidung einer erneuten Krankheitsphase kann durch einen **Krisenplan** unterstützt werden, in dem der Patient Lösungsstrategien festhält, wie er bei Frühwarnzeichen und bei Verschlechterung seines Gesundheitszustands reagieren kann.

Rehabilitationsprogramme für schizophrene Patienten beinhalten in der Regel auch ein **Training sozialer Kompetenzen** sowie **kognitive Trainingsverfahren.** Ziel ist es, die stationären Behandlungszeiten zu verkürzen und die soziale und berufliche Integration des Patienten durch geeignete Interventionen wiederherzustellen.

Nach dem **Expressed-Emotions-Konzept** von Leff (1994) hat die Familie des Betroffenen einen großen Einfluss auf die Rückfallhäufigkeit. Rückfälle treten häufiger auf, wenn Angehörige einen Interaktionsstil zeigen, der von Kritik, Feindseligkeit und/oder emotionaler Überinvolviertheit geprägt ist.

Empfehlungen für das therapeutische Gespräch

- Um dem Fortbestehen oder der Verstärkung der Symptome entgegenzuwirken, sollten Außenreize in einer akuten Phase auf ein Minimum begrenzt werden.
- Die Anforderungen an den Betroffenen sollten ausgewogen sein, da sowohl Über- als auch Unterforderung Stress verursachen.
- Empfehlen Sie Einrichtungen für psychisch Kranke wie eine Tagesklinik oder Tagesstätte, betreute Wohneinheiten oder beschützte Werkstätten mit Therapieanbindung.

- Antrieb und Kreativität können durch Ergotherapie gefördert werden.
- Trainingsprogramme – auch am Computer – haben sich bei kognitiven Defiziten bewährt.

6.1.5 Arbeit mit dem sozialen Umfeld

Das Krankheitsbild Schizophrenie kann auf das soziale Umfeld und Außenstehende sehr beängstigend wirken – vor allem bei Menschen, die kaum etwas über die Störung wissen. Schizophrene wirken unberechenbar, da sie Dinge sehen und Stimmen hören, die in der Realität nicht vorhanden sind. Manchmal zeigen die Betroffenen merkwürdige Bewegungen oder erstarren für einige Zeit. Als Außenstehender kann man nur erahnen, wie es den Erkrankten geht, wenn sie sich verfolgt oder von unbekannten Mächten kontrolliert fühlen.

Für die Angehörigen ist es wichtig, mehr über Schizophrenie zu erfahren, um sie besser zu verstehen und Vorurteile abzubauen. Erklären Sie ihnen, welche Mechanismen bei dieser psychotischen Erkrankung wirksam sind und welche Behandlungsmöglichkeiten es gibt.

THERAPEUTISCHER HINWEIS

Gerade bei Schizophrenie können die Angehörigen durch Reflexion und Verhaltensanpassung dem Betroffenen eine große Hilfe sein.

Wenn sich der Erkrankte stark bedroht fühlt, sollten Angehörige sofort Hilfe holen. Am besten wird in solchen Situationen umgehend ein Notarzt informiert, da es zwecklos ist, den Betroffenen mit Worten zur Vernunft bringen zu wollen.

THERAPEUTISCHER HINWEIS

Besteht aufgrund der Schizophrenie eine akute Gefahr für den Erkrankten oder für andere Personen, so kann auch eine gegen den Willen des Patienten erfolgende Zwangseinweisung notwendig werden.

Verdeutlichen Sie dem sozialen Umfeld zum einen, wie wichtig die regelmäßige Einnahme der antipsychotischen Medikamente ist, um das Wiederauftreten einer schizophrenen Phase zu verhindern. Zum anderen sollte das Umfeld für eine möglichst „stressfreie Lebensführung" des Betroffenen sensibilisiert werden (➤ Kap. 6.1.4). Als Heilpraktiker für Psychotherapie können Sie die Familie des Erkrankten hier aktiv unterstützen.

Oft ist in diesen Familien die sog. **Double-bind-Kommunikation** vorherrschend. Darunter wird verstanden, dass eine Person A gleichzeitig zwei unterschiedliche Botschaften an eine Person B sendet, indem sie z. B. „Komm her!" sagt und dabei gleichzeitig die Arme verschränkt. Körpersprachlich ausgedrückt kann dies als „Ich bin nicht offen für dich" interpretiert werden. Bei dieser Art von Kommunikation ist der Empfänger der Botschaft verunsichert und fühlt sich in einer Zwickmühle. Sind Kinder lange Zeit einem solchen Kommunikationsmuster ihrer Eltern ausgesetzt, geraten sie in starke Konflikte, denn aufgrund der Abhängigkeit von den Eltern wollen sie sich immer „richtig" verhalten, um ihre Zuwendung nicht zu verlieren.

Gut zu wissen Wissenschaftler sind der Meinung, dass ein Double-bind-Kommunikationsmuster die Entwicklung einer Schizophrenie begünstigt.

Dem Betroffenen macht diese Art der Kommunikation Stress. Durch eine andere Kommunikationsstruktur können Angehörige also einiges zum Stressabbau beitragen. Weisen Sie das Umfeld auch darauf hin, wie hilfreich eine positive Ansprache des Betroffenen sein kann. Viele Menschen erkennen oft selbst nicht, dass ein großer Anteil ihrer tagtäglich gesendeten Botschaften negativ getönt ist. Eine Familientherapie kann hier sehr sinnvoll sein. Neben der Informationsvermittlung über die Erkrankung können negative Gefühle vermindert und alternative Umgangsformen systematisch eingeübt werden.

In vielen Familien und insbesondere bei Müttern bestehen häufig Schuldgefühle oder ein schlechtes Gewissen, da sie glauben, die Krankheit vererbt zu haben. Früher wurde den Müttern von schizophrenen Kindern oft eine falsche Erziehung unterstellt; auch dies kann ein Grund für starke Schuldgefühle sein.

THERAPEUTISCHER HINWEIS

Klären Sie die Angehörigen darüber auf, dass für die psychotische Erkrankung ein veränderter Hirnstoffwechsel verantwortlich ist und dafür eine genetische Disposition vorliegen kann.

Es geht darum, sich von einer Schuld und dem gut gemeinten Verantwortungsgefühl, das Kind auch im Erwachsenenalter noch versorgen zu wollen, zu lösen. Informieren Sie die Angehörigen vor allem über die Möglichkeiten für Betroffene, die in therapeutischen WGs und Arbeitsgemeinschaften lernen können, auch außerhalb der Familie Unterstützung und Begleitung zu finden und selbstständiger zu werden.

6.2 Akute vorübergehende psychotische Störungen (ICD-10; F23)

6.2.1 Einführung

Hierbei handelt es sich um eine heterogene Gruppe von Störungen, die durch einen **akuten Beginn der psychotischen Symptome** wie Wahnvorstellungen, Halluzinationen und weitere Wahrnehmungsstörungen sowie durch eine schwere Störung des normalen Verhaltens charakterisiert ist. Neben den Symptomen einer Schizophrenie können auch Symptome einer Depression, Manie oder Angststörung auftreten.

Gut zu wissen Kennzeichnend für eine akute psychotische Störung sind der plötzliche Beginn des Leidens und das **relativ schnell wechselnde Krankheitsbild.**

Während verschiedene Arten von Psychosen länger dauern, beeinträchtigt diese Störung den Betroffenen nur relativ kurz. Meist, wenn auch nicht immer, geht sie auf ein belastendes Ereignis zurück. Deshalb ist bei der Erhebung der Vorgeschichte ein besonderes Fingerspitzengefühl unerlässlich. Vor allem die Fremdanamnese spielt hier eine wichtige Rolle.

Die Heilungsaussichten bei vorübergehenden psychotischen Störungen sind gut. Eine vollständige Wiederherstellung erfolgt spätestens nach 2–3 Monaten, meist aber schon früher.

6.2.2 Symptomatik

- Die akute vorübergehende psychotische Störung beginnt innerhalb von 2 Wochen, häufig nach einem belastenden Lebensereignis.
- Patienten und Angehörige schildern die bei der Schizophrenie (F20; ➤ Kap. 6.1.2) bereits beschriebenen Symptome wie z. B. Stimmenhören, wahnhaftes Erleben, Störungen des Gedankenablaufs, Verhaltensänderungen wie Rückzug oder Misstrauen sowie weitere auch bei der Schizophrenie (F20) auftretende Symptome.
- Zudem kann es zu psychomotorischen Störungen wie Unruhe, Erregung, verminderter Reaktionsfähigkeit auf die Umgebung sowie Bewegungslosigkeit kommen.

6.2.3 Differenzialdiagnose

6

- Organische (F0) oder allein substanzbedingte (F1) Störungen sollten ausgeschlossen werden. Komorbiditäten mit Suchterkrankungen sind jedoch möglich (➤ Kap. 5).
- Ist die Symptomatik vor allem depressiv (mit gedrückter oder trauriger Stimmung, Pessimismus oder Schuldideen) oder manisch (mit Überaktivität, gehobener Stimmung und gesteigertem Selbstwertgefühl), sollte eher an eine affektive (➤ Kap. 7) oder schizoaffektive Erkrankung (➤ Kap. 8) gedacht werden.

6.2.4 Therapie

Erste Maßnahmen

- ➤ Kap. 6.1.4.
- Psychotische Erkrankungen müssen von einem Facharzt beurteilt werden. Das gilt auch für die Planung der Therapie.
- Bei Selbst- oder Fremdgefährdung muss der Betroffene in eine psychiatrische Klinik eingewiesen werden.

THERAPEUTISCHER HINWEIS

Bei Verdacht auf eine vorübergehende psychotische Störung sollten Sie sich so schnell wie möglich an einen Arzt wenden! Neben den potenziellen psychosozialen Konsequenzen (Partnerschaft, Familie, Freundeskreis, Nachbarschaft, Arbeitsplatz) gehen kurze psychotische Episoden mit einer hohen Suizidgefahr einher.

Aufklärung

Gut zu wissen Akute psychotische Episoden sind meist vorübergehend. Der Betroffene kann vollständig genesen. Aber auch in den kurzen Erkrankungsphasen kann es dennoch zu massiven Krisen kommen (z. B. im familiären Bereich, am Arbeitsplatz, bzgl. der wirtschaftlichen Lage oder gesellschaftlichen Stellung).

Der plötzliche Beginn des Leidens löst zunächst meist Verwirrung aus: Innerhalb von 2 Wochen oder weniger, manchmal sogar innerhalb von 1–2 Tagen oder wenigen Stunden wird ein bis dahin unauffälliger Mensch psychotisch. In manchen Fällen mag sich das eher still und heimlich abspielen, sodass sogar Angehörige nichts davon mitbekommen. Das Leiden kann aber auch so abrupt und heftig ausbrechen, dass nicht nur Partner und engere Familie, sondern auch Nachbarschaft, Freundeskreis und Arbeitskollegen regelrecht aufgeschreckt werden.

Ursächlich für diese Störung kann eine akute Belastung sein (z. B. ein Trauerfall, ein unerwarteter Partner- oder Arbeitsplatzverlust, ein seelisches Trauma durch Kriegshandlungen, Terrorismus, Folter oder Entführung). Infrage kommen aber auch positive Ereignisse, die nicht verarbeitet werden können (z. B. Heirat). Charakteristisch ist dabei das aus der subjektiven Sicht des Betroffenen Akute, Überraschende bzw. Überrumpelnde. Lang anhaltende oder mittelfristige Probleme oder Belastungen gelten nicht als ursächlich. Neben diesen reaktiven Störungen treten akute vorübergehende psychotische Störungen allerdings auch ohne nachvollzierbare äußere Belastungen auf.

THERAPEUTISCHER HINWEIS

Es sollte ein zeitlicher Zusammenhang zwischen der Ursache und dem Beginn der Erkrankung feststellbar sein. Im akuten Fall ist dies eher von den Angehörigen oder Freunden des Betroffenen als vom Patienten selbst zu erfragen.

In einer zunehmend multikulturellen Gesellschaft ist auch an die jeweiligen kulturspezifischen Bedingungen zu denken: Ereignisse, die von der einen Gruppe akzeptiert werden, können Menschen mit einem anderen kulturellen Hintergrund als unerträgliche Belastung erscheinen.

Medikation

➤ Kap. 6.1.4.

Therapieverfahren

In der akuten Phase kann (je nach Intensität des Leidens) eine gezielte Therapie und vor allem Fürsorge notwendig werden. Das geht von hygienischen Maßnahmen (zur Vermeidung äußerlicher Verwahrlosung mit psychosozialen Konsequenzen) über die Ernährung (durch Nahrungs- und Trinkverweigerung) bis zur kognitiven Therapie, da Störungen des Denkens und damit des Handelns mit ggf. verminderter Urteilsfähigkeit einhergehen.

Therapieplan

➤ Kap. 6.1.4

Empfehlungen für das therapeutische Gespräch

Weisen Sie den Betroffenen und seine Angehörigen darauf hin, dass sich psychotische Episoden, die durch akute Belastungen ausgelöst wurden, in der Regel bessern, dass sie aber wiederkehren können.

Weitere Empfehlungen ➤ Kap. 6.1.4.

6.2.5 Arbeit mit dem sozialen Umfeld

Da diese zeitlich begrenzte Erkrankung in der Regel abrupt über den Betroffenen und seine Umgebung hereinbricht, kann sie zunächst Verwirrung und Schock auslösen – besonders wenn man so etwas noch nie erlebt hat. Oftmals sind Partner, Familie, Nachbarn, Freunde und Arbeitskollegen erst einmal überrascht, verunsichert und ratlos. Nach dieser ersten Phase sollte allerdings etwas geschehen.

Wenn sich Angehörige in solcher Krise an Sie wenden, bauen Sie langsam und ohne Panik zu schüren eine tragfähige Beziehung auf. Wirken Sie zunächst beruhigend auf die Angehörigen ein, da sie sich aufgrund des hoch angstmachenden Verhaltens des Betroffenen selbst in einem hohen Stressmodus befinden. Arbeiten Sie an der Compliance und klären Sie die Angehörigen über die Gefahren und Probleme eines akuten psychotischen Schubs auf. Empfehlen Sie Angehörigen, unbedingt einen Arzt bzw. eine psychiatrische Einrichtung zu konsultieren und diese detailliert darüber zu informieren, was bislang passiert ist – vor allem deshalb, weil sich viele Patienten während einer erstmaligen Konsultation so zusammennehmen, dass dem Arzt in dieser kurzen Zeit nichts anderes übrig bleibt, als „erst einmal abzuwarten". Wie oben dargelegt, kann dieses Abwarten jedoch schwerwiegende Folgen haben. Deshalb ist bei solchen psychotischen Reaktionen die Fremdanamnese, d. h. das Sammeln von diagnoseerleichternden Daten aus dem Umfeld des Betroffenen, so wichtig.

MERKE

Wenn sich der Betroffene nicht selbst in die Psychiatrie einweist, kann eine zwangsweise Unterbringung nach dem Unterbringungsgesetz erforderlich werden.

Klären Sie die Angehörigen über die spezielle Symptomatik, die möglichen Ursachen und die positiven Heilungsaussichten auf. Informieren Sie auch über die Gabe und Wirkung von Antipsychotika.

Die Heilungsaussichten einer akuten vorübergehenden psychotischen Störung sind gut, was aber für die psychosozialen Konsequenzen nicht zutreffen muss, wenn sich innerhalb dieser Stunden, Tage oder Wochen Dinge abspielen, die später nicht mehr einzurenken sind.

KAPITEL

7 Affektive Störungen (ICD-10; F3)

Kapitelübersicht

Der Begriff „affektive Störungen" bezeichnet eine Gruppe von Störungen, bei denen es über einen längeren Zeitraum zu einer krankhaften Veränderung der Stimmung, des Antriebs und des Denkens kommt. Die Depression mit einem deutlichen Stimmungstief sowie Energieverlust und die Manie mit Euphorie und Enthemmung bilden die beiden extremen Pole dieser Erkrankungen. Je nach Schwere und Verlauf werden die Erkrankungen in verschiedene Kategorien unterteilt.

Treten sowohl Manie als auch Depression episodenhaft und abwechselnd auf, ist von einer bipolaren Störung die Rede. Sind Depression oder bipolare Störung über einen sehr langen Zeitraum und in abgeschwächter Form vorherrschend, so spricht man bei einer dauerhaft leichten depressiven Stimmung von Dysthymia bzw. bei einer dauerhaft zwischen leicht depressiv und leicht manisch schwankenden Stimmung von Zyklothymia.

Die Lebenszeitprävalenz bei affektiven Störungen beträgt 20–25 %. Der Beginn der Erkrankung liegt häufig im Erwachsenenalter (30–45 J.). Frauen sind ungefähr doppelt so oft betroffen wie Männer.

➤ Abb. 7.1 verdeutlicht die unterschiedlichen Symptome im Zeitverlauf.

Affektive Störungen können akut, episodisch und chronisch auftreten. In der Regel sind sie phasenhaft, d. h., der Patient durchlebt vor und nach der Depression oder Manie eine „normale" Stimmung.

Gut zu wissen Affektive Erkrankungen neigen zu Rückfällen, d. h. zu einem Wiederauftreten nach längerer Zeit der Beschwerdefreiheit.

Der Beginn der einzelnen Episoden steht oft im Zusammenhang mit belastenden Ereignissen.

7

7.1 Manische Episode und bipolare affektive Störung (ICD-10; F30–F31)

7.1.1 Einführung

Jeder Mensch kennt Schwankungen der Gefühle: Manchmal ist die Stimmung gut, manchmal eher schlecht – eine ganz normale Erscheinung. Menschen mit einer bipolaren affektiven Störung bzw. manisch-depressiven Erkrankung leben jedoch mit extremen Emotionen. Im Spannungsfeld zwischen Manie und Depression ist ein geregeltes Leben kaum möglich; sie fallen oft ohne nachvollziehbare Gründe von einem Extrem ins andere. Dabei unterliegen sie einem hohen Suizidrisiko.

Die bipolare affektive Störung ist durch wiederholte manische und depressive Episoden gekennzeichnet. Gehobene Stimmung, vermehrter Antrieb und Aktivität (Manie) wechseln sich mit Phasen von Stimmungseinbruch, vermindertem Antrieb und verminderter Aktivität (Depression) ab. Je nach Ausprägung der Störung gehen manische und depressive Episoden mal direkt ineinander über, mal liegen ganze Jahre symptomfreier Zeit mit ausgeglichener Stimmung dazwischen.

Gut zu wissen Nur wenige Betroffene wissen um ihre Erkrankung und finden den Weg zu einem Facharzt oder Psychologen. Dabei könnten eine rechtzeitige Diagnose und die gezielte Behandlung den Krankheitsverlauf wesentlich verbessern.

Bei der leichten Form, der **Hypomanie,** sind einige (der in ➤ Kap. 7.1.2 genannten) Symptome vorhanden, sie führen jedoch nicht zu einem Abbruch der Berufstätigkeit oder zu sozialer Ablehnung. Treten mehrere der genannten Symptome auf und kommt es zu einem Verlust sozialer Hemmungen mit persönlichkeitsfremdem,

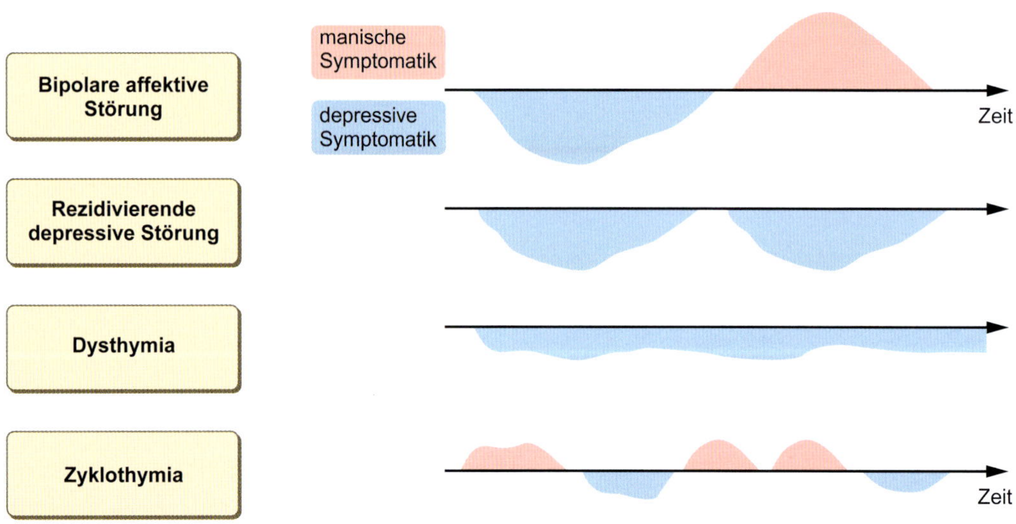

Abb. 7.1 Affektive Störungsbilder

rücksichtslosem Verhalten, das von Selbstüberschätzung und Größenideen begleitet wird, so spricht man von einer **Manie ohne psychotische Symptome.** Eine **Manie mit psychotischen Symptomen** wird diagnostiziert, wenn zusätzlich ein Wahn (meist Größenwahn) oder selten auch Halluzinationen (z. B. Stimmen in direkter Rede) auftreten. Die Kommunikation ist bei den Patienten durch Überaktivität und Erregung beeinträchtigt.

Obwohl Erscheinungsformen der bipolaren Erkrankung Ärzte schon seit 2000 Jahren beschäftigen, steht die Aufklärung der Öffentlichkeit noch ganz am Anfang.

FALLBEISPIEL

Bipolare affektive Störung – „himmelhoch jauchzend, zu Tode betrübt"

Eine 52-jährige Frau kommt in heilpraktische Behandlung. Sie berichtet, seit Kurzem wieder an Schlafstörungen zu leiden. Sie wache in den frühen Morgenstunden auf und finde keinen Schlaf mehr. Sie kenne dies bereits alles von früher. Sie habe mit 21 Jahren eine Manie entwickelt. Damals habe sie ihren ersten Ehemann, einen Goldschmied, kennengelernt und mit ihm ein eigenes Geschäft eröffnet. In ihrer Euphorie habe sie geglaubt, damit berühmt zu werden und die Königshäuser Europas mit Schmuck beliefern zu können. Das Erbe ihrer Großmutter, die sich kurz zuvor in einer Depression das Leben genommen habe, habe sie auf kostspielige Reisen und aufwendige Werbeaktionen verschwendet. Alles sei dann den Bach runtergegangen. Da habe sie das Sprichwort „erst himmelhoch jauchzend, dann zu Tode betrübt" am eigenen Leib erlebt. Sie sei schwer depressiv geworden, als sich ihr damaliger Mann von ihr getrennt habe. Nach einem Suizidversuch mit Schlaftabletten sei sie in psychiatrische Behandlung gekommen. Bis zum 32. Lj. sei es ihr dann gut gegangen, sie habe die Handelsschule besucht, als Teamassistentin in einem großen Unternehmen gearbeitet und erneut geheiratet. Dann sei sie ohne Anlass wieder manisch geworden, durch die schnelle Reaktion ihres Mannes aber rechtzeitig behandelt worden. Zwei weitere depressive Phasen habe sie mit 38 und 42 Jahren erlebt. Seit 10 Jahren sei sie beschwerdefrei und habe vor 1 Jahr das Lithium abgesetzt, weil sie sich für geheilt halte. Jetzt beunruhigen sie die bekannten Beschwerden, aber sie wolle gern ohne Medikamente klarkommen. Ihre Stimmung sei zwar ein bisschen gedrückt, und sie mache sich ein bisschen mehr Sorgen als sonst, aber so schlimm wie die letzten Male sei es bei Weitem nicht.

Da Manien ohne depressive Phasen wesentlich seltener vorkommen, wird diese Form der affektiven Störung hier nicht separat betrachtet. Auch die ICD-10 verortet das singuläre Auftreten von manischen Episoden unter dem Begriff „bipolare affektive Störung".

7.1.2 Symptomatik

Die Leitsymptome der bipolaren affektiven Störung, die sich z. T. auch im Fallbeispiel finden, sind in ➤ Tab. 7.1 zusammengefasst.

MERKE

In schweren Fällen können während manischer oder depressiver Episoden Halluzinationen oder Wahn auftreten.

Tab. 7.1 Vergleichende Übersicht der Leitsymptome manischer und depressiver Episoden

Manische Episode	Depressive Episode
Gehobene, euphorische oder reizbare Stimmung	Gedrückte, schwermütige, versteinerte Stimmung bis zur Gefühllosigkeit
Antriebssteigerung, Enthemmung	Antriebshemmung bis Teilnahmslosigkeit
Denkstörungen mit formal beschleunigtem Tempo, Ideenflucht	Denkhemmung (verlangsamter Denkablauf) mit Grübelzwang
Ein- und Durchschlafstörungen aufgrund von geringem Schlafbedürfnis (keine Müdigkeit)	Schlafstörungen, gesteigertes Schlafbedürfnis (ständige Müdigkeit)
Entschlussfreudigkeit	Angst und Entschlusslosigkeit
Gesteigertes sexuelles Verlangen	Libidoverlust
Rededrang (lautes Sprechen)	Gehemmtes Reden (leises Sprechen)
Selbstüberschätzung	Übertrieben negatives Selbstbild
Wahnideen bei Manie: • Größenwahn • Liebeswahn • Beziehungswahn • Verfolgungswahn	Wahnideen bei Depression/depressiver Episode: • Schuldwahn • Versündigungswahn • Verarmungswahn • Nihilistischer Wahn • Hypochondrischer Wahn

7.1.3 Differenzialdiagnose

- Wenn vor oder nach einer manischen Episode (F30) weitere depressive, manische (hypomanische) oder gemischte affektive Episoden auftreten, wird eine bipolare affektive Störung (F31) diagnostiziert.
- Die bipolare Störung ist von einer psychotischen Störung (F2) mit Halluzinationen oder Wahn abzugrenzen (➤ Kap. 6).
- Eine alkohol- oder substanzbedingte psychische Störung (F1) sollte ausgeschlossen werden; eine Komorbidität ist allerdings möglich (➤ Kap. 5).

7.1.4 Therapie

Wenn sich Ihr Patient in einer akuten manischen Phase befindet, wird es sehr schwer, einen Rapport herzustellen. Er wird Sie als Therapeut wahrscheinlich nicht ernst nehmen, weshalb man in dieser Phase nicht versuchen sollte, auf einer fachlichen, edukativen Ebene Zugang zu finden. Sinnvoller ist es, wie ein Regisseur zu beobachten, wie er sich gibt, um dann eine Übertragungsrolle anzubieten, die ihm ähnlich ist. Anschließend können Sie die Rolle des Drehbuchautors und Schauspielers gleichermaßen spielen.

Wichtig ist die **regelmäßige fachärztliche Betreuung.** Sie sollte von einem vertrauensvollen Verhältnis zwischen Arzt und Patient geprägt sein. Ein durch Therapie, Psychoedukation und Engagement in der Selbsthilfe gut reflektierter Patient kann entscheidend dazu beitragen, seine individuelle Therapiekombination zu ermitteln. So kann er zum mündigen Partner seines Arztes werden, dem

Ohnmachtsgefühl gegenüber der Erkrankung eigenverantwortlich begegnen und damit Selbstheilungskräfte mobilisieren.

Bei der bipolaren Störung spielt die **Einbeziehung von Angehörigen** und nahestehenden Personen eine große Rolle (➤ Kap. 7.1.5). Hier können Sie als Heilpraktiker für Psychotherapie unterstützend tätig werden, sofern das Umfeld dafür offen ist.

Erste Maßnahmen

THERAPEUTISCHER HINWEIS

Versuchen Sie, einen dem Patiententyp entsprechenden Rapport herzustellen, um Vertrauen aufzubauen und dann auf den richtigen Moment zu hoffen, um den Betroffenen einer medizinisch-psychiatrischen Behandlung zuzuführen. Es ist dringend erforderlich, dass die Erkrankung fachärztlich abgeklärt und eine Therapie eingeleitet wird.

Auch hier gehört die Abklärung von Suizidalität zu den wichtigen ersten Schritten. Bei Selbst- und/oder Fremdgefährdung sind Sie verpflichtet, den Patienten (u. U. auch gegen seinen Willen) in eine psychiatrische Klinik einzuweisen.

Gut zu wissen Patienten mit bipolaren Störungen sind dauerhaft suizidgefährdet. Zögern Sie nicht, bei akuter Gefährdung einen Krankenwagen anzufordern!

Wenn der Patient nach medizinisch-psychiatrischer Behandlung nicht mehr psychotisch ist und die manische Phase verlassen hat, werden Sie leichteren Zugang zu ihm finden. Manche Betroffene empfinden durch die Diagnosestellung „bipolare Störung" eine gewisse Erleichterung, denn nun gibt es eine Erklärung für das früher als so rätselhaft empfundene eigene Empfinden und Verhalten. Für andere kann die Mitteilung, an einer sehr wahrscheinlich lebenslang präsenten psychischen Erkrankung zu leiden, zunächst einmal ein Schock sein. Sie müssen das erst verarbeiten und sich mit dem Gedanken vertraut machen – ein Prozess, der sich über viele Jahre hinziehen kann.

Aufklärung

Informieren Sie Ihren Patienten über die Erkrankung! Hier helfen auch Bücher, die z. T. praktische Anleitungen geben, wie man der Erkrankung am besten begegnen kann. Sie können dem Betroffenen zu Psychoedukationskursen raten oder ihm den Beitritt zu einer Selbsthilfegruppe empfehlen. Aus der Erfahrung anderer lässt sich viel lernen.

MERKE

Da es sich bei der bipolaren affektiven Störung um eine Störung des Hirnstoffwechsels handelt, steht eine medikamentöse Therapie im Vordergrund der Behandlung.

Es kann eine weitgehende Symptomfreiheit erreicht werden. Die einzelnen Episoden laufen dann in so abgeschwächter Form ab, dass sie die Lebensführung nicht mehr beeinträchtigen. Die Voraussetzung dafür ist in den meisten Fällen das Finden einer geeigneten Medikation (**Phasenprophylaxe**) mit gleichzeitiger psychotherapeutischer Behandlung.

Eine Verallgemeinerung ist allerdings schwierig, da sich bipolare Erkrankungen in sehr unterschiedlicher Form äußern können: Einige Betroffene erleben die Erkrankung mit mehrmals täglich auftretenden Wechseln zwischen Hochs und Tiefs, bei anderen liegen zwischen den Episoden mehrere Jahre. Manche Patienten sind auf die dauerhafte Einnahme von Medikamenten angewiesen, bei anderen reicht eine genaue Selbstbeobachtung und ggf. der Einsatz einer Akutmedikation aus, um beginnende Krankheitsepisoden auszubremsen.

Gut zu wissen Eine geeignete Medikation zu finden ist oft schwierig und kann den Betroffenen und ihren Ärzten viel Geduld abverlangen.

Was beim einen wirkt, ist für den anderen nicht zwangsläufig ebenfalls nützlich. Da einige Medikamente ihre Wirkung erst nach Wochen oder Monaten entfalten, kann die Suche nach einer passenden Medikation manchmal lange dauern. Auch wenn das Auftreten erneuter Krankheitsepisoden durch individuelle Therapiemaßnahmen verhindert werden kann, sollte man dennoch nie seine Achtsamkeit verlieren, denn das Rückfallrisiko bleibt meist ein Leben lang bestehen.

Medikation

Bei manischen Episoden:

- Gegen Unruhe, Halluzinationen und Wahn werden Antipsychotika gegeben, z. T. in Kombination mit Stimmungsstabilisierern oder vorübergehend auch mit Benzodiazepinen.
- Bei Antipsychotikagabe können Nebenwirkungen auftreten; deshalb immer in enger Verbindung zum Facharzt bleiben.
- Zur Akuttherapie in manischen Phasen kann Lithium verordnet werden. Der Facharzt ist für die Einstellung auf diese Therapie verantwortlich.

Bei depressiven Episoden:

- Gabe von Antidepressiva
- Einschleichende Dosierung, um Nebenwirkungen gering zu halten
- Anpassung der Dosis bei älteren oder kranken Patienten
- Aufklärung über die wichtige tägliche Einnahme, anfängliche Nebenwirkungen und die nur allmähliche Besserung der Symptome (2–4 Wochen Dauer)
- Je nach Antidepressivum sind seltene, schwere Komplikationen möglich
- Leicht manische Zustände durch Antidepressiva sind möglich (Verringerung, Absetzen)
- Absetzen des Mittels nur nach Absprache mit dem Arzt
- Einnahme von Antidepressiva bis zu 6–12 Monate nach Besserung der Symptomatik
- Bei Therapieresistenz oder Nebenwirkungen ggf. Umstellung auf ein anderes Präparat (durch Facharzt)

Phasenprophylaxe:

- Lithium kann zur Akutbehandlung von Manien eingesetzt werden, vor allem aber zur Phasenprophylaxe bipolarer Störungen. Indikation und Einstellung nimmt der Facharzt vor. Der Lithiumspiegel im Blut muss regelmäßig kontrolliert werden. Um Rückfälle zu vermeiden, ist eine Langzeitbehandlung über viele Jahre notwendig. Daher nicht voreilig absetzen!
- Teilweise werden auch weitere Medikamente, u. a. Antipsychotika zur Langzeitprophylaxe affektiver Störungen, eingesetzt.

Therapieverfahren

Bei den bipolaren Störungen hat sich als Therapie der Wahl neben der medikamentösen Behandlung die kognitive Verhaltenstherapie bewährt. Aber auch aufdeckende, konfliktzentrierte Methoden der psychodynamischen Psychotherapie können im stabilen Zustand des Patienten angewandt werden. **Dies ist jedoch den psychologischen oder ärztlichen Psychotherapeuten zu überlassen!**

Wichtig ist immer die Beziehung zwischen Therapeut und Patient. Achten Sie bei der Behandlung unbedingt auf einen klaren Rahmen und eine klare Struktur.

Therapieplan

Als Heilpraktiker für Psychotherapie können Sie dem Betroffenen bei der wichtigen und unangenehmen Aufarbeitung nach einer manischen Phase behilflich sein, in der wahrscheinlich persönlicher, aber auch finanzieller Schaden angerichtet wurde. Machen Sie deutlich, dass nun rechtzeitige Vorkehrungen zusammen mit den Angehörigen auch in Bezug auf eine Betreuungsregelung, Vollmachten etc. wichtig werden, um bei einer möglichen weiteren Episode erneuten, größeren Schaden abzuwenden.

Gerade das Thema **„Schuld"** spielt nach einer manischen Episode eine große Rolle. Verdeutlichen Sie Ihrem Patienten, dass er für seine Erkrankung und die Auswirkungen ebenso wenig verantwortlich ist wie ein Grippekranker für seine Hustenanfälle. Es geht jedoch nicht darum, den Betroffenen zum wehrlosen Opfer seiner Krankheit zu erklären. Als Therapeut haben Sie die Aufgabe, die Selbstwirksamkeitserfahrungen des Patienten zu mehren. Dies bedeutet konkret, dass Sie gemeinsam mit dem Patienten z. B. die maladaptiven Muster der „Schuld" ergründen, darauf aufbauend versuchen, die innerpsychischen Schemata zu verändern, und den Patienten ermutigen, neue Erfahrungen mit seiner Umwelt auszuprobieren.

Erstellen Sie gemeinsam einen **Aktivitätenplan.** Auch **euthyme Therapien** (Genusstrainings), die vor allem in der Gruppe durchgeführt werden, ermöglichen es dem Patienten, Selbstfürsorge zu erlernen. Durch gemeinsam erlerntes **Selbstmanagement** (Selbstfürsorge, Selbstwirksamkeit usw.) helfen Sie dem Patienten, erneute Episoden zu vermeiden und sich seinen Schuldgefühlen zu stellen. Als Heilpraktiker leisten Sie damit einen wichtigen Beitrag zur Krankheitsbewältigung. Besonders bewährt hat sich die zur Rückfallprophylaxe beitragende achtsamkeitsbasierte kognitive Therapie.

MERKE

Ermutigen Sie Ihren Patienten dazu, umgehend einen Arzt oder Psychiater aufzusuchen, oder stellen Sie selbst den Kontakt her, sobald depressive Symptome immer deutlicher werden. Wegen des hohen Suizidrisikos und der relativ langen Dauer bis zur richtigen medikamentösen Einstellung sollte diesbezüglich keine Zeit verloren werden.

Als Therapeut können Sie Ihren Patienten in der Übergangsphase zu einer Depression entlasten, indem Sie ihm klar machen, dass eine depressive Episode nach einer gewissen Zeit auch wieder zu Ende geht. Motivieren Sie ihn, weiterhin kleine Aktivitäten zu planen und durchzuführen, möglichst gepaart mit körperlicher Betätigung. Erarbeiten Sie mit dem Betroffenen kleine Ziele und planen Sie gemeinsam eine Belohnung, die er sich selbst erfüllt.

Das Vorgehen bei Patienten mit bipolaren Störungen, die sich gegenwärtig in einer depressiven Phase befinden, ist in ➤ Kap. 7.2.5 beschrieben.

Empfehlungen für das therapeutische Gespräch

- Weisen Sie gegenüber Patienten und Angehörigen darauf hin, dass überraschende Stimmungswechsel symptomatisch für die Erkrankung sind.
- Es gibt berechtigte Hoffnung hinsichtlich erfolgreicher Behandlungsmethoden.

Während einer manischen Episode:

- Versuchen Sie, eine vertrauensvolle Beziehung herzustellen, ohne auf provokantes Verhalten einzugehen.
- Vermeiden Sie die Konfrontation, es sei denn, Sie wollen verhindern, dass der Patient sich oder andere gefährdet oder schädigt.
- Raten Sie bei impulsivem oder gefährlichem Verhalten zur Vorsicht.

Während depressiver Episoden (F32) (s. auch ➤ Kap. 7.2.5):

- Schätzen Sie die Suizidgefahr ein! Kann der Patient Suizidgedanken mit Sicherheit widerstehen? Eine enge Überwachung durch Familienangehörige und Freunde ist unbedingt anzuraten.
- Pessimismus und Selbstkritik mit Widerstand begegnen! Der Patient sollte nicht aufgrund pessimistischer Gedanken handeln (z. B. Umzug, Scheidung, Kündigung des Arbeitsplatzes) und sich nicht auf negative Gedanken oder Schuldgefühle konzentrieren.
- Leidet der Patient unter leichteren depressiven Verstimmungen, ist es sinnvoll, kurzweilige Aktivitäten zu planen, die Freude bringen.
- Bei schweren depressiven Verstimmungen: Weisen Sie darauf hin, dass diese Phase vorübergeht. Vermitteln Sie auch Hoffnung hinsichtlich einer medikamentösen Behandlung.

7.1.5 Arbeit mit dem sozialen Umfeld

Von einer bipolaren Störung sind auch die Angehörigen sehr stark betroffen. Beziehen Sie die Angehörigen und nahestehende Personen des Patienten, sofern diese offen dafür sind, deshalb unbedingt ein.

Hier hat der Heilpraktiker für Psychotherapie ein wichtiges Betätigungsfeld. Zunächst geht es um **Psychoedukation,** also die wichtige Erklärung, dass eine krankhaft veränderte Zusammensetzung des Hirnstoffwechsels ursächlich für die Erkrankung ist. Stellen Sie klar, wie wichtig eine gute medikamentöse Einstellung ist.

Gut zu wissen Für das private Umfeld stellt diese Erkrankung eine große Herausforderung dar. Oft werden Beziehungen und Verbindungen vom sozialen Umfeld aus Verzweiflung oder Kränkung abgebrochen. Die Gefühlsschwankungen sind vor allem für die Angehörigen extrem schwer auszuhalten.

Isolation und Einsamkeit des Betroffenen nehmen noch zu, wenn sich Angehörige oder Bekannte zurückziehen; in einer depressiven Phase kann dieser Umstand die Aussichtslosigkeit für den Patienten noch erhöhen.

Aber auch Angehörige entwickeln schnell das Gefühl, im Stich gelassen zu werden: In der Manie wendet sich der Erkrankte oft anderen Menschen zu, während er in der Depression zwar anwesend, aber kaum ansprechbar und nicht in der Lage ist, Gefühle zu äußern. Den Partner erlebt der Erkrankte oft als feindlich, weil er sich von ihm eingeschränkt fühlt.

Das alles weckt bei den Angehörigen verständlicherweise Wut und Trauer und lässt oft Mut- und Hoffnungslosigkeit aufkommen. Unterstützen Sie diese Menschen darin, die richtige Balance zu finden zwischen Macht und Ohnmacht, zwischen Überfürsorglichkeit und Ignoranz, zwischen Verantwortungsübernahme und Alleinlassen, zwischen „Mach doch, was du willst!" und „Mach endlich mal, was ich sage!".

7

THERAPEUTISCHER HINWEIS

Helfen Sie den Angehörigen, ihre Belastungsgrenzen zu erkennen und diese auch ernst zu nehmen.

Angehörige, speziell Partner, können auch dabei helfen, den Betroffenen und sich selbst zu schützen und Vorkehrungen gegen größeren Schaden zu treffen, z. B. aufgrund der unmittelbaren Gefahr, die sich ergibt, wenn sich ein manisch Erkrankter z. B. im Straßenverkehr oder bei Risikosportarten überschätzt.

Motivieren Sie das private Umfeld aber auch dazu, Präventionsmaßnahmen im finanziellen Bereich zu ergreifen, da mit Geld z. T. grenzenlos hantiert wird (z. B. getrennte Konten, gemeinsame Kontenvollmacht, Gütertrennung). Um Kaufräuschen und finanziellem Ruin (z. B. durch extremes Geldausgeben in einer manischen Phase) vorzubeugen, sollten Angehörige ggf. versuchen, den Patienten für **geschäftsunfähig** erklären zu lassen (von dem Betroffenen getätigte Geschäfte können dann im Nachhinein juristisch für unwirksam erklärt werden) bzw. eine **Betreuungsvollmacht** zu erwirken. Dazu sollte man einen Fachanwalt konsultieren und auch andere Familienangehörige über die Erkrankung und ihre möglichen Folgen in Kenntnis setzen.

Diese Prozesse sind nicht immer von heute auf morgen umsetzbar. Geben Sie den Angehörigen daher auch ganz praktische Ratschläge: Die Betroffenen gehen sehr oft nach denselben (Konsum-)Mustern vor, daher kann man auch die Geschäftsleitung von Designerläden oder Autohäusern über die Krankheit des Angehörigen informieren.

THERAPEUTISCHER HINWEIS

Sie sollten den Angehörigen selbst therapeutische Hilfe anbieten, die in den emotional sehr belastenden Situationen Unterstützung brauchen. Viele Dinge, um die sich Angehörige gerade in manischen Phasen zur Gefahrenabwehr kümmern können, sind schambesetzt. Hier können Sie stützend arbeiten und wertvolle Tipps geben.

Motivieren Sie die Angehörigen auch, eine **Angehörigen-Selbsthilfegruppe** aufzusuchen oder im Internet zu recherchieren. Beispielsweise bietet die Deutsche Gesellschaft für bipolare Störungen e. V. wertvolle Tipps – auch speziell für Angehörige.

Klären Sie das soziale Umfeld unbedingt über die hohe Suizidgefahr auf, die bei einer bipolaren Störung besteht. Besonders hoch ist die Gefahr beim Übergang von einer manischen in eine depressive Phase, wenn der noch erhöhte Antrieb auf eine sich aufbauende depressive Stimmung trifft. Der Angehörige mag in der Phase denken: „Wie gut, nun wird er endlich wieder normal." Es ist für ihn aber nicht erkennbar, dass sich in dem Betroffenen bereits Hoffnungslosigkeit breit macht.

7.2 Depression (ICD-10; F32)

7.2.1 Einführung

Eine Depression ist durch ständige negative Stimmung und Gedanken sowie den Verlust von Freude, Interesse und Antrieb gekennzeichnet. Weitere Merkmale sind der Mangel an Selbstwertempfinden, geistiger Leistungsfähigkeit, Lustempfinden sowie das Auftreten von Schlafstörungen.

Auch bei gesunden Menschen treten diese Zeichen temporär auf, jedoch nicht in derart übermäßiger und dauerhafter Form. Das depressive Krankheitsbild verläuft meist in Phasen, die über Wochen bis hin zu mehreren Monaten bestehen können. Einige Betroffene klagen auch über Phasen von mehreren Jahren (s. auch ➤ Kap. 7.3).

Die meisten Patienten erleben mehr als eine depressive Episode in ihrem Leben. Von einer unipolaren Depression spricht man, wenn ausschließlich depressive Episoden auftreten. Zeigen sich auch Symptome einer Manie, ist von einer bipolaren Störung die Rede (➤ Kap. 7.1).

Bei den depressiven Erkrankungen wird zwischen leichter, mittelgradiger und schwerer depressiver Episode unterschieden. Die Diagnose Depression wird je nach Auftreten von Symptomen und Verlauf gestellt. Die Einteilung des Schweregrades richtet sich nach Ausprägung und Anzahl der Symptome.

FALLBEISPIEL

Depressive Episode – „Lasst mich alle in Ruhe!"

Frau S., 45 Jahre alt, ist Hausfrau und Mutter von vier Kindern. Sie kommt in Begleitung ihres berufstätigen Ehemanns auf Anraten ihres Hausarztes in die Praxis. Ihr Gang ist langsam und wirkt schwerfällig, und ihr Gesichtsausdruck wirkt zeitweise maskenhaft und aufgesetzt. Es fällt ihr sichtlich schwer, den Grund für ihren Besuch zu formulieren und ihre aktuelle Situation zu schildern. Etwas träge berichtet sie, dass sie sich schon seit längerer Zeit „abgeschlagen" und müde fühle. Trotzdem habe sie Schwierigkeiten zu schlafen; schon seit 2 Wochen könne sie nicht mehr durchschlafen. „Am schlimmsten ist es am frühen Morgen so zwischen 4 und 5 Uhr. Ich liege plötzlich wach und bekomme richtig Panik vor den Aufgaben und allem, was ich an dem Tag zu tun habe. Ich frage mich dann, wie ich das alles bewältigen soll: den Haushalt, den Garten, die Kinder, die ganzen Erledigungen und Besorgungen … und dann die vielen, kleinen unverhofften Zwischenfälle, bei denen ich auch noch gefordert bin. Einschlafen kann ich dann meist nicht mehr. Ich fühle mich dann innerlich so leer und frage mich, ob ich vielleicht an irgendeiner ernsthaften Krankheit leide. Ich komme mir vor wie ein ausgetrockneter Schwamm, der nichts mehr aufnehmen kann und will. Ich kann gar keine Gefühle mehr zeigen und mich auch über nichts mehr so recht freuen, sogar dann nicht, wenn es Aufmerksamkeiten von meinem Mann und meinen Kindern sind. Oft denke ich, sie sollen mich alle in Ruhe lassen. Ich will nichts sehen und hören und nicht ständig etwas tun müssen. Zu jeder kleinsten Arbeit oder Bewegung muss ich mich im Moment überwinden. Selbst Dinge, die ich früher gern gemacht habe, wie z. B. Kochen oder Fahrradfahren oder der wöchentliche Kaffeeklatsch mit den anderen Müttern aus dem Ort, nerven mich und fallen mir schwer."

Ihr Mann wirft besorgt ein, dass sie auch häufig über Schmerzen in der Brust und im Kopf klage und manchmal Schwierigkeiten beim Sprechen habe – so, als sei ihre Kehle wie zugeschnürt. Außerdem sei ihm aufgefallen, dass sie viel zu wenig esse, doch sie könne im Moment einfach nicht mehr zu sich nehmen. Er tue zurzeit alles, um sie im Haushalt und mit der Erziehung und Versorgung der Kinder zu unterstützen, obwohl er selbst im Beruf sehr eingespannt sei. Auch die Kinder sprängen immer häufiger ein. Doch das sei ja keine Lösung – seiner Frau müsse geholfen werden. Er verstehe nicht, wieso der Hausarzt keine organische Ursache habe feststellen können.

Seine Frau äußert sich dazu mit großen Schuldgefühlen: „Es tut mir alles so leid. Wenn ich daran denke, dass mein Mann und meine Kinder sich so engagieren und alles für mich tun, damit ich wieder auf andere Gedanken komme, fühle ich mich als doppelte Versagerin. Manchmal denke ich, meine Familie wäre ohne mich viel besser dran, ich bin doch nur eine mühsame Last für alle." Vom Ehemann ist zu erfahren, dass seine Frau vor 2 Jahren schon einmal „nicht gut drauf" gewesen und in ein emotionales Loch gefallen sei. Allerdings sei ihr Zustand bei Weitem nicht so bedenklich gewesen wie jetzt.

7.2.2 Symptomatik

Zunächst stehen evtl. körperliche Beschwerden im Vordergrund (z. B. Schmerzen, vermehrte Müdigkeit): Des Weiteren lassen sich die Symptome einer Depression in Haupt- und Nebensymptome unterteilen, die auch im Fallbeispiel wiederzufinden sind:

Hauptsymptome:

- Traurige oder gedrückte Stimmung
- Geminderter Antrieb
- Interessenverlust, Freudlosigkeit

Nebensymptome:

- Reduzierte Konzentration und Aufmerksamkeit
- Verlust von Selbstvertrauen oder Selbstwert
- Negative, pessimistische Zukunftsgedanken
- Schuldgefühle und Selbstvorwürfe
- Psychomotorische Hemmung oder Unruhe
- Verringerter Appetit mit Gewichtsverlust
- Schlafstörungen
- Suizidale Gedanken oder Handlungen
- Somatisches Syndrom: frühmorgendliches Erwachen, Morgentief, psychomotorische Hemmung/Agitiertheit, Appetit- und Gewichtsverlust, Libidoverlust, Interessenverlust, mangelnde emotionale Reaktion

7.2.3 Diagnosestellung

MERKE
Treten depressive Symptome über mindestens 2 Wochen auf, wird eine depressive Episode diagnostiziert.

Leichte depressive Episode Mindestens 2 Hauptsymptome und 2 Nebensymptome müssen vorhanden sein, jedoch nicht in starker Ausprägung. Berufstätigkeit wie auch Lebensgestaltung sind z. T. eingeschränkt. Weitere Unterscheidung: leichte depressive Episode mit oder ohne somatisches Syndrom.

Mittelgradige depressive Episode Es lassen sich mindestens 2 Hauptsymptome und mindestens 4 Nebensymptome diagnostizieren. Bei ausgeprägtem Leidensdruck kann der Patient häuslichen, sozialen und beruflichen Anforderungen nur unter erheblichen Schwierigkeiten nachkommen. Auch diese Form kann mit oder ohne somatisches Syndrom auftreten.

MERKE
Schwere Depressionen gehen grundsätzlich mit akuter Suizidalität einher.

Schwere depressive Episode Es treten 3 Hauptsymptome und mindestens 5 Nebensymptome auf. Der Betroffene ist nicht in der Lage, seinen sozialen, häuslichen und beruflichen Anforderungen nachzukommen. Das somatische Syndrom ist bei dieser Form immer vorhanden. Unterschieden wird die schwere depressive Episode mit oder ohne psychotische Symptome (Wahnideen wie Schuld-, Versündigungs- und Verarmungswahn).

MERKE
Diagnoseerstellung und Schweregradeinteilung einer depressiven Episode sollten nicht vom Heilpraktiker für Psychotherapie vorgenommen werden. Hinsichtlich der Anzahl, Art und Schwere der Symptome bedarf es einer klinischen bzw. fachärztlichen Untersuchung und Beurteilung.

7.2.4 Differenzialdiagnose

Depressive Symptome können bei den meisten psychischen Störungen auftreten.

- Falls hypomanische oder manische Episoden in der Vergangenheit aufgetreten sind: bipolare affektive Störung (F31, ➤ Kap. 7.1)
- Abgrenzung von anhaltenden affektiven Störungen (F34, ➤ Kap. 7.3)
- Bei Halluzinationen und Wahn: Abgrenzung von einer psychotischen Störung! (➤ Kap. 6)
- Ausschluss von organisch (➤ Kap. 4) oder substanzbedingter depressiver Symptomatik (➤ Kap. 5)

7.2.5 Therapie

Gut zu wissen Viele depressive Menschen wissen nicht, dass sie an einer Krankheit leiden. Auch Allgemeinmediziner erkennen eine Depression häufig nicht. Für den Patienten ist jedoch sehr wichtig, dass seine Symptome richtig diagnostiziert sowie rechtzeitig und angemessen behandelt werden. Deshalb sollte der Patient bei Verdacht auf eine Depression immer an einen Facharzt überwiesen werden. Nach Rücksprache mit dem Psychiater kann der Heilpraktiker für Psychotherapie ggf. den Therapieprozess begleiten.

Erste Maßnahmen

Auch wenn der Heilpraktiker in seiner Praxis in der Regel nur leicht oder leicht bis mittelschwer depressive Patienten antreffen wird, ist es erst einmal wichtig, dass er möglichst gut zwischen einer leichten, mittelgradigen oder schweren Depression unterscheiden und eine etwaige Suizidalität durch gezielte Fragen erkennen kann. Seine Aufgabe besteht dann zunächst vor allem darin, den Transfer zum Psychiater sicherzustellen.

MERKE
Vor jeder Therapie gilt: Eine Depression muss organisch abgeklärt werden!

7

THERAPEUTISCHER HINWEIS
Je nach Einschätzung des Schweregrads und der Suizidalität veranlasst der Heilpraktiker bei Patienten mit mittelschweren und schweren Depressionen die Einweisung in eine Klinik, um so die akute Behandlung mit der Einstellung auf die geeignete Medikation zu gewährleisten.

Aufklärung

Der Heilpraktiker für Psychotherapie übernimmt aus dem Rapport heraus für den Betroffenen sehr oft die Rolle des Moderators und Motivators. Es ist ratsam, Psychoedukation zu vermitteln und eine Brücke zur psychiatrischen Behandlung zu schlagen, da beim Patienten gegen die Einnahme von Medikamenten wegen ihrer Nebenwirkungen häufig Vorbehalte bestehen.

THERAPEUTISCHER HINWEIS
Wirken Sie positiv auf den Patienten ein und erklären Sie ihm, dass seine Erkrankung heilbar ist, da es sich um eine hirnorganische Disposition handelt, die sich mit Medikamenten gut behandeln lässt.

Weisen Sie den Betroffenen darauf hin, dass Antidepressiva nicht körperlich abhängig machen und mögliche Nebenwirkungen immer vor dem Hintergrund betrachtet werden sollten, dass der Gesundungsprozess bei eher schweren depressiven Episoden ohne Medikation nicht stattfinden kann. Sensibilisieren Sie den Patienten daher für die konsequente und dauerhafte Einnahme der Medikation, auch wenn Nebenwirkungen auftreten.

Medikation

Je schwerer eine Depression ist, desto stärker steht die medikamentöse Therapie im Mittelpunkt der Behandlung. Hauptverantwortlicher Behandler bei schweren und mittelgradigen Depressionen ist daher immer der Mediziner bzw. Psychiater, der für die Medikamentenverordnung zuständig ist. Der Heilpraktiker für Psychotherapie arbeitet hier nur supportiv in enger Absprache mit dem behandelnden Facharzt.

Gut zu wissen Nach Diagnose einer depressiven Episode wird der Patient vom psychiatrischen Facharzt zunächst akuttherapeutisch behandelt. 6–12 Monate danach wird eine Erhaltungstherapie durchgeführt, um einen Rückfall (Rezidiv) zu verhindern. In der dritten Stufe, der Rezidivprophylaxe, soll auf lange Sicht ein erneutes Aufflammen der Krankheit vermieden werden. Sie beginnt ca. 1 Jahr nach der Erkrankung und kann Monate bis Jahre dauern.

- Bei Vorliegen einer Depression werden Antidepressiva verabreicht.
- Um Nebenwirkungen gering zu halten, wird einschleichend dosiert.
- Bei älteren Patienten oder Patienten mit einer somatischen Grunderkrankung muss die Dosis angepasst werden.
- Den Patienten über die Wichtigkeit der täglichen Medikamenteneinnahme, die anfänglich auftretenden Nebenwirkungen und die nur allmähliche Besserung der Symptome (2–4 Wochen Dauer) aufklären.
- Je nach Antidepressivum sind seltene, schwere Komplikationen möglich.
- Leicht manische Zustände durch Antidepressiva sind möglich (Verringerung, Absetzen).
- Das Absetzen des Medikaments sollte nur in Absprache mit dem Arzt erfolgen.
- Die Einnahme von Antidepressiva sollte bis zu 6–12 Monate nach Besserung der Symptome fortgeführt werden.
- Je nach Therapieresistenz oder Nebenwirkungen kann eine Umstellung des Medikaments (durch den Facharzt) angezeigt sein.

Therapieverfahren

Der Heilpraktiker für Psychotherapie arbeitet bei diesem Störungsbild niemals aufdeckend, kann aber, vor allem mit leicht depressiven Patienten, verhaltenstherapeutisch-supportiv tätig werden. Er sollte sich aber mit tiefenpsychologischen Erklärungsmodellen auskennen.

Therapieplan

Zunächst geht es darum, die negative Gedankenspirale zu verändern. Hierfür ist vor allem die kognitive Therapie nach Beck zu empfehlen. Beck geht davon aus, dass eine Depression durch eine negative **kognitive Triade** induziert und aufrechterhalten wird:

durch eine negative Sicht der eigenen Person, eine negative Sicht der Umwelt (die als Quelle der Enttäuschung interpretiert wird) und eine negative Sicht der Zukunft. Über sog. **automatische Gedanken** („Kapier ich nicht!") und bedingte Kognitionen („Ich muss aber alles wissen, sonst bin ich ein Versager!") gelangt man zu den Grundüberzeugungen, die nicht bewusst, meist übergeneralisiert und starr sind, wie z. B. dann „Ich bin zu nichts zu gebrauchen!". Das Denken eines depressiven Menschen ist von logischen Fehlern geprägt. Diese Denkfehler und **dysfunktionalen Überzeugungen** sollen in der Therapie korrigiert werden. Dies geschieht durch Selbstbeobachtung der eigenen Gedanken und die Auseinandersetzung damit, etwa durch **Realitätstesten, Entkatastrophisieren** und **Umattribution** und **Entwicklung realistischer Erwartungen.** Ursprünglich für die Depression entwickelt, wird diese Therapiemethode auch bei Angststörungen, Persönlichkeitsstörungen, Essstörungen, Süchten und Schizophrenie eingesetzt.

Bewährt hat sich vor allem auch der **Aktivitätsaufbau,** bei dem es darum geht, über Tages- oder Wochenpläne das allgemeine Aktivitätsniveau zu erhöhen. Hintergrund ist der Nachweis, dass körperliche Aktivität sowie soziale Kontakte sich positiv auf die Stimmung auswirken.

Versuchen Sie, gemeinsam mit dem Betroffenen anhand seiner Lebensgestaltung zu erkennen, wann er durch Über-, aber auch durch Unterforderung in Stress kommt. Denn stressauslösende Umstände am Arbeitsplatz, in der Beziehung, in der Familie oder im wirtschaftlichen Bereich können den Ausbruch einer weiteren affektiven Episode begünstigen.

THERAPEUTISCHER HINWEIS

Durch die Hilfe bei der Lösung von Problemen in den verschiedensten Lebensbereichen und die gezielte Anleitung zur Stressbewältigung kann der Heilpraktiker für Psychotherapie helfen, ein Wiederauftreten der Erkrankung zu verhindern.

Der Therapeut muss aufpassen, nicht ungeduldig zu werden, da der Patient u. U. inaktiv, antriebslos, hoffnungslos und traurig jammernd in der Situation verharrt. In der Gegenübertragung könnte der Therapeut oft wütend, genervt und hart werden. Dies hat meist damit zu tun, dass die Wut des Patienten aufgrund seines depressiven Grundkonflikts (Sehnsucht nach einem immer kontrollierbaren Objekt, das immer versorgend zur Verfügung steht und die Verlustaggression, die aber gegen sich selbst gerichtet wird) innerpsychisch abgewehrt wird. Der Patient sollte darin unterstützt werden, an seine Bedürfnisse und Wünsche zu kommen, seine Wut auf bestimmte Situationen oder Personen zu spüren und zu differenzieren.

Was kann der Patient tun, um sich z. B. nicht mehr so ausgenutzt zu fühlen? Es gibt verschiedene **Modi des depressiven Ausdrucks:**

- **Altruistisch-versorgend** („Wenn ich mich ausschließlich um andere kümmere, wird man sich bestimmt auch um mich kümmern")
- **Narzisstisch** („Wenn ich allen zeige, wie gut ich bin, werde ich nicht verlassen")
- **Schizoid** („Ich brauche euch alle nicht, ich komme schon allein klar")
- **Oral-regressiv** („Ich bin hungrig und suche Zuwendung und Versorgung")
- **Philobatisch** („Ich gehe lieber in die Natur und verbinde mich mit ihr als mit den Menschen, die mich ständig enttäuschen")

Arbeiten Sie mit dem Patienten auch an seinen Grenzen (Durchsetzungsstärke, Nein-Sagen) und seinen konstruktiven Aggressionen.

Empfehlungen für das therapeutische Gespräch

Versuchen Sie, mit dem Patienten ein **Bewegungs- und Sportprogramm** zu entwickeln. Der daraus resultierende positive Effekt bei Depressionen liegt in der vermehrten Freisetzung von stimmungssteigernden Botenstoffen im Gehirn begründet. Schaffen Sie es, den Patienten zu körperlicher Bewegung zu motivieren, wird ihn das Erreichen auch nur kleiner selbstgesteckter Ziele zusätzlich zufrieden machen. Außerdem führt die körperliche Fitness zu mehr Selbstvertrauen. Zudem sollten Sie den Betroffenen auch zu kleinen Aktivitäten motivieren, die ihm Freude bereiten.

THERAPEUTISCHER HINWEIS

Wichtig ist, dass Sie einen möglichen Suizid während der Therapie immer im Auge behalten. Es mag makaber klingen, aber suizidale Gedanken sind bei affektiven Störungen so üblich wie ein Schnupfen bei der Grippe.

Der Heilpraktiker für Psychotherapie sollte auch gegenüber **körperlichen Symptomen** stets aufmerksam bleiben und abklären lassen, ob es sich im speziellen Fall um das somatische Syndrom einer Depression oder um einen somatischen Befund handelt.

Da der Patient den Heilpraktiker wahrscheinlich mit höherer Frequenz aufsucht als den Psychiater, sollte der Heilpraktiker für Psychotherapie jederzeit sehr differenziert anamnestisch arbeiten. Es könnten Symptome auftreten, die für den Psychiater von Bedeutung sind oder zu der Aufforderung führen, einen Arzt aufzusuchen. Auch hier hat der Heilpraktiker eine moderierende Funktion.

MERKE

Ihre Datei mit spezialisierten Fachärzten, Kliniken, Psychiatern, Therapeuten und Einrichtungen für bestimmte psychische Störungen sowie Selbsthilfegruppen sollten Sie ständig erweitern und aktualisieren. Als Heilpraktiker für Psychotherapie werden Sie mit diesen Fachgebieten im ständigen Austausch stehen oder Empfehlungen an Ihre Patienten aussprechen.

Weiteres:

- Depression ist eine sehr häufige Krankheit.
- Krankheitsbild ist nicht gleichzusetzen mit Schwäche oder fehlendem Willen.
- Depression ist behandelbar!
- Bei leichteren Verstimmungen freudebringende Beschäftigung planen (evtl. Ergotherapie).
- Bei schweren Verstimmungen Zuversicht zeigen: „Phase geht vorüber!", „Es handelt sich um ein Ungleichgewicht des Hirnstoffwechsels, das medikamentös behandelt werden kann."
- Widerstand gegen Selbstkritik, Schuldgefühle und Pessimismus.
- Keine persönlichen Entscheidungen von großer Tragweite treffen!

- Verbindung zwischen körperlichen Symptomen und Stimmung erklären.
- Evtl. Möglichkeit der Elektrokrampftherapie bei Therapieresistenz erwähnen.
- Bei Besserung: Hinweise zu Vorkehrungen bei erneuten Krankheitsanzeichen geben.

7.2.6 Arbeit mit dem sozialen Umfeld

Klären Sie die Angehörigen zunächst über die Erkrankung „Depression" auf. Das beinhaltet die Vermittlung von Kenntnissen über die verschiedenen Symptome bei affektiven Störungen, die notwendige Medikation sowie die Suizidgefahr bei depressiv Erkrankten.

Sensibilisieren Sie die Angehörigen dafür, dass die Depression nicht mit dem Menschen bzw. seinem Wesen gleichzusetzen ist, sondern eine Störung, deren Ursache ein Ungleichgewicht von biochemischen Botenstoffen im Gehirn ist.

THERAPEUTISCHER HINWEIS

Ähnlich wie der Diabetiker keinen Einfluss auf seine Bauchspeicheldrüse und die Insulinproduktion nehmen kann, kann auch der Depressive willentlich keinen Einfluss auf die Botenstoffe nehmen, die in den synaptischen Spalt ausgeschüttet werden. Und so wie der Diabetiker Insulin von außen braucht, ist der Depressive auf das Antidepressivum angewiesen.

7

Für die Angehörigen ist wichtig zu wissen, dass es sich bei Depressionen immer nur um Episoden handelt und dass die Erkrankung in der Regel heilbar ist.

Das Zusammenleben mit einem depressiven Menschen kostet sehr viel Energie. Überlegen Sie als Heilpraktiker für Psychotherapie, wie Sie den Angehörigen dabei helfen können, mit der oft lang anhaltenden negativen Stimmung des depressiven Patienten klarzukommen und ihre eigenen Energiereserven aufzutanken. Denn erst dann können sie dem Betroffenen mit einer positiven Haltung begegnen.

Von Sätzen wie „Reiß dich zusammen!" oder „Streng dich an!" ist gegenüber einem Depressiven unbedingt abzuraten. Sie laufen unter motivationalen Gesichtspunkten ins Leere und führen eher zu Scham, noch mehr Isolation und dem Gefühl, nicht verstanden zu werden.

Gut zu wissen Das Krankheitsbild Depression hat viele unterschiedliche Gesichter und Ursprünge.

Es ist wichtig, dass Sie die Unterschiede zwischen den einzelnen Formen und Ursprüngen darlegen und vermitteln können. Zudem sollten Sie wissen, dass Depressionen zwar eher hirnorganischen Ursprungs sind, dass aber auch **reaktive Depressionen** in Form einer Anpassungsstörung auftreten können. Bei der **Anpassungsstörung** treten die Symptome in Form tiefer Traurigkeit und Verzweiflung z. B. nach dem Verlust des Partners oder Arbeitsplatzes oder nach der Diagnose einer schweren Krankheit auf. Bei dieser Form ist der Betroffene in seiner beruflichen Leistungsfähigkeit und sozialen Freizeitgestaltung eingeschränkt, aber sie sind ihm anders als bei einer schweren depressiven Episode grundsätzlich möglich. Der Erkrankte erlebt in seiner Traurigkeit auch immer wieder Momente, in denen es ihm besser geht und er sich sogar freuen kann, und mit der Zeit wird es ihm immer besser gehen.

THERAPEUTISCHER HINWEIS

Klären Sie das Umfeld darüber auf, dass Menschen mit affektiven Störungen in eine tiefe Traurig- und Hoffnungslosigkeit fallen, in der der Bezug zur Realität verloren geht. Die Traurigkeit kann so tief empfunden werden, dass man nicht mehr leben möchte. Der **Suizid** wird dann als Ruhe und Frieden bringende Lösung angesehen.

Depressive Menschen beschäftigen sich mindestens passiv, in schweren Fällen aber auch aktiv mit dem Thema Tod und unterschiedlichen Suizidtechniken, da sie den ausweglos erscheinenden, schwarzen und bedrückenden Tunnel am liebsten schnell verlassen würden. Wenn Angehörige glauben, dass Hoffnungslosigkeit mit Suizidalität einhergehen könnte, sollten sie den Betroffenen darauf ansprechen und sich mit einem Psychiater in Verbindung setzen. Hier kann der Heilpraktiker für Partner, Eltern oder Kinder des Erkrankten eine wichtige beratende und informierende Funktion übernehmen und die Brücke zum Psychiater oder zur Klinik schlagen.

7.3 Anhaltende affektive Störungen (ICD-10; F34)

7.3.1 Einführung

Ist die Mehrzahl der Episoden einer Stimmungsstörung von der Symptomatik her nicht schwer genug, um zumindest eine leichte depressive oder hypomanische Episode zu diagnostizieren, spricht man von einer **anhaltenden affektiven Störung.** Die Erkrankungen dauern meist über Jahre an und beeinträchtigen das Leben erheblich. Eine Überlagerung mit manischen oder depressiven Episoden ist jederzeit möglich.

Von einer **Dysthymia** spricht man, wenn eine chronisch depressive Verstimmung über wenigstens 2 Jahre anhält. Die Betroffenen fühlen sich müde, erschöpft, depressiv und unzulänglich. Auch wenn sie über Anstrengungen klagen, so sind sie in der Lage, die Anforderungen des täglichen Lebens einigermaßen zu bewältigen.

Wechseln sich dagegen Phasen einer leicht gehobenen Stimmung mit denen einer leichten depressiven Stimmung über mindestens 2 Jahre ab, spricht man von einer **Zyklothymia.** In leichter Ausprägung (manische Stimmung) können die heitere Grundgestimmtheit und der gesteigerte Antrieb noch als angenehme Überaktivität registriert werden. Die fehlende Krankheitseinsicht und die zunehmende Ausprägung der Erkrankung führen meist aber zu Problemen mit der Umwelt.

FALLBEISPIEL

Dysthymia – „Einsamer Klammeraffe"

Ein 44-jähriger Bibliotheksangestellter sucht die psychotherapeutische Praxis auf, weil er sich schon seit längerer Zeit antriebslos fühlt und mangelnde Freude und Lust am Leben verspürt. Er habe sich in den letzten 1½ Jahren mehr und mehr zurückgezogen. Wegen seines geringen Selbstbewusstseins habe er Schwierigkeiten, soziale Kontakte aufzubauen und zu pflegen. Dennoch leide er sehr unter der Einsamkeit. Zudem wünsche er sich nichts sehnlicher als eine feste Partnerin, mit der er zusammen ein gemeinsames Leben führen könne. Doch mit seiner Zurückgezogenheit und seiner Neigung, häufig „schwarzzusehen", sei dies im Grunde ziemlich hoffnungslos. Beziehungen zu Frauen habe er früher zwar schon mal gehabt, aber diese seien immer ziemlich schnell in die Brüche gegangen, weil sich die Frauen nach kurzer Zeit eingeengt und unter Druck gesetzt fühlten. Seine letzte Partnerin habe sich von ihm mit der Begründung getrennt, er sei ein „Klammeraffe". Daraufhin habe er sich noch mehr zurückgezogen. Einladungen zu privaten oder beruflichen Anlässen nehme er gar nicht mehr wahr. Aber zu Hause fühle er sich auch nicht wirklich wohl, und es falle ihm zunehmend schwerer, alltäglichen Dingen wie dem Einkaufen oder Reinigen der Wohnung nachzugehen. Dies sei sicher bedingt durch die Schlafstörungen, die ihn seit dem Ende der letzten Beziehung plagten.

7.3.2 Symptomatik

Bei der **Dysthymia** ist über einen Zeitraum von mindestens 2 Jahren eine depressive Verstimmung mit den folgenden Symptomen vorherrschend:

Im Fall:
- Gemindertes Selbstvertrauen
- Geringer Antrieb und Aktivität
- Schlafstörungen
- Sozialer Rückzug
- Vermindertes Interesse an Sexualität
- Eingeschränkte Gesprächigkeit

Weitere mögliche Symptomatik:
- Konzentrationsprobleme
- Negative Zukunftsgedanken
- Grübelneigung
- Neigung zum Weinen
- Unvermögen mit den Routineanforderungen des täglichen Lebens fertig zu werden
- Gefühl von Hoffnungslosigkeit und Verzweiflung

MERKE

Neben biochemischen Ursachen können bei der Dysthymia auch neurotische Anteile zum Tragen kommen. Deshalb spricht man in einigen Fällen umgangssprachlich auch von einer **„neurotischen Depression"**.

Die **Zyklothymia** zeigt über einen Zeitraum von mindestens 2 Jahren einen Wechsel aus depressiver (s. o.) und gehobener Stimmung mit folgender Symptomatik:
- Gesteigertes Selbstgefühl
- Gesteigerter Antrieb und Aktivität
- Scharfsinn und sehr kreatives Denken
- Sehr positive, überoptimistische Haltung
- Geringes Schlafbedürfnis
- Größere Geselligkeit
- Großes Interesse an Sexualität (vermehrte Abenteuer)
- Gesteigerte Gesprächigkeit

7.3.3 Differenzialdiagnose

- Wenn affektive Syndrome mindestens eine leichte Depression beschreiben, ist auch an die Doppeldiagnose einer Dysthymia und einer depressiven Episode (sog. **Double Depression**) zu denken.
- Es muss eine Abgrenzung gegenüber affektiven Syndromen erfolgen, die reaktiv durch belastende Lebensereignisse verursacht wurden (➤ Kap. 8.3).
- Kausal organische (➤ Kap. 4) oder substanzbedingte psychische Störungen (➤ Kap. 5) sollten ausgeschlossen werden.

7.3.4 Therapie

Erste Maßnahmen

Nach der Diagnosestellung leitet der Heilpraktiker den Patienten wie bei der depressiven oder manischen Episode zum Psychiater weiter. Prüfen Sie auf jeden Fall eine etwaige Suizidgefährdung Ihres Patienten.

Aufklärung

Informieren Sie den Erkrankten über Heilungsmöglichkeiten und die möglichen Behandlungsmethoden bei einer anhaltenden affektiven Störung:
- Frühzeitige Einbindung eines Facharztes, um eine Chronifizierung zu verhindern.
- Bei Dysthymia sollten aufgrund der schnellen Abhängigkeit keine Benzodiazepine gegeben werden; ggf. werden Antidepressiva verordnet.
- Bei Zyklothymia werden gelegentlich atypische Antipsychotika verabreicht; als Stimmungsstabilisierer kommt evtl. Lithium zum Einsatz.

Gut zu wissen Die erhöhte Verletzlichkeit bei affektiv erkrankten Patienten darf nicht nur als Mangel gesehen werden. Ihre Sensibilität befähigt sie auch zu außerordentlichen Leistungen. Dies belegen die Biografien bedeutender kreativer Persönlichkeiten wie Pablo Picasso, William Shakespeare oder Wilhelm Busch.

Medikation

Kombinationsbehandlung mit Antidepressiva und Psychotherapie (➤ Kap. 7.2.5).

Therapieverfahren

Parallel zur medikamentösen Behandlung wird psychotherapeutisch mit verhaltenstherapeutischen, z. T. auch mit aufdeckenden Verfahren gearbeitet (➤ Kap. 7.2.5).

Wenn Sie als Heilpraktiker für Psychotherapie über Ausbildung und Erfahrung in kognitiv-verhaltenstherapeutischen Methoden verfügen, können Sie gemeinsam mit dem Patienten seine negativen Denkmuster aufdecken und verändern und im weiteren Verlauf die neuen Erkenntnisse in der Realität testen.

Therapieplan

➤ Kap. 7.1.4 und ➤ Kap. 7.2.5

THERAPEUTISCHER HINWEIS

Bei der Dysthymia geht es darum, die negative Gedankenspirale mithilfe der kognitiven Verhaltenstherapie aufzubrechen.

Als Therapeut können Sie zusammen mit dem Patienten versuchen, Vorkehrungen zu treffen, um ein tieferes Abgleiten in eine depressive oder auch manische Stimmung zu verhindern. Gleichzeitig kann er sich mit ihnen gemeinsam mithilfe verhaltenstherapeutischer Übungen auf den Fall vorbereiten, dass manische oder depressive Strömungen stärker werden.

THERAPEUTISCHER HINWEIS

Bei einigen Patienten ist die Dysthymia auf ein einschneidendes Lebensereignis zurückzuführen. In einem solchen Fall sollte versucht werden, dieses Ereignis in der Therapie zu verarbeiten.

Da bei einer anhaltenden affektiven Störung nicht in jedem Fall eine Besserung eintritt, geht es in der Therapie auch darum, dass sich der Patient in seinem Leben einigermaßen mit der Krankheit einrichtet.

Empfehlungen für das therapeutische Gespräch

- Ständige Einschätzung und gelegentliche Thematisierung der Suizidalität
- Planung von freudebringenden Betätigungen (evtl. Ergotherapie)
- Durchbrechen des pessimistischen Denkens und Handelns
- Erklärung der Beziehung zwischen Stimmung und körperlichen Symptomen
- Frühe Überweisung in psychotherapeutische Behandlung zur Vermeidung psychosozialer Folgen
- Wenn die Erkrankung chronifiziert: evtl. Tagesklinik oder stationäre Therapie

7.3.5 Arbeit mit dem sozialen Umfeld

Versuchen Sie die Angehörigen ebenso wie den Betroffenen selbst psychoedukativ mit der Erkrankung, den hirnorganischen und neurotischen Zusammenhängen sowie den Therapiemöglichkeiten vertraut zu machen.

Wie bei der Depression ist es wichtig herauszustellen, dass eine negative und passive Grundgestimmtheit nicht mit dem Wesen des Menschen, sondern mit seiner Erkrankung zusammenhängt.

Oft ist eine Paar- oder Familientherapie bzw. -beratung angezeigt, da sich durch die Erkrankung mit ihren verstärkten depressiven oder manischen Phasen Schwierigkeiten im Umgang oder Zusammenleben eingestellt und verfestigt haben. Betroffenen und Angehörigen wird oft sehr geholfen, wenn diese Probleme mit einer neutralen dritten Person gespiegelt und bearbeitet werden.

THERAPEUTISCHER HINWEIS

Eine Beziehung oder das Zusammenleben mit einem bedürftigen Menschen ist sehr herausfordernd. Paar- oder Familientherapie können hier zur wichtigen Stütze werden.

Für das soziale und vor allem das enge private Umfeld ist der Umgang mit dem Betroffenen sehr anstrengend. Bei depressiven Stimmungen jammert er viel, agiert passiv und ist selten in der Lage, etwas zu unternehmen. Ganz anders kann sich das in einer hypomanischen Phase der Zyklothymia darstellen: Der Betroffene wird als „anstrengend" aktiv wahrgenommen, sucht das Abenteuer und wird für seine Umwelt unberechenbar. Und er wird nicht viel Zeit mit seinen Angehörigen verbringen wollen, ist viel unterwegs.

Entscheidend ist, dass auch der Angehörige von an Dysthymia oder Zyklothymia Erkrankten für sich selbst sorgt. Nur dann ist er in der Lage, sein eigenes Leben positiv zu gestalten und dem Betroffenen mit einer adäquaten Haltung zu unterstützen.

THERAPEUTISCHER HINWEIS

Als Heilpraktiker für Psychotherapie können Sie den Angehörigen helfen, zum einen die Bedürfnisse des Betroffenen zu erkennen und andererseits sich selbst abzugrenzen und zu versorgen.

Teilen Sie Verwandten und Partnern mit, dass die Erkrankung viele Jahre dauern und mit der Therapie auch eine Aufarbeitung des biografisch Erlebten erfolgen kann.

KAPITEL

8 Neurotische, Belastungs- und somatoforme Störungen (ICD-10, F4)

Kapitelübersicht

Das Kapitel F4 in der ICD-10 umfasst eine ganze Reihe recht heterogener Störungsbilder, die nicht auf einer nachweisbaren organischen Erkrankung des Nervensystems beruhen, sondern im weitesten Sinn lebensgeschichtlichen Ursprungs sind. Verglichen mit vielen anderen psychischen Erkrankungen darf der Heilpraktiker für Psychotherapie Menschen mit den unter F4 verorteten neurotischen Störungen je nach Ausbildung größtenteils allein oder in Verbindung mit einem ärztlichen Psychotherapeuten therapeutisch behandeln.

Bei den **Angststörungen** stehen objekt- und situationsgebundene oder generelle Ängste im Vordergrund der Beschwerden. Bei den **Zwangsstörungen** beklagen die Erkrankten Zwangsgedanken und Zwangshandlungen.

Belastungsstörungen werden als Reaktion auf eine einmalige oder fortgesetzte Belastung im Leben des Betroffenen definiert. Wenn ein seelischer Konflikt symbolhaft in ein körperliches Symptom umgewandelt wird, ohne dass eine organische Ursache vorliegt, spricht man von **dissoziativen oder Konversionsstörungen.**

Bei den sehr häufigen **somatoformen Störungen** klagen die Patienten über körperliche Beschwerden, bei denen keine organische Ursache nachweisbar ist. Man spricht dann von der Somatisierung seelischen Leidens.

8.1 Angststörungen (ICD-10; F40, F41)

8.1.1 Einführung

Angst ist grundsätzlich etwas Gutes und Überlebenswichtiges. Denn sie bereitet uns und unseren Körper bei einer Bedrohung auf eine Schutzreaktion vor. Tritt diese Reaktion allerdings übersteigert oder ohne Grund zutage, wird Angst als krankhaft bezeichnet. Die ICD-10 unterscheidet Phobien, Panikstörung und generalisierte Angststörung. Die Lebenszeitprävalenz beträgt ca. 15 % mit einem Beginn zwischen dem 15. und 35 Lj. Frauen sind in der Regel häufiger betroffen. Eine Ausnahme bildet die soziale Phobie, bei der die Prävalenz bei beiden Geschlechtern etwa gleich ist.

Phobien (ICD-10: F40)

Wird Angst durch klar definierbare Objekte oder Situationen ausgelöst, die außerhalb der Person liegen, spricht man von einer phobischen Störung. In der ICD-10 werden **Agoraphobie** (Angst vor Menschenmengen, öffentlichen Plätzen) und **soziale Phobie** einzeln genannt. Werden Ängste durch weitere Situationen oder Objekte wie Höhe, Fahrstuhl- oder U-Bahn-Fahren, Spinnen oder Hunde hervorgerufen, so spricht man von **spezifischen** oder **isolierten Ängsten.** All diese Phobien sind gekennzeichnet durch die Befürchtung, die Kontrolle zu verlieren, eine antizipierte Hilfslosigkeit, verschiedene vegetative Symptome sowie die Gefahr der negativen Verstärkung.

THERAPEUTISCHER HINWEIS

Solange der Betroffene nicht mit der Situation oder dem Objekt konfrontiert ist, funktioniert alles normal in seinem Leben. Einschränkungen erlebt er nur in der Form, dass er bestimmte Situationen und Objekte meidet.

Je stärker die Phobie ist, desto größer wird die Rolle des **Vermeidungsverhaltens** im Leben des Betroffenen.

FALLBEISPIEL

Soziale Phobie – „Wie peinlich!"

Ein 25-jähriger Bankkaufmann stellt sich beim Psychotherapeuten vor. Er könne nicht mehr richtig schlafen, sei tagsüber zittrig und unkonzentriert. Er glaube, es hänge mit den Tabletten zusammen, die er seit 1 Woche nicht mehr nehme. Er habe zur Beruhigung vom Arzt Tavor® erhalten, das er in Anspannungssituationen eingenommen habe, zuletzt mehrmals täglich. Im Gespräch stellt sich heraus, dass der Bankkaufmann vor ½ Jahr die Chance zur beruflichen Beförderung erhalten habe. Dazu habe er aber Vorträge halten und PowerPoint-Präsentationen erstellen müssen. Wegen seiner schon „immer bestehenden" Schüchternheit habe er sich dies nur mithilfe der Tabletten zugetraut. Die Einnahme der Tabletten habe sich in den letzten Wochen „verselbstständigt": Bei jeder unangenehmen Situation habe er Tavor® eingenommen. Diese Abhängigkeit habe ihn selbst so gestört, dass er von den Tabletten wegkommen wollte.
Die Schüchternheit sei schon in der Schule ein Problem gewesen. Wenn der Lehrer ihn aufgerufen habe, habe er immer befürchtet, alle würden lachen, weil er nicht die richtige Antwort gebe. Dabei sei er ein guter Schüler gewesen, der selten etwas nicht gewusst oder Fehler gemacht habe. Aber lustig hätten sich die Klassenkameraden über seine „rote Birne" gemacht, weil er in solchen Situationen sehr schnell erröte. Der Besuch beim Zahnarzt sei auch ein ganz großes Problem. Er könne den Mund nicht stillhalten, er habe so gezittert, dass der Zahnarzt ihm immer versichert habe, dass er keine Angst haben müsse, dass es nicht schlimm sei. Dabei habe er gar keine Angst vor der Behandlung gehabt, sondern davor, nicht ruhig zu halten, sich als „Luschi" oder „Angsthase" zu blamieren oder vor lauter Zittern „in die Hose zu machen". Eigentlich habe ihn diese Schüchternheit immer begleitet, z. B. auch auf Partys. Er habe, seit er denken könne, Schwierigkeiten, Leute anzusprechen, v. a. Frauen. Er spüre schon vorher, wie er rot werde und bestimmt etwas Peinliches sagen werde. Entweder gehe er nicht mehr auf Feste, oder er müsse Alkohol trinken, um lockerer zu sein. Letztendlich sei das sicher ein Grund, warum er noch keine Freundin habe.

Panikstörung (ICD-10; F41.0)

Wenn der Betroffene mehrfach Angstattacken ohne einen erkennbaren Grund plötzlich erlebt, spricht man von einer Panikstörung. Die Attacken sind wiederkehrend und durch eine extreme körperliche Symptomatik wie Zittern, Schweißausbrüche sowie Übelkeit und psychische Anzeichen wie das Gefühl von Benommenheit und Schwäche oder die Angst zu sterben gekennzeichnet. Der Patient erlebt diese scheinbar aus heiterem Himmel auftretenden Angstreaktionen als starke Bedrohung seiner Gesundheit. Er kann sich nicht darauf einstellen oder etwas vermeiden, fühlt sich ausgeliefert und baut daher eine Grundanspannung auf, die sich in den Alltag einschleicht. Dies begünstigt wiederum das Auftreten der Panikattacken.

Gut zu wissen Wegen der ausgeprägten Begleitsymptomatik nehmen Patienten mit Agoraphobie oder Panikstörung bereits vor der richtigen Diagnosestellung zahlreiche medizinische Nothilfen oder Konsultationen in Anspruch.

Generalisierte Angststörung (ICD-10; F41.1)

Wenn die Angst von Dauer ist und sich nicht auf bestimmte Objekte oder Situationen bezieht, spricht man von generalisierter Angst. Die Angst tritt dann eher unvorhersehbar und unabhängig von der aktuellen Situation auf. Die Sorgen, Befürchtungen und Ängste betreffen dabei fast alle Lebensbereiche und unterscheiden sich von den Sorgen gesunder Menschen. In der Regel liegen dabei keine wirklichen Bedrohungen zugrunde. Es treten z. B. Sorgen und Befürchtungen vor zukünftigen Krankheiten oder Unglücken in Bezug auf den Betroffenen selbst oder seine Angehörigen auf. Patienten mit generalisierter Angst haben Schwierigkeiten, sich zu entspannen und loszulassen. Die Betroffenen sind meist noch in der Lage, ihren Alltagspflichten nachzukommen, ein normales Leben lässt sich wegen der Angstzustände jedoch nur schwer gestalten.

FALLBEISPIEL

Angststörung – „Der ängstliche Referendar"

Tobias D., ein 24-jähriger Referendar für das Lehramt an Realschulen, hat seit einigen Monaten immer wieder Angststörungen und leidet unter Verlust- und Trennungsängsten. Er macht sich Sorgen über seine bevorstehende Arbeit mit den Schülern und Kollegen und darüber, ob er das alles schaffen wird. Oft hat er Symptome wie Zittern, Nervosität, Muskelanspannung, Schwitzen, Atemnot und Schreckhaftigkeit. Es fällt ihm sehr schwer, sich zu entspannen. Er macht sich Gedanken über sich und seine Freundin, die er in 2 Wochen heiraten möchte. Wird er ein guter Ehemann und ein guter Vater sein? Kann er Beruf, Frau und Kinder gut miteinander vereinbaren? Seine Ängste wechseln ständig. Was ist, wenn jemand verunglückt, was kann er dann machen? Die vegetative Übererregbarkeit, seine Schwindelgefühle und die Schlaflosigkeit machen ihm schwer zu schaffen. Der Stress macht ihn fertig. Seine Freundin bringt ihn zum Arzt. Dieser schickt Tobias zu einem Psychiater.

Während der Anamnese stellt sich heraus, dass seine Mutter immer Ängste hatte, wenn sie Probleme lösen sollte. Tobias war ein eher vorsichtiges Kind, seine Mutter behütete ihn vor jeder Gefahr. Er durfte nicht oft mit anderen Kindern spielen, es könnte ja etwas passieren. So erlernte er, Bedrohungen verstärkt wahrzunehmen, und entwickelte die generelle Einstellung dazu, egal ob er Einfluss nehmen kann oder nicht: Er fühlt sich hilflos und denkt, Ereignisse sind nicht kontrollierbar. Sein Psychiater schickt ihn zu einem Therapeuten, dort beginnt er mit kognitiver Verhaltenstherapie (KVT). Dabei lernt er, was Angst ist und was sie auslöst. Tobias hat sich mit seinen Ängsten auseinandergesetzt und gelernt, mit neuen Verhaltensstrategien besser damit umzugehen. Weitere Übungen in der Therapie waren Sorgenkonfrontation, Konfrontationstherapie und progressive Muskelentspannung. Nun kann Tobias wieder entspannt seinem Alltag nachgehen und gut schlafen.

8.1.2 Symptomatik

Phobien

Im Fall:

- Übertriebene Angst, die durch bestimmte Situationen oder Objekte verursacht wird (z. B. in der Öffentlichkeit zu sprechen, offene Plätze, Reisen mit Auto oder öffentlichen Verkehrsmitteln, Menschenmengen, Aufzüge etc.)
- Körperliche (Herzklopfen oder -rasen, Schweißausbrüche, Hitzegefühl, Zittern, Mundtrockenheit, Übelkeit, Atembeschwerden, Brust- oder Bauchschmerzen) und psychische Symptome (Schwindel, Benommenheit, Schwäche, Angst vor Kontrollverlust, Todesangst, Unwirklichkeitsgefühl) treten in den angstvollen Situationen auf
- Auftreten von „Angst vor der Angst"
- Vermeidung von angstbesetzten Situationen
- Durch Angst und Vermeidung u. U. kein „normales" Leben mehr für die Betroffenen

Gut zu wissen Patienten mit Angststörungen erkennen im Allgemeinen, wie übertrieben und irreal ihre Befürchtungen sind. Aufgrund der ausgeprägten Symptomatik ist es ihnen aber meist nicht möglich, die Angst allein in den Griff zu bekommen.

Panikattacken

Im Fall:

- Plötzliche, wiederkehrende Angstattacken ohne erkennbaren Anlass
- Vegetative Symptome: Herzklopfen oder -rasen, Zittern, Brust- oder Bauchschmerzen, Übelkeit, Schweißausbrüche, Atembeschwerden, Mundtrockenheit, Parästhesien, Beklemmungsgefühl
- Psychische Symptome: Schwindelgefühl, Benommenheit, Schwäche, Furcht vor einem Unglück, Entfremdungsgefühl, Angst vor Kontrollverlust oder plötzlich zu sterben
- Meist nur von kurzer Dauer (wenige Minuten)
- Angst vor neuerlicher Attacke, deshalb auch Vermeidung von vergleichbaren Situationen, bei denen Attacken erlitten wurden
- Vermeidung von Tätigkeiten, bei denen der Körper ähnlich reagiert wie bei Panikattacke (z. B. Herzklopfen)

MERKE

Das frühzeitige Erkennen von Angststörungen ist entscheidend, um einer Chronifizierung und dem großen subjektiven Leiden des Betroffenen entgegenzuwirken.

Generalisierte Angststörung

Im Fall:

- Sorgen und Befürchtungen bzgl. alltäglicher Dinge, zukünftiger Unglücke, der eigenen Gesundheit oder dem Wohlergehen nahestehender Personen
- Nicht an ein bestimmtes Objekt oder Situation gebunden; Auslösesituationen wechseln häufig
- Tritt an den meisten Tagen auf und hält mehrere Wochen oder Monate an

8

- Vermehrte Grübelneigung
- Motorische Anspannung mit Schlafstörungen, Unruhe und Nervosität

Weitere mögliche Symptome

- Vegetative Übererregtheit mit Schreckhaftigkeit, Beklemmungsgefühl, Zittern, Atemnot, Diarrhö, Schweißausbrüchen
- Entfremdungserleben
- Depressivität

8.1.3 Differenzialdiagnose

- Phobien sind abzugrenzen von Ängsten durch Wahn oder Halluzinationen.
- Ängste kommen häufig zusammen mit depressiven Symptomen oder Zwangsstörungen vor.
- Einzelne Angststörungen sind untereinander abzugrenzen. Phobien und Panikstörung können allerdings gemeinsam bestehen.
- Ängste sind von Angst- und Panikzuständen bei körperlichen Erkrankungen wie z. B. Hyperthyreose oder Herzerkrankungen abzugrenzen.
- Substanzbedingte oder durch Entzug hervorgerufene psychische Störungen müssen ausgeschlossen werden, können jedoch komorbid auftreten.

Gut zu wissen Angst ist kein spezifisches Symptom. Es tritt bei vielen organischen und psychischen Erkrankungen auf. Bevor eine Angststörung diagnostiziert wird, müssen körperliche und andere psychische Ursachen vom Facharzt ausgeschlossen werden.

8

8.1.4 Therapie

Als Heilpraktiker für Psychotherapie können Sie Patienten mit Angststörungen behandeln. Voraussetzung ist eine vom Facharzt erfolgte organische Abklärung und sichere Diagnosestellung. Die Psychotherapie sollte dann in Absprache mit dem behandelnden Psychiater erfolgen und sich an der eigenen Therapieausbildung (Verhaltenstherapie, tiefenpsychologisch fundierte Therapie) orientieren.

Erste Maßnahmen

- Bereits im Erstkontakt sollten Sie eine Idee bzgl. der Diagnose haben. Vermuten Sie eine Angststörung, so ist es wie bei allen anderen Krankheitsbildern wichtig, dass der Patient dazu angehalten wird, sich organisch und psychiatrisch untersuchen zu lassen. Klären Sie eine etwaige Suizidalität, das Ausmaß der Beeinträchtigung des Alltags und die Schwere der Erkrankung ab. (Kann der Patient z. B. noch seiner Arbeit nachgehen, ist er bereits sozial sehr isoliert?)
- Wenn das normale Leben aufgrund der Angststörung erheblich beeinträchtigt wird, ist auch an einen Klinikaufenthalt oder die Tagesambulanz zu denken.

Aufklärung

In den ersten Gesprächen nach Diagnosestellung sollten Sie ihren Patienten über die Erkrankung aufklären und beraten. Machen Sie den Unterschied zwischen „normaler", überlebenswichtiger Angst und der krankhaften Ausprägung deutlich. Auf diese Weise beginnt der Betroffene, zum Experten seiner Angst zu werden. Vermitteln Sie ihm, dass es gute Behandlungsmöglichkeiten gibt und er deshalb eine günstige Prognose hat.

Medikation

Bei Phobien:

- Spezifische Phobien sind häufig allein durch Verhaltenstherapie zu bewältigen. Nur in schweren Fällen kommen Antidepressiva (SSRI) zum Einsatz.
- Benzodiazepine sollten aufgrund von Abhängigkeitsrisiken vermieden werden.

Bei Panikattacken:

- Medikation wird nur niedrig dosiert und langsam gesteigert.
- Teilweise Behandlung mit niedrigpotenten Antipsychotika.

Bei generalisierter Angststörung:

- Evtl. werden SSRI gegeben.
- Benzodiazepine sollten nicht gegeben werden (Abhängigkeit).

Therapieverfahren

Angststörungen haben einen neurotischen Hintergrund; ursächlich sind kindliche Prägungen und/oder Konditionierungen. Daher ist eine Psychotherapie das Mittel der Wahl. Je nach Störungsbild treten sehr unterschiedliche Emotionalitäten und Qualitäten der Angst auf. Dementsprechend sind unterschiedliche Therapieformen (Verhaltenstherapie, aber auch aufdeckende psychodynamische Verfahren) zur Behandlung von Ängsten geeignet

Therapieplan

THERAPEUTISCHER HINWEIS
In der Therapie von Angststörungen soll durch den Rapport ein Raum der Sicherheit und Ruhe entstehen. Daher ist es wichtig, dass der Therapeut Gelassenheit ausstrahlt.

Phobien

Mit phobischen Patienten arbeiten Sie grundsätzlich verhaltenstherapeutisch. Bei Agoraphobie oder spezifischen (isolierten) Phobien kommt die klassische **Verhaltenstherapie (mit graduierter Exposition oder Flooding)** zur Anwendung. Zunächst können Sie Atem- und Entspannungstechniken üben und der auslösenden Situation zunächst **in sensu,** also in der Vorstellung, dann auch **in vivo,** also in der Realität, begegnen. Auf diese Weise lernt der Patient, der angstauslösenden Situation entspannter zu begegnen.

Planen Sie dann gemeinsam einzelne Schritte zur Begegnung mit dem auslösenden Reiz (Objekt oder Situation) und beginnen Sie auf einem sehr geringen Niveau, um Sicherheit zu erzeugen. Anschließend steigern Sie langsam und verharren immer so lange auf einer Stufe, bis der Patient die jeweilige Situation ertragen kann. Loben und belohnen Sie den Patienten nach erfolgter Exposition. Gemeinsam mit der Gewöhnung an die Situation (ohne Angst) unterstützt dies die Angstreduktion auch in Zukunft.

THERAPEUTISCHER HINWEIS

Vermitteln Sie dem Betroffenen, dass sich Ängste oft nur wie ein „Kino im Kopf" ereignen.

Speziell bei der **sozialen Phobie** wird die Aufrechterhaltung der sozialen Ängste durch fehlerhafte Prozesse in der Informationsverarbeitung erklärt. Die Betroffenen zeigen neben einer verzerrten antizipatorischen und nachträglich kognitiven Verarbeitung sozialer Situationen ein negatives Selbstbild und erwarten auch, dass die Umwelt sie in diesem Bild bestätigt. Dadurch werden soziale Situationen als Gefahr wahrgenommen. In der Erwartung der negativen Bewertung der anderen zeigen diese Menschen eine erhöhte Selbstaufmerksamkeit, die zu ständiger Selbstbeobachtung führt und damit zu Fehlattribution der Angstsymptome. Zusätzlich sind Betroffene ständig am Ausüben von **Sicherheitsverhalten,** also Strategien, die die Angst in problematischen Situationen reduzieren soll, um negative Bewertungen abzuwehren. Dies reduziert zwar kurzfristig die Angst, begünstigt jedoch die Aufrechterhaltung des Störungsbildes.

Neben dem Abbau des Sicherheitsverhaltens arbeiten Sie zusätzlich mit **KVT:** Zunächst notieren Sie zusammen mit dem Patienten seine irrationalen (angstmachenden) Gedanken in Bezug auf bestimmte Objekte und Situationen. Überprüfen Sie diese Gedanken dann gemeinsam und verändern Sie sie in realistischer Weise. In einem **Rollenspiel** können Sie dann die neuen Gedanken (Kognitionen) einüben, um sie später bei der Exposition in das Leben des Patienten zu integrieren. Des Weiteren können Sie den Patienten auch mit Expositionsübungen und Verhaltensexperimenten unterstützen. Auch das Erlernen von Entspannungsverfahren und die Förderung positiver Selbsteinstellungen und Selbstverbalisationen können den Betroffen den Umgang mit seiner Angst erleichtern.

THERAPEUTISCHER HINWEIS

Als Therapeut geben Sie nur die Anleitung zur Umstrukturierung der Gedanken, die eigentliche Arbeit liegt also beim Patienten. So gewährleisten Sie, dass er sich nicht Ihre vorgegebenen Gedanken „überstülpt", sondern gesunde Kognitionen aus sich heraus erzeugt.

Beispiel für angstmachende Gedanken eines Patienten: „Wenn in der U-Bahn der Strom ausfällt, wird alles dunkel, und die nächste U-Bahn fährt in uns rein." Überprüfen Sie zunächst mit gezielten Fragen an den Patienten, ob die einzelnen Annahmen dieser These so stimmen und ergänzen Sie im Zweifel mit Ihrem Wissen. Mit Ihrer Hilfe wird der Patient merken, dass seine Annahmen nicht stimmen, und kann z. B. folgende Kognitionen generieren:

- „Wenn der Strom in der U-Bahn ausfällt, läuft der U-Bahnbetrieb mit Notstrom weiter."
- „Sollten alle Stromkreise ausfallen, kann auch kein Zug in uns hineinfahren, und das Bahnpersonal beginnt mit Rettungsmaßnahmen."

Sie können auch darüber informieren, dass sich ein solcher Fall z. B. in München nur einmal in 20 Jahren ereignet hat.

Ist es möglich, gemeinsam mit Ihrem Patienten zusätzliche Anker zu schaffen, an denen er sich festhält und überzogene Befürchtungen reduziert? (z. B.: „Ich habe zwar Angst in der U-Bahn, aber bislang ist mir nie was passiert").

Tiefenpsychologisch handelt es sich vor dem Hintergrund des Konfliktmodells bei Phobien häufig um **nach außen verschobene Triebregungen,** vor allem sexueller oder aggressiver Art, und deren Verbote. Ausgelöst werden diese durch Ängste vor einem intrapsychischen Konflikt (z. B. Autonomie-Abhängigkeits-Konflikt) und deren Aufarbeitung. Nun herrscht die Angst nicht mehr im Innern, sondern im Außen. Das Symbol für die Quelle der Angst (z. B. Spinnen, Fahrstuhl etc.) hat nun einen großen Vorteil: Es kann vermieden werden. So muss sich der Betroffene weder mit seinen inneren noch mit den umgewandelten äußeren Ängsten auseinandersetzen, da er den Symbolen seiner Angst in der Umwelt gut aus dem Weg gehen kann. Ihre Aufgabe als Therapeut kann es sein, die Ursache und die Symbolkraft der Phobie zu verstehen und den dahinter liegenden Grundkonflikt mit ihrem Patienten zu bearbeiten (s. auch ➤ Kap. 8.2.4).

Panikattacken

Der Teufelskreis der Angst erklärt den typischen Aufschaukelungsprozess bei Panik. Die Wahrnehmung körperlicher Empfindungen (z. B. Herzklopfen) wird vom Betroffen als Zeichen für eine Gefahr bewertet (z. B.: „Das ist ein Herzinfarkt!"). In der Folge wird das Gefühl der Angst ausgelöst. Dies löst wiederum physiologische Veränderungen aus (Aktivierung des Sympathikus), die wieder zu anderen körperlichen Empfindungen führen (z. B. Herzklopfen, Schwitzen, Zittern). Diese Wahrnehmung steigert nun wieder die Angst. Typisch ist dann auch die Hyperventilation.

Die Therapie der Wahl ist auch hier **Verhaltenstherapie.** In panischen Situationen zeigt sich meist das innere Leben des Betroffenen in der äußeren Situation. Daher ist es sinnvoll, nach der Ursache zu suchen und zu fragen, warum derartige Attacken aus heiterem Himmel auftreten.

Da keine typische auslösende Situation für die Attacken verantwortlich ist, ist es wichtig, die mit den Attacken zusammenhängenden Gedanken zu erkennen. Mit KVT kann der Patient diese dysfunktionalen Kognitionen zunächst mit Ihrer Hilfe verändern und anschließend in den Situationen anwenden, in denen vormals Attacken auftraten. Neben **kognitiver Umstrukturierung** hat sich auch der **Hyperventilationstest** bewährt. Der Betroffene soll dabei die Erfahrung machen, dass die körperlichen Symptome (s. o. Teufelskreis der Angst) durch Atmung ausgelöst werden und der Patient sich daran gewöhnt, sodass sie in Zukunft keine Panikattacken mehr auslösen.

THERAPEUTISCHER HINWEIS

Bitten Sie Ihren Patienten, ein Angsttagebuch zu führen, in das er seine Gedanken notiert, die er vor dem Auftreten von Panikattacken wahrnimmt.

Generalisierte Angststörung

Bei dieser Störung geht es um **Sorgen und Befürchtungen.** Sorgen gelten als **Kognitionen über zukünftige bedrohliche Situationen.** Patienten mit dieser Art von Angststörung neigen dazu, mehrdeutige Situationen als eher gefährlich einzustufen und die eigenen Kompetenzen und Ressourcen, mit den Situationen fertigzuwerden, als eher niedrig einzuschätzen. Äußere oder auch innere Reize aktivieren den Sorgenprozess. Aufrechterhalten werden die Sorgen z. B durch Kontrollversuche über die Sorgen (z. B. Unterdrückung der Gedanken, Ablenkung etc.). Dies führt jedoch langfristig zu einer Steigerung der Sorgen, da die Sorgengedanken immer wieder unterbrochen und niemals zu Ende gedacht werden.

Anders als bei spezifischen Phobien oder bei der Panikstörung, wo die Therapie zu Expositionszwecken oft vor Ort erfolgt, findet der Therapieprozess bei der generalisierten Angststörung meist im geschützten Rahmen und Raum statt. **Tiefenpsychologisch** gesehen geht es bei der generalisierten Angststörung um das Angewiesensein auf ein Schutz und Geborgenheit spendendes, steuerndes Objekt, an das die eigenen regulatorischen Fähigkeiten und Ich-Funktionen abgegeben werden können. Der Betroffene meint, er habe selbst nicht genug Fähigkeiten, um seine Ängste bewältigen zu können. Therapeutisch geht es also neben der Stärkung der Ich-Funktionen, die zur Regulation der Affekte benötigt werden, aber auch um die Konfrontation mit den angstbesetzten Situationen und die Durcharbeitung der dazu gehörenden Affekte.

THERAPEUTISCHER HINWEIS

Der Therapeut arbeitet bei der generalisierten Angststörung aus dem sicheren Raum heraus, indem er sich als Konfliktprojektionsfläche anbietet.

Fragen Sie Ihren Patienten, seit wann die generalisierten Ängste vorherrschen. Wenn sie erst seit einem bestimmten Lebensereignis (z. B. nach einem Todesfall oder einer Kündigung) oder mit Beginn einer belastenden Situation (z. B. eine bedrohliche Erkrankung) aufgetreten sind, können Sie **aufdeckend** mit dem Betroffenen arbeiten, damit er die belastende Situation verarbeiten kann. Er kann mit Ihnen gemeinsam den Schmerz der Situation nachspüren und die Erfahrung machen, dass keine Bedrohung mehr vorherrscht und das Leben weitergehen kann.

Eine weitere Möglichkeit ist die **Sorgenexposition,** bei der der schlimmstmögliche Ausgang einer sorgenvollen Situation vorgestellt und gedacht und der Patient dazu angeleitet wird, auch seine Bewältigungsmöglichkeiten und andere Ressourcen zu explorieren. Um die immer wieder auftretenden negativen Gedanken und Befürchtungen positiv zu verändern und eine zuversichtliche Grundstimmung zu erzielen, können Sie natürlich auch mit **KVT** arbeiten (s. Phobien).

THERAPEUTISCHER HINWEIS

Welche konkreten Sorgen können durch eine realistische Betrachtung gemeinsam reduziert und in positive Sätze umformuliert werden? Ordnen Sie die betreffenden Problemkreise und ermuntern Sie Ihren Patienten, selbst Schritt für Schritt einen Lösungsweg zu finden und zu notieren.

Empfehlungen für das therapeutische Gespräch

Bei Phobien:

- Psychoedukation mit Zusammenhängen wie „Teufelskreis der Angst“ oder der „Angstkurve“
- Ergründung und Thematisierung von angstbesetzten Situationen und kritischen Ereignissen
- Thematisierung des Vermeidungsverhaltens des Patienten, da es die Angst verstärkt
- Analyse und Veränderung der betreffenden Gedanken
- Planung und schrittweise Steigerung der Exposition
- Abraten von Beruhigungsmitteln oder Alkohol
- Wenn die bisherige Therapie zu keiner Symptomreduktion führt, nochmalige Konsultation eines Facharztes

Bei Panikattacken:

- In welchen Situationen traten die Attacken erstmals und heute auf? Gab es bestimmte Lebensereignisse im Rahmen der ersten Attacke?
- Starke körperliche Symptome sind in der Regel keine Anzeichen einer körperlichen Erkrankung. Helfen Sie dem Patienten, weniger Augenmerk darauf zu lenken.
- Vermeidung von auslösenden Situationen? Dies fördert die Angst!
- Analyse auftretender Befürchtungen und Erarbeitung von Alternativen, um aufkommende Sorgen zu reduzieren. Beispiel: „Meine Attacken sind nur von sehr kurzer Dauer, ich habe keine schwere Krankheit.“
- Nochmalige Konsultation eines Facharztes, wenn Panikattacken lange anhalten

Bei generalisierter Angststörung:

- Analyse der Ängste und Befürchtungen, auch hinsichtlich besonderer Lebensereignisse
- Therapeutische Methoden und Entspannungstechniken zur Reduktion der Sorgen
- Beruhigungsmittel machen abhängig und erzeugen damit weitere Probleme, reduzieren jedoch keine Befürchtungen und Sorgen in der Zukunft
- Welche Betätigungen haben früher geholfen, um sorgenfreier zu leben?
- Ermunterung zu regelmäßiger körperlicher Bewegung
- Gemeinsame Umformulierung der einst negativen Gedanken in positive Sätze
- Erneute Konsultation eines Facharztes, wenn Symptome mehrere Monate andauern und sich keine Besserung einstellt

8.1.5 Arbeit mit dem sozialen Umfeld

Klären Sie Angehörige eines unter Angst leidenden Patienten ebenso wie den Betroffenen selbst über die Zusammenhänge und die möglichen Ursachen der jeweiligen Angsterkrankung auf. Wichtig ist, dass sie Verständnis für die Situation ihres Verwandten oder Bekannten entwickeln, um der betreffenden Situation nicht selbst hilflos ausgeliefert zu sein.

Es ist ganz normal, dass Angehörige sich hilflos fühlen und nicht wissen, wie sie sich richtig verhalten sollen, wenn der Betroffene Angst- oder Paniksymptome zeigt. Klären Sie sie ausreichend auf und geben Sie ihnen Werkzeuge mit auf den Weg. Nur so können sie die für den Erkrankten wichtige Gelassenheit ausstrahlen und eine negative Verstärkung der Angst verhindern.

Sensibilisieren Sie dafür, wie wichtig es ist, dass an Angst erkrankte Menschen in therapeutische Behandlung kommen, da Ängste zur Chronifizierung neigen.

Wenn Sie die Angehörigen nicht in die therapeutische Arbeit einbeziehen, wirken sie bewusst oder unbewusst darauf ein, dass der Betroffene die zu bewältigenden Situationen vermeiden kann. Das wiederum verfestigt die Angst und schränkt das Leben des Betroffenen immer stärker ein.

Bei Phobien

Erklären Sie dem Umfeld, was eine **negative Verstärkung** ist und wie sich der Teufelskreis der Angst entwickelt.

Gut zu wissen Die Angehörigen sollten den Betroffenen nicht darin unterstützen, Gründe für das Meiden der angstbesetzten Situation zu finden. Damit fördern sie die Dynamik der Angst.

Sobald Sie einige Zeit mit dem Patienten selbst gearbeitet haben und Fortschritte bei der Exposition machen, sollten Sie die Angehörigen involvieren. Sie werden dann von Ihnen abschauen, wie sie sich in der angstauslösenden Situation motivierend und beruhigend verhalten und dieses Verhalten direkt umsetzen können.

THERAPEUTISCHER HINWEIS

Wenn Sie z. B. mit einem Patienten arbeiten, der Angst beim U-Bahnfahren hat, und bereits so weit sind, dass er sich bei relativ geringer Angst traut, einige Stationen mit Ihnen am Stück zu fahren, dann sollten Sie nun einen Angehörigen einladen, die nächste Exposition zu begleiten. Für den Betroffenen ist dies ein wichtiger Schritt von der Therapie in Richtung normales Leben.

Motivieren Sie das soziale Umfeld, mit dem Betroffenen zusammen die konfliktbeladenen Situationen durchzustehen. Leiten Sie die Angehörigen im Umgang mit der speziellen Situation an, in der der Erkrankte seinen Ängsten ausgeliefert ist. Wenn Sätze wie „Atme ganz ruhig weiter", „Konzentrier dich auf deine Übungen", „Ich bin bei dir", „Stell dich der Situation", „Mir ist das nicht peinlich" ruhig vorgebracht werden, wird der Angstpatient in der auslösenden Situation positiv unterstützt.

Bei Panikstörungen

Im Grunde genommen trifft für die Panikstörung das Gleiche zu wie bei den Phobien. Nur wenn das soziale Umfeld ausreichend aufgeklärt ist und selbst Ruhe und Gelassenheit ausstrahlt, ist der Patient in der Lage, sich produktiv mit den Panikattacken auseinanderzusetzen und sich zu entwickeln.

THERAPEUTISCHER HINWEIS

Ist der Angehörige seinerseits überhaupt in der Lage, gelassen zu reagieren, oder ist er selbst mit Themen und Konflikten konfrontiert, die eine Anspannung in ihm erzeugen? Sprechen Sie ihn darauf an, denn eine Grundanspannung, die sich auf den an einer Panikstörung Erkrankten überträgt, begünstigt das Auftreten erneuter Attacken.

Das Umfeld kann den Betroffenen auch hier positiv unterstützen, indem es beruhigend und sachlich auf ihn einwirkt, sobald eine weitere Attacke auftritt. Sätze wie „Diese Attacke geht gleich wieder vorüber, sie dauert nur wenige Minuten", „Du bist nicht schwer krank, es ist nur eine dieser Attacken" können hilfreich sein.

Bei generalisierter Angststörung

Es ist sehr förderlich, wenn die Angehörigen eines an generalisierter Angst erkrankten Menschen Interesse zeigen und offen sind für den therapeutischen Prozess. Bei dieser Form der Angst spielt die Fremdanamnese eine wichtige Rolle. Je nach Therapieverfahren laden Sie Personen aus dem persönlichen Umfeld des Betroffenen daher auch zu Sitzungen ein. Ihrem Patienten bieten Sie so die Möglichkeit, sich im geschützten Rahmen gegenüber seinen Angehörigen auszudrücken. Als Therapeut bekommen Sie einen ungefilterten Einblick in das Leben des Patienten und können die Sorgen und Befürchtungen des Betroffenen besser einschätzen.

8.2 Zwangsstörungen (ICD-10; F42)

8.2.1 Einführung

Wenn wir vor der Abreise in den Urlaub noch eine Kontrollrunde durch die Wohnung drehen, um sicherzustellen, dass der Herd und weitere Stromquellen ausgeschaltet sind, handelt es sich dabei um einen ganz normalen Vorgang, der uns das Gefühl gibt, sicher verreisen zu können. Wenn ein solcher Wohnungscheck allerdings extrem lange dauert und im Zusammenhang mit Zwangsgedanken oder Zwangshandlungen steht, die unser privates und berufliches Leben erheblich beeinträchtigen, so sprechen wir von einem krankhaften Zwang.

Zwangsstörungen sind psychische Störungen, bei denen **Zwangsgedanken** und Zwangshandlungen im Vordergrund der Symptomatik stehen. Es drängen sich immer wieder Gedanken auf, die trotz ihrer offensichtlichen Unsinnigkeit nicht unterdrückt werden können. Diese Gedanken beziehen sich z. B. auf die Angst, sich zu beschmutzen, andere zu verletzen, selbst erkrankt zu sein oder gewisse Dinge nicht erledigt zu haben.

Unter **Zwangshandlungen** versteht man ritualisierte Handlungen, die vom Betroffenen wiederholt ausgeführt werden müssen, um die durch die oben beschriebenen Ängste ausgelöste innere Anspannung abzubauen. Ebenso wie die Zwangsgedanken erscheinen auch die Zwangshandlungen dem Betroffenen selbst als sinnlos, quälend und übertrieben. Der Patient leistet oft gegen mindestens einen Zwang erfolglos Widerstand. Unterdrückt er die Zwangshandlung, baut sich eine innere Anspannung auf, die nur mithilfe des Zwangsrituals kurzfristig neutralisiert werden kann.

MERKE

Zwangspatienten erleben ihre Zwangshandlungen und -gedanken meist als unsinnig und wesensfremd (**Ich-dyston**), während ein Patient mit anankastischer Persönlichkeitsstörung das eigene „zwanghafte" Verhalten als zu sich gehörig, richtig (**Ich-synton**) erlebt.

FALLBEISPIEL

Zwangsstörung – „Überall lauern die Bazillen"

Ein 42-jähriger Lehrer stellt sich beim Psychiater vor. Sein Hausarzt knüpfe eine erneute Krankschreibung an eine Vorstellung beim Psychiater. Er berichtet: „Seit einiger Zeit kann ich nicht mehr in den Unterricht gehen; ich muss mir ständig die Hände waschen, weil ich das Gefühl habe, dass überall ‚Bazillen' lauern: auf dem Pult, an der Kreide, an den Heften, an den Händen der Schüler und der Kollegen. Noch schlimmer ist es, wenn ein Schüler mich anhustet. Da muss ich mir das Gesicht waschen und den Pulli wechseln. Ersatzkleidung habe ich schon vorsorglich in meinem Schrank deponiert. Seit im letzten Jahr wiederholt Schulen wegen Fällen von Meningitis geschlossen wurden, befürchte ich, dass es auch mich treffen könnte. Ich war zwar schon immer ordentlich und auf Sauberkeit aus, aber dieser Druck, mich immer wieder zu reinigen, wird echt unerträglich. Wenn ich weiß, ich muss in die Schule, stehe ich 2 Stunden früher auf, weil ich mich schon vor der Schule gründlich waschen muss. Erst wenn ich die Hände und Arme siebenmal in bestimmten Bewegungen eingeseift, mit einer Handbürste bearbeitet und nachträglich desinfiziert habe, fühle ich mich gewappnet. Wenn ich von der Schule komme, ziehe ich alle Kleidungsstücke sofort nach Betreten der Wohnung aus, damit ich die Bazillen nicht in der Wohnung verteile. Aber dann beginnen meist schon die Gedanken an die Hirnhautentzündung. Immer wieder ist dann der Gedanke da: Heute hast du dich angesteckt, jetzt beginnt die Entzündung. Ich werde den Gedanken nicht mehr los. Im Unterricht kann ich mich überhaupt nicht mehr konzentrieren, weil überall Ansteckungsgefahren drohen, die ich meiden muss. Ich versuche, mir immer wieder klarzumachen, dass ich gesund bin und dass die anderen Lehrer ja auch keine Meningitis haben. Aber das hilft nicht wirklich. Mich nimmt die Angst vor der Ansteckung so in Bann, dass ich keinen vernünftigen Gedanken mehr fassen kann."

8

8.2.2 Symptomatik

Im Fall:

- Zwangsgedanken und Zwangsimpulse mit Zwangshandlungen
- Betroffener erlebt diese Gedanken und Handlungen als belastend und sinnlos und leistet z. T. Widerstand
- Beeinträchtigung der privaten und beruflichen Lebensführung
- Vermeidungsverhalten (bis zur sozialen Isolation)
- Verheimlichung der Symptomatik aus Scham
- Folgesymptome wie Hautveränderungen (Reinigungszwang) oder häufiges Zuspätkommen (häusliche Zwangsrituale)

Weitere mögliche Symptome:

- Zwangsgedanken, als endlose Schleifen; damit auch zum Teil Unfähigkeit einfache, aber notwendige Entscheidungen des täglichen Lebens zu treffen
- Einbeziehung von Angehörigen in die Zwangsrituale

Um die **Diagnose Zwangsstörung** zu stellen, muss die Symptomatik über 14 Tage an den meisten Tagen bestehen. Zur Veranschaulichung der Zwangssymptomatik wird auf ➤ Tab. 8.1 verwiesen.

Gut zu wissen Durch das Vermeidungsverhalten grenzt sich der Aktionsradius immer weiter ein und führt bis zur sozialen Isolation, wenn der Patient störungsbedingt soziale Kontakte meidet oder sein Haus nicht mehr verlässt. Die Verheimlichung der vom Betroffenen als beschämend wahrgenommenen Verhaltensweisen fördert diese Isolation zusätzlich.

Ein Teil der Psychotherapieforschung geht davon aus, dass die Zwangsstörung eine Form von Angststörung ist: Im jeweiligen Zwang steckt eine Angst, von der sich der Betroffene nur dann kurzfristig erleichtern kann, wenn er den Zwangsgedanken gefolgt ist bzw. sein Zwangsritual ausgeführt hat.

8.2.3 Differenzialdiagnose

MERKE

Zwangssymptome treten nicht nur bei Zwangsstörungen auf, sondern bei einer Vielzahl psychischer Störungen oder organischen Erkrankungen. Eine **gründliche Diagnostik** ist daher entscheidend!

- Depressionen: Zwangssymptomatik klingt nach Besserung der depressiven Störung ab (➤ Kap. 7.2)
- Zwanghafte Persönlichkeitsstörung (Komorbidität ist möglich; ➤ Kap. 10.2.6)
- Psychotische Störung (➤ Kap. 6)
- Organische psychische Störung (➤ Kap. 4)
- Angststörungen (➤ Kap. 8.1)

Tab. 8.1 Beispiele für Zwangsgedanken, Zwangshandlungen und Vermeidungsverhalten

Zwangsinhalte	Zwangsgedanke	Neutralisierender Gedankenzwang	Neutralisierende Zwangshandlung	Vermeidungsverhalten
Kontrollbedürfnis	„Ich habe den Herd nicht ausgeschaltet"	3-mal bis 40 zählen	Herd mehrmals kontrollieren	Nicht mehr auf dem Herd kochen
Magisches Denken	„Wenn ich auf die Bürgersteigkante trete, wird meine Mutter sterben"	20-mal denken: „Meine Mutter ist gut"	Einen Schritt zurück und 2-mal im Kreis drehen	Wege mit Bürgersteigkante meiden
Angst vor Verschmutzung	„Ich habe mich auf der Toilette beschmutzt"	10-mal sagen: „Schmutz wasch rein"	Ritualisierte Waschungen	Öffentliche Toiletten meiden

8.2.4 Therapie

Der Heilpraktiker für Psychotherapie kann eine Zwangsstörung grundsätzlich behandeln, vorausgesetzt, er ist fachlich ausgebildet und auf die Behandlung schwerer neurotischer Störungen spezialisiert. Schwere neurotische Erkrankungen wie die Zwangsstörung sollten Sie aber immer unter supervisorischer Begleitung durchführen.

Da schwere Zwangsstörungen auch einen biochemischen Anteil aufweisen und medikamentös behandelt werden, sollte als Erstbehandler ein Psychiater tätig werden.

Aufgrund der Schwere der Symptomatik hat auch der Therapeut in den Gegenübertragungsgefühlen nicht selten mit Wut, Ablehnung, Ohnmacht und Unlust zu kämpfen. Damit der therapeutische Prozess dadurch nicht beeinträchtigt wird, ist eine regelmäßige Supervision notwendig.

Erste Maßnahmen

Bereits im Erstkontakt sollten Sie eine Idee bzgl. der Diagnose haben. Vermuten Sie eine Zwangsstörung, so ist es wichtig, dass der Patient dazu angeleitet wird, sich organisch und psychiatrisch untersuchen zu lassen. Klären Sie neben einer etwaigen Suizidalität auch das Ausmaß der Beeinträchtigung des Alltags und die Schwere der Erkrankung. (Kann der Patient z. B. noch seiner Arbeit nachgehen, ist er bereits sehr sozial isoliert?) Wenn das normale Leben aufgrund von Zwangsgedanken und -handlungen erheblich beeinträchtigt wird, ist auch an einen Klinikaufenthalt oder die Tagesambulanz zu denken.

Aufklärung

MERKE

Durch das Zusammenspiel von hirnorganischen und neurotischen Anteilen und durch die Verfestigung der Symptomatik bereits seit der Kindheit gestaltet sich die Therapie einer Zwangsstörung sehr komplex und langwierig. Rechnen Sie daher mit starken Ängsten und häufigen Rückfällen.

- Aufzeigen der z. T. notwendigen Therapieansätze von der Medikation über Verhaltenstherapie bis hin zu tiefenpsychologischen Verfahren
- Begleitend wird mit Antidepressiva (SSRI oder trizyklische Antidepressiva) behandelt. Eine Besserung stellt sich frühestens nach einigen Monaten ein. In der Erhaltungstherapie wird über 12–24 Monate weiterhin medikamentös behandelt.

Gut zu wissen In der klinischen Therapie geht es um Stabilisierung und schnelle Hilfe für den Betroffenen. Eine Tagesstruktur, klare Grenzen und Regeln, Einzeltherapie, Gruppentherapie, Soziotherapien und bei Bedarf die sofortige pharmakologische Einstellung in der stationären Behandlung erleichtern den Betroffenen den Zugang zu einer normalisierten Alltagsbewältigung und lindern schnell den hohen Leidensdruck. Manche bedürfen eines stationären Aufenthalts, bevor sie sich in ambulante Behandlung begeben können. Es kann aber auch passieren, dass Krisen im äußeren Umfeld oder auch z. B. die Aufdeckung der frühkindlichen Thematik im Rahmen der ambulanten Behandlung den Patienten so stark ängstigen und destabilisieren, dass die Psychotherapie stationär weitergeführt werden muss. Klären Sie den Patienten auch darüber auf.

Medikation

Je nach Schwere der Erkrankung wird ein Antidepressivum gegeben.

Therapieverfahren

Eine ausgeprägte Zwangsstörung wird mit einer **Kombination aus Pharmako- und Psychotherapie** behandelt. Im Zentrum der Psychotherapie steht die verhaltenstherapeutische Behandlung. Zusätzlich können tiefenpsychologische Verfahren zum Einsatz kommen.

Durch die Medikation und die damit einhergehenden Veränderungen im Neurotransmitterhaushalt und des im besten Falle wiederhergestellten Gleichgewichts wird der Patient im Kontakt ruhiger und klarer und ist nicht mehr so von seinen Ängsten überwältigt. Erst in diesem Zustand ist er in der Lage, verhaltenstherapeutisch erlernte Schritte in sein Leben zu integrieren, um gegen die ausgeprägte Symptomatik anzusteuern. Auch eine sich anschließende tiefenpsychologisch fundierte Psychotherapie zur Klärung der kindlichen Konflikte macht erst Sinn, wenn der Betroffene pharmakologisch gut eingestellt ist.

MERKE

Die alleinige medikamentöse Therapie bei Zwangsstörungen hat sich nicht bewährt (Rückfallquote von 80–100 % nach Absetzen der Medikation). Idealerweise sollte eine Kombination aus Psycho- und Pharmakotherapie durchgeführt werden. Die Antidepressiva müssen in der Regel hoch dosiert werden und entfalten ihre Wirkung später (nach 6–12 Wochen) als bei depressiven Störungen.

Kognitive und lerntheoretische Aspekte

Nach dem kognitiven Modell von Salkovskis (1985) sind es die **Kognitionen,** die den ritualhaften Prozess eines Zwangs immer wieder in Gang setzen. Dabei sind an sich nicht die Gedanken und deren Inhalt problematisch, sondern die **Bewertung dieser Gedanken** durch den Betroffenen. Ein aufdringlicher Gedanke wird bewertet, was eine emotional physiologische Unruhe auslöst. Über das neutralisierende Ritual entsteht eine kurzfristige Beruhigung. Längerfristig beschäftigt sich der Patient dann wiederum mit der Bedeutung des Gedankens, was wiederum eine emotionale Unruhe auslöst usw.

Sind der Leidensdruck und die Beeinträchtigung des Patienten sehr hoch, gilt es den Patienten zuerst zu stabilisieren und ggf. eine stationäre Psychotherapie zu initiieren.

Psychodynamische Aspekte

In der psychoanalytischen Sicht verfügt der Zwangskranke über ein besonders **strenges und rigides Über-Ich,** das die Es-Impulse (der analen Phase nach z. B. Verweigerung, Beschmutzen, Sich-Durchsetzen, Widersprechen, Bedürfnisbefriedigung ohne Rücksicht auf andere) stark begrenzt. Die Symptomatik des Zwangskranken (Reinlichkeit, Sparsamkeit, Ordentlichkeit, Gewissenhaftigkeit) lässt sich dann als **Reaktionsbildung gegen die Triebansprüche des Es** verstehen. In der Therapie geht es dann um eine Reduktion und ein Flexibel-Machen rigider Über-Ich-Anteile mit dem Ziel, die abgelehnten, abgewehrten Selbstanteile zu integrieren.

Therapieplan

Bei der **Verhaltenstherapie** eines an Zwangsstörung Erkrankten geht es nach der Herstellung eines guten Rapports zunächst um die Vermittlung von Informationen zur Erkrankung. Anschließend arbeiten Sie mit kognitiven und klassischen verhaltenstherapeutischen Methoden (Expositionsbehandlung). Sie begleiten den Patienten zur **Reizkonfrontation** in Situationen, die ansonsten zwanghafte Reaktionen auslösen (z. B. das Zähneputzen oder die Berührung eines benutzten Glases). Leiten Sie ihn dabei an, das übliche Zwangsritual zu unterlassen. So wird der Betroffene genötigt, sich dem angsterregenden Reiz zu stellen. Er wird dann die Erfahrung machen, dass Angst und körperliche Reaktionen nach einiger Zeit nachlassen und die bislang befürchtete Katastrophe nicht eintritt, obwohl er selbst das neutralisierende Ritual unterbunden hat.

Wie bei der Therapie bei phobischen Erkrankungen können Sie mit **kognitiven Verfahren** gemeinsam die irrationalen Annahmen des Patienten überprüfen. Im Fallbeispiel des Lehrers ist der Gedanke: „Wenn ich das Heft eines Schülers anfasse, ziehe ich mir eine Krankheit zu." Gemeinsam mit dem Patienten analysieren Sie diese Aussage hinsichtlich ihres Wahrheitsgehalts. Zeigen Sie auch den Zusammenhang zwischen den Annahmen des Betroffenen und seinen Emotionen auf. Jetzt üben Sie zusammen alternative Reaktionen ein, z. B.: „Es ist lediglich ein Gedanke – nichts wird passieren. Der Gedanke ist Teil meiner Erkrankung." Bewährt hat sich auch der **Abbau von Rückversicherungsverhalten** oder auch das Ausführen von **Risikoübungen** (wie im Fall: absichtlich ganz viele Hände schütteln). Die Gedankenstopptechnik ist kontraindiziert, da der Versuch, einen aufdringlichen Gedanken zu unterdrücken, ihn eher noch verstärkt.

Tiefenpsychologisch behandeln Sie Zwangsstörungen ähnlich wie die generalisierte Angststörung (➤ Kap. 8.1.4), indem Sie den Patienten ermutigen, sich dem **Abhängigkeits-Autonomie-Konflikt** seiner Kindheit zu stellen. Mit dem Aufdecken und der Bearbeitung biografischer Zusammenhänge soll der Patient befähigt werden, eigene Bedürfnisse zu äußern und adäquat umzusetzen. Wichtig ist auch hier die Arbeit an der Aggression (widersprechen, verweigern, anderer Meinung sein), welche die Betroffen nur mit großer Schuld und Scham äußern können. Der Betroffene soll unterstützt werden, auch aggressive Impulse/Gedanken kundzutun. Indem er die Erfahrung macht, dass der Therapeut auf seine Aggression nicht mit Ablehnung reagiert, sollen die Schuld- und Schamgefühle minimiert werden. Den sekundären Krankheitsgewinn, der die Zwangsstörung aufrechterhält, können Sie ebenso in den Fokus der Therapie rücken wie das Vermeidungsverhalten.

8

Gut zu wissen **Der Autonomie-Abhängigkeits-Konflikt**

Beim Autonomie-Abhängigkeits-Konflikt handelt es sich um ein psychodynamisches Erklärungsmodell. Kinder in der analen Phase, also im 2. und 3. Lj., entwickeln eine zunehmende Selbstständigkeit, um sich und die Umwelt zu erkunden. Man geht davon aus, dass der Konflikt, der einer Zwangsstörung zugrunde liegt, in dieser Zeit entsteht. Die Autonomie- und Machtbestrebungen des Kindes werden von strengen Eltern mit heftigen Strafen (z. B. Liebesentzug) belegt und bewirken beim Kind die Ausbildung eines rigiden Über-Ichs und eines schwachen Ichs. Das Ich muss nun versuchen, die selbstbehauptenden Bedürfnisse (z. B. nach eigener Kontrolle und Macht) des Kindes mit den strengen Vorgaben seines Über-Ichs in Einklang zu bringen. Zu diesem Zweck bildet es eine **Zwangsneurose** aus. Der Patient schreibt seinen Gedanken und Handlungen aufgrund des stark ausgebildeten Über-Ichs eine besondere Schuld und Verantwortlichkeit zu und fühlt sich für seine Neutralisierung verantwortlich. Diese **Neutralisierung** erreicht er, indem er Zwangsrituale ausführt oder Gegengedanken entwickelt. Dieses Verhalten verfestigt sich nach und nach, da im Endeffekt keine oder eine nur kurzfristige Erleichterung eintritt, und stärkt die Bedeutsamkeit der Zwangsgedanken und -handlungen (z. B.: „Ich muss mir noch öfter die Hände waschen, 20-mal reicht nicht"). Ausgehend von der Theorie der kindlichen Entwicklungsphasen spricht man von einer „Fixierung in der analen Phase" (➤ Kap. 2.4.1).

Ein weiterer Aspekt sind Erfahrungen, bei denen die Eltern dem Kind vieles abnehmen (weil sie es vermutlich besser wissen), ihm wenig Freiheit lassen, eigene Erfahrungen und damit auch Fehler zu machen (z. B. „Helikoptereltern"). Das Kind entwickelt sich dann in völliger Abhängigkeit von den Eltern und lernt, dass eigene Impulse verboten sind, weil „ich unfähig, schmutzig, egoistisch, undankbar usw. bin". Unbewusst löst aber die heftige Abhängigkeit Wut aus, die aus Angst vor Verlust nicht gezeigt werden darf. Auch ein Erwachsener kann in einer diesen frühen Konflikt auslösenden Situation (z. B. Ärger mit dem Vorgesetzten, Entscheidung zur Kündigung und damit einem Schritt in die Autonomie) Zwänge zur Neutralisierung der bisher abgewehrten massiven Wut ausbilden.

Empfehlungen für das therapeutische Gespräch

- Genaue Analyse der Symptomatik, der auslösenden Situation und der Einschränkungen im Leben des Betroffenen
- Vermittlung des Verständnisses, dass die Zwänge nicht zur Persönlichkeit gehören, sondern eine therapierbare Krankheit darstellen
- Therapie der Wahl: Verhaltenstherapie in Verbindung mit Pharmakotherapie
- Tiefenpsychologisch: Unterstützung des Betroffenen bei der Distanzierung von Scham und Schuld, Arbeit an der Aggression
- Bei schwerem Krankheitsbild, auch während der Therapie: Verweis auf klinische Verfahren

8.2.5 Arbeit mit dem sozialen Umfeld

Für Menschen im persönlichen Umfeld eines Zwangspatienten ist es schwer, mit dem Thema „Zwangsstörungen" umzugehen. Daher ist auch für diesen Personenkreis eine therapeutische Begleitung zur Entlastung und Stabilisierung sinnvoll.

Vermitteln Sie den Angehörigen die komplexen Zusammenhänge, die bei einer Zwangserkrankung wirken. Dazu gehört auch die Darstellung der möglichen Symptomatik in Form vielfältiger Zwangsgedanken und Zwangshandlungen, denn diese bleiben dem sozialen Umfeld oft verborgen, da der Patient sein zwanghaftes Verhalten aus Scham nicht immer offen zeigt und vieles mit sich selbst ausmacht. Das Umfeld nimmt vielleicht wahr, dass im Leben des Erkrankten etwas nicht stimmt, kann sich aber keinen rechten Reim darauf machen.

Gut zu wissen Das Zwangsgeschehen schiebt sich sehr oft zwischen den Zwangspatienten und die Welt „da draußen", da er sich immer mehr von seinem Umfeld abwendet.

Der Zwangspatient führt mehr eine Beziehung mit seinen Zwängen als mit seinen Mitmenschen. Deshalb sind die Erkrankten oft allein und isoliert und suchen diese Form der Einsamkeit. Aufgrund der Zwangssymptomatik ist es für die Erkrankten schwer, ins Außen zu gehen, Beziehungen aufzubauen und zu pflegen. Aus diesem Grund mangelt es häufig an einem näheren, persönlich betroffenen und haltgebenden Umfeld.

Wenn das Zwangsverhalten offensichtlich ist und sich auch auf die Angehörigen auswirkt, nehmen diese oft selbst Abstand, weil das Verhalten des Betroffenen sehr nervig sein und wütend machen kann. Deshalb ist es für den Patienten förderlich, sich in stationäre oder ambulante Behandlung zu begeben, weil dort neben der Einzelarbeit auch viel in der Gruppe gearbeitet wird. So erlebt der Betroffene, dass es auch andere Menschen gibt, die genauso sind wie er selbst und die gleiche Thematik haben. Dort lernt er auch, in Beziehung zu gehen und sich als Mensch angenommen zu fühlen.

Gut zu wissen Angehörige von Menschen mit Zwangsstörungen leiden oft sehr stark.

Sensibilisieren Sie das soziale Umfeld eines Zwangspatienten dafür, wie hilfreich es ist, Verständnis für die Krankheit zu zeigen und zu leben. Klären Sie daher auf und erkundigen Sie sich bei den Angehörigen auch nach ihrer Bereitschaft, an bestimmten Punkten in die Therapie involviert zu werden.

Gut zu wissen Um mehr Verständnis für diese Erkrankung zu vermitteln, empfehlen Sie Angehörigen auch den Hollywood-Film „Besser geht's nicht" über einen von Jack Nicholson gespielten Zwangsneurotiker.

Wie bei den affektiven Erkrankungen ist es für die Angehörigen auch hier entscheidend, dass sie auf der einen Seite mit dem Betroffenen in Beziehung bleiben, auf der anderen Seite aber ihre eigenen Grenzen setzen, um nicht in das Zwangssystem hineingezogen zu werden. Oft sind Angehörige kurz davor, die Nerven zu verlieren, wenn zum x-ten Mal ein auch für Außenstehende als völlig unsinnig erlebtes Zwangsritual ansteht, durch das man wieder einmal zu spät zu einer Einladung oder Veranstaltung kommen wird.

Wichtig ist, sich zu vergegenwärtigen, dass der Betroffene selbst weiß, wie irrsinnig die Handlungen und Rituale manchmal sind, dass er aber keine Wahl hat. In einem solchen Moment ist es ratsam, Ruhe und Sicherheit zu vermitteln, indem man das Geschehen akzeptiert. Und je nach Schwere der Zwangsstörung ist es sinnvoll, bei einer leichteren Ausprägung auch Grenzen zu setzen, wenn man merkt, dass der Betroffene dadurch nicht vollständig aus der Bahn geworfen wird.

In den beschriebenen Beispielen wird noch einmal sichtbar, warum die Betroffenen oft aus Beziehungen heraustreten: Sie haben wegen ihrer Zwänge bereits ein schlechtes Gewissen und heftige Schuldgefühle und erleben durch die äußeren Reaktionen das Gefühl, sie müssten ein noch schlechteres Gewissen haben, weil sie es den Angehörigen einfach nicht recht machen können.

THERAPEUTISCHER HINWEIS

Zwangserkrankungen lösen bei den Angehörigen entweder Mitleid und Sorge oder aber Ablehnung und Wut aus. Helfen Sie diesen Menschen, Ihre Gefühle im geschützten Raum zu spüren.

8.3 Belastungs- und Anpassungsstörungen (ICD-10; F43)

8.3.1 Einführung

In der ICD-10 sind unter F43 verschiedene Störungsbilder zusammengefasst, bei denen symptomatische Reaktionen auf einmalige oder fortgesetzte Belastungen in krankhafter Form auftreten. Je nach Art und Qualität der Belastung werden die akute Belastungsreaktion, die posttraumatische Belastungsstörung (PTBS) und die Anpassungsstörung unterschieden.

8

Akute Belastungsreaktion

Bei dieser Störung, die im allgemeinen Sprachgebrauch auch Nervenzusammenbruch, Katastrophenreaktion oder psychischer Schock genannt wird, handelt es sich um eine vorübergehende Störung von beträchtlichem Schweregrad, die sich als Reaktion auf eine außergewöhnliche körperliche und/oder seelische Belastung entwickelt und in der Regel innerhalb von Stunden oder Tagen abklingt.

FALLBEISPIEL

Akute Belastungsreaktion – „Knall auf Fall!"

Der Wagen des 39-jährigen Chiropraktikers Esprimo wird von einem bei Rot über die Ampel fahrenden Kleinbus gerammt. Er ist angegurtet und wird nur leicht verletzt. Der Verursacher des Unfalls wird bewusstlos in die Notaufnahme gebracht. Herr Esprimo sitzt wie versteinert neben seinem Pkw und wiederholt stereotyp die Worte: „Aber es war doch grün!" Als die Verkehrspolizei kommt und ihn über den Unfallhergang befragen will, behauptet er, er könne sich an nichts erinnern. Einige Zeit später beginnt er zu zittern, dann laut über den schwerverletzten Fahrer zu schimpfen. Plötzlich kriecht er in sein demoliertes Auto und sucht dort ziellos herum. „Ich muss alle anrufen! Ich muss alle benachrichtigen! Wo ist bloß mein Adressbuch?", wiederholt er dabei stereotyp.

Posttraumatische Belastungsstörung (PTBS)

Bei der PTBS handelt es sich um eine verzögerte Reaktion auf extreme Belastungssituationen wie Katastrophen, Kriege, schwere Unfälle, schwere Gewalttaten, Geiselnahme, Vergewaltigung und weitere ähnliche Ereignisse. Der Patient hat das Geschehene selbst erlitten oder als Zeuge miterlebt. Unterschieden werden:

- **Typ-I-Trauma:** singuläre Ereignisse
- **Typ-II-Trauma:** kumulative, manchmal bereits in der frühen Kindheit geschehene und sich wiederholende Traumata

MERKE

Nicht selten münden Belastungsreaktionen in eine Persönlichkeitsänderung (➤ Kap. 10.7), in Substanzkonsum (➤ Kap. 5) und Suizidalität.

FALLBEISPIEL

Posttraumatische Belastungsstörung – „Eingeklemmt"

Ein 38-jähriger Elektriker stellt sich auf Anraten chirurgischer Kollegen in der psychiatrischen Ambulanz vor. Im Gespräch wirkt er traurig und zeitweilig rat- und hilflos. Er berichtet, dass er seit einigen Wochen nicht mehr einschlafen könne. Tagsüber sei er gereizt und unkonzentriert. Er habe Schwierigkeiten, seiner Arbeit nachzugehen, und leide auch unter seinen partnerschaftlichen Problemen. Er könne die Nähe zu seiner Frau nicht mehr ertragen. Diese sei schon sehr ungehalten und habe vermutet, dass er fremdgehe. Seit er vor ½ Jahr einen Arbeitsunfall gehabt habe, sei er irgendwie nicht mehr der Alte. Er sei bei der Vorbereitung für eine Ausstellung in einer Messehalle auf einer Hebebühne gewesen. Plötzlich sei er zwischen Decke und Hebebühne eingeklemmt gewesen, an den genauen Hergang könne er sich nicht mehr erinnern, aber er habe Todesängste und starke Schmerzen ausgestanden. Es habe endlos gedauert, bis sie ihn befreit hätten. Er habe großes Glück gehabt: nur drei gebrochene Rippen sowie Quetschungen an Hand und Bein. Nach wenigen Tagen sei er von der chirurgischen Station entlassen worden. Aber er komme irgendwie nicht mehr auf die Beine. In der Arbeit tauge er nichts mehr, und seine Freunde hätten sich auch schon beklagt, dass er so wortkarg und wenig unterhaltsam geworden sei. Er leide am meisten unter den „Filmen", die er sehe. Immer wieder laufe vor seinem inneren Auge die Unfallsituation ab, er sei dann eingeklemmt und spüre sogar noch die Schmerzen. Er traue sich nicht mehr, Aufzüge zu benutzen, und meide auch Tiefgaragen und Räume, in denen die Decken tief hingen. Albträume quälen ihn, dass er eingesperrt sei und keine Luft mehr bekomme; er wache dann schweißgebadet auf und könne nicht mehr einschlafen. Dann dränge sich ihm der Gedanke auf, was passiert wäre, wenn sie ihn nicht hätten retten können. Die letzten Tage habe er vor dem Einschlafen mehrere Flaschen Bier getrunken, in der Hoffnung, er könne dann besser schlafen und sich endlich mal entspannen, aber das habe nicht wirklich geholfen. Er wisse nicht, wie es weitergehen soll.

Anpassungsstörung

Auslöser für eine Anpassungsstörung sind akute oder länger dauernde Belastungen, die eine Änderung des sozialen Umfelds oder der bisherigen Lebensführung bewirken. Die Erkrankung geht mit einem gestörten Anpassungsprozess nach dem einschneidenden Lebensereignis einher.

MERKE

Anders als bei der PTBS sind die Auslöser von Anpassungsstörungen weniger extrem und traumatisierend. Typische Auslöser sind Scheidungen und Trennungen allgemein, schwere körperliche Erkrankung, Tod eines nahestehenden Menschen, Umzüge, Emigration oder Schwierigkeiten in Schule/Beruf, insgesamt aber auch alle Schwellensituationen, die einen Umbruch oder Veränderungen nach sich ziehen.

FALLBEISPIEL

Anpassungsstörung mit längerer depressiver Reaktion – „Mutterseelenallein"

Beim Arzt erscheint die 26-jährige Aisha in Begleitung ihres Bruders, der schon länger in Deutschland lebt und während der Untersuchung die Übersetzung für seine Schwester vom Deutschen ins Türkische vornimmt – sie selbst spricht kaum Deutsch. Seine Schwester habe seit gut 1 Jahr eine ganze Reihe von Beschwerden unterschiedlichster Natur: Sie schlafe schlecht und sei demzufolge häufig müde und kraftlos. Zusätzlich sei ihr häufig schwindelig, begleitet von Kopfschmerzen und Herzrasen. Tagsüber plagten sie oft auch krampfartige Bauchschmerzen.
Der Bruder berichtet, dass seine Schwester sich seit der Übersiedlung aus der Türkei nach Deutschland vor einem Vierteljahr sehr verändert habe. Sie würde nur noch selten lachen, verfiele dagegen alle paar Wochen in kaum auszuhaltendes Weinen. Obschon sie schon nach kurzer Zeit eine Lehrstelle und inzwischen auch eine Förderung für einen Sprachkurs bekommen habe, habe sie panische Angst vor der Zukunft. Sie verfluche ihre Situation und die äußeren Umstände, sie fühle sich „mutterseelenallein" und wolle am liebsten wieder nach Hause zurück zu ihrer Familie. Oder aber, wenn das nicht ginge, bete sie, möge ihr etwas Schlimmes zustoßen, damit sie für immer ihre Ruhe bekäme. Gebessert habe sich ihre Verfassung für wenige Tage, als ihre Eltern sie für 1 Woche besucht hätten. Da sei seine Schwester für eine Zeitlang unbeschwert gewesen. Doch inzwischen sei es mit ihren Beschwerden wieder genauso schlimm wie vorher.

Je nach Auslöser wird bei der Anpassungsstörung auch von „abnormer Trauerreaktion", „Kulturschock" oder „reaktiver Depression" gesprochen.

8.3.2 Symptomatik

Akute Belastungsreaktion

Grundsätzlich lassen sich drei Phasen unterscheiden: Im Fall finden Sie aus jeder Phase typische Symptome.

- In der 1. Phase der **Betäubung** nach dem Schock:
  - Entfremdungsgefühl
  - Derealisations- und Depersonalisationserleben
  - Bewusstseinseinengung
  - Eingeschränkte Aufmerksamkeit
  - Gestörte Reizverarbeitung
  - Körperliche Reaktionen wie hoher Puls, Erröten, Schwitzen, Zittern, Erbrechen, Harn-/Stuhldrang
- In der 2. Phase ein **rascher Wechsel** der folgenden Symptome:
  - Geringer Antrieb
  - Interesselosigkeit
  - Sozialer Rückzug oder Angst und Verzweiflung
  - Motorische Übererregtheit

  – Aggressives Verhalten
  – Fluchttendenzen oder Stupor
- Nach **Abklingen** der akuten Phase Beginn der 3. Phase:
  – Keine akuten Symptome mehr
  – Depressive Stimmung mit Suizidgedanken oder -handlungen
  – Partielle Amnesie für das traumatische Ereignis

Gut zu wissen Die Ausprägung der Symptomatik bei der akuten Belastungsreaktion ist neben der Schwere der Belastung vor allem von der individuellen Verletzbarkeit (Vulnerabilität) und den vorhandenen Bewältigungsmechanismen abhängig.

Posttraumatische Belastungsstörung

Folgende Symptome treten direkt oder innerhalb von 6 Monaten als Reaktion auf die traumatische Belastung auf und müssen zur Diagnosestellung mindestens 1 Monat vorhanden sein:

Im Fall:
- „Flashbacks" mit dem wiederholten Erleben des Traumas in sich aufdrängenden inneren Bildern
- Wahrnehmung unangenehmer Körpersensationen (Schmerz, Erinnerung an Gerüche) sowie Zittern, Schwitzen
- Albträume
- Sozialer Rückzug
- Schreckhaftigkeit, Anspannung, Gereiztheit, Schlafstörungen, aggressive Impulse
- Versuche, das Trauma und alle Erinnerungen daran zu verdrängen

Weitere mögliche Symptome:
- Emotionale Gleichgültigkeit
- Schuldgefühle, Selbstvorwürfe
- Vergesslichkeit

Anpassungsstörung

MERKE

In der Regel treten die Symptome einer Anpassungsstörung innerhalb von 1 Monat nach dem belastenden Lebensereignis auf und dauern bis zu 6 Monate an. Eine Ausnahme bildet die „Anpassungsstörung mit längerer depressiver Reaktion" (ICD-10: F43.21); sie dauert bis zu 2 Jahre.

Folgende Symptome sind bei Anpassungsstörungen zu beobachten:

Im Fall:
- Vegetative Begleiterscheinungen wie Herzrasen, muskuläre Anspannung oder Schlafstörungen
- Gefühl der Überforderung und Hilflosigkeit
- Depressive Stimmung
- Angst, Besorgnis

Weitere mögliche Symptome:
- Bei Jugendlichen häufig aggressives oder antisoziales Verhalten
- Bei Kleinkindern Bettnässen oder andere regressive Zeichen
- Suizidalität

8.3.3 Differenzialdiagnose

- Belastungs- und Anpassungsstörungen sollten von den jeweils anderen Störungen aus ICD-10: F43 abgegrenzt werden.
- Je nach Schwere und Dauer der Symptomatik muss alternativ oder zusätzlich eine depressive Episode in Betracht gezogen werden (➤ Kap. 7.2).
- Ferner gilt es, dissoziative Störungen (➤ Kap. 8.4), generalisierte Angststörung sowie Panikstörung (➤ Kap. 8.1) abzugrenzen.

8.3.4 Therapie

Akute Belastungsreaktion

Menschen mit akuten Belastungsreaktionen suchen in der Regel keinen Heilpraktiker für Psychotherapie auf. Das liegt zum einen daran, dass sie direkt nach dem belastenden Ereignis (Unfall oder Katastrophenfall) vor Ort von Kriseninterventionstherapeuten, Notfallseelsorgern oder geschulten Fachärzten betreut werden. Zum anderen dauert die Belastungsreaktion nur sehr kurz an, sodass es meist keiner weiteren Therapie bedarf. Anders verhält es sich, wenn das Ereignis in Gestalt von Traumata zu einer Belastung im Leben des Betroffenen wird (s. u. „Posttraumatische Belastungsstörung").

Erste Maßnahmen

Ist jedoch einer Ihrer Patienten plötzlich von einer akuten Belastungsreaktion betroffen, können Sie ihn in den Tagen nach dem Unglück unterstützen.

Achten Sie darauf, wie aktiv Ihr Patient sich im Schockzustand noch verhält. Ist er in der Lage, sich selbstständig in ambulante oder stationäre Hilfe zu begeben, oder muss Hilfe gerufen werden? Auch dieses Verhalten hängt stark von der individuellen Vulnerabilität ab.

Aufklärung

Gut zu wissen **Was passiert im Schockzustand mit uns?**
In der akuten Gefahrensituation leitet unser Gehirn sofort die Ausschüttung von Hormonen ein, damit wir umgehend in die Lage versetzt werden, erhöhte geistige und körperliche Leistungen zu erbringen. **Adrenalin** und **Noradrenalin** tragen zu hoher Konzentration, einem schnellen Puls, guter Muskeldurchblutung und breiter Atmung bei. **Kortisol** ist für die Energiebereitstellung verantwortlich und schützt uns vor Entzündungen, während **Serotonin** unterstützend auf unsere Stimmung einwirkt. Durch **Endorphine** werden Ängste und Schmerzen betäubt.

Durch den Automatismus, der über unser Nervensystem in Gang gesetzt wird, sind wir in der Lage, unseren Instinkten „Kampf", „Flucht" oder „Totenstarre" zu folgen.

Vermitteln Sie Ihrem Patienten, dass die eingetretenen Symptome eine normale Reaktion auf seinen Schock sind. Mit einer entsprechend empathischen, unterstützenden und ruhigen Haltung können Sie ihm den wichtigen Raum bieten, den er braucht, um sein inneres Sicherheitsgefühl wiederfinden und den Schockzustand langsam verlassen zu können. Wenn der Stress- oder Alarmzustand jedoch anhält, sollte ein Facharzt hinzugezogen werden.

Gut zu wissen Stressreaktionen an sich sind nicht pathologisch. Wenn der Körper jedoch im Alarmzustand verweilt, obwohl keine Gefahr mehr gegeben ist, verbleibt die Hormonausschüttung auf einem hohen Niveau. Sympathikus und Parasympathikus werden wechselseitig angeregt, sodass der Betroffene zwischen Erregung und Kollaps schwankt. Denn während das Adrenalin anhaltende körperliche Symptome hervorruft, können Endorphine eine chronische Apathie verursachen.

Therapieverfahren

MERKE
In der akuten Belastungsreaktion steht die **Krisenintervention** im Mittelpunkt der Behandlung (➤ Kap. 1.3.11).

Therapieplan

Je nach individueller Vulnerabilität wird das auslösende Ereignis besser oder schlechter verarbeitet. Während die einen eine ausgeprägte Symptomatik einer akuten Belastungsstörung entwickeln, verarbeiten die anderen das Geschehene ohne größere Probleme.

Wenn einer Ihrer Patienten z. B. einen Autounfall im Ausland erlebt und Schwierigkeiten hat, mit seinem Schock umzugehen, meldet er sich womöglich telefonisch bei Ihnen und kommt in den nächsten Tagen in Ihre Praxis. Bei der **Krisenintervention am Telefon und vor Ort** geht es zunächst um Stabilisierung. Helfen Sie dem Betroffenen, seine Ressourcen zu aktivieren, damit er wieder in die Lage versetzt wird, auf sein soziales Umfeld zuzugehen, um dort Unterstützung zu erhalten. Grenzen Sie das Trauma aktiv ein, indem Sie zum Beispiel mit klaren Worten sagen: „Es ist vorbei! Sie haben es überlebt! Der Schock geht vorüber!"

Empfehlungen für das therapeutische Gespräch

Vgl. weiter unten auch die Empfehlungen zur PTBS.

- Den Patienten darüber aufklären, dass die erlebte Symptomatik nach einem derartigen Ereignis etwas ganz Normales ist
- Ihn informieren, dass bei akuten Belastungsstörungen nach Katastrophen und Unfällen das Aufsuchen eines Notfallseelsorgers sinnvoll ist
- Den Patienten ermuntern, sein „normales" Leben wieder aufzunehmen
- Mögliche Bewältigungsmechanismen aufzeigen
- Die Relevanz der zugrunde liegenden Belastung für den Betroffenen empathisch respektieren
- Den Patienten bei der Umsetzung erster wichtiger Maßnahmen zur Überwindung des Ereignisses unterstützen
- Auch auf die eigenen inneren Grenzen achten, das akute Geschehen für sich selbst ebenfalls gut abgrenzen und sich bei Bedarf auch supervisorische Unterstützung holen (➤ Kap. 2.7.3)

Posttraumatische Belastungsstörung

Eine traumatische Erkrankung gehört grundsätzlich in professionelle Behandlung. Um als Heilpraktiker für Psychotherapie mit Traumapatienten arbeiten zu dürfen, ist daher eine **traumatherapeutische Ausbildung** unbedingt notwendig! Wenn Sie darauf spezialisiert sind, werden Sie auch von Patienten mit einer PTBS aufgesucht (➤ Kap. 1.3.9).

Erste Maßnahmen

Wenn Sie nicht als Traumatherapeut ausgebildet sind, motivieren Sie Ihren Patienten, eine Klinik oder einen fachkundigen Traumatherapeuten aufzusuchen. Sobald der Betroffene die Einrichtung verlässt bzw. therapeutisch stabilisiert ist, können Sie für Ihren Patienten zum richtigen Ansprechpartner werden, um das Geschehene (z. B. in der Gesprächstherapie) besser in seinen Alltag zu integrieren und ihn auf das „normale Leben" vorzubereiten.

MERKE
Weil sich das Störungsbild sehr komplex gestaltet und nicht klar ist, wie sich die Symptomatik entwickelt, ist der Betroffene für die initiale Therapie gut in einer Klinik aufgehoben. Nach der ersten stabilisierenden Phase ist eine weiterführende ambulante Behandlung sinnvoll

Aufklärung

➤ Kap. 8.3.1 und ➤ Kap. 8.3.2

Medikation

- Bei ausgeprägten Ängsten werden temporär Benzodiazepine gegeben (Abhängigkeit beachten!)
- Bei starken Schlafstörungen werden evtl. Antidepressiva oder niedrigpotente Antipsychotika (Neuroleptika) verordnet.
- SSRI können bei PTBS wirksam sein.

Therapieverfahren

Zur Behandlung von Traumata stehen unterschiedliche, speziell für die Behandlung von PTBS entwickelte Verfahren zur Verfügung. Neben EMDR und psychodynamischen Verfahren werden häufig kognitiv-behaviorale Therapieverfahren und kreativ unterstützende Behandlungsmethoden angewandt. Auch narrative Therapiemethoden haben sich bewährt. Dabei wird der Patient seinen Erinnerungen durch sein eigenes Erzählen solange ausgesetzt, bis das Erlebte für ihn selbst erträglich geworden ist.

Gut zu wissen In der Traumatherapie werden mehrere Werkzeuge aus unterschiedlichen Disziplinen und Therapiemethoden parallel angewandt. Der Patient wird angeleitet, das traumatische Erlebnis Schritt für Schritt durch Nutzung seiner eigenen Ressourcen zu bewältigen.

Traumatisierte Menschen zeigen in ihrer Sicht auf die Welt sehr spezifische kognitive Veränderungen. Sie leiden unter einem Vertrauensverlust in Bezug auf Umwelt und Mitmenschen, haben eine eher pessimistische Zukunftswahrnehmung und Entfremdungsgefühle. Zum Schutz vor weiteren belastenden Erfahrungen ziehen sich die Betroffenen oft zurück und entwickeln Vermeidungsverhalten, um mit den auslösenden Stimuli (Triggern) nicht konfrontiert zu werden. **Ziel einer Behandlung ist der Abbau des Vermeidungsverhaltens.**

Um eine Retraumatisierung zu vermeiden, wird zunächst nicht auf die Emotionalität eingegangen und auch nicht an innerpsychischen Konflikten gearbeitet (es kommen zu Beginn keine tiefenpsychologischen Verfahren zur Anwendung).

Therapieplan

Wenn Vertrauen aufgebaut wurde und der Patient einen positiven Rahmen spürt, wird ihm vermittelt, dass sein Gehirn nicht zwei Dinge (Konzentration und emotionale Reaktion) gleichzeitig tun kann. Er wird lernen, sich schnell zu konzentrieren. Hierzu bieten sich verschiedene Ansätze wie Gedächtnistraining, Feldenkrais-Methode, Gedankenstopp sowie andere Techniken der KVT an, die man auch bei Phobien anwendet.

Gut zu wissen Über die Konzentration nimmt der Patient Einfluss auf sein zentrales und peripheres Nervensystem, um einen konzentrierten, entspannten Zustand zu erreichen. So ist es Menschen auch möglich, über glühende Kohlen zu laufen. Die Angst vor der Kohle kann in einem solchen Zustand ausgeblendet werden.

Empfehlungen für das therapeutische Gespräch

Siehe auch die Empfehlungen zur akuten Belastungsreaktion

- Den Patienten darin bestärken, sein „normale Leben" bald wieder aufzunehmen
- Abklären, ob suizidale Gedanken auftreten
- Evtl. Krisenintervention einleiten
- Bei akuter Suizidgefahr in eine Klinik einweisen
- Bei anhaltender und schwerer Symptomatik einen Facharzt konsultieren
- Zu ambulanter oder stationärer Psychotherapie motivieren
- Eine Brücke zu einer Beratungsstelle oder Selbsthilfegruppe schlagen
- Den Patienten ermuntern, in der Therapie und im sozialen Umfeld über die zugrunde liegende Belastung, aber nicht immer wieder über das erlebte Trauma zu sprechen
- Klären, wie der Patient sich kurzfristig am besten regenerieren und entspannen kann

Anpassungsstörung

Die Anpassungsstörung gehört zu den klassischen Störungsbildern, die der Heilpraktiker für Psychotherapie behandeln kann. Zunächst ist es für den Therapeuten wichtig, die Form der Anpassungsstörung (gemäß ICD-10) zu erkennen. Es gibt Unterschiede in der Dauer der depressiven Reaktion, aber auch darin, welche Gefühle beim Patienten betroffen sind. Häufig geht es um depressive Symptome oder Gefühle der Angst oder um eine Form der Anpassungsstörung, bei der beide Symptomgruppen gemischt auftreten.

Erste Maßnahmen

Wenn Sie bzgl. der Diagnose unsicher sind oder Ihr Patient seinen privaten, beruflichen und häuslichen Pflichten nicht mehr nachkommen kann, sollten Sie ihn zur genauen diagnostischen Abklärung und zu einer evtl. notwendigen Pharmakotherapie zu einem Psychiater und je nach Schwere der Symptomatik an eine Klinik weiterleiten. Es kann auch eine depressive Episode vorliegen. Je größer die Einschränkungen im privaten, sozialen und beruflichen Bereich sind, desto eher ist die Gabe von Medikamenten geboten.

MERKE
Achten Sie besonders auf eine etwaige Suizidalität Ihres Patienten! Das Risiko ist bei Patienten mit einer Anpassungsstörung erhöht.

Aufklärung

Psychoedukativ klären Sie Ihren Patienten zunächst über den Verlauf und die Folgen seiner Erkrankung auf. Machen Sie ihm deutlich, woher das Wort „Anpassungsstörung" kommt: dass eine Trennung oder gar Scheidung, eine Kündigung oder ein Todesfall Verlusterlebnisse darstellen, an die sich ein Mensch nicht in kurzer Zeit **anpassen** kann. Sie können darauf hinweisen, dass viele Kulturen ein Trauerjahr leben. Die Hinterbliebenen eines Verstorbenen deuten durch ihre Kleidung an, dass die Anpassung an die neue Situation eine Weile dauern wird.

Medikation

Bei Anpassungsstörung können kurzfristig Beruhigungs- oder Schlafmittel sowie Antidepressiva symptomorientiert zur Anwendung kommen.

Therapieverfahren

THERAPEUTISCHER HINWEIS
Bei Anpassungsstörungen sind alle Formen des psychotherapeutischen Arbeitens möglich. Es geht darum, den Patienten mit Ihrer Therapieform zu unterstützen, die belastende Situation zu verarbeiten

In Betracht kommen sowohl verhaltenstherapeutische als auch aufdeckende Methoden. Je nach Ausbildung können Sie auch humanistisch-erlebnisorientiert, tiefenpsychologisch, analytisch, kunst- oder gestaltungstherapeutisch mit Ihren Patienten arbeiten. Entscheidend ist, dass die auftretenden Gefühle wahrgenommen, ausgedrückt und verarbeitet werden. Bedenken Sie dabei, dass das auslösende Ereignis (in der neurotischen Betrachtung) beim Patienten in der Regel etwas Altes, also einen Konflikt aus früherer Zeit triggert (➤ Kap. 8.2.4). Dann geht es u. U. darum, diese Verbindung aufzudecken und zu verarbeiten. Hier geht es um eine ausgeprägt Ich-stärkende Arbeit.

Liegt eine Anpassungsstörung vor, weil ein Partner „fremdgegangen“ ist, so kann alternativ oder zusätzlich auch eine Paartherapie sinnvoll sein, oder z. B. eine Familientherapie, wenn bei einem Kind der Familie eine schwere Krankheit diagnostiziert wurde und dadurch das gesamte Familiensystem durchgeschüttelt wird. Wenn ein Autounfall das auslösende Ereignis ist und der Betroffene seitdem Ängste daraus entwickelt, bietet sich eine Verhaltenstherapie an.

Therapieplan

➤ Kap. 7.2.5 und ➤ Kap. 8.1.4

Empfehlungen für das therapeutische Gespräch

- Den Betroffenen informieren, dass die erlebte Symptomatik nach einem derartigen Ereignis etwas ganz Normales ist
- Die Relevanz der zugrunde liegenden Belastung für den Betroffenen empathisch respektieren
- Den Patienten bei der Umsetzung erster wichtiger Maßnahmen zur Überwindung des Ereignisses unterstützen
- Denkbare Bewältigungsmaßnahmen vorschlagen
- Den Patienten ermuntern, in der Therapie und im sozialen Umfeld über die zugrunde liegende Belastung zu sprechen
- Erkunden, wie sich der Betroffene kurzfristig am besten regenerieren und entspannen kann
- Den Patienten darin bestärken, sein „normales“ Leben bald wieder aufzunehmen
- Klären, ob suizidale Gedanken auftreten
- Evtl. Krisenintervention einleiten

8

8.3.5 Arbeit mit dem sozialen Umfeld

Akute Belastungsreaktion

Beruhigen Sie auch die Angehörigen mit dem Hinweis, dass die Belastungsreaktion des Betroffenen etwas Normales ist.

Fragen Sie die Angehörigen zunächst, inwieweit sie selbst von dem Ereignis betroffen sind. Ist die Belastungsreaktion des Partners oder Familienangehörigen z. B. durch eine schwerwiegende Krankheitsdiagnose hervorgerufen, so kann auch bei ihm eine Belastungsreaktion vorliegen. In einem solchen Fall braucht das Umfeld u. U. ebenfalls Unterstützung in Form von Krisenintervention und Zuwendung. Die eigene Vulnerabilität spielt bei der Verarbeitung des Ereignisses eine große Rolle.

Die Angehörigen sind jetzt sehr wichtig für den Betroffenen. Motivieren Sie sie, in enger Beziehung zu bleiben, auch wenn der Betroffene irrational oder gefühllos reagiert. Zum jetzigen Zeitpunkt können alle Formen von Emotionalität auftreten. Es ist wichtig, nun die Grundbedürfnisse zu befriedigen: Der Betroffene sollte sich sicher und gut aufgehoben fühlen, Wärme empfinden und genügend zu essen haben. Bei Bedarf sollte er Ansprechmöglichkeiten haben und gehalten werden.

THERAPEUTISCHER HINWEIS

Wenn die Symptomatik nicht abnimmt oder die Angehörigen überfordert sind, wird der Weg zum Arzt oder in die Klinik notwendig. Dort wird der Betroffene für einige Zeit Beruhigungsmittel bekommen.

Posttraumatische Belastungsstörung

Es ist möglich, dass das soziale Umfeld mit der komplexen Symptomatik des Betroffenen überfordert ist. Aber auch das belastende Ereignis selbst kann die Angehörigen überfordern und Anlass einer Anpassungsstörung (s. u.) sein. Helfen Sie ihnen, Gefühle wie Angst und Trauer zu spüren und zu verarbeiten.

THERAPEUTISCHER HINWEIS

Wenn Angehörige über eine hohe Vulnerabilität verfügen, können in dieser Situation auch weitere Störungsbilder zutage treten.

Das persönliche Umfeld des Betroffenen muss lernen, sich gut um den eigenen Selbstwerttopf zu kümmern. Wenn diese Personen aus einem Schuld- oder Hilfsbedürfnisbedürfnis heraus immer nur für den PTBS-Patienten da sein wollen und die Freude im eigenen Leben vernachlässigen, werden sie wichtige Lebensenergie verlieren. Außerdem sollen sie auch Vorbild für die Betroffenen sein, um zu zeigen, wieviel Positives das Leben neben dem Trauma bietet.

Informieren Sie die Angehörigen über Kliniken und spezielle Therapieangebote. Wenn der Betroffene in einer solchen Einrichtung stabilisiert wird, normalisiert sich auch das Leben der Angehörigen schneller.

Anpassungsstörung

Anders als bei den vorgenannten Belastungsstörungen ist das soziale Umfeld bei einer Anpassungsstörung nicht unmittelbar beteiligt und wird nicht unbedingt einen Therapeuten aufsuchen. Schließlich muss sich der Betroffene selbst an das Ereignis anpassen. Handelt es sich bei dem auslösenden Ereignis jedoch um ein enges partnerschaftliches oder Familienthema, können Sie versuchen, die Angehörigen zu einer Partner- oder Familientherapie zu motivieren.

Fühlen sich nahe Angehörige mit der Anpassungsstörung des Betroffenen überfordert, bieten sich motivierende, stützende und vor allem psychoedukative Maßnahmen an. In wenigen Fällen ist es auch sinnvoll, fremdanamnestisch mit den Angehörigen zu arbeiten.

8.4 Dissoziative Störungen (ICD-10; F44)

8.4.1 Einführung

Man spricht von einer **Dissoziation** oder **Konversion,** wenn ein seelischer Konflikt vom normalen Erleben abgespalten und in ein körperliches Symptom umgewandelt wird, ohne dass eine erkennbare organische Ursache vorherrscht. Der ungelöste seelische Konflikt kann sich in Form ganz unterschiedlicher körperlicher Beschwerden zeigen (➤ Tab. 8.2).

Der Beginn der Symptomatik steht mit einem auslösenden Faktor, etwa einem belastenden Ereignis oder ungelösten Konflikt in Verbindung. Das jeweilige körperliche Symptom hat Symbolcharakter und macht einen Zusammenhang mit dem Auslöser erkennbar, vom Betroffenen wird dieser jedoch oft nicht wahrgenommen. In der Psychotherapie geht es zunächst darum, diesen Zusammenhang bewusst zu machen.

FALLBEISPIEL

Konversionsstörungen – „Ton abgedreht"

Eine 47-jährige Beamtin erzählt, dass sie seit einiger Zeit unter Hörstörungen leide. Es käme immer wieder vor, dass sie auf dem rechten Ohr minutenlang nichts hören könne. Es sei ein ganz eigenartiges Gefühl, ungefähr so, als drehe jemand wie bei einem Radio plötzlich den Ton ab. Dies sei sehr unangenehm, vor allem wenn sie bei der Arbeit sei und Kundengespräche führen müsse. Zum ersten Mal habe ihr Gehör ausgesetzt, als ihr neuer Vorgesetzter sie wegen einer falsch ausgefüllten Akte lautstark „zurechtgestutzt" habe. Doch jetzt trete das Problem schon in ganz alltäglichen, harmlosen Situationen auf, z. B. wenn der Vorgesetzte sich telefonisch nach Fallzahlen oder Ähnlichem erkundige oder zur Teambesprechung rufe. Und einmal, als der Vorgesetzte eine andere Kollegin wegen eines Fehlers wie ein Choleriker in ihrem Büro „heruntergeputzt" habe, sei bei ihr „alles aus" gewesen. Sie habe für den Rest des Tages auf dem rechten Ohr nichts mehr gehört. „Da habe ich innerlich total dicht gemacht. Ich konnte den Mann einfach nicht mehr hören." Aber glücklicherweise sei ihr Vorgesetzter kurz danach für 3 Wochen in Urlaub gegangen und durch einen anderen Kollegen vertreten worden. Da hätten sich die Symptome gebessert, obschon der Kollege auch nicht gerade mit einem leisen Organ ausgestattet sei. Doch jetzt seien sie wieder da.

Eine Untersuchung durch einen Hals-Nasen-Ohren-Arzt ergibt, dass das Gehör der Frau völlig intakt ist; es sind keine organischen Schäden festzustellen. Auf die Frage, ob sie solche Situationen kenne, antwortet sie: „Naja, ich kenne solche Situationen aus meiner Kindheit. Mein Vater war auch so ein Choleriker, der schon bei jeder Kleinigkeit total ausgerastet ist. Meine Mutter und wir Kinder hatten sehr darunter zu leiden. Wenn die Situation eskalierte, packte er mich am rechten Ohr, zog mich ganz nah zu sich heran und sah mir direkt ins Gesicht. Und einmal gab er mir sogar eine Ohrfeige, die so geknallt hat, dass ich 2 Tage auf dem Ohr nichts hören konnte."

8.4.2 Symptomatik

MERKE

Die Symptome einer Dissoziationsstörung sind nach subjektiver Wahrnehmung des Betroffenen Teil einer körperlichen Erkrankung. Daher muss eine körperliche Ursache abgeklärt werden.

Die Symptomatik variiert je nach Krankheitsbild und führt im Allgemeinen zu einer starken Einschränkung der Leistungsfähigkeit. In ➤ Tab. 8.2 sind die verschiedenen Krankheitsbilder zusammengefasst.

8.4.3 Differenzialdiagnose

- Abgrenzung von organischen Erkrankungen, daher ausführliche neurologisch-internistische Untersuchung notwendig
- Abgrenzung gegen Symptome, die im Zusammenhang mit einer affektiven (➤ Kap. 7) oder somatoformen Erkrankung (➤ Kap. 8.5) stehen

Tab. 8.2 Einteilung der dissoziativen Störungen nach ICD

ICD-10	Störung	Symptome
F44.0	**Dissoziative Amnesie**	Erinnerungslücke für zurückliegende traumatische Ereignisse (Unfall, Vergewaltigung, Trauerfall)
F44.1	**Dissoziative Fugue**	Abruptes Fortlaufen von zu Hause oder vom Arbeitsplatz bei nach außen geordnetem Verhalten. Betroffener bricht Kontakt für die Dauer von mehreren Tagen mit seinem sozialen Umfeld ab, reist an Orte von emotionaler Bedeutung und nimmt dort eine neue Identität an. Für die Dauer der Fugue besteht fast immer eine (partielle) Amnesie.
F44.2	**Dissoziativer Stupor**	Bewegungsloses Verharren im Anschluss an ein für den Betreffenden traumatisierendes Ereignis
F44.3	**Trance oder Besessenheitszustände**	Bewusstseinsveränderung, Einschränkung der Wahrnehmung der Umgebung und zeitweiliger Verlust des Gefühls für die eigene Identität, Gefühl der Fremdbeeinflussung
F44.4	**Dissoziative Bewegungsstörung**	Bewegungsstörung, die neurologische Erkrankungen imitiert (z. B. Lähmungen, Schwächen, Gangstörungen)
F44.5	**Dissoziativer Krampfanfall**	Pseudoanfälle („Pseudoepilepsie"), keine Bewusstlosigkeit während des Anfalls, kein Einnässen, Einkoten, Zungenbiss oder Sauerstoffmangel, keine Sturzverletzungen
F44.6	**Dissoziative Wahrnehmungs- und Empfindungsstörung**	Im Fall: Taubheit, Blindheit, Sensibilitätsstörungen
F44.7	**Dissoziative Störungen, gemischt**	
F44.8	**Sonstige dissoziative Störungen:** • Ganser-Syndrom F44. 80 • Dissoziative Identitätsstörung (multiple Persönlichkeit) F44.81	• Ganser-Syndrom: nicht organisch bedingte Verwirrtheit mit „Vorbeiantworten" • Multiple Persönlichkeit: Aufspaltung des Ichs in zwei oder mehrere Personen, die getrennt voneinander und ohne Wissen der anderen agieren und Erlebt werden (umstrittene Diagnose)
F44.9	**Nicht näher bezeichnete dissoziative Störung**	

- Abgrenzung von Rauschmittelintoxikationen (Drogenscreening!) (➤ Kap. 5)
- Ausschluss hirnorganischer Erkrankungen (➤ Kap. 4)
- Abgrenzung von Persönlichkeitsstörungen wie Borderline- (➤ Kap. 10.2.4) und histrionischer Persönlichkeitsstörung (➤ Kap. 10.2.5)
- Ausschluss einer akuten oder posttraumatischen Belastungsstörung (➤ Kap. 8.3)

8.4.4 Therapie

MERKE
Konversionsstörungen werden als **psychogen** bezeichnet; die Symptome haben kein organisches Korrelat. Für die genaue Abgrenzung ist die organische Abklärung daher entscheidend.

Erste Maßnahmen

In der Regel wenden sich Patienten an Sie, die den Zusammenhang der Symptome nicht mit psychischen Ursachen in Verbindung bringen. So wie bei anderen Störungsbildern auch, sollten Sie eine Konsultation eines Facharztes zur organischen und psychiatrischen Abklärung empfehlen. Auch hier ist die Suizidalität abzufragen und einzuschätzen. Sollte es notwendig werden (akute Selbst-und/oder Fremdgefährdung), weisen Sie den Patienten in eine psychiatrische Klinik ein.

Aufklärung

8

Zunächst ist es wichtig, die geschilderten Symptome als Therapeut ernst zu nehmen. Dann sollte immer der Zusammenhang hergestellt werden zu der **psychischen Stresssituation,** die für die jeweilige Dissoziation ausschlaggebend war.

THERAPEUTISCHER HINWEIS
Für den Patienten ist es eine große Herausforderung zu erkennen, dass das, was er erlebt, nicht organisch bedingt ist, sondern aus seinem psychisch unverarbeiteten Erleben heraus entsteht.

Weiteres zur Aufklärung siehe die vorhergegangenen Beschreibungen.

Medikation

- Benzodiazepine sollten wegen des Risikos einer Abhängigkeitsentwicklung vermieden werden.
- Evtl. werden bei Chronifizierung Antidepressiva gegeben.

THERAPEUTISCHER HINWEIS
Bei dissoziativen Störungen ist die enge Absprache mit dem behandelnden Facharzt unerlässlich.

Therapieverfahren

Die Arbeit mit Patienten, die unter einer Konversionsstörung leiden, verlangt ausreichende Erfahrungen auf diesem Gebiet. Dies betrifft zunächst die Diagnosestellung, für die eine vorherige ärztliche Untersuchung notwendig ist. In der Regel sollte die Therapie dissoziativer Störungen in einem klinischen oder psychoanalytisch-tiefenpsychologisch geschulten Kontext erfolgen.

Nur selten erkennt der Patient die Verbindung zwischen dem stressauslösenden Moment und seiner Symptomatik. Hier braucht es vonseiten des Therapeuten viel Geduld und eine hohe Frustrationstoleranz. Er läuft hier Gefahr, als Projektionsfläche für den Patienten zu dienen, der frustriert sein wird, dass er vom Therapeuten immer das Gleiche hört. Hier sind verhaltenstherapeutische Interventionen sinnvoll, damit der Betroffene lernt, nicht die Symptomatik, sondern die Bewältigung der Stresssituationen in den Fokus zu stellen.

MERKE
Stellt der Therapeut die Symptome zu sehr in den Mittelpunkt der Therapie, trägt er ggf. zu einer Verstärkung der Symptomatik bei.

Therapieplan

Wir verweisen auf den Therapieplan bei affektiven Störungen (➤ Kap. 7.2.5) und Persönlichkeitsstörungen (➤ Kap. 10.4), da bei dissoziativen Störungsbildern ebenfalls ein struktureller Mangel an Affektwahrnehmung und Affektdifferenzierung besteht.

Empfehlungen für das therapeutische Gespräch

- Besserung der Symptome in den Mittelpunkt stellen und positiv verstärken
- Zu kurzer erholsamer Auszeit raten, danach „normales Leben" einkehren lassen
- Bewegungsübungen bei chronischen Beschwerden absolvieren lassen
- Ambulante oder stationäre Therapie einleiten, wenn sich die Symptome nicht bessern

8.4.5 Arbeit mit dem sozialen Umfeld

Die Angehörigen können von der starken, zunächst aber nicht nachvollziehbaren Symptomatik des Betroffenen sehr betroffen sein. Erklären Sie ihnen die bei einer dissoziativen Störung bestehenden Zusammenhänge, denn es ist wichtig, dass sie ein Verständnis für die Situation entwickeln. Vergegenwärtigen Sie sich, dass es auch für die Angehörigen leichter wäre, mit einer organischen als mit einer psychiatrischen Diagnose umzugehen, die sie evtl. selbst stigmatisiert.

THERAPEUTISCHER HINWEIS

Auch das Umfeld sollte lernen, sich nicht auf die Symptomatik zu konzentrieren, weil es ansonsten durch die negative Verstärkung zu einem sekundären Krankheitsgewinn und einer weiteren Unterstützung der Symptomatik kommt.

Sensibilisieren Sie die Angehörigen für die Relevanz der belastenden Stresssituationen, die den Betroffenen umgeben. Eine Paar- oder Familientherapie kann in einigen Fällen eine sinnvolle Ergänzung darstellen, denn aufgrund des hysterischen Anteils bei der dissoziativen Störung treten oftmals Schwierigkeiten in der Beziehungsgestaltung auf.

Natürlich kann das Umfeld auch zum wichtigen Hinweisgeber werden, wenn es darum geht, die mögliche Ursache für die Erkrankung aufzudecken.

8.5 Somatoforme Störungen (ICD-10; F45)

8.5.1 Einführung

Somatoforme Störungen nennt man eine Gruppe von psychischen Störungen, bei denen die Patienten unter körperlichen Beschwerden leiden, für die keine ausreichende somatische Ursache festgestellt werden kann. Vielmehr spiegeln sich **ungelöste innerpsychische Konflikte** in der **körperlichen Symptomatik** wider. Gemeinsam mit Depressionen und Angststörungen gehören sie zu den häufigsten psychischen Erkrankungen in Deutschland. Im Folgenden stellen wir die vier bekanntesten somatoformen Störungsbilder dar.

Gut zu wissen Die meisten Menschen klagen hin und wieder über ungeklärte körperliche Beschwerden. Erst wenn die Symptomatik über einen größeren Zeitraum besteht, zu deutlichem Leid führt und das tägliche Leben des Betroffenen erheblich beeinträchtigt, spricht man von einer somatoformen Störung.

Somatisierungsstörung

Bei dieser Störung treten häufig wechselnde körperliche Symptome über einen längeren Zeitraum auf. Sie können jedes Körperteil oder -system betreffen. Die Betroffenen lassen die Beschwerden häufig untersuchen, jedoch ist keine körperliche Ursache feststellbar.

FALLBEISPIEL

Somatisierungsstörung – „Das Leben – eine Serie von Krankheiten"

Eine 29-jährige Rechtanwaltsgehilfin wird von ihrer Ärztin in die psychosomatische Klinik überwiesen. Die Ärztin hatte sie seit 6 Monaten behandelt und sie in dieser Zeit mehr als zwanzigmal gesehen. Die Patientin klagte über eine Reihe recht unspezifischer Beschwerden, für die sich in zahlreichen Untersuchungen kein organischer Befund ergab. Im Erstgespräch mit dem aufnehmenden Therapeuten stellt sie gleich klar, dass sie hier eigentlich nicht an der richtigen Adresse sei. Sie habe körperliche Beschwerden, und ein Psychologe könne da nicht weiterhelfen. Sie sei nur auf Drängen ihrer Ärztin hierhergekommen. Ihre Krankengeschichte schildert sie relativ ausführlich und detailliert. Bereits in ihrer Kindheit habe sie unter hohen Fieberschüben und Bronchitiden gelitten. Nachdem sie ihre Ausbildung beendet und mit 24 Jahren einen Elektroingenieur geheiratet habe, seien unerklärliche Magen- und Darmprobleme aufgetreten. Ihr sei wochenlang übel gewesen, sie habe Durchfall gehabt und sich immer wieder übergeben müssen. Alles sei ihr zuwider gewesen, das Essen und die Gerüche. Letztendlich habe sie ihre Stelle kündigen müssen, weil sie sich nicht mehr in der Lage sah, ihrem Beruf nachzukommen. Zu Hause habe dann eine enorme Erschöpfung von ihr Besitz ergriffen, sie habe kaum den Haushalt erledigen können. Kopfschmerzen, Schmerzen beim Geschlechtsverkehr (Dyspareunie) und Menstruationsunregelmäßigkeiten seien hinzugekommen. Deswegen habe sie mehrere Gynäkologen aufgesucht und sich einer Uteruskürettage unterzogen. Neurologen hätten die Ursachen für ihre Kopfschmerzen, Benommenheitsgefühle und Ohnmachtsanfälle mittels EEG, Rückenmarkpunktion und CT nicht finden können. Derzeit leide sie besonders unter einem geblähten Bauch mit einem unguten Geschmack im Mund und Stuhlunregelmäßigkeiten.

Im weiteren Gespräch wird offensichtlich, dass sie ein ängstlicher Mensch ist, der Anforderungen fürchtet. Sie lebt sehr zurückgezogen, hat nur sehr wenige soziale Kontakte, die ebenfalls unter der Erkrankung gelitten haben. Der beste Kontakt bestehe zu ihren Eltern und dem jüngeren Bruder. Zudem krisele es in ihrer Ehe, ihr Mann habe sie zunächst sehr geschont, sei jetzt aber immer öfter ungehalten und habe schon von Scheidung gesprochen. Zusammenhänge zwischen ihrer privaten Situation und ihren körperlichen Beschwerden sehe sie nur insoweit, als dass sie vielen Verpflichtungen aufgrund ihrer Symptomatik nicht mehr nachkommen könne und dies ihre Beziehung belaste. Sie glaube, dass sie irgendeine „Virusgeschichte" erwischt habe, die nie richtig behandelt wurde und deswegen nicht ausgeheilt sei.

Hypochondrische Störung

Die Betroffenen leiden unter der Angst, eine schwerwiegende Krankheit zu haben, und leiten diese Gewissheit aus angeblichen oder tatsächlichen vegetativen Störungen ab. Das Besondere an der hypochondrischen Störung ist die ständige Beschäftigung mit der fraglichen Krankheit, die auch durch negative organische Befunde nicht oder nur kurzzeitig abnimmt.

FALLBEISPIEL

Hypochondrische Störung – „Ich werde bald sterben!"

Ein 46-jähriger Musiker befürchtet, an einem Darmtumor zu leiden. Schon seit einem knappen Jahr stelle er eindeutige Anzeichen dafür fest: Er habe starke Magen-Darm-Probleme, verspüre keinen Appetit mehr und liege nachts wegen „Grummeln im Darm" oft wach. Zudem mache er sich wegen dieser schwerwiegenden Beschwerden große Sorgen. Er achte inzwischen äußerst penibel auf seine Ernährung und führe auch einen Ernährungsplan, in dem er alle Speisen, die er zu sich nehme, mit Mengenangabe, Uhrzeit und Zubereitungsart notiere. Esseneinladungen nehme er generell nicht mehr an, weil die fremden Gewürze und Zutaten ihm gar nicht mehr bekämen und starke Blähungen verursachten. Der Tumor mache sich dann besonders bemerkbar, und er wolle ihn schließlich nicht zusätzlich reizen. Seine Kollegen und Freunde würden ihn deswegen mittlerweile auslachen, weil sie annähmen, er mache sich was vor oder übertreibe. Sein Sohn, der im Rettungsdienst arbeite, habe ihm Termine bei anerkannten, namhaften Fachärzten vermittelt. Doch diese seien einfach nur große Aufschneider, denn sie hätten nichts, einfach überhaupt nichts festgestellt. Sein Sohn habe ihm geraten, dem Urteil der Ärzte zu vertrauen, doch der habe ja gar keine Ahnung davon, wie es ihm gehe. Daraufhin habe er sich im Bekanntenkreis umgehört, sei auch neutralen Empfehlungen von Beratungsstellen gefolgt und habe verschiedene Ärzte aufgesucht. Diese hätten ihn zwar sorgfältig untersucht – er habe mit all den Koloskopien, Ultraschall- und Blutuntersuchungen eine regelrechte Tortur hinter sich gebracht – aber sie hätten ihm stets mitgeteilt, der Verdacht habe sich nicht erhärtet. Er solle sich weiterhin gesund ernähren, ansonsten aber ganz normal leben. Auch hätten sie ihm den Besuch beim Psychotherapeuten nahegelegt. „Da ist doch was im Busch! Ich bin fest überzeugt davon, dass sie mir die Wahrheit verschweigen. Bestimmt ist die Krankheit schon so weit fortgeschritten, dass sie keine Überlebenschance mehr für mich sehen. Wahrscheinlich soll ich die letzten Tage möglichst unbeschwert genießen und durch Sie seelischen Beistand erhalten. Um Himmels willen – ich werde sicher bald sterben!"

Somatoforme autonome Funktionsstörung

Auch bei der somatoformen autonomen Funktionsstörung geht der Betroffene aufgrund der körperlichen Beschwerden von einer organischen Erkrankung aus. Die Symptomatik betrifft hier **vom vegetativen (autonomen) Nervensystem gesteuerte Organe.** Auch hier ist kein körperlicher Befund gegeben.

FALLBEISPIEL

Hyperventilationssyndrom – „Angst vor Fledermäusen"

Familie Wagner macht einen Ausflug in die Tropfsteinhöhle. Während der Autofahrt beginnt die 14-jährige Tochter plötzlich nach Luft zu schnappen und zu japsen. „Scheiße, die hyperventiliert!", schreit ihr Bruder ganz aufgeregt. „Papa, guck doch mal!" Der Vater sieht, wie Susanne sich mit verzogenen Lippen und Mundwinkeln und ganz verkrampften Händen auf dem Rücksitz hin und her windet. Daraufhin fährt er den Wagen blitzschnell an die Seite der Fahrbahn und zieht das Mädchen aus dem Fahrgastraum an die frische Luft. Susanne kann nicht allein stehen, sie kneift ein paarmal mit den Augen, offensichtlich ist ihr schwindelig, und sie sieht nicht mehr klar. „Wartet, nehmt die Plastiktüte", ruft die Mutter. Sie hält ihrer Tochter die Plastiktüte vor den Mund und lässt sie ein paarmal hineinatmen, dabei streichelt sie den Kopf des Mädchens und flüstert ihr ein paar beruhigende Worte zu. Schnell geht es Susanne besser. Die Mutter sagt zu ihrem Mann: „Erinnerst du dich? Das hat sie als kleines Kind, als wir im Zoo waren, schon einmal gehabt. Damals hatte sie Angst vor Fledermäusen. Wahrscheinlich fürchtet sie sich nun davor, in der Höhle wieder welchen zu begegnen. Wir sollten den Ausflug abbrechen und etwas anderes unternehmen."

Anhaltende (somatoforme) Schmerzstörung

Treten starke Schmerzen dauerhaft und oft quälend ohne einen organischen Befund auf, spricht man von einer anhaltenden somatoformen Schmerzstörung.

FALLBEISPIEL

Somatoforme Schmerzstörung – „Schmerzen am ganzen Körper"

Eine 43-jährige Bäckerin erwähnt zu Beginn des Gesprächs, sie sei im Vorbeigehen gleich auf die Praxis des Therapeuten aufmerksam geworden. Sie strahlt über das ganze Gesicht und erklärt, wie erleichtert sie sei, nun endlich den richtigen Fachmann gefunden zu haben. Sie sei schon so verzweifelt gewesen und habe beinahe keine Hoffnung mehr gehabt, dass ihr noch jemand helfen könne. „Sie sind mein Retter in der Not!" Dann schildert die Frau ihre Beschwerden: Sie habe seit mehr als 20 Jahren ein ausgeprägtes Rückenleiden, die Schmerzen zögen sich beinahe über den gesamten Rumpf, sogar bis in die Arme und die Beine. Mit schmerzverzerrter Miene deutet sie auf die schmerzenden Körperstellen. Auf die Frage, ob schon eine fachärztliche Untersuchung zur Abklärung der organischen Ursachen stattgefunden habe, sagt sie kopfschüttelnd: „Ja, die Ärzte sagten, es sei alles ohne Befund. Sogar Überweisungen in die 100 km entfernte Rheuma- und Schmerzklinik haben nichts ergeben. Aber ich finde das unerhört und unmöglich, schließlich habe ich eindeutig diese Beschwerden. Hier. Und hier. Und da. Sehen Sie? Keine Kur hat etwas gebracht, es war alles umsonst. Jetzt bleibt mir nur noch die wohlverdiente Frührente nach all den Jahren harter Arbeit."

8.5.2 Symptomatik

Somatisierungsstörung

Im Fall:

- Körperliche Beschwerden an Rücken und Gelenken, Müdigkeit, Bauch- und Kopfschmerzen, Brustschmerzen, Verdauungsbeschwerden, Unterleibschmerzen, Hautjucken, Sehstörungen
- Mehrfache Inanspruchnahme medizinischer Hilfe
- Medizinische Untersuchungen bleiben ohne ausreichend organischen Befund
- Ergebnislose Operationen
- Ständige Beschäftigung mit den Krankheitssymptomen
- Hartnäckige Weigerung, die medizinische Feststellung zu akzeptieren, dass keine körperlichen Ursachen für die körperlichen Symptome vorliegen
- Soziale und berufliche Beeinträchtigung
- Sozialer Rückzug

MERKE

Die Diagnose „Somatisierungsstörung" wird erst gestellt, wenn die ungeklärten körperlichen Beschwerden mindestens 2 Jahre anhalten.

Hypochondrische Störung

Im Fall:

- Überzeugung, an mindestens einer schweren körperlichen Erkrankung zu leiden
- Krankheitsangst und häufiges Klagen
- Ängstliche Selbstbeobachtung bzgl. körperlicher Phänomene
- Fehldeutung harmloser Funktions- oder Befindlichkeitsstörungen
- Kein Vertrauen in die Funktion körperlicher Prozesse
- Hartnäckige Weigerung, die medizinische Feststellung zu akzeptieren, dass keine körperlichen Ursachen für die körperlichen Symptome vorliegen

MERKE
Die Diagnose „hypochondrische Störung" wird erst gestellt, wenn die Symptomatik 6 Monate andauert.

Somatoforme autonome Funktionsstörung

Im Fall:

- Vegetative Erregung in den folgenden Bereichen: Herz-Kreislauf-System, Gastrointestinaltrakt, Urogenitaltrakt und respiratorisches System
- Weitere störende Symptome wie Schweißausbrüche, Mundtrockenheit, Kribbeln, Druckgefühl im Bauchraum
- Intensive, quälende Beschäftigung mit der Gefahr einer ernsthaften Erkrankung
- Kein organischer Befund

Gut zu wissen Patienten mit einer autonomen Funktionsstörung suchen häufig Krankenhäuser auf oder nehmen ärztliche Notdienste in Anspruch.

Anhaltende somatoforme Schmerzstörung

Im Fall:

- Andauernder schwerer und quälender Schmerz, der nicht organisch erklärt werden kann
- Schmerzen treten z. B. in folgenden Bereichen auf: Kopf, Rücken, Schulter, Arm, Brust, Bauch, Unterleib
- Schmerzen in Verbindung mit emotionalen oder psychosozialen Konflikten
- Häufige Arztbesuche und Wunsch nach persönlicher Zuwendung

MERKE
Eine somatoforme Schmerzstörung wird erst nach 6 Monate dauernder Schmerzsymptomatik diagnostiziert.

8.5.3 Differenzialdiagnose

- Organische Ursachen müssen ausgeschlossen werden.
- Bei hypochondrischer Störung: Auch an hypochondrischen Wahn in Verbindung mit depressiver (depressive Symptome?) Erkrankung (➤ Kap. 7.2) oder Schizophrenie (Wahnhaftigkeit?; ➤ Kap. 6) denken!
- Bei ungewöhnlicher körperlicher Symptomatik kann eine zönästhetische Störung (psychotische Störungsbilder) vorliegen.
- Es muss eine Abgrenzung zur körperlichen Symptomatik bei Angststörungen (➤ Kap. 8.1) erfolgen.

8.5.4 Therapie

Wie bei der dissoziativen Störung sollten Therapeuten auch bei der Arbeit mit somatoformen Störungsbildern über genügend Erfahrung verfügen. In schwereren Fällen ist der Betroffene gut in einer psychosomatischen Klinik aufgehoben.

Erste Maßnahmen

In der Regel wenden sich Patienten an Sie, die den Zusammenhang der Symptome nicht mit psychischen Korrelaten in Verbindung bringen. Wie bei anderen Störungsbildern sollten Sie auch hier die Konsultation eines Facharztes zur organischen und psychiatrischen Abklärung empfehlen. Ebenso ist eine etwaige Suizidalität abzufragen und einzuschätzen. Bei akuter Selbst-und/oder Fremdgefährdung weisen Sie den Patienten in eine psychiatrische Klinik ein.

Bevor Sie beginnen, den Patienten über die körperlichen und psychischen Zusammenhänge aufzuklären, sollten Sie früh einen guten Rapport mit einer wertschätzenden Grundhaltung aufbauen. Dabei gilt es, die Schmerzen bzw. Beschwerden des Patienten sehr ernst zu nehmen. Er muss sich bei Ihnen gut aufgehoben und verstanden fühlen. Versuchen Sie ihn dann zu einer Psychotherapie zu motivieren.

Vergegenwärtigen Sie sich, dass Sie es hier mit einem Menschen zu tun haben, der sich aufgrund seiner Beschwerden viel besser bei Ärzten als im psychotherapeutischen Umfeld aufgehoben fühlt. Er ist der Überzeugung, seine Störung habe eine organische Ursache, und begegnet Ihnen möglicherweise misstrauisch. Denn die Idee, es einmal mit psychotherapeutischen Methoden zu versuchen, kam möglicherweise vom Arzt und nicht vom Betroffenen selbst.

Gut zu wissen Patienten mit somatoformen Störungsbildern befinden sich oft am Ende einer Odyssee von unzähligen Arztbesuchen mit spezifischen Untersuchungen. Stellen Sie daher einen guten Kontakt zum Haus- oder Facharzt her.

Aufklärung

THERAPEUTISCHER HINWEIS
Nach **Herstellung einer guten Therapeut-Patient-Beziehung** steht die Sensibilisierung für das Zusammenwirken von Körper (Soma) und Geist (Psyche) im Mittelpunkt der Behandlung.

Ein bevorzugtes Störungsmodell ist das **psychophysiologische Modell nach Rief und Hiller** (1998). Über einen Auslöser oder Trigger werden körperliche Reaktionen ausgelöst, die der Betroffene wahrnimmt und als bedrohliche Krankheitszeichen fehlinterpretiert. Die Folge sind eine erhöhte Aufmerksamkeit gegenüber allen körperlichen Reaktionen und eine physiologische Erregung, wodurch die Symptome zusätzlich verstärkt werden. Über ein bestimmtes Krankheitsverhalten (z. B. ständiges „Abchecken" des Körpers, übermäßige Sorgen, häufige Arztbesuche, Medikamenteneinnahme und Schonverhalten) fokussiert der Betroffene in einem regelrechten Teufelskreis wieder auf die Beobachtung der Körperreaktionen und Missempfindungen.

THERAPEUTISCHER HINWEIS
Informieren Sie Ihren Patienten über die auslösenden und aufrechterhaltenden Faktoren seiner Beschwerden.

Medikation

- In Einzelfällen (bei Angst oder depressiven Symptomen) können Antidepressiva wirksam sein.
- Beruhigungsmittel sind zu vermeiden, da sie die Symptome verstärken und eine Abhängigkeit erzeugen können.

Therapieverfahren

Kognitive Verhaltenstherapie hat sich bei allen Formen von somatoformen Störungen am besten bewährt. Wenn Sie selbst nicht verhaltenstherapeutisch ausgebildet sind, sollten Sie den Patienten an einen spezialisierten Kollegen weiterleiten.

Da sich auch mit der kognitiven Verhaltenstherapie in der Regel keine völlige Beschwerdefreiheit erreichen lässt, sollten die Therapieziele realistisch formuliert werden.

THERAPEUTISCHER HINWEIS

Wenn der Patient das Zusammenspiel zwischen körperlichen Beschwerden und psychischen Faktoren akzeptieren kann und biografische Aspekte bearbeiten mag, ist ggf. eine tiefenpsychologische Therapie sinnvoll.

Bewährt haben sich je nach somatoformem Krankheitsbild auch **Entspannungs- und körperpsychotherapeutische Verfahren,** speziell Focusing, Feldenkrais, autogenes Training oder Hypnose.

Gut zu wissen In der Regel ist der Blick von Patienten mit somatoformen Störungen auf ihre körperlichen Beschwerden eingeengt; sie haben es verlernt zu genießen. Mit körperlichem Training, kreativen Therapien oder Genusstraining können Sie einen wichtigen Beitrag zur Gesundung leisten, denn angenehme Aktivitäten müssen neu oder wiedererlernt werden.

8

Therapieplan

Wenn Sie den Eindruck haben, dass Rapport und Verständigung auf einer stabilen Basis stehen, helfen Sie Ihrem Patienten, das Zusammenwirken von Körper und Psyche zu verstehen. Fragen Sie ihn z. B., ob er bei der Wahrnehmung von starken Gefühlen wie Angst, Aufregung oder Trauer bereits gewisse körperliche Ausdrucksformen erlebt hat. Was ist dann mit seinem Bauch, seinem Puls passiert? Führen Sie den Einfluss psychischer Faktoren auf das Krankheitsgeschehen behutsam in die Therapie ein.

Der Patient kann Strategien erlernen, um den Alltag mit weniger Beschwerden zu erleben. Durch gezielte Aufmerksamkeitslenkung, Entspannungsverfahren und den Aufbau angenehmer Aktivitäten können die Hinwendung zu den körperlichen Symptomen und damit auch seine Anspannung gemindert werden. Die gelernten falschen Bewertungen von körperlichen Symptomen und die Neigung, körperliche Empfindungen zu katastrophisieren, können in der Therapie durch neue, sinnvolle Kognitionen ersetzt werden. Hierfür ist die genaue Analyse des Verhaltens und der damit verbundenen Gedanken und Gefühle entscheidend. Sie können anhand von **Verhaltensprotokollen oder -tagebüchern** erarbeitet werden. Wichtig sind der Abbau von Schon- und Vermeidungsverhalten, die Reduktion der übertriebenen Wahrnehmung von Körperreaktionen und die Verringerung der Frequenz von Arztbesuchen.

Den Mittelpunkt der **tiefenpsychologischen Therapie** bilden dann traumatisierende Ereignisse wie Verluste oder Trennungen in der Vorgeschichte, Erfahrungen mit schweren Erkrankungen bei sich oder bei Bezugspersonen oder innerpsychische Konflikte und die eigene Beziehungsgestaltung.

MERKE

Der Schmerz steht wie ein Abwehrmechanismus symbolisch für einen bislang unentdeckten, unbewältigten **neurotischen Konflikt.** In der Therapie gilt es, diesen Konflikt bewusst zu machen und emotional zu verarbeiten. Der Schmerz kann also vom Körper weg in eine bislang unentdeckte Emotionalität transformiert werden.

Berücksichtigen Sie auch, dass somatoforme Störungen häufig gemeinsam mit einer Depression, Angst- oder Persönlichkeitsstörung auftreten, die z. T. vorrangig therapiert werden müssen (➤ Kap. 7.2.5, ➤ Kap. 8.1.4 und ➤ Kap. 10.4).

Empfehlungen für das therapeutische Gespräch

- Der Therapeut sollte die Symptome anerkennen und ernst nehmen
- Die organische Ursachenforschung sollte nicht mehr das Ziel sein, daher von Medikation oder weiteren unnötigen Untersuchungen abraten.
- Therapieziel kann eine Symptombesserung oder das Aushalten der Symptomatik sein.
- Was war vorgefallen, was wurde gefühlt, als die Symptome ursprünglich auftraten?
- Zusammen mit dem Patienten kann ein Erklärungsmodell für die Symptomatik erarbeitet werden.
- Parallel zur Therapie sollte der Patient zu körperlicher oder anderer „angenehmer" Betätigung motiviert werden.
- Entspannungsübungen helfen bei Verspannungen im Kopf-Schulter-Rücken-Bereich; sie eignen sich zur Reduktion des Arousalniveaus und zur Steigerung des Wohlbefindens (u. a. progressive Muskelrelaxation nach Jacobson).
- Wenn sich die Symptomatik über längere Zeit nicht bessert, überweisen Sie bitte nochmals zum Facharzt.

8.5.5 Arbeit mit dem sozialen Umfeld

Klären Sie das soziale Umfeld über die Wirkmechanismen bei somatoformen Störungen auf. Die Angehörigen sind häufig unmittelbar an der Entstehung der Symptomatik beteiligt. Oft reicht es bereits, eine Projektionsfläche anzubieten, auf die der Betroffene reagiert, um seine Symptomatik auszulösen.

Gut zu wissen Bei somatoformen Erkrankungen kann die Symptomatik durch Konflikte mit dem sozialen Umfeld getriggert werden.

Daher sollte versucht werden, das soziale Umfeld teilweise in den therapeutischen Prozess zu involvieren. Beispiele, die zeigen, inwiefern auch die Angehörigen durch ihr Verhalten Einfluss auf die Erkrankung nehmen können, sind folgende Situationen:

- Der Partner verlässt in einem Beziehungskonflikt das Haus, worauf es beim Patienten zu einem gefühlten „Herzinfarkt" bzw. zu einer „Herzneurose" kommt: Das vegetative Nervensystem wird angesprochen (**somatoforme autonome Funktionsstörung**).
- Immer dann, wenn sich der Patient im Wettstreit mit anderen befindet (sich also vor anderen beweisen muss), treten die wechselnden Schmerzsymptome einer **Somatisierungsstörung** auf.

THERAPEUTISCHER HINWEIS

Oft ist bei somatoformen Störungen eine Familien- oder Paartherapie zu empfehlen.

Die fremdanamnestischen Beschreibungen des sozialen Umfelds können auch für die genaue Diagnose der Körpersensationen hilfreich sein. Fragen wie „In welchen Situationen haben Sie den Eindruck, dass die Schmerzen zunehmen?" oder „Wann treten die gefühlten Herzstillstände bei Ihrem Partner am ehesten auf?" können diese Personen objektiver beantworten als der Betroffene selbst.

KAPITEL

9 Verhaltensauffälligkeiten mit körperlichen Störungen und Faktoren (F5)

Kapitelübersicht

Alle in der ICD-10 unter F5 aufgeführten psychischen Störungen stehen in Verbindung mit körperlichen Störungen und Faktoren. Es handelt sich um eine Gruppe sehr heterogener Störungsbilder mit ebenso unterschiedlichen Behandlungsmethoden.

Wir stellen im Folgenden die häufigen Essstörungen Magersucht (Anorexie) und Bulimie sowie nichtorganische Schlafstörungen und nichtorganische sexuelle Funktionsstörungen vor.

9.1 Essstörungen

9.1.1 Einführung

Essstörungen treten vor allem in Industrienationen auf. Bei einer Essstörung ist das Essverhalten des Betroffenen krankhaft verändert. Als klassische Krankheitsbilder dominieren die Anorexia nervosa, die Bulimia nervosa sowie die Adipositas. Auch wenn die Ursachen für starkes Übergewicht z. T. im psychischen Bereich liegen, wird die Adipositas in der ICD-10 nicht bei den psychischen Störungen aufgeführt. Im Folgenden behandeln wir daher nur die Essstörungen Anorexie und Bulimie.

MERKE

Der Begriff „Essstörung" ist nicht gleichzusetzen mit besonders niedrigem oder hohem Körpergewicht. Eine Essstörung kann auch bei normalem Körpergewicht vorliegen.

Unter dem Normalgewicht wird das für Alter und Größe angemessene Gewicht verstanden. Als Indikator wird der **Body-Mass-Index (BMI)** herangezogen.

Gut zu wissen **Berechnung des Body-Mass-Index (BMI)**

$$\text{BMI} = \frac{\text{Körpergewicht in kg}}{(\text{Körpergröße in Metern zum Quadrat})} \quad | \text{ Formel 9.1}$$

Beispiel: Frau, 1,75 m groß, 68 kg schwer

$$\text{BMI} = \frac{68\ \textbf{kg}}{1{,}75\ \textbf{m} \times 1{,}75\ \textbf{m}} = 22 \quad | \text{ Formel 9.2}$$

Zur klinischen Einschätzung des Körpergewichts ➤ Tab. 9.1

Tab. 9.1 Klassifikation des Körpergewichts mithilfe des BMI

BMI	Klassifikation
> 40	Hochgradiges Übergewicht
30–40	Mittelgradiges Übergewicht
26–29	Leichtes Übergewicht
19–25	Normalgewicht
16–18	Leichtes Untergewicht
14–15	Mittleres Untergewicht
< 14	Ausgeprägtes Untergewicht

Gut zu wissen Es gibt kein einheitliches Störungsmodell zu Essstörungen. Es scheint ein Ineinandergreifen verschiedener Faktoren (soziokulturell, biologisch, chronische Belastungen wie z. B. Leistungsanforderungen, Überbehütung und persönliche Faktoren wie z. B. Stressverarbeitungsfähigkeiten, geringes Selbstwertgefühl) nach einem belastenden Lebensereignis zum Ausbruch der Erkrankung zu führen.

Anorexia nervosa (ICD-10: F50)

Der Begriff „Anorexia" stammt aus dem Griechischen und bedeutet Appetitverlust. Das kann irreführen, denn die Betroffenen leiden nicht an einem Mangel an Appetit, sondern unterdrücken Appetit und Hungergefühl sehr bewusst. Der Zusatz „nervosa" weist auf eine „nervliche" oder seelische Ursache hin.

Die Erkrankung zählt im kinder- und jugendpsychiatrischen Bereich zu den häufigsten Diagnosen; in ca. 80 % der Fälle sind Frauen betroffen. Die Anorexie beginnt typischerweise in der mittleren oder späten Adoleszenz (14–18 J.), oft in Verbindung mit einem belastenden Lebensereignis. Im Mittelpunkt der Symptomatik steht der Gewichtsverlust, der von den Betroffenen selbst herbeigeführt wird. Das Essverhalten ist sehr diszipliniert und stark restriktiv und oft mit erhöhtem Bewegungsdrang und Überaktivität bei sehr sportlichen Aktivitäten verbunden. Der restriktiven Nahrungsaufnahme liegt die feste Überzeugung zugrunde, trotz des Untergewichts zu dick zu sein.

MERKE

Die Gedanken von Anorexie-Patienten kreisen ständig darum, zu dick zu sein.

Die eigene, subjektive Wahrnehmung von Körpergewicht und Figur ist verzerrt. Zu dieser **Körperschemastörung** gesellt sich die Angst vor einer Gewichtszunahme.

MERKE

Der durch Nahrungsverweigerung herbeigeführte extreme Gewichtsverlust führt in vielen Fällen zu lebensbedrohlicher Unterernährung.

Zum Erreichen oder Halten des niedrigen Gewichts werden neben extremen sportlichen Aktivitäten oft Appetitzügler und Abführmittel eingesetzt, oder die Betroffenen führen das Erbrechen bewusst herbei. Die Aufmerksamkeit auf das Körpergewicht bestimmt das gesamte Denken, Fühlen und Handeln der oft überdurchschnittlich intelligenten Patienten.

Zu den schädlichen Folgen der Anorexie zählen z. B. Bradykardie, Herzrhythmusstörungen mit dem Risiko eines plötzlichen

Herztods, Elektrolytstörungen, Osteoporose, Verstopfung, Nierenversagen und Magenkrämpfe. Die Krankheit ist lebensbedrohlich und endet bei ca. 5 % der Erkrankten tödlich.

FALLBEISPIEL

Anorexia nervosa – „Sie hungert sich noch zu Tode"

Die 21-jährige Elvira stellt sich auf Drängen ihrer Mutter beim Arzt vor. Die Mutter berichtet, dass sie sich große Sorgen mache, weil ihre Tochter seit einem guten Jahr immer weniger esse und so dünn geworden sei. Sie sei nur noch „Haut und Knochen". Zunächst habe sie gedacht, ihre Tochter mache eine Diät, weil sie nur noch Salate, Obst und Rohkost gegessen habe. Aber zwischenzeitlich nehme sie auch nicht mehr an den Familienmahlzeiten teil; sie habe ständig Ausreden und verweigere ihre Leibspeisen. Außerdem gleiche sie die durch ihr Verhalten bedingte schlechte Stimmung in der Familie aus, indem sie für die ganze Familie koche. Auch wenn sie selbst davon nur sehr wenig zu sich nehme, beschäftige sie sich doch sehr lange mit der Zubereitung des Essens. Sie koche z. B. sehr aufwendige Gerichte. Auch ihre Art, die Nahrungsmittel zu sich zu nehmen, sei in ihren Augen ungewöhnlich und auffällig. „Sie kann nichts normal essen. Alles muss immer erst bis ins Kleinste zerlegt oder zerteilt werden, und dann kaut sie endlos lange daran herum. Bei einem Kürbiskernbrötchen zupft sie z. B. von der Oberseite immer erst die Körner ab. Dann schneidet sie das Brötchen in sechs schmale Streifen, die dann jeweils mit exakt darauf zugeschnittenen hauchdünnen Käsescheiben belegt werden. Davon isst sie dann ungefähr die Hälfte, wobei sie immer nur ganz kleine Stückchen abbeißt und endlos lange darauf herumkaut. Dabei könnte man die Miniportionen mit wenigen Bissen aufessen." Zusätzlich treibe sie extrem viel Sport. An den Wochenenden verbringe sie mehrere Stunden mit Fitnesstraining und Aerobic, und unter der Woche sei sie fast täglich beim Joggen. Sogar den „Bauch-Beine-Po"-Kurs belege sie hin und wieder, obschon man doch schon gar keinen Po und Bauch mehr bei ihr erkennen könne. Gestern sei sie nach dem Laufen in der Wohnung zusammengebrochen. So könne es nicht mehr weitergehen. Ihre Tochter sei nur noch ein „Klappergestell". Die Tochter verharmlost die Aussagen ihrer Mutter, sie fühle sich sehr wohl und hungere nicht. Es tue ihr einfach gut, achtsam zu essen und nicht wie die anderen alles einfach „in sich hineinzustopfen". Und dass sie gestern zusammengebrochen sei, liege nur daran, dass sie nach dem Laufen zu wenig getrunken habe. Im alleinigen Gespräch mit der Tochter räumt diese ein, dass ihre Gedanken schon recht häufig um das Essen und ihr Aussehen kreisten, dass ihr aber die „Kontrolle" über das Essen und der Sport guttäten, sie fühle sich dadurch sehr leistungsstark und gesund. Früher habe sie sich gar nicht wohlgefühlt, da sei sie viel zu dick gewesen mit ihren 66 kg. Auch wenn sie schon auf einem guten Weg sei, ihr Traumgewicht habe sie momentan noch nicht erreicht. Überall sei, wie man ja sehen könne, noch das eine oder andere „Fettpölsterchen" zu sehen. Zwar stimme es, dass ihr häufiger „schwarz" vor Augen werde, aber ihre Mutter dramatisiere maßlos. Das Einzige, das sie tatsächlich beunruhige, sei im Moment ihre ausbleibende Regel. Elvira wiegt bei einer Körpergröße von 1,74 m derzeit 51 kg.

Bulimia nervosa (ICD-10: F50.2)

Die Bulimia (griech.: Heißhunger) nervosa ist durch Heißhungerattacken mit anschließendem Erbrechen der schnell heruntergeschlungenen Nahrungsmengen gekennzeichnet. Anders als bei der Anorexie besteht keine ausgeprägte Körperschemastörung, jedoch ebenfalls die Angst, dick zu werden. Obwohl das Körpergewicht meist der Norm entspricht, sind die Betroffenen oft unzufrieden und versuchen, ihr Gewicht durch Diäten und den Gebrauch von Appetitzüglern und Abführmitteln zu regulieren.

Bei der Bulimie sind ca. 90 % der Betroffenen Frauen. Der Beginn liegt – etwas später als bei der Anorexie – in der späten Adoleszenz und frühem Erwachsenenalter, meist während oder nach einer Diät. Bei lang anhaltender Symptomatik werden die Zähne (Karies) und der Mund-Rachen-Raum geschädigt. Ferner können gastrointestinale Störungen (Magenerweiterung) und Pankreatitis auftreten. Aufgrund des wiederholten Erbrechens kann es auch hier zu lebensbedrohlichen Elektrolytentgleisungen kommen, die zu Herzrhythmusstörungen und Nierenversagen führen können. Menstruationsstörungen und Osteoporose treten bei der Bulimie nicht auf.

FALLBEISPIEL

Bulimia nervosa – „Alles in sich hineinstopfen"

Eine 42-jährige Sekretärin mit einer Ösophagitis wird vom Hausarzt zum Psychiater überwiesen. Der Hausarzt hat den Verdacht, dass die Entzündung der Speiseröhre durch wiederholtes Erbrechen ausgelöst ist, und vermutet, dass die Patientin an einer Essstörung und einer Depression leidet.

Die Patientin gibt im Gespräch mit dem Psychiater an, dass sie sich schon lange in ihrer eigenen Haut unwohl fühle. Ihre Freundinnen und Kolleginnen hätten einfach mehr Erfolg als sie, sie würden auch viel besser aussehen. Ihre beste Freundin sei so schlank und attraktiv; sie würde auf jeder Party sofort von Männern umringt und habe ständig wechselnde Beziehungen. Sie dagegen habe ihren langjährigen Freund mit 37 Jahren verloren. Er habe sich wegen einer anderen Frau von ihr getrennt, und seitdem habe sie nur einmal eine kurze Urlaubsaffäre mit einem verheirateten Mann gehabt. Sie sei einfach einige Kilos zu schwer (derzeit wiegt sie 70 kg bei 1,68 m). Wenn sie nur 10 kg leichter wäre, würde sie bestimmt auch mehr Erfolg bei Männern haben. Sie habe schon sehr viele Diäten ausprobiert, könne sie aber einfach nicht durchhalten. Sie habe dann richtige „Heißhungerattacken", in denen sie alle verfügbaren Nahrungsmittel in ihrer Wohnung essen würde. Sie könne sich in so einer Attacke einfach nicht mehr bremsen, es sei wie eine „Sucht". Danach sei ihr schlecht, und sie schäme sich, weil sie so maßlos gewesen sei und sich von ihrem Traumgewicht wieder weit entfernt habe. Natürlich habe sie sich nach so einer Attacke schon mal erbrochen. Auch Appetitzügler habe sie probiert, aber auch die würden bei ihr nicht richtig wirken. Solche Fress-Brech-Attacken habe sie schon mehrmals im Monat, nicht nur bei Diäten. Auch wenn sie abends frustriert allein zu Hause säße, wenn andere auf eine Party gingen oder keine Zeit für sie hätten. Dann setze sie sich vor den Fernseher und anschließend gehe es los: Sie stopfe alles in sich hinein.

9.1.2 Symptomatik

Anorexia nervosa

Im Fall:

- Körpergewicht mindestens 15 % unter Normalgewicht oder BMI ≤ 17,5
- Gewichtsverlust hervorgerufen durch Vermeiden hochkalorischer Nahrung, durch selbstinduziertes Erbrechen, selbstinduziertes Abführen, übertriebene körperliche Aktivitäten, Appetitzügler
- Körperschemastörung und Angst, zu dick zu werden
- Endokrine Störungen: bei Frauen Fehlen oder Ausbleiben der Regelblutung (Amenorrhö), bei Männern Potenz- und Libidoverlust, erhöhte Wachstumshormon- und Kortisolspiegel, ggf. Störungen im Hormonhaushalt oder Verzögerung der pubertären Entwicklung

Tab. 9.2 Unterschiede zwischen Anorexia nervosa und Bulimia nervosa

Anorexia nervosa	Bulimia nervosa
Übertriebenes Hungern aus Angst vor Gewichtszunahme, dadurch massiver, selbstinduzierter Gewichtsverlust	Typisches „Ess-Brech-Prozedere": Heißhungerattacken mit anschließendem selbstinduziertem Erbrechen
Oft extremer Gewichtsverlust bis zu 10 % unter Idealgewicht; bei 40 % unter Idealgewicht: **Lebensgefahr**	Weniger starker Gewichtsverlust, oft eher normales oder gar leicht erhöhtes Körpergewicht; Orientierung am „Idealgewicht", häufige Gewichtsschwankungen
Körperschemastörung, verzerrte Körperwahrnehmung	Keine ausgeprägte Körperschemastörung, keine verzerrte Körperwahrnehmung
Kein Krankheitsgefühl	Ausgeprägtes Krankheitsgefühl (Ekel vor der eigenen Gier und dem Erbrechen)
Kein Leidensdruck (stattdessen Verleugnung oder Bagatellisierung der Krankheit)	Stärkerer Leidensdruck (keine Verleugnungstendenzen wie bei der Magersucht)
Sekundäre Amenorrhö (Ausbleiben der bereits vorhandenen Regelblutung länger als 6 Monate infolge des gestörten Hormonhaushalts)	Nur vorübergehende Menstruationsstörungen (in der Regel kein langfristiges Ausbleiben der Regelblutung über 6 Monate)
Dauerhungern (als innerer Zwang) ohne spezifische Auslösesituationen	Bestimmte Situationen oder Ereignisse als Auslöser für zwanghaftes Ess-Brech-Verhalten (z. B. Gefühl der inneren Leere oder depressive Stimmung); Essen und anschließendes Erbrechen erfolgen normalerweise heimlich. Kommt eine Person dazu, ist ein bulimischer Anfall oft nicht möglich und wird unterdrückt (Psychoanalytiker sprechen in diesem Zusammenhang von einer „oralen Ersatzhandlung")

Bulimia nervosa

Im Fall:

- Andauernde Beschäftigung mit Essen und unwiderstehliche Gier nach Nahrungsmitteln
- Essattacken, bei denen sehr große Mengen Nahrung in kurzer Zeit konsumiert werden
- Gedankliche Einengung auf Nahrungsaufnahme und Essensbeschaffung
- Krankhafte Furcht, zu dick zu sein, und kompensatorisches Verhalten (bewusstes Erbrechen, Fasten, Einnahme von Appetitzüglern, Abführmitteln, Schilddrüsenpräparaten oder Diuretika)

Die Unterschiede zwischen Anorexia und Bulimia nervosa fasst ➤ Tab. 9.2 zusammen.

9.1.3 Differenzialdiagnose

- Ausschluss von körperlichen Ursachen des Gewichtsverlusts.
- Depressive (➤ Kap. 7.2) oder Zwangssymptome (➤ Kap. 8.2) treten oft begleitend auf.
- Begleitend können Symptome einer Persönlichkeitsstörung auftreten (➤ Kap. 10).

9.1.4 Therapie

Um Essstörungen behandeln zu können, ist eine fachtherapeutische Ausbildung notwendig. Ist ein Heilpraktiker für Psychotherapie darauf nicht spezialisiert, gilt: Hände weg von Essstörungen!

Gut zu wissen Heilpraktiker für Psychotherapie sollten Essstörungen nur behandeln, wenn …

- körperliche Ursachen für die Erkrankung ausgeschlossen sind,
- keine körperlichen Komplikationen auftreten,
- der Schweregrad der Erkrankung eine ambulante Therapie erlaubt,
- keine bedrohlichen psychischen Komplikationen wie Suizidalität vorliegen,
- sie über ausreichende Therapieerfahrungen verfügen.

Der Heilpraktiker für Psychotherapie kann bei der **Nachsorge** eine wichtige Rolle spielen, sowohl in der eigenen Praxis als auch in den jeweiligen Einrichtungen. Denn mittlerweile sind auch viele Krankenschwestern und Sozialpädagogen zum Heilpraktiker ausgebildet, die vor Ort zur Nachsorge beitragen können.

Erste Maßnahmen

MERKE
Magersucht ist eine schwerwiegende Erkrankung, deren körperliche Folgeerscheinungen zum Tod führen können. Ohne rechtzeitige Behandlung kann bei extremer Ausprägung der Anorexie ein lebensbedrohliches Untergewicht entstehen, das eine Zwangseinweisung in eine Klinik mit Zwangsernährung nötig macht.

Meist wenden sich die Betroffenen nicht an einen Heilpraktiker für Psychotherapie und auch nicht an andere Berufsgruppen wie z. B. Psychiater. Viel wahrscheinlicher ist es, dass das Umfeld der Betroffenen sich Hilfe und Unterstützung sucht. Wenn Sie aus der Fremdanamnese erfahren, dass eine Essstörung vorliegen könnte, empfehlen Sie die Abklärung bei einem Facharzt oder auch in einer Klinik.

Sollte sich in Ausnahmefällen doch der Betroffene selbst an Sie wenden, gehen Sie wie bei allen anderen Krankheitsbildern vor und empfehlen eine organische und psychiatrische Untersuchung.

MERKE
Wenn Sie ein bedrohliches Untergewicht diagnostizieren oder Anzeichen für Suizidalität feststellen, weisen Sie die Betroffenen sofort in eine Klinik ein.

9

Aufklärung

Gut zu wissen Die schwer zu durchbrechende Körperschemastörung der Betroffenen mit ihren schwerwiegenden körperlichen Folgen und die angespannte familiäre Situation machen die Therapie bei **Anorexia nervosa** zu einer großen Herausforderung.

In der Therapie der Anorexie sollten Sie immer zuerst über die Folgen des gestörten Essverhaltens aufklären und die Set-Point-Theorie erläutern.

Die **Set-Point-Theorie** besagt, dass der Organismus einen genetisch festgelegten Sollwert des Körpergewichts besitzt. Diesen Wert versucht der Organismus immer wieder zu erreichen. Man geht allerdings davon aus, dass nach lang anhaltender Gewichtsveränderung leichte Gewichtsverschiebungen möglich sind.

THERAPEUTISCHER HINWEIS

Da bei den Betroffenen keine Krankheitseinsicht vorhanden ist, können sie nur sehr schwer zu einer Therapie bewegt werden. Motivieren Sie sie, eine Beratungsstelle für Essstörungen aufzusuchen.
Unter www.bzga-esstoerungen.de finden Sie Beratungsstellen für alle größeren Orte.

In einigen Städten werden innovative Beratungs- und Therapiekonzepte angeboten. So bietet die Organisation ANAD in München z. B. die Möglichkeit des Wohnens in Wohneinheiten, in denen die Patienten sich grundlegend mit dem Thema Ernährung beschäftigen können, indem sie sich selbst versorgen, gemeinsam kochen und essen. Gleichzeitig werden die Betroffenen in einem Netzwerk von verschiedenen Therapeuten störungsspezifisch und individuell betreut.

Medikation

Bei Anorexie und Bulimie werden im Rahmen einer Psychopharmakotherapie Serotonin-Wiederaufnahmehemmer gegeben.

Therapieverfahren

MERKE

Da die belastende Situation im familiären Umfeld in vielen Fällen nicht gelöst werden kann und sich durch die Familiendynamik eher noch verstärkt, werden die Betroffenen bewusst von der Familie getrennt. In schwerwiegenden Fällen verbringen die Patienten zwischen 6 und 12 Wochen, manchmal auch ½ Jahr in einer psychosomatischen Klinik.

In der Therapie der Anorexie und Bulimie geht es zunächst um Gewichtsnormalisierung und Ernährungsrehabilitation (ausgewogene Ernährung, Abbau verbotener Lebensmittel). Parallel hierzu kommen verschiedene **verhaltenstherapeutische Ansätze** zur Anwendung.

Außerdem werden systemische Verfahren wie **Familien- oder Paartherapie** angewandt, da gerade bei Essstörungen die Familiensysteme nicht nur als Auslöser, sondern auch bei der Aufrechterhaltung der Erkrankung eine wichtige Rolle spielen.

Anders als die Anorexie wird die **Bulimie** in der Regel ambulant behandelt (außer bei schwerem Krankheitsbild).

THERAPEUTISCHER HINWEIS

Bulimiker werden in der Regel von ambulanten Verhaltenstherapeuten betreut. Neben der täglichen Erstellung von Essensplänen sollen die Patienten neue Verhaltensweisen einüben, damit sie in Stresssituationen anders als bislang reagieren können.

Während sich bei der Anorexia häufig eine Nähe zu Persönlichkeitsstörungen findet, ist die Bulimie oftmals neurotisch begründet. Allerdings entwickelt sich aus einer anorektischen Störung häufig auch ein bulimisches Störungsbild unter Beibehaltung der strukturellen Schwächen (wie bei den Persönlichkeitsstörungen).

Liegen die Ursachen eher im neurotischen Bereich, würde man begleitend auch tiefenpsychologisch arbeiten.

Therapieplan

Anorexie Mithilfe von **kognitiver Verhaltenstherapie** gilt es die Denkmuster, die zur Essensverweigerung führen, aufzudecken und zu verändern. Darüber hinaus wird am niedrigen Selbstwert, am Perfektionismus, an dem extremen Bedürfnis nach Kontrolle/Autonomie, an den sozialen Kompetenzdefiziten und der Impulsivität gearbeitet. Zum einen kommen **operante Verfahren** zum Einsatz, bei denen eine Zunahme des Körpergewichts mit Belohnungsreizen verstärkt wird, aber auch Essprotokolle und die Exposition gegenüber festen Mahlzeiten.

Bulimie Auch hier kommen verschiedene verhaltenstherapeutische Ansätze zur Anwendung. Mithilfe von **Esstagebüchern** wird versucht, den Gefühlen auf den Grund zu gehen, die beim jeweiligen bulimischen Verhalten auftreten. Im zweiten Schritt wird versucht, neue, alternative Strategien anzubieten und im Alltag anzuwenden (z. B. spontane sportliche Betätigungen, Meditation, Sauna- oder Kinobesuch, Anruf bei einem Freund oder einer Freundin). Ferner ist es möglich, die Umstände des bisherigen bulimischen Verhaltens genauer zu untersuchen, um so das Verhalten positiv zu verändern.

BEISPIEL

So können Süßigkeitendepots geräumt und der Kühlschrank nur noch mit Mindestnahrungsmitteln aufgefüllt werden. Man kann sich z. B. vornehmen, nur noch zu essen, wenn man am Tisch sitzt, anstelle von häufigem Naschen zwischendurch. Vor dem Essen am Tisch, bei dem idealerweise Besteck verwendet und jeder Bissen x-mal gekaut wird, kann man leise oder laut den Satz sagen „Ich esse nun alles bewusst." Jeder kennt die Situation am Büffet: Man geht eine Runde, dann eine zweite und, da alles so lecker aussieht und ohnehin bezahlt ist, dreht man auch noch eine dritte Runde ums Büffet. Stellen Sie sich aber einmal vor, Sie würden alles, was Sie essen, bereits bei der ersten Büffetrunde auf den Teller legen. Manch einer würde angesichts der großen Menge dann vielleicht erschrecken. Alternativ kann man sich vornehmen, nur noch einmal zu gehen.

9

Wenn schwierige Belastungen und Konflikte für die Essanfälle ursächlich sind, ist es sinnvoll, den ursprünglichen Konflikt aufzudecken, um auch hier neue Strategien im Umgang mit diesen Situationen zu entwickeln.

Empfehlungen für das therapeutische Gespräch

- Klären, welche Bedingungen Symptome auslösen und welche sie aufrechterhalten
- Mögliche körperliche Schädigungen durch Erbrechen, Diäten oder Missbrauch von Appetitzüglern o. Ä. ansprechen
- Zu normalem Essverhalten motivieren
- Einen „gesunden" Ernährungsplan erarbeiten
- „Ungesunde" Kognitionen hinsichtlich Figur, Essen oder Gewicht verändern
- Überlegen, mit welchen alternativen Strategien man Situationen in den Griff bekommt, die bislang zu Essattacken geführt haben
- Den Patienten motivieren, einer Selbsthilfegruppe beizutreten
- Zur Therapie oder je nach Störungsausmaß zum Klinikaufenthalt motivieren
- Bei lang andauernder Symptomatik oder Einschätzung größerer körperlicher Gefährdung empfehlen, nochmals einen Facharzt zu konsultieren
- Darüber aufklären, dass körperliche Folgestörungen überwacht und behandelt werden müssen

MERKE
Eine stationäre Unterbringung und ggf. Sonderernährung ist bei übermäßigem Gewichtsverlust (> 40 % des Normalgewichts), bedrohlichen Komplikationen (z. B. Niereninsuffizienz, Elektrolytmangel) oder bedrohlichen psychischen Komplikationen wie Suizidalität indiziert.

9.1.5 Arbeit mit dem sozialen Umfeld

Aufgrund der komplexen Dynamik bei Essstörungen ist die Atmosphäre im Familien- und sozialen Umfeld sehr angespannt. Die Familie erkennt irgendwann, dass sie das Problem nicht allein bewältigen kann. Gerade dort herrschen extreme Projektionen vor, und gerade Mütter kämpfen oft mit starken Schuldgefühlen.

Anorexie

Gut zu wissen Bei der Anorexie ist die Essverweigerungshaltung durch nichts zu durchbrechen. Angehörige haben das Gefühl, „gegen die Wand zu reden", wenn Sie die Betroffenen auf die Nahrungsaufnahme bzw. Erkrankung ansprechen.

Ganz egal, wie sich Angehörige verhalten, sie sind nur Ziel von Projektionen und Angriffen. Diese extrem schwierige Situation und die daraus resultierenden Ohnmachtsgefühle lösen im persönlichen Umfeld der Betroffenen oft Wut und Verzweiflung aus, denn gleichzeitig herrscht große Angst um das eigene Kind. In vielen Fällen wird die ohnehin als ausweglos wahrgenommene Situation auch noch durch die pubertäre Launenhaftigkeit verstärkt.

Gut zu wissen Oft berichten Mütter hilflos über unvorstellbare Diskussionen mit der eigenen Tochter: Mal geht es um ein paar Broteinheiten oder ein halbes Knäckebrot mit Magerquark, mal hören sie Sätze wie „Du stopfst mich wie eine Weihnachtsgans", „Du hasst mich", „Ich bin sowieso schon so fett" oder „Schau dich doch selbst an, wie du aussiehst."

Sie können die Angehörigen therapeutisch unterstützen, denn sie müssen lernen, Grenzen zu setzen. Dabei gilt es, nicht auf die Dynamik der Essstörung einzugehen und immer Verständnis zu zeigen oder an die Vernunft zu appellieren, sondern das Kind in fachmännische Hände zu geben.

Begleiten Sie die Angehörigen in dieser Phase und informieren Sie sie über die Problematik und die schwerwiegenden Folgen, die eine Essstörung haben kann. Geben Sie Kontaktdaten von öffentlichen Einrichtungen Ihrer Stadt sowie Selbsthilfegruppen an die Familie bzw. die Betroffene selbst weiter und versuchen Sie, unbedingt zur Therapie zu motivieren.

Gut zu wissen Folgende Alarmzeichen deuten auf eine Essstörung hin:

- Ständige Sorgen um Figur, Gewicht, Aussehen
- Ablehnung des eigenen Körpers als zu dick
- Ständige Beschäftigung mit Nahrung und Kalorien
- Fixierung der Gedanken auf Essen bzw. Nicht-Essen
- Kontrollversuche beim Essen
- Einteilung in „erlaubte" und „verbotene" Lebensmittel
- Fixierung auf Gewichtsabnahme
- Verleugnung/Verlust von Hunger- und Sättigungsgefühl
- Heimlichkeit im Essverhalten
- Depressive Verstimmung
- Mangelndes Selbstwertgefühl
- Sozialer Rückzug/Interessenverlust

Bulimie

Die Angehörigen von Bulimikern können meist recht gut mit der Situation umgehen. Die Betroffenen werden nicht schwierig; sie übergeben sich zwar, kommen dann aber wieder gut gelaunt von der Toilette zurück.

Gut zu wissen Anders als bei der Anorexie richten bulimische Patienten den eigenen Frust in der Regel in der Projektion nicht gegen Dritte, sondern versuchen, sich mit dem Leben zu arrangieren und das bulimische Verhalten zu verheimlichen.

Bulimiker versuchen eher zu kooperieren und sind auf Harmonie ausgerichtet. Der Konflikt wird mit sich selbst ausgetragen; ist er nicht mehr zu ertragen, folgt der Gang zur Toilette.

Da die Bulimie heimlich gelebt wird, sind Angehörige aufgefordert, genau hinzuschauen und die Betroffenen auf ihr Verhalten anzusprechen und zur Therapie zu motivieren.

Wegen des großen Einflusses der Familiendynamik auf Essverhalten bzw. Essstörungen werden Familienmitglieder in die Therapie einbezogen. Motivieren Sie daher die Angehörigen, diesen Weg mitzugehen! Gerade gegen Ende der Therapie, wenn es um die „Integration in das Leben" geht, ist die Mitwirkung der Angehörigen unerlässlich.

9.2 Nichtorganische Schlafstörungen

9.2.1 Einführung

Schlafstörungen verhindern ein gesundes Schlafverhalten und können organische oder nichtorganische Ursachen haben. Sie beeinträchtigen den Schlaf in seiner Qualität oder Quantität.

Gut zu wissen Warum ist Schlaf so wichtig?

Zum einen trägt Schlaf entscheidend dazu bei, unseren gesamten Organismus zu regenerieren und unser Immunsystem zu stärken. Aber auch unser Gehirn braucht den Schlaf, um (gelernte) Informationen zu verarbeiten, denn im Tiefschlaf werden sie im Langzeitgedächtnis abgespeichert und damit abrufbar gemacht. Ebenso benötigen emotionale Prozesse den Schlaf, um verarbeitet und gespeichert zu werden. 7–8 Stunden Schlaf werden als optimal bezeichnet, unsere volle Leistungsfähigkeit können wir aber auch nach nur 5–6 Stunden Schlaf ausschöpfen.

Nichtorganische Schlafstörungen werden unterteilt in Dyssomnien und Parasomnien, deren Ursachen meist im emotionalen Bereich zu finden sind:

- Als **Dyssomnien** bezeichnet man Störungen in Bezug auf die Dauer, die Qualität oder den Zeitpunkt des Schlafs; sie umfassen die Insomnien, die Hypersomnie und die Schlaf-Wach-Rhythmusstörungen.
- Bei den **Parasomnien** wird der Schlafprozess durch Aufwachstörungen unterbrochen und die Erholsamkeit durch den Schlaf dadurch gemindert (z. B. durch Albträume, Schlafwandeln und Pavor nocturnus).

Im Einzelnen werden unterschieden:

- **Nichtorganische Insomnie:** meist in Form von **Ein- und Durchschlafstörungen,** häufiges Symptom anderer psychischer Störungen.
- **Nichtorganische Hypersomnie:** erhöhtes Schlafbedürfnis, auch mit Schlafanfällen während des Tages, verursacht Erschöpfung und Beeinträchtigung im Alltag
- **Schlafwandeln (Somnambulismus):** Die Betroffenen verlassen während des Schlafs das Bett und gehen für mehrere Minuten bis zu ½ Stunde umher. Sie haben einen leeren, starren Gesichtsausdruck, reagieren kaum auf die Bemühungen, in Kontakt mit ihnen zu kommen, und haben keine Erinnerung an das Schlafwandeln.
- **Pavor nocturnus:** eine Episode des Erwachens von weniger als 10 Minuten, die mit einem Panikschrei beginnt; kommt hauptsächlich bei Kindern vor. Die Kinder zeigen heftige Körperbewegungen, Angst, starke Erregung, Tachykardie, schnelle Atmung und Schwitzen. Sie sind desorientiert und lassen sich nicht beruhigen. Auslöser können Stress, Fieber und Medikamenteneinfluss sein. Die Eltern sind oft sehr beunruhigt und verängstigt.
- **Albtraum:** Die Betroffenen wachen auf und können sich sehr detailliert oder sehr lebhaft an das Geträumte erinnern. Anders als beim Pavor nocturnus sind sie beim Aufwachen wach und orientiert, und es besteht keine Amnesie für das Ereignis. Aufwachen und Traumerleben verursachen einen erheblichen Leidensdruck.
  Durch häufige Albträume sind die zur Erholung wichtigen Tiefschlafphasen reduziert. Die Patienten verlieren ihre Funktionsfähigkeit im Alltag und sind z. T. nicht mehr arbeitsfähig. Bereits vor dem Einschlafen macht sich Angst vor dem Einschlafen breit, da eine erneute Traumphase befürchtet wird. Organische bzw. neurologische Untersuchungen sind daher unerlässlich; der Patient kann dann schnell zu einer Fachklinik oder einem Fachtherapeuten weitergeleitet werden.

FALLBEISPIEL

Nichtorganische Insomnie – „Im Bett fahre ich Gedankenkarussell"

Ein 50-jähriger, bei einem Unternehmen angestellter Abteilungsleiter stellt sich auf Anraten seiner Hausärztin in der Schlafambulanz vor. Er beklagt, dass er seit etwa 7 Jahren große Schwierigkeiten mit dem Schlafen habe: Er liege vor dem Einschlafen stundenlang grübelnd wach, schlafe dann nur oberflächlich und mit vielen Unterbrechungen. Tagsüber fühle er sich müde und zerschlagen und könne sich nur mit Mühe auf seine Arbeit konzentrieren. In der Mittagspause müsse er sich für eine Stunde zum Schlafen hinlegen, sonst überstehe er den Tag nicht. In den vergangenen Monaten seien ihm bei der Arbeit vermehrt Fehler unterlaufen, und er könne sein gewohntes Pensum nicht mehr leisten; deshalb stelle er sich jetzt vor. Die Einnahme baldrianhaltiger Präparate sowie auch die kurzzeitige Anwendung eines Benzodiazepin-Präparats hätten nur eine vorübergehende Besserung erbracht. Abends vor dem Fernseher und beim autogenen Training, das er erlernt habe, schlafe er regelmäßig ein, nicht aber im Bett. Er gehe schon voller Anspannung und mit der Befürchtung, wieder nicht genug schlafen zu können, zu Bett.
Er habe schon immer einen leichten Schlaf gehabt, was ihn aber bis zu seiner Beförderung vor 7 Jahren nicht sonderlich gestört habe. Damals habe er aufgrund des neuen Verantwortungsbereichs viel von der Arbeit „gedanklich mit nach Hause genommen" und im Bett darüber nachgegrübelt. Obwohl er sich schnell in sein neues Gebiet eingearbeitet habe, seien die Schlafschwierigkeiten irgendwie „hängen geblieben". Seine Stimmung sei nicht schlecht, er fühle sich nur oft müde. Er trinke morgens zwei Tassen Kaffee, keinen Alkohol und ist normalgewichtig. Bei Kopfschmerzen nehme er etwa einmal im Vierteljahr eine Tablette Paracetamol ein. Es bestünden keine körperlichen Erkrankungen. Seine Mutter habe ebenfalls einen leichten Schlaf gehabt, ansonsten gebe es in der Familie keine Schlafstörungen. Seine Frau berichtet, er schnarche gelegentlich, aber ohne auffällige Atempausen [6b].

9.2.2 Symptomatik

Im Fall:

- Die Dauer und Qualität oder der Zeitpunkt des Schlafs sind gestört.
- Der Schlaf ist nicht erholsam oder unruhig.
- Die Ursachen liegen im emotionalen Bereich.
- Aufgrund der Schlafprobleme erreichen die Patienten nicht ihr gewohntes Leistungsniveau.

9.2.3 Differenzialdiagnose

- Ausschluss von organischen Ursachen wie internistischen Krankheitsbildern oder neurologischen Störungen sowie schmerzbedingten Ursachen
- Ausschluss von Faktoren durch die Einnahme von Medikamenten oder psychotropen Substanzen (➤ Kap. 5).
- Keine eigenständige Diagnose als Schlafstörung, wenn die Störung als Symptom einer anderen psychischen Erkrankung wie Depression (➤ Kap. 7.2) oder Angst (➤ Kap. 8.1) auftritt

9.2.4 Therapie

Da viele Schlafstörungen einen organischen Ursprung haben, hat die organische Abklärung bei einem Fachmediziner Priorität.

Erst wenn eine organische Ursache ausgeschlossen ist oder ein körperliches Leiden durch einen Facharzt behandelt wird, darf der Heilpraktiker für Psychotherapie mit einer psychotherapeutischen Behandlung beginnen.

Erste Maßnahmen

9

Zunächst muss die Ursache der Schlafstörungen ermittelt werden. Dazu erheben Sie zuerst den psychopathologischen Befund und beginnen mit der **Schlafanamnese.**

Die gründliche Anamnese ist bei Schlafstörungen essenziell. Es ist möglich, dass die Probleme, die vor oder im Schlaf auftreten, nur einen Teil der Symptomatik einer anderen Störung darstellen.

Gut zu wissen Eine apparative Diagnostik beim Facharzt oder im Schlaflabor kann die Anamnese der Schlafstörung ergänzen.

Aufklärung

Informieren Sie Ihren Patienten, was man unter „normalem", gesundem Schlaf versteht. Viele Menschen sind der Meinung, sie bräuchten mindestens 8 oder 9 Stunden Schlaf, und versuchen daher, den „fehlenden" Schlaf durch ein Nickerchen tagsüber zu kompensieren. Nachts können sie dann nicht einschlafen und liegen lange wach: Es entsteht ein Teufelskreis.

Gut zu wissen **Bitte lächeln!**
Oft schlafen wir nicht ein, weil wir Sorgen und kritische Gedanken mit ins Bett nehmen. Unseren Urinstinkten folgend entlässt uns das Gehirn noch nicht in den Schlaf, denn die Wachheit könnte uns vor etwas Bedrohlichem retten. Deshalb lautet ein einfacher Einschlaftrick: Lächeln! Es klingt absurd, ist aber sehr plausibel: Durch die lächelnde Gesichtsformation wird unserem Gehirn signalisiert, dass es uns gut geht und wir nichts zu befürchten haben. Das Gehirn entscheidet „Zeit für Erholung" und überführt uns in die Schlafphase. Es kann auch sinnvoll sein, unsere Sorgen tagsüber immer zu einer bestimmten Zeit aufzuschreiben. So haben wir genügend Zeit, sie zu „bearbeiten".

Den Patienten darüber aufklären, dass …

- Schlafstörungen oft temporär bei Stress, besonderen Lebensumständen oder Krankheiten auftreten,
- jeder Mensch seinen eigenen Schlafrhythmus finden und ihn regelmäßig leben sollte,
- die gedankliche Beschäftigung mit der Schlafstörung häufig zu einer Verschlechterung der Situation beiträgt,
- Menschen unterschiedlich viel Schlaf brauchen (wobei 6 Stunden ausreichen können),
- es sinnvoller ist, das Schlafritual zu optimieren als zu Tabletten zu greifen,
- Alkohol die Schlafqualität erheblich reduziert,
- Kaffee, Tee oder Nikotin ebenso wie Stimulanzien Schlafstörungen verursachen oder verschlimmern können,
- das Bett nur zum Schlafen benutzt werden sollte und
- frische Luft sowie körperliche Betätigung tagsüber einen guten Schlaf unterstützen.

Medikation

- Werden Schlafstörungen durch eine Medikation hervorgerufen, sollte diese umgestellt werden.
- Evtl. können pflanzliche Mittel eingenommen werden.
- Temporär können schlaffördernde Mittel hilfreich sein.
- Schlaf- und Beruhigungsmittel sollten nicht über einen längeren Zeitraum eingenommen werden (Abhängigkeit!).

Therapieverfahren

Bei Patienten mit **Einschlafstörungen** können Sie tätig werden, wenn Sie sich auf dem Gebiet sicher fühlen. Es stellt sich jedoch die Frage, ob Ihr Patient bereit ist, in diversen Therapiestunden ein Einschlaftraining zu erarbeiten, das er u. U. auch bei der Volkshochschule für einen Bruchteil der Kosten absolvieren kann. Denken Sie hier auch an den Geldbeutel Ihres Patienten!

Schlafstörungen treten häufig **bei depressiven, posttraumatischen und Angststörungen** auf, können aber auch bei **hirnorganischen Erkrankungen** oder in Verbindung mit **psychotropen Substanzen** vorkommen. Die Therapiemethoden richten sich dann nach dem jeweiligen Krankheitsbild. Treten z. B. Einschlafstörungen aufgrund von Retraumatisierungen auf, können EMDR oder Hypnose zum Einsatz kommen. Die daraus resultierende bessere Erholung des Patienten kann einen ersten wichtigen Therapieschritt darstellen. Sind Schlafstörungen Teil einer anderen psychischen Erkrankung, können Sie neben dem Schlaftraining bei genügend Erfahrung auch z. B. an der Depression oder an den Ängsten arbeiten (s. auch ➤ Kap. 7.2.5 und ➤ Kap. 8.1.4).

Therapieplan

Erarbeiten und besprechen Sie mit Ihrem Patienten konkrete Regeln der **Schlafhygiene.** Als Hilfestellung für einen gesunden Schlaf können Sie sich an verschiedenen Tipps und Regeln zur Schlafzeit, zur Schlafumgebung und zum Ess- und Trinkverhalten orientieren. Zusätzlich werden unterschiedliche Methoden wie autogenes Training, progressive Muskelentspannung, die Feldenkrais-Methode oder Autosuggestion angewandt. Sie können mit dem Patienten dann gemeinsam überlegen, ob z. B. der Besuch eines speziellen Kurses eine sinnvolle Ergänzung darstellt.

Gut zu wissen **Einfache Tipps bei Einschlafstörungen**
- Morgens immer zur gleichen Zeit aufstehen, auch wenn die Schlafdauer hin und wieder beeinträchtigt ist.
- Aus dem Bett aufstehen und ein Buch lesen, Musik hören oder ein warmes Bad nehmen, bis die Müdigkeit kommt.
- Entspannungstechniken wie progressive Muskelentspannung oder autogenes Training anwenden.
- Kreative Techniken zur mentalen Ablenkung einsetzen, sobald man im Bett liegt.
- Meditation, Yoga oder ein weiteres Ritual vor dem Schlafengehen durchführen.
- Tagsüber nach draußen gehen, um Tageslicht zu tanken und den Biorhythmus ins Gleichgewicht zu bringen.
- Das Schlafritual gut vorbereiten: keine schwere Nahrung oder aufputschende Substanzen in den Stunden vor dem Schlaf, elektronische Geräte entfernen, Zimmer kühlen und abdunkeln.
- Ein Notizblock neben dem Bett hilft, um quälende Sorgen und Gedanken „abzugeben".
- Wenn möglich auf Medikamente verzichten.
- Größere Mengen Alkohol meiden, da sie dem Schlaf seine erholsame Wirkung nehmen.
- Treten die Probleme häufig auf und beeinträchtigen die Leistungsfähigkeit, sollte ein Arzt aufgesucht werden.

Wenn nach den beschriebenen Maßnahmen keine Besserung eintritt, sollte ein Facharzt konsultiert werden. Sind die Schlafstörung durch andere psychische oder organische Krankheitsbilder bedingt, sollten diese behandelt werden.

MERKE
Bei schweren Schlafstörungen, die das Leben und die Leistungsfähigkeit des Patienten stark beeinträchtigen, leiten Sie den Patienten in den stationären Bereich weiter, wo er in einem Schlaflabor untersucht und von Psychologen unterstützt wird.

Auch bei **Albträumen, nächtlichen Angstattacken** oder **Schlafwandeln** können Sie therapeutisch tätig werden, wenn Sie über die entsprechende spezielle Ausbildung verfügen (z. B. Hypnotherapie, EMDR und Entspannungsverfahren). Bei diesen Schlafstörungen wird oft auch die **Traumdeutung** angewandt, die nach wissenschaftlich fundierten Methoden durchgeführt werden sollte.

Gut zu wissen Träume haben immer einen realen und einen irrealen Bezug. Während der reale Bezug in der Therapie verarbeitet werden kann, sollte der Patient auch den irrealen Bezug als solchen erkennen und loslassen können. Sehr hilfreich sind in diesem Zusammenhang **Traumtagebücher.**

Sie können auch verhaltenstherapeutisch arbeiten, z. B. mit kognitiver Umstrukturierung, bei der dysfunktionale Einstellungen zu Schlaf und Schlafmenge, aber auch Befürchtungen und Ängste bearbeitet werden.

Empfehlungen für das therapeutische Gespräch

- Den Patienten ernst nehmen, dem Thema genügend Raum geben (auch z. B. in Bezug auf das Erleben und die Albträume) und dabei entspannt bleiben
- Träume mit dem Patienten besprechen und ihm dabei vermitteln, dass jeder Traum einen realen wie auch einen irrealen Anteil hat (meist löst der irreale Anteil Ängste aus; diese gilt es zu entschlüsseln → Entspannung)
- Mit dem Patienten an der Schlaferwartungsangst arbeiten
- Vermitteln, dass der Patient die notwendige Schlafmenge respektieren und das „natürliche" Morgentief akzeptieren sollte (wer länger zum Einschlafen braucht, sollte früher zu Bett gehen)
- Besprechen, wie sich körperliche Aktivität in den Tagesablauf integrieren lässt und dass eine Schlafpause erlaubt ist
- Das Thema „Bett = Schlaf- und kein Freizeitbereich" ansprechen
- Den Schlafrhythmus des Patienten herausfinden und trainieren
- Bedeutung befriedigender sexueller Kontakte (wenn möglich) erläutern
- Zu Achtsamkeitsübungen und Entspannungsverfahren anleiten
- Ggf. Hydro- und Thermotherapie/physikalische Anwendungen vorschlagen

9.2.5 Arbeit mit dem sozialen Umfeld

In der Regel registriert das soziale Umfeld die Schlafstörungen nur, wenn das Bett geteilt wird oder Kinder betroffen sind. Daher sind die engsten Angehörigen und der Hausarzt meist die ersten Ansprechpartner. Partner oder Eltern, die z. B. die Albträume oder Angstattacken im Schlaf mitbekommen, reagieren zunächst mit Sorge um den Betroffenen, wenn dieser mitten in der Nacht durchgeschwitzt und schreiend aufwacht, aber auch, wenn der Partner stundenlang unruhig wachliegt. Das nahe Umfeld kann bei Schlafstörungen meist nur zum Arztbesuch motivieren.

THERAPEUTISCHER HINWEIS

Manchmal nehmen die Angehörigen selbst therapeutische Hilfe in Anspruch, da sie stützende Begleitung und Entlastung suchen. In diesen Fällen geht es dann mehr um Psychoedukation und Unterstützung als um eine Therapie.

Sie können den Angehörigen ein paar Verhaltenstipps zum beruhigenden Umgang mit dem Partner geben und an ihr Verständnis für dessen Situation appellieren. Schließlich gilt es auch, sich nicht von der zu Hause herrschenden Nervosität anstecken zu lassen. Denn je gelassener die Angehörigen agieren, desto mehr Gelassenheit strahlt auf den Betroffenen zurück.

THERAPEUTISCHER HINWEIS

Personen im engeren Umfeld von Menschen, die unter Schlafstörungen leiden, sollten gut für sich selbst sorgen und um ihre eigenen Grenzen wissen. Sie sollten sich klarmachen, dass die Gereiztheit des Partners oder Kindes nichts mit der Person und ihrem Wesen an sich, sondern nur mit der jeweiligen Schlafstörung zu tun hat.

9.3 Sexuelle Funktionsstörungen, nichtorganisch (F52)

9.3.1 Einführung

Jeder Mensch hat ein individuelles Sexualverhalten, das auch von äußeren Einflüssen geprägt wird. Bei sexuellen Funktionsstörungen ist entweder die sexuelle Appetenz oder die sexuelle Erregung gestört. Bei Appetenzstörungen leiden die Betroffenen unter einem Mangel oder Verlust des sexuellen Verlangens und der Unfähigkeit, Lust zu empfinden.

Gut zu wissen Bei nichtorganischen sexuellen Funktionsstörungen zeigt sich der Zusammenhang zwischen körperlichen Funktionen und seelischem Empfinden des Betroffenen sehr deutlich und direkt. Eine große Rolle spielt dabei auch die jeweilige partnerschaftliche Beziehung.

Bei Störungen der sexuellen Erregung handelt es sich um Erektionsstörungen oder Impotenz beim Mann oder um vaginale Sekretionsstörungen bei der Frau. Außerdem sind Störungen der Orgasmusfähigkeit beschrieben, bei denen die Betroffenen keinen oder nur verzögert einen lustvollen Höhepunkt erleben.

Die auslösenden Ursachen sexueller Funktionsstörungen sind vielfältiger Natur: berufliche Belastung und Probleme in der Partnerschaft, körperliche Erkrankungen, sexueller Leistungsdruck oder ein psychosexuelles Trauma. Zusätzlich sind Merkmale der Persönlichkeit von Belang, z. B. eine geringe Selbstsicherheit, ein hoher Leistungsanspruch an sich selbst oder negative sexuelle Vorerfahrungen.

FALLBEISPIEL

Sexuelle Appetenzstörung – „Wenn er mich anfasst, mache ich gleich dicht"

Eine 36-jährige Frau berichtet während einer psychotherapeutischen Sitzung über ihr verändertes Sexualverhalten: „Zwischen meinem Mann und mir läuft auch beim Sex derzeit nicht viel. Es ist irgendwie meine Schuld, aber ich kann einfach nicht. Ich fühle mich seit der Geburt meines dritten Sohnes so unattraktiv, habe immer noch 8 kg zu viel und fühle mich so unzufrieden. Mein Mann hat noch nie viel über Gefühle gesprochen oder mir Komplimente gemacht, aber seit ich nur noch mit den Kindern zusammen bin, den Haushalt schmeiße und keine Kollegen oder Freunde mehr sehe, fehlt mir eine Bestätigung. Früher waren das für mich der Beruf oder die Kontakte in der Firma, jetzt habe ich nur noch die Kinder. Ich glaube, ich vernachlässige mich, auch äußerlich. Ich kann nicht glauben, dass

Tab. 9.3 Sexuelle Funktionsstörungen nach ICD-10

Sexuelle Funktionsstörung	Kennzeichen
Störungen der sexuellen Appetenz	• **Mangel oder Verlust von sexuellem Verlangen (F52.0):** Der Verlust des sexuellen Verlangens ist das Grundproblem und beruht nicht auf anderen sexuellen Schwierigkeiten wie Erektionsstörungen oder Dyspareunie (Schmerzen bei der Kopulation). Mangel an sexuellem Verlangen schließt sexuelle Befriedigung oder Erregung nicht aus, sondern bedeutet, dass sexuelle Aktivitäten seltener initiiert werden. • **Gesteigertes sexuelles Verlangen (F52.7):** Männer und Frauen (meist Teenager oder junge Erwachsene) klagen gelegentlich über ein gesteigertes sexuelles Verlangen als eigenständiges Problem. Handelt es sich um ein sekundär gesteigertes sexuelles Verlangen bei einer affektiven Störung oder in frühen Stadien einer Demenz, ist nach ICD-10 die zugrunde liegende Störung zu codieren.
Störungen der sexuellen Erregung	• **Versagen genitaler Reaktionen (F52.2):** Männer: Erektionsstörungen. Das Hauptproblem ist die Schwierigkeit, die für einen befriedigenden Geschlechtsverkehr notwendige Erektion zu erlangen oder aufrechtzuerhalten. Frauen: Mangel oder Ausfall der vaginalen Lubrikation („Schmierfähigkeit/Feuchtigkeit"). Dieses kann psychisch bedingt, Folge einer lokalen Erkrankung oder eines Östrogenmangels sein. • **Orgasmusstörung (F52.3):** Der Orgasmus tritt nicht oder nur stark verzögert ein. Dies kann situativ, d. h. nur in bestimmten Situationen mit psychogener Verursachung, oder ständig auftreten. • **Ejaculatio praecox (F52.4):** Unfähigkeit, die Ejakulation so zu kontrollieren, dass der Geschlechtsverkehr für beide Partner befriedigend ist. In schweren Fällen kann die Ejakulation vor der Einführung in die Vagina oder auch ohne Erektion erfolgen.
Störungen mit sexuell bedingten Schmerzen	• **Nichtorganischer Vaginismus (F52.5):** Spasmus der die Vagina umgebenden Beckenbodenmuskulatur, wodurch der Introitus verschlossen wird. Die Einführung des Penis in die Vagina ist unmöglich oder schmerzhaft. • **Nichtorganische Dyspareunie (F52.6):** Diese Kategorie sollte nur verwendet werden, wenn keine andere primäre Sexualstörung vorliegt, da eine Dyspareunie (Schmerzen bei der Kopulation) häufig einem lokalen krankhaften Geschehen zugeordnet werden kann.

mein Mann noch etwas an mir findet, und wenn er zärtlich wird, habe ich das Gefühl, er will nur noch sich befriedigen, es geht gar nicht mehr um mich. Wenn er mich dann anfasst, mache ich gleich dicht. Ich weiche ihm aus und versuche der Situation zu entkommen, ich habe einfach keine Lust auf Sex. Natürlich belastet das unsere Beziehung noch mehr."

9.3.2 Symptomatik

Kennzeichen der sexuellen Funktionsstörungen sind in ➤ Tab. 9.3 wiedergegeben.

9.3.3 Differenzialdiagnose

- Häufig sind Probleme in der Partnerschaft an der Entstehung sexueller Funktionsstörungen beteiligt.
- Organische Faktoren oder Alkohol- sowie Medikamentenkonsum (➤ Kap. 5) können Erektionsstörungen verursachen.
- Psychische Störungen wie Depressionen (➤ Kap. 7.2) können zu Sexualstörungen beitragen oder komorbide auftreten.

9.3.4 Therapie

Nichtorganische sexuelle Funktionsstörungen gehören grundsätzlich in die Hände von Sexualtherapeuten, die verhaltens- und tiefenpsychologische Verfahren anwenden oder gruppen- bzw. paartherapeutisch auf der Basis lerntheoretischer Übungen arbeiten. Je nach Art der sexuellen Funktionsstörung gibt es entsprechende Übungsprogramme, die in einen Gesamttherapieplan integriert werden können.

Erste Maßnahmen

Zunächst muss beim Facharzt abgeklärt werden, ob der sexuellen Funktionsstörung eine organische Ursache zugrunde liegt. Ist der Befund negativ, kann von einer psychogenen Ursache ausgegangen werden.

Aufklärung

Die Sexualität des Betroffenen wird häufig zum Symptomträger für ein anderes Problemfeld. Sie zeigt auf, dass etwas anderes im Leben nicht stimmig ist. Wenn z. B. die Partnerschaft im Alltag schwierig ist, dann finden sich im Bereich der Sexualität häufig Symptome von Appetenzverlust und Funktionsstörungen wieder. Daher spielt die Beziehungsarbeit bzw. **Paartherapie** in der Therapie sexueller Funktionsstörungen eine wichtige Rolle.

Gut zu wissen Ein offenes, vertrauensvolles Gespräch, bei dem die Sexualität nicht tabuisiert wird, kann für ein Paar entscheidende Informationen enthalten, die zur Entspannung und zum Verständnis im sexuellen Umgang miteinander beitragen können.

Der Arzt oder Therapeut kann Missverständnisse durch Wissensvermittlung aufklären oder Mythen entkräften und den Blick auf partnerschaftliche Konflikte lenken, die häufig zur Entstehung und Aufrechterhaltung der Störung beitragen.

Gut zu wissen Eine sexuelle Funktionsstörung ist oft auch ein Symptom für Probleme außerhalb der Partnerschaft. Sie kann in einem stressigen Job oder in ständigen Konflikten am Arbeitsplatz begründet liegen.

Als Störungsmodell kommt die **Theorie der Rückkopplungskreise** infrage, bei denen ein Selbstverstärkungsmechanismus als wesentlicher Faktor angesehen wird. Erwartungs- und Versagensängste sind dann sowohl Auslöser als auch aufrechterhaltende Bedingung des Chronifizierungsprozesses.

Medikation

- Es wird empfohlen, Medikamente nur in Verbindung mit Sexual- und Paartherapie einzusetzen.
- Bei Erektionsstörungen können spezielle Medikamente (Phosphodiesterase-5-Hemmer) angewendet werden.
- Bei vorzeitiger Ejakulation wird ggf. Dapoxetin verordnet.

Therapieverfahren

Es kommen vor allem Verfahren aus der Paar- und Sexualtherapie infrage. Aber auch verhaltenstherapeutische oder psychodynamische Methoden eignen sich zur Behandlung sexueller Funktionsstörungen, wenn diese das Symptom einer anderen psychischen Erkrankung sind.

Bei Menschen, die nicht in Beziehungen leben und/oder ein Mutter- oder Vaterthema aus der ödipalen Phase ihrer Kindheitsentwicklung aufweisen und dieses auf mögliche Partner projizieren, sind **tiefenpsychologische Interventionen** sinnvoll.

Therapieplan

In der Therapie geht es auch darum, diejenigen Lebensbereiche und Verhaltensweisen zu erkennen und zu bearbeiten, die sich negativ auf die sexuelle Funktion auswirken, z. B.: Informations- und Erfahrungsdefizite, unzureichende sexuelle Kommunikation zwischen den Partnern, problemverstärkende Normen und Werte („als Mann muss ich immer können"), persönliche und Partnerschaftskonflikte (s. auch ➤ Kap. 9.3.5).

Empfehlungen für das therapeutische Gespräch

- Darüber aufklären, dass Erektionsstörungen oft nur temporär auftreten und die Angst vor der Verstärkung der Störung verstärkend wirken kann

- Erläutern, dass sich das Ersetzen des Geschlechtsverkehrs (für 7–14 Tage) durch ausnahmslos zärtliche Handlungen positiv auswirken kann
- Wenn der Mann häufig vorzeitig ejakuliert, Übungen zur Kontrolle der Ejakulation anregen, welche die Befriedigung auf beiden Seiten steigern
- Bei Orgasmusstörungen darauf hinweisen, dass sexuelle Handlungen und Befriedigung zur menschlichen Natur gehören
- Die Partner darin bestärken, offen über ihre sexuellen Vorlieben und Wünsche zu sprechen
- Nachfragen, wie Ihr Patient über Sexualität denkt und welche angenehmen/unangenehmen Erfahrungen und Empfindungen er (bislang) gemacht hat

MERKE

Die Kenntnis der Phasen der sexuellen Entwicklung und des sexuellen Reaktionszyklus beim betroffenen Mann bzw. bei der betroffenen Frau sind für die Diagnosestellung und kompetente Beratung sowie Therapie von entscheidender Bedeutung.

9.3.5 Arbeit mit dem sozialen Umfeld

Bis auf den Intimpartner nimmt das soziale Umfeld von einer sexuellen Funktionsstörung natürlich keine Notiz. Der Umgang des Partners mit dem Betroffenen und seiner Störung hat gleichermaßen Einfluss auf die Funktionsstörung und Beziehung.

Gut zu wissen Eine erfüllende Sexualität ist die Königsdisziplin der Partnerschaft.

Sexualität muss nicht immer gemeinsam erlebt werden. Wenn es aber um die gemeinsam gelebte Sexualität geht, hat jeder der Partner großen Einfluss auf den anderen und seine Sexualität. Gleichzeitig geht es für jeden Einzelnen darum, sich selbst zu entdecken und bei sich zu bleiben. Man empfindet seinen eigenen Körper, setzt Grenzen und lässt gleichzeitig los, lässt sich gehen.

9

THERAPEUTISCHER HINWEIS

Motivieren Sie auch den Partner, seine eigene Sexualität ernst zu nehmen. Denn je besser wir uns selbst kennen und erfahren, desto besser können wir loslassen und in Beziehung zum Partner treten.

Auch der Partner sollte wissen, dass Leidenschaft erst kommt, wenn wir die Kontrolle aufgeben. Gerade für die sexuellen Funktionen ist dieses Sich-Fallenlassen eine wichtige Voraussetzung. Eine Erektion lässt sich z. B. nicht willentlich beeinflussen. Zwanghaftes Verhalten im Alltag zeigt sich auch in der Sexualität.

Gut zu wissen Das fortgeschrittene Internetzeitalter, das uns eine riesige Vielzahl von Bildern offenbart, die wir neurologisch abspeichern, setzt uns auch in der Sexualität unter Druck.

Durch tausende halbnackte Menschen in der Werbung, Partner- und Fremdgehportale, Internetangebote zur Befriedigung aller sexuellen Wünsche mit fremden Menschen und schließlich eine Pornoindustrie, die fast jede Kategorie sexuellen Verlangens abdeckt, entsteht bei vielen Menschen ein Druck, das Optimale an Leidenschaft erleben zu müssen.

THERAPEUTISCHER HINWEIS

Sensibilisieren und motivieren Sie den Partner für den hohen Wert einer Paartherapie.

Leidenschaft ist jedoch hormonbedingt und nimmt im Laufe der Beziehung ab. In einer erfüllten Beziehung geht es langfristig um Berührung und Intimität. Bei Partnern, die über viele Jahre intim sind, treten an die Stelle der Leidenschaft Vertrautheit und Verschmelzung. Es wird weniger auf Gegensätze geachtet, das Gemeinsame steht im Mittelpunkt.

Die meisten Sexualtherapeuten arbeiten auch als Paartherapeuten. In der Paartherapie spielt die gesamte Lebenssituation beider Partner eine große Rolle. Da das Thema Sexualität für viele Menschen mit Scham oder Angst behaftet ist, fällt es ihnen schwer, sich zu öffnen. Bei gutem Rapport geht es für den Therapeuten zunächst darum, Offenheit und Gelassenheit bei den Betroffenen und deren Partnern zu erzeugen. Über gesunde Sexualität sollte ebenso gesprochen werden können wie über akute oder chronische Störungen.

Gut zu wissen Eine gute Sexualität in der Partnerschaft gelingt nur gemeinsam.

Wie bei anderen Problemen des Lebens ist es auch bei sexuellen Funktionsstörungen wünschenswert, wenn der Partner zunächst einfach nur da ist. Denn oft wendet sich eine Seite ab, sobald Sexualität nicht gelingt. Aber die folgende Beziehungsszene macht deutlich, wie wichtig eine gute Kommunikation gerade in der Sexualität ist: Der Mann erlangt beim Vorspiel keine Erektion. Obwohl die Frau sich ihm zuwendet, wendet er sich ab. Zum Schutz vor Enttäuschung, falls sie sich doch abwenden sollte, geht er in die Abwehr.

MERKE

Bei sexuellen Problemen gilt der gleiche Imperativ wie bei anderen Beziehungsproblemen: In Beziehung bleiben und reden!

Wenn wir beginnen, aus Angst und Scham aneinander vorbei zu leben, verpassen wir eine große Chance und reißen die kleine Lücke, die zwischen uns liegt, zu einem großen Loch auf. Oft neigen Menschen dann zum Kompensieren und suchen ihr „Glück“ beim Fremdgehen, in einem Bordell oder bei einem Escort-Service.

Bei nichtorganischen sexuellen Schmerzstörungen ist die Ursache der Erkrankung oft in der Tiefe der Psyche zu finden. Lag in der Kindheit oder Jugend **sexueller Missbrauch** vor, so kann der Schmerz beim sexuellen Akt als Abwehrmechanismus gedeutet werden. Aus diesem Grund sind relativ viele Sexualtherapeuten auch als Traumatherapeuten ausgebildet.

KAPITEL

10 Persönlichkeitsstörungen (F6)

Kapitelübersicht

Jeder Mensch hat eine eigene Persönlichkeit, die durch Erfahrungen in der Kindheit und Jugend und die Außenwelt geprägt wird. Diese charakteristische Persönlichkeit zeigt sich in der Art, wie wir unsere Umgebung **wahrnehmen,** wie wir **denken, fühlen** und **soziale Beziehungen gestalten.**

Bei Menschen mit Persönlichkeitsstörungen treten in Bezug auf diese Kategorien im Vergleich zu den meisten anderen Menschen **deutliche Abweichungen** auf. Ihre **starren und unflexiblen Verhaltens- und Denkmuster** entwickeln sich bereits in der Kindheit oder Jugend und bleiben **dauerhaft** bestehen. Sie erschweren den Umgang mit neuen Lebenssituationen oder machen ihn unmöglich und führen zu **persönlichem Leid** und **deutlichen Einschränkungen im beruflichen und sozialen Bereich.** Je nach Ausprägung ist die Störung auch für die Mitmenschen sehr belastend, was für den Betroffenen nicht selten **zwischenmenschliche Probleme** mit sich bringt.

Persönlichkeitsstörungen werden meist als **Ich-synton** erlebt, d. h., das eigene Erleben und Verhalten wird als **zur eigenen Person passend** und damit als nicht veränderungswürdig empfunden. Erst der äußere Leidensdruck wie zwischenmenschliche und berufliche Probleme oder das massive Drängen des sozialen Umfelds auf Behandlung bringen den Betroffenen in die Therapie.

Je nach charakterlicher Ausprägung werden verschiedene Persönlichkeitsstörungen (PS) unterschieden (z. B. narzisstische, emotional-instabile oder ängstlich-vermeidende PS). Bei nur leicht ausgeprägtem Krankheitsbild spricht man von einer akzentuierten Persönlichkeit.

Im Anschluss an die Persönlichkeitsstörungen widmen wir uns in diesem Kapitel den folgenden Störungsbildern:

- Andauernde Persönlichkeitsänderung (ICD-10 F62)
- Abnorme Gewohnheiten und Störungen der Impulskontrolle (ICD-10 F63)
- Störungen der Geschlechtsidentität (ICD-10 F64)
- Störungen der Sexualpräferenz (ICD-10 F65)
- Psychische und Verhaltensstörungen in Verbindung mit der sexuellen Entwicklung und Orientierung (ICD-10 F66)

10.1 Allgemeine Überlegungen

10.1.1 Einführung

Im Folgenden beziehen wir uns im Hinblick auf die Symptomatik, das therapeutische Vorgehen und die Arbeit mit dem sozialen Umfeld zunächst auf die **Gesamtheit der Persönlichkeitsstörungen.** Im zweiten Schritt beschreiben wir die Symptomatik der spezifischen Störungen und geben Hinweise für den Umgang mit den Betroffenen bzw. eine spezielle therapeutische Vorgehensweise. Dabei werden die folgenden Persönlichkeitsstörungen behandelt:

MERKE

Spezifische Persönlichkeitsstörungen (F60)

- Paranoide Persönlichkeitsstörung (F60.0)
- Schizoide Persönlichkeitsstörung (F60.1)
- Dissoziale Persönlichkeitsstörung (F60.2)
- Emotional-instabile Persönlichkeitsstörung vom Borderline-Typ (F60.3)
- Histrionische Persönlichkeitsstörung (F60.4)
- Anankastische Persönlichkeitsstörung (F60.5)
- Ängstlich-vermeidende Persönlichkeitsstörung (F60.6)
- Abhängige Persönlichkeitsstörung (F60.7)
- Narzisstische Persönlichkeitsstörung (F60.8)

Da die abnormen Verhaltens- oder Erlebnisweisen vom Betroffenen selbst häufig nicht als krankhaft empfunden werden, gestaltet sich die Diagnose einer Persönlichkeitsstörung schwierig und unterscheidet sich von anderen psychischen Störungen.

THERAPEUTISCHER HINWEIS

Oft ist eine Fremdanamnese sehr hilfreich, um die wesensbestimmenden Denk- und Verhaltensmuster einschätzen zu können.

Die Komorbidität mit anderen psychischen Störungen – auch weiteren Persönlichkeitsstörungen – erschwert die Diagnosefindung zusätzlich. Die Persönlichkeitseigenschaften eines Menschen lassen sich z. B. während einer Depression nicht zuverlässig bestimmen, weil sie von der akuten Symptomatik überlagert oder verzerrt werden. Daher lässt sich eine Persönlichkeitsstörung erst diagnostizieren, wenn eine andere akute psychische Störung abgeklungen ist.

THERAPEUTISCHER HINWEIS

Eine organische Störung muss vor Diagnosestellung immer ausgeschlossen werden.

Zur Diagnosefindung können standardisierte Interviews wie z. B. **SKID-II** (Strukturiertes Klinisches Interview zur Diagnose der Persönlichkeitsstörungen) oder Fragebögen wie das **Freiburger Persönlichkeitsinventar** herangezogen werden.

Die Forschung hat fünf Faktoren als überdauernde Wesensmerkmale identifiziert. Die Extremvarianten dieser **Big Five** genannten Dimensionen werden dabei als Persönlichkeitsstörungen verstanden (➤ Tab. 10.1).

10.1.2 Symptomatik allgemein

- Die Betroffenen zeigen eine deutliche Unausgeglichenheit in Einstellungen und Verhalten in mehreren der folgenden Funktionsbereiche:
  - Affektivität
  - Antrieb
  - Impulskontrolle
  - Wahrnehmung
  - Denken
  - Soziales Verhalten

Tab. 10.1 Fünf-Faktoren-Modell der Persönlichkeit (Big Five)

Dimension	Kriterien
Extraversion/ Introversion	Beschreiben das nach außen oder innen gerichtete Verhalten und Erleben einer Person in der Bandbreite **kontaktfreudig** bis **verschlossen**
Soziale Verträglichkeit	Beschreibt das Maß an sozialer Integration in der Bandbreite **friedfertig** bis **streitsüchtig**
Offenheit	Beschreibt die Fähigkeit einer Person, sich neuen Erfahrungen zu stellen, aus ihnen zu lernen und sich neuen Situationen anzupassen, von **kreativ** bis **fantasielos**
Gewissenhaftigkeit	Beschreibt die Art, wie eine Person mit Aufgaben und Anforderungen umgeht, von **gründlich** bis **nachlässig**
Neurotizismus	Beschreibt das Maß der emotionalen Stabilität einer Person oder auch deren Außenreizabhängigkeit von **entspannt** bis **überempfindlich**

- Das auffällige Verhaltensmuster ist
  - tiefgreifend und in vielen persönlichen und sozialen Situationen unpassend,
  - andauernd und gleichförmig und nicht auf Episoden begrenzt,
  - beginnt in Kindheit oder Jugend mit Manifestation im Erwachsenenalter.
- Die Betroffenen erleben
  - deutliche Einschränkungen im sozialen und beruflichen Leben,
  - deutliches subjektives Leiden,
  - ihr Verhalten Ich-synton.

10.1.3 Differenzialdiagnose

- Ausschluss von Hirnerkrankungen oder -schädigungen (➤ Kap. 4) sowie anderen psychischen Störungen
- Abgrenzung von Störungsbildern mit geringer produktiver Symptomatik (F2) sowie lang anhaltenden affektiven (F34, ➤ Kap. 7.3) oder neurotischen Störungen (F4, ➤ Kap. 8)
- Häufige Komorbidität mit weiteren psychischen Störungen wie affektiven Störungen (F3, ➤ Kap. 7), Angststörungen (F41, ➤ Kap. 8.1) und Störungen durch psychotrope Substanzen (F1, ➤ Kap. 5)

Persönlichkeitsstörungen treten häufig gemeinsam mit anderen psychischen Erkrankungen auf, die bei der Diagnostik und Therapie berücksichtigt werden müssen (➤ Tab. 10.2).

10.1.4 Therapie

Persönlichkeitsstörungen stellen eine sehr große Herausforderung für den Therapeuten dar. Sie erfordern ein hohes Maß an Einfühlungsvermögen, Geduld, Flexibilität und Kompetenz. Da sie gleichzeitig eine große Gefahr von Gegenübertragung bergen, sollten Therapeuten speziell ausgebildet sein und über ausreichend Erfahrung verfügen. Wichtig ist dabei eine gute supervisorische Anbindung.

Heilpraktiker für Psychotherapie werden eher von Betroffenen mit leichten Persönlichkeitsstörungen aufgesucht. Aber auch hier sind Symptome und Probleme bereits deutlich zu erkennen: Der Betroffene erlebt seine Umwelt als störend, verletzend, abweisend, versteht sie nicht und umgekehrt.

Tab. 10.2 Komorbiditäten bei Persönlichkeitsstörungen

Persönlichkeitsstörung	Komorbiditäten
Paranoide Persönlichkeitsstörung	• Depressive Störung • Angststörung • Zwangsstörung • Abhängigkeit von psychotropen Substanzen • Weitere Persönlichkeitsstörung
Schizoide Persönlichkeitsstörung	• Weitere Persönlichkeitsstörung • Depressive Störung • Angststörung • Somatoforme Störung
Dissoziale Persönlichkeitsstörung	• Abhängigkeit von psychotropen Substanzen • Weitere Persönlichkeitsstörung • ADHS
Emotional-instabile Persönlichkeitsstörung	• Depressive Störung • Angststörung • Abhängigkeit von psychotropen Substanzen • Schlafstörung • Essstörung • Zwangsstörung • Weitere Persönlichkeitsstörung
Histrionische Persönlichkeitsstörung	• Depressive Störung • Angststörung • Zwangsstörung • Abhängigkeit von psychotropen Substanzen • Somatoforme Störung
Anankastische Persönlichkeitsstörung	• Depressive Störung • Angststörung • Somatoforme Störung
Ängstlich-vermeidende Persönlichkeitsstörung	• Angststörung • Zwangsstörung • Depressive Störung • Somatoforme Störung
Abhängige Persönlichkeitsstörung	• Angststörung • Depressive Störung • Abhängigkeit von psychotropen Substanzen • Zwangsstörung • Weitere Persönlichkeitsstörung
Narzisstische Persönlichkeitsstörung	• Depressive Störung • Abhängigkeit von psychotropen Substanzen • Soziale Phobie • Somatoforme Störung • Essstörung • Weitere Persönlichkeitsstörung

Erste Maßnahmen

Immer wiederkehrende negative Erfahrungen und Belastungen durch die Umwelt (z. B. häufiger kündigungsbedingter Arbeitsplatzwechsel, rasch wechselnde Partnerschaften, Auseinanderbrechen von Freundschaften) können der Anlass dafür sein, dass der Betroffene Unterstützung sucht.

Dann ist es wie bei allen anderen Krankheitsbildern wichtig, den Patienten zuerst organisch und psychiatrisch abklären zu lassen. Wenn Sie das Gefühl haben, kein klares Bild vom Betroffenen zu bekommen oder bereits im Erstgespräch deutliche Ablehnung und Wut in der Gegenübertragung spüren, lassen Sie schon das Erstgespräch supervidieren.

Überlegen Sie auch für sich, ob Sie Geduld und genug Verständnis mitbringen, um mit dem Patienten arbeiten zu können, die eine Persönlichkeitsstörung aufweisen. Sich auf eine Therapie einzulassen stellt für den Betroffenen einen großen Schritt dar. Daher sollte ein Therapieabbruch, der für den Betroffenen eine schwerwiegende Verlusterfahrung und auch eine Retraumatisierung darstellen kann, nur in Ausnahmefällen stattfinden.

Gut zu wissen Es werden verschiedene Testverfahren eingesetzt, um die unterschiedlichen charakterlichen Ausprägungen bei Persönlichkeitsstörungen zu ermitteln. Wenn Sie als Heilpraktiker für Psychotherapie in der Durchführung und Auswertung der Verfahren ausgebildet sind, können Sie diese Testpsychologie anwenden.

Die Entscheidung, eine Therapie mit dem Patienten zu beginnen, sollte wohlüberlegt und verantwortungsvoll getroffen werden. Hilfreich ist der vorherige Austausch mit dem behandelnden Psychiater.

Aufklärung

Persönlichkeitsstörungen sind chronische Krankheitsbilder, bei denen man eine leichte, mittlere oder schwere Ausprägung unterscheiden kann. Abhängig von der Funktionalität des Ichs und der damit implizierten psychischen Ich-Struktur spricht man dann auch von einem eher schwach, gut oder stark ausgebildeten Ich. Persönlichkeitsstörungen sind in der Regel das Ergebnis einer langen krankhaften Entwicklung. Im Gegensatz zu den neurotischen Störungen zeigen sie keinen klaren Beginn, keine(n) aktuelle(n) krankheitsauslösende(n) Belastungsmoment/-situation.

Merkmale struktureller (das Ich betreffende) Störungen:

- Sich selbst nicht erleben und verstehen können
- Die Welt, die Objekte, die Situation emotional nicht verstehen können
- Von Affekten und Impulsen überflutet werden oder erstarren
- Sich von anderen abgeschnitten oder mit ihnen verwickelt fühlen (fehlende innere Grenzen)
- Sich innerlich nicht auf positive Erfahrungen stützen können (alles Positive fällt in ein „Fass ohne Boden“)
- Sich selbst verlieren und ohne Orientierung sein
- Notwendigkeit von Gegenmaßnahmen, die stimulieren, beruhigen, strukturieren (Selbstverletzung, Essanfälle, Suchtmittel)
- Das Leiden resultiert weniger aus der Blockade eigener Handlungsimpulse als vielmehr aus dem Tun anderer, das schwer zu ertragen ist (die von anderen versagte Befriedigung) (vgl. Rudolf 2004: 50)

Gut zu wissen Zum besseren Verständnis der Strukturtheorie empfehlen wir das Studium des OPD-Manuals.

10

Medikation

- Eine spezielle medikamentöse Therapie für Persönlichkeitsstörungen gibt es nicht. Medikamente wie Serotonin-Wiederaufnahmehemmer (SSRI), Stimmungsstabilisierer und Antipsychotika werden nur hinsichtlich der Zielsymptomatik gegeben.
- Eine medikamentöse Behandlung ist bei komorbider psychischer Störung möglich.
- Bei akuter Suizidalität: Beruhigungsmittel.

Therapieverfahren

Je nach Schule kommen unterschiedliche psychotherapeutische Behandlungskonzepte bei der Behandlung von Persönlichkeitsstörungen zum Tragen.

Gut zu wissen Im Sinne einer integrativen Therapie werden verschiedene therapeutische Bestandteile in den Behandlungsprozess eingebunden.

Je nach Persönlichkeitsstörung, Problemfokus und Zeitpunkt der Therapie können folgende Therapiebausteine zum Einsatz kommen:

- Psychoedukation (Informationen, Krankheitskonzept)
- Personzentrierte Gesprächstherapie
- Schematherapie nach Jeffrey Young ist die moderne Therapie der Wahl: Es geht um die Förderung und Weiterentwicklung der sozialen Fähigkeiten des Betroffenen und die Bearbeitung dysfunktionaler Verhaltensmuster, wobei die Behandlungsziele hierarchisiert werden.
- Gegebenenfalls Paartherapie oder Familiengespräche
- Gruppentherapie, z. B. Training sozialer Kompetenzen, Verbesserung der Eigenwahrnehmung von Gefühlen und Bedürfnissen sowie der Empathie
- Herausarbeiten von situativen Konfliktfeldern und Einbettung in den persönlichen biografischen Lebenskontext
- Kognitive Verhaltenstherapie: Erkennen und Korrektur dysfunktionaler Grundannahmen

THERAPEUTISCHER HINWEIS

In der kognitiven Verhaltenstherapie geht es zunächst darum, die Denkmuster zu erkennen, die hinter dem jeweiligen problematischen Verhalten stecken.

- Entwicklung sozialer Fertigkeiten und Strategien zur Angstbewältigung
- Selbstbehauptungs- und Selbstsicherheitstraining
- Rollenspiel
- Gestalttherapie
- Psychodrama
- Musiktherapie
- Autosuggestive Entspannungsübungen
- Hypnose
- Soziotherapeutische Maßnahmen, z. B. Beschäftigungs- und Arbeitstherapie, Wiederaufnahme der Berufstätigkeit, therapeutische Wohngruppen

MERKE

Für wenige Persönlichkeitsstörungen liegen spezifische Behandlungsprogramme vor wie z. B. die Dialektisch-behaviorale Therapie (DBT) nach Linehan oder die übertragungsfokussierte Psychotherapie *(Transference-focussed Therapy*, TFP) für die Borderline-Störung.

Gruppentherapeutische Interventionen haben etliche Vorteile: Im gruppendynamischen Prozess sind unterschiedliche Übertragungsrollen unter den Therapeuten definiert, durch die die Patienten wichtige Herausforderungen und Reflexionen erfahren. Verhalten wird auf diese Weise direkt gespiegelt, und der Patient bleibt in Beziehung zu seinem Verhalten und den anderen Teilnehmern. Den Therapeuten fällt es leichter, in seiner Rolle authentisch zu bleiben, anders als in der Einzeltherapie mit ihren wechselnden Übertragungsrollen.

Gut zu wissen Therapeutische Gruppen erzielen eine gute Wirkung bei Patienten mit Persönlichkeitsstörungen.

Therapieplan

Herausforderungen

THERAPEUTISCHER HINWEIS

Die Herausforderungen an den Therapeuten bei der Behandlung von Persönlichkeitsstörungen sind vielschichtig. Er muss sehr wach, klar und flexibel (v. a. in schnell wechselnden Übertragungsrollen) sein. Er muss seine Gegenübertragungsgefühle sehr gut reflektieren, indem er sich immer wieder in Supervision begibt.

Die Patienten erleben ihr Verhalten zwar als Ich-synton und haben eine sehr gering ausgeprägte Krankheitseinsicht. Im Laufe des Lebens stellt sich allerdings eine Frustration ein, die Patienten haben keine Erfolgserlebnisse mehr, weil die Umwelt sich mit der Zeit abwendet oder den Betroffenen immer deutlichere Grenzen setzt.

Gut zu wissen Die Therapie von Persönlichkeitsstörungen birgt für den Therapeuten die Gefahr eines Burnouts, da die Arbeit oft mit Frustration verbunden ist.

Von Patienten mit Persönlichkeitsstörung wird man nur selten Dank, Anerkennung oder Wertschätzung erfahren. Ganz im Gegenteil: Aufgrund seiner geringen Introspektionsfähigkeit nimmt der Betroffene, der die Schuld für alles Übel ausschließlich der Welt um sich herum zuschreibt, den Therapeuten als denjenigen wahr, der ihm die Zeit stiehlt und mit dem zusammenzuarbeiten er gezwungen ist.

THERAPEUTISCHER HINWEIS

In der Arbeit mit Persönlichkeitsstörungen sollten Sie sich gut um sich selbst kümmern und versuchen, Ihren Selbstwerttopf immer gut gefüllt zu halten.

Therapeutische Haltung

Für den Therapeuten ist ein **offenes Wertesystem** sehr hilfreich. Seine Aufgabe ist es, dem Patienten Verständnis, Empathie und Interesse für seine Situation entgegenzubringen. Dazu muss der Therapeut im destruktiven Verhalten des Patienten konstruktive Anteile, Affekte oder auch Mangelerfahrungen, die diesem Verhalten zugrunde liegen, erkennen können. Das lässt sich am Beispiel der Kindererziehung verdeutlichen.

BEISPIEL

Ein Kind wird geschimpft, weil es ein anderes Kind schlägt, das ihm sein Spielzeug weggenommen hat.
Destruktive Sichtweise: Man muss nicht schlagen, um sich durchzusetzen.
Konstruktive Sichtweise: Vielleicht hat dem Kind noch keiner beigebracht, dass es sich auch mit Worten durchsetzen kann. Es ist in großer Not und hat wegen des Schlagens auch kein schlechtes Gewissen.

Der Therapeut muss fähig sein zu **mentalisieren** und den Patienten dahingehend unterstützen, dass er ebenfalls lernt zu mentalisieren (innere Zustände, Affekte, Motivationen des Anderen wahrnehmen und auch antizipieren zu können).

Gerade die **Vater- und Mutter-Übertragungsrolle** des Therapeuten spielt eine große Rolle in der Therapie von Persönlichkeitsstörungen, denn oft haben die Patienten im bisherigen Leben erfahren, dass ihre Eltern eben nicht die erforderliche Geduld aufgebracht haben. Stattdessen haben die Patienten in ihrer Kindheit und Jugend Abwendung, negative Konsequenzen, Frustration und ein frühes Auseinanderfallen von Beziehungen erfahren.

THERAPEUTISCHER HINWEIS

In seiner empathischen Haltung muss der Therapeut ausreichend distanziert bleiben, da Menschen mit Persönlichkeitsstörungen zu manipulativem Verhalten neigen. Die oftmals intelligenten Patienten schauen sich die Erwartungen, die an sie gerichtet werden, ab und können damit andere Menschen manipulieren. In ihrem Verhalten können sie so noch extremer werden.

Je schwerer eine Persönlichkeitsstörung ausgeprägt ist, desto mehr Erfahrung setzt der therapeutische Umgang mit diesem Störungsbild voraus. Patienten mit **mittleren und schweren Persönlichkeitsstörungen** sollten nur von speziell ausgebildeten Therapeuten betreut werden. Eine tragfähige Beziehung und die kontinuierliche Arbeit zwischen Patient und Therapeut sind ebenso wichtig wie die regelmäßige Supervision des Therapeuten.

Therapieziele

Festgefahrene kognitive Einstellungen und der geringe Leidensdruck der Betroffenen hemmen die Veränderungsbereitschaft. Da viele Patienten die Therapie bereits bei ersten Irritationen abbrechen, ist das erste Therapieziel oftmals die Beibehaltung der Therapie und das regelmäßige Erscheinen in der Praxis.

Gut zu wissen Das Therapieziel bei Persönlichkeitsstörungen ist nicht die vollständige Heilung, sondern eine zufriedenstellende Lebensführung im sozialen und beruflichen Bereich trotz charakterlicher Besonderheiten. Dazu gehören das Erlernen erfolgreicher Strategien für den Umgang mit psychosozialen Herausforderungen, die Festigung des Selbstwertgefühls und Selbstbildes, eine bessere Wahrnehmung der eigenen und fremden Gefühle und Bedürfnisse sowie ein Verständnis des eigenen Erlebens vor dem jeweiligen biografischen Hintergrund.

THERAPEUTISCHER HINWEIS
Im Fokus der Therapie steht das Problem, von dem aktuell die stärkste Gefährdung für den Betroffenen ausgeht. Man nennt dies „Hierarchisierung der Problemfelder".

Danach würde bei einem Borderline-Patienten, der seinen Arbeitsplatz verloren hat, alkoholabhängig und akut suizidgefährdet ist, zunächst die Suizidalität im Vordergrund der Behandlung stehen, bevor die Alkoholabhängigkeit und dann die Wiedereingliederung ins Erwerbsleben bearbeitet werden können. Treten in der weiteren Behandlung erneut Suizidgedanken auf, sind diese wiederum vorrangig zu behandeln.

Empfehlungen für das therapeutische Gespräch

Die eindeutige Diagnostik und **klare Strukturierung der Therapie** sind unabdingbare Voraussetzungen für eine erfolgreiche Behandlung. Achten Sie auf folgende Punkte:

- Therapievereinbarung (Dauer und Anzahl der Sitzungen, Kostenübernahme, Umgang in Krisensituationen, Formulierung von realistischen Therapiezielen)
- Aufbau einer tragfähigen therapeutischen Beziehung (Gleichgewicht zwischen akzeptierendem und wertschätzendem Verhalten und Motivation zur Veränderung) und regelmäßige gemeinsame Arbeit als wichtige Basis
- Verbesserung psychosozialer Kompetenzen (Verantwortungsbewusstsein und Gestaltung sozialer Konflikte)
- Einbeziehung des psychosozialen Umfelds in die Therapie (Beratung von Angehörigen oder juristische Maßnahmen als Schutz vor übergriffigen Angehörigen)
- Bearbeitung dysfunktionaler Schemata und Verhaltensmuster
- Ressourcenorientierung (Förderung von positiven Bewältigungsstrategien und -fähigkeiten)
- Transfer von in der Therapie gewonnenen Erfahrungen in den Alltag
- Nur mittel- bis langfristige Therapieziele verfolgen, denn Persönlichkeitsstörungen sind in vielen Jahren gewachsen und tief verwurzelt

MERKE
Häufig spielen Konflikt- und Krisenmanagement in der Therapie zunächst die größte Rolle, um soziale Konflikte zu entschärfen bzw. suizidales oder selbstschädigendes Verhalten zu verhindern. Um manipulatives Verhalten zu entschärfen, sollte der Therapeut Grenzen setzen und therapeutische Distanz wahren.

- Bei akuter Suizidgefahr und selbst- oder fremdgefährdenden Verhalten Einweisung in eine Klinik
- Evtl. Maßnahmen zur sozialen oder beruflichen Integration

10.1.5 Arbeit mit dem sozialen Umfeld

Ausgangssituation

Gut zu wissen Sehr häufig suchen uns die Partner oder Familienangehörigen von Menschen mit einer Persönlichkeitsstörung in der Praxis auf. Sie selbst suchen therapeutische Hilfe, da das Leben mit den Betroffenen durch die vielen Projektionen und Konflikte dauerhaft zur großen Last wird und sie sich fragen, was sie zur Veränderung beitragen können.

Viele Angehörige glauben, dass die schwierige Situation durch Liebe oder Empathie geheilt werden kann. Aber immer wieder laufen sie damit gegen eine Wand. Der Erkrankte, der kaum zu Empathie in der Lage ist, wird diese Situation sogar für sich zu nutzen wissen, denn er nimmt im Zweifel Folgendes wahr: „Wenn mein Partner so sehr auf mich eingeht, wird er schon wissen warum. Er wird gemerkt haben, dass er sich in der Vergangenheit nicht gut verhalten hat!" Für den Angehörigen beginnt ein Teufelskreis aus Verzweiflung und Ohnmacht.

Personen mit einer leichten Persönlichkeitsstörung haben meist noch recht guten Kontakt zu ihrem sozialen Umfeld. Je schwerer die Persönlichkeitsstörung ausgeprägt ist, desto weniger Menschen sind noch bereit, sich mit den Betroffenen und ihrem verhaltensauffälligen Charakter auseinanderzusetzen.

Wie kann der Therapeut die Angehörigen unterstützen?

Informieren Sie das soziale Umfeld über die Mechanismen, die bei einer Persönlichkeitsstörung wirken, sowie über die Therapiemöglichkeiten. Je nach Krankheitsbild sollten Sie nahe Angehörige zur Teilnahme an einer Paar- oder Familientherapie motivieren.

Sie können die Angehörigen Ich-stärkend unterstützen und ressourcenstärkend mit ihnen arbeiten. Zum einen brauchen die Angehörigen einen verständnisvollen Menschen, bei dem sie sich mit ihren Gefühlen und Sorgen aufgehoben fühlen. Als Therapeut können Sie ihnen helfen, ihre Gefühle zu leben. Zum anderen sollten die Angehörigen auch lernen, gut für sich selbst zu sorgen, Grenzen zu setzen und sich autonom zu verhalten.

Aufgrund der vielen Projektionen des Betroffenen in Richtung Umfeld haben die Angehörigen oft ein schlechtes Gewissen und geraten in Abhängigkeiten und unter emotionalen Druck. Es fehlt ihnen an Sicherheit, und sie stellen sich selbst infrage, da ihnen vom Erkrankten oft suggeriert wird: „Ich bin in Ordnung, du bist es nicht!"

Aus diesem Leidensdruck heraus kommen Angehörige in die Therapie. Schon dadurch, dass sie lernen, wieder ein Gefühl für sich selbst zu entwickeln und dem Betroffenen gegenüber bestimmter aufzutreten, wird bereits eine Veränderung stattfinden. Bei leichten

Persönlichkeitsstörungen besteht dann eine gute Chance, dass sich die Situation bessert. Bei schwereren Ausprägungen kommt es meist zu Konfrontationen und im Anschluss häufig auch zum Abbruch der sozialen Beziehung. Hat der Angehörige selbst Ich-stärkend gearbeitet und ein gutes Gefühl für sich selbst und sein Verhalten erlangt, wird er sich bei einem etwaigen Kontaktabbruch zum Betroffenen im besten Fall nicht schuldig, schwach oder als Verlierer fühlen. Je nach Alter haben die Betroffenen selbst meist schon eine recht hohe Anzahl an Beziehungen und Trennungen hinter sich.

Unterstützen Sie die Menschen aus dem näheren Umfeld darin, sich selbst zu schützen, um wieder ein eigenes lebenswertes Leben zu erlangen.

Leidet der Partner eines Betroffenen über einen langen Zeitraum und trennt sich, weil er keinen anderen Ausweg sieht, können Sie diesen schwierigen Prozess therapeutisch begleiten und ihn anleiten, wieder einen Bezug zu sich selbst zu finden und aus der Abhängigkeit zu gelangen. Denn Menschen mit Persönlichkeitsstörungen schaffen um sich herum häufig ein Umfeld von Abhängigkeiten, das sich im Konfliktfall oft hilflos und schuldig fühlt. Mit dem Therapeuten zusammen lernen diese Personen, sich und ihr Leben wieder auf- und auszurichten und einen Blick für die Realität zu bekommen.

Gut zu wissen Sind Menschen mit Persönlichkeitsstörung bereit, sich in kontinuierliche therapeutische Behandlung zu geben, kann sich die gesamte Situation langsam bessern. Oft kommt es aber gar nicht zur Paar-/Familientherapie bzw. zum Coaching, weil der Betroffene in der Überzeugung „Es liegt doch nicht an mir!" schnell wieder aussteigt.

Im Folgenden besprechen wir die einzelnen Persönlichkeitsstörungen anhand ihrer Symptomatik und eines Praxisfalls und arbeiten die individuellen therapeutischen Implikationen heraus.

10.2 Spezifische Persönlichkeitsstörungen

Das Verhalten von Menschen mit Persönlichkeitsstörungen weist signifikante Abweichungen zum Verhalten der meisten anderen Menschen auf. Starre und unflexible Verhaltens- und Denkmuster, die beim Patienten zu subjektivem Leid führen und die sozialen Interaktionen erschweren, sind zwar allen Störungsbildern zu eigen. Doch zeigen sich bei den Betroffenen je nach Störung sehr vielfältige Symptome, die auf ganz unterschiedliche Voraussetzungen und Prägungen in der Kindheit und Jugend zurückgehen.

10.2.1 Paranoide Persönlichkeitsstörung (F60.0)

Menschen mit einer paranoiden Persönlichkeitsstörung (PS) haben ein ausgeprägtes Misstrauen gegenüber anderen Personen. Selbst harmlose oder nett gemeinte Handlungen werden in der Wahrnehmung umgedeutet und als Angriff auf die eigene Person oder als Verschwörung erlebt. Die Betroffenen neigen zu verstärkter Eifersucht, die z. T. pathologische Züge annimmt.

FALLBEISPIEL

Paranoide Persönlichkeit – „Nur böse Absichten"

„Mein Mann ist grundsätzlich sehr schnell misstrauisch und fühlt sich bei jeder Kleinigkeit ausgenutzt. Seine ‚paranoiden Phasen' treten meist ganz plötzlich auf, und für mich ist nicht vorherzusehen, wann sie anfangen und wann sie aufhören. Aber eigentlich geht es beinahe rund um die Uhr so. Am schwierigsten ist, dass er dann in neutrales Verhalten ständig feindliche Bedeutungen hineininterpretiert. Die Beispiele sind mannigfaltig und für einen ‚normalen' Menschen wohl kaum nachzuvollziehen. Er wurde z. B. vorgestern sehr wütend, weil er überzeugt davon ist, dass mein Sohn ‚seine' Wohnzimmertür mit Absicht schließen würde, um ihn zu ärgern. Ich würde ihn auf etwas auf der Straße hinweisen, um abzulenken, damit ich in der Zeit einem Mann hinterherschauen könne. Wenn er von der Arbeit kommt, ‚scannt' er augenscheinlich alles nach Beweisen für meine gar nicht existierende Untreue oder aus Angst, dass sich jemand ungefragt an seinen Sachen zu schaffen gemacht hat. Er ist dann auch grundsätzlich davon überzeugt, dass hinter meinem Verhalten böse Absichten stehen mit dem Ziel, ihn zu hintergehen oder zu manipulieren. Dies äußert sich in Form von Beschimpfungen, Beleidigungen oder tagelangem Schweigen und Schmollen. Mein Sohn und ich können nur zusehen, wie er sich in seiner Gedankenwelt verbarrikadiert. Auch für Freunde ist er dann überhaupt nicht zu sprechen, denn diese wollten ihn ja auch nur ausnutzen oder manipulieren. Wenn ich mit ihm in die Stadt fahre und vorschlage, auf dem Wochenmarkt etwas einzukaufen und an einem Stand einen kleinen Imbiss zu nehmen, meint er, dahinter stecke nur die Strategie, ihn in der Öffentlichkeit ‚vorführen' zu wollen und von allen gesehen zu werden. Manchmal kann ich nicht anders, als in dem Moment zu weinen, aber selbst dann wirft er mir vor, ich würde meine Traurigkeit nur vorspielen, um ihn vor anderen bloßzustellen. Ich kann ihm irgendwie überhaupt nicht begreiflich machen, dass seine Interpretationen totaler Unsinn sind. Nur ganz selten passiert es, dass er sich entschuldigt und mir sagt, dass er mich liebt. Wenn ich dann versuche, ihn auf seine ‚Wahnvorstellungen' anzusprechen, weicht er aus und erklärt, ich sei schließlich auch nicht ohne Fehler und habe manchmal auch Gedanken, die sich nicht bewahrheiteten.
Heute Morgen um Viertel nach 6 baut er sich plötzlich im Bett vor mir auf und sagt in wütendem und beängstigendem Ton, er habe etwas im Kopf und müsse mich unbedingt etwas fragen. Solche Szenen kenne ich schon, sie sind immer der Anfang für ein sinnloses ‚Verhör' und endlose Beschuldigungen. Ich sagte, ich sei noch müde und wolle am frühen Morgen nicht schon gleich wieder diskutieren, er solle sich doch bitte wieder zu mir ins Bett legen. Aber dann redet er sich wieder den Kopf heiß, ich wolle ihn manipulieren, und beleidigt mich, und die ganze Leier geht wieder los!"

Typische Merkmale

- Misstrauen
- Neigung, Erlebtes zu verdrehen, indem freundliche Handlungen anderer als feindlich oder verächtlich fehlgedeutet werden
- Übertriebene Empfindlichkeit gegenüber Kritik, Beleidigungen, Rückschlägen und Zurücksetzungen
- Tendenz zu überhöhtem Selbstwertgefühl, ständige Selbstbezogenheit
- Empfindliche, sensitive, unbelehrbar rechthaberische Haltung
- Häufig ungerechtfertigtes Misstrauen und Eifersucht gegenüber der sexuellen Treue des Partners
- Streitsüchtiges und beharrliches, situationsunangemessenes Bestehen auf den eigenen Rechten
- Ungerechtfertigte Gedanken an Verschwörungen als Erklärung für die Ereignisse in der näheren Umgebung und in aller Welt
- Sozialer Rückzug und Vereinsamung

Gut zu wissen **Typische Denkinhalte:** „Trau nur dir selbst; anderen kann man nicht vertrauen" und „Alle wollen mich hintergehen und verletzen; ich muss wachsam sein".

Therapeutische Herausforderungen

Da die Patienten unter großem Misstrauen leiden, ist der Therapeut bereits beim Rapportaufbau sehr gefordert. Denn schnell haben Menschen mit Persönlichkeitsstörungen das Gefühl, unterlegen zu sein. Wenn der Betroffene Sie jedoch als gleichwertigen Partner wahrnimmt und sich weder einem inhaltlichen noch zeitlichen Druck ausgeliefert fühlt, ist er am ehesten bereit, sich auf den therapeutischen Prozess einzulassen.

Gut zu wissen Die ungerechtfertigt wahrgenommene Bedrohung führt bei paranoiden Patienten oft zu starken Ängsten.

Auch wenn Sie den Eindruck eines guten Rapports haben, sollten Sie behutsam vorgehen und darauf achten, nicht zu dominant und fordernd aufzutreten. Passen Sie auf, dass Sie nicht zu schnell vorgehen und dem Betroffenen nicht zu kritisch und herausfordernd begegnen.

Dennoch sollten Sie immer wieder versuchen, den sachlichen Blick auf die Realität in das therapeutische Setting einzubringen. Arbeiten Sie dabei mit viel Ruhe und Geduld!

10.2.2 Schizoide Persönlichkeitsstörung (F60.1)

Menschen mit schizoider PS zeigen Distanziertheit im zwischenmenschlichen Kontakt bei gleichzeitiger emotionaler Kühle. Die Betroffenen verhalten sich einzelgängerisch und sind häufig nicht in der Lage, Gefühle – vor allem Freude – zu empfinden und zu zeigen. Sie lehnen lustvolle Beschäftigungen mit anderen Menschen ab und ziehen sich häufig in Fantasien zurück. Im Zuge ihrer sozialen Kontaktstörung wählen sie Berufe aus, in denen sie nicht mit anderen Menschen kooperieren müssen, und erledigen ihre Aufgaben z. T. sehr gut.

FALLBEISPIEL

Schizoide Persönlichkeitsstörung – „Ich bin am liebsten allein"

Ein 35-jähriger Naturwissenschaftler erscheint wegen Konflikten in der Arbeit beim Erstgespräch. Sein Vorgesetzter, ein Professor der technischen Universität, habe ihn zu einem Besuch beim Therapeuten gedrängt, weil er nicht in der Lage sei, mit anderen Menschen zusammenzuarbeiten. Zudem sei er Kritik sowie den Gefühlen und Bedürfnissen anderer nicht zugänglich. Der Mann berichtet von sich, ihn würde dies nicht sonderlich stören. Er sei schon immer ein Einzelgänger gewesen und habe sich im Gegenteil immer unbehaglich und bedrückt gefühlt, wenn er zu Beziehungen mit anderen gezwungen gewesen sei. So auch momentan – in den letzten 3 Jahren habe er allein an einem Forschungsprojekt des Lehrstuhls gearbeitet, wobei er sehr erfolgreich gewesen sei. Doch jetzt habe der Professor eine große Summe an Forschungsgeldern eingeworben und fünf neue Mitarbeiter zur Ausdehnung des Projekts eingestellt. Seine Aufgabe sei die Einarbeitung der neuen Kollegen gewesen. Einer der neuen Kollegen sei innerhalb der ersten 2 Wochen mit der Begründung aus dem Projekt ausgestiegen, man könne von ihm nichts lernen, er habe ihn in keiner Weise angeleitet, und die Arbeitsatmosphäre sei zudem sehr kühl. Auch die anderen Mitarbeiter hätten sich bei seinem Professor darüber beschwert, dass er überhaupt nicht teamfähig sei. Er selbst könne diese Beschwerden nicht nachvollziehen; er wisse überhaupt nicht, was er hätte tun sollen. Außerdem hätte er einfach am liebsten weitergearbeitet wie bisher. Im Gespräch stellt sich schließlich heraus, dass er niemals wirklich enge Freunde hatte, nie zur Teilnahme an Gruppen oder Teams gebeten wurde und auch nie an irgendwelchen Schulaktivitäten teilgenommen hat. Von seiner Familie habe er sich auch weitgehend isoliert, was den Mann aber nicht im Geringsten zu belasten scheint. Er erzählt, er habe in der Pubertät und auch im Erwachsenenalter nie Verabredungen oder irgendeine Art von sexuellem Kontakt mit anderen gehabt, und verneint sämtliche Fragen nach derartigen Wünschen. Naturwissenschaftliche Phänomene seien das Einzige, was ihn interessiere und womit er sich näher beschäftige. Dies habe bereits begonnen, als er zum 12. Geburtstag einen Chemiebaukasten geschenkt bekomme habe, woraufhin er viele Stunden damit zugebracht habe, in der elterlichen Werkstatt im Keller allein Experimente durchzuführen. Auf Fragen nach seinen Freizeitbeschäftigungen gibt er an, am liebsten lese er wissenschaftliche Bücher oder spiele Computerspiele.

Typische Merkmale

- Unvermögen zum Erleben von Freude (Anhedonie)
- Introvertiertheit und Verschlossenheit, Distanziertheit
- Reduzierte Fähigkeit, Gefühle auszudrücken oder adäquat auf Gefühle anderer zu reagieren
- Schwache Reaktion auf Lob oder Kritik
- Mangelndes Interesse an sexuellen Erfahrungen mit anderen Menschen
- Übermäßige Inanspruchnahme durch Fantasie und Introvertiertheit
- Einzelgängerische Aktivitäten
- Deutlicher Mangel im Erkennen und Befolgen gesellschaftlicher Regeln mit der Folge von exzentrischem Verhalten
- Mangel an engen, vertrauensvollen Beziehungen
- Neigung zu Isolation und Vereinsamung infolge mangelhafter sozialer Anpassungsfähigkeit

Gut zu wissen **Typische Denkinhalte:** „Beziehungen zu anderen schränken mich nur ein und stören" und „Am liebsten bin ich allein, dann komme ich besser zurecht".

Therapeutische Herausforderungen

Menschen mit schizoider PS kommen selten in die Heilpraktikerpraxis für Psychotherapie. Sie ziehen sich sehr stark aus dem sozialen Leben zurück und sind eher in der stationären Therapie anzutreffen.

Durch das drastische, ablehnende Verhalten dieser Menschen ist der Therapeut schnell gefährdet, negative Gegenübertragungsgefühle zu spüren und auszuagieren und damit den Patienten wieder abzulehnen. Ein Verhaltenstraining mit Übungen zu Umgangsformen in sozialen Kontakten kann helfen, Unsicherheiten und Auseinandersetzungen mit dem Umfeld zu reduzieren.

10.2.3 Dissoziale Persönlichkeitsstörung (F60.2)

Menschen mit einer dissozialen PS zeichnen sich durch antisoziales und verantwortungsloses Verhalten aus. Die Betroffenen missachten soziale und gesellschaftliche Verpflichtungen und Normen, neigen zu wiederholten strafbaren Handlungen und zeigen eine niedrige Schwelle für gewalttätiges Verhalten – auch in der Partnerschaft. Es besteht ein Mangel an Empathie und der Fähigkeit, das Unrecht ihres Handelns oder die eigene Schuld einzusehen. Aus Erfahrung wird kaum oder gar nicht gelernt.

FALLBEISPIEL

Dissoziale Persönlichkeitsstörung – „Der Draufgänger"

Eine Mutter erscheint in Begleitung ihres 17-jährigen Sohnes in der Praxis. Unter Tränen erklärt sie, sie wisse mit seiner Erziehung nicht mehr weiter. Er nehme Drogen (Cannabis), randaliere und stehle und schwänze seit Wochen die Schule. Er habe eigenhändig Entschuldigungen für das Fehlen im Unterricht geschrieben und ihre Unterschrift gefälscht. Erst letzte Woche sei der Betrug aufgeflogen, als ein Lehrer bei ihr zu Hause anrief, um zu fragen, ob ihr Sohn ernsthaft erkrankt sei, weil er nun schon längere Zeit immer wieder dem Unterricht ferngeblieben sei. 110 Fehlstunden habe ihr Sohn angesammelt, und sie habe davon gar nichts gewusst. Und nun sei seine Versetzung in die nächste Klasse gefährdet. Als die Mutter ihren Sohn betrübt anschaut, lacht dieser hämisch. „Selbst schuld, wenn ihr alle so blöd seid und nichts merkt. Ist nicht mein Problem." Er sitzt breitbeinig auf dem Sessel und kaut schnalzend seinen Kaugummi. Seine Kleidung ist sehr auffällig: Er trägt zerrissene Jeans, einen Pullover mit dem Aufdruck „Fuck you all!" sowie einen auffälligen Haarschnitt mit buntgefärbten Strähnen und mehrere Piercings im Gesicht. Auf die Frage, ob er schon einmal mit dem Gesetz in Konflikt gekommen sei, lacht er erneut, diesmal lauthals. „Ja, sicher, Mann – tagtäglich! Wenn mir einer doof kommt, dann fackle ich nicht lang. Zwei Vorstrafen habe ich schon, einmal wegen Körperverletzung und einmal wegen Diebstahl. Dann habe ich vor 1 Monat noch eine Geldstrafe aufgebrummt bekommen wegen Sachbeschädigung, weil ich mit ein paar Kumpels aus meiner Clique im Bahnhofstunnel ein Graffiti an die Wand gesprüht habe. Sieht total geil aus, würd' sagen, die Aktion hat sich gelohnt, zumal meine Alte den Schaden ja geblecht hat." Die Mutter ist sprachlos und sieht völlig verzweifelt aus. „Ich sehe keine Spur von Mitgefühl oder Schuldgefühl. Bestrafungen helfen auch nicht, die haben keine Wirkung auf sein Verhalten. Was kann ich um Himmels willen nur tun?"

Typische Merkmale

- Herzloses Unbeteiligtsein gegenüber den Gefühlen anderer sowie Mangel an eigenen Gefühlen
- Missachtung sozialer Normen, Regeln und Verpflichtungen, ausgeprägte Fahrlässigkeit und Verantwortungslosigkeit
- Sehr geringe Frustrationstoleranz und niedrige Schwelle für aggressives, auch gewalttätiges Verhalten
- Leichtes Knüpfen von Beziehungen, jedoch Unfähigkeit zu deren verbindlicher Gestaltung und Pflege
- Mangelndes oder nicht vorhandenes Schuldbewusstsein, keine oder nur sehr eingeschränkte Fähigkeit, aus Erfahrungen (z. B. Bestrafung) zu lernen
- Auffällige Tendenz, andere zu beschuldigen oder vordergründige Rationalisierungen zur Legitimierung des eigenen Verhaltens anzubieten

Gut zu wissen **Typische Denkinhalte:** „Ich muss mir holen, was mir zusteht", „Ich kann mir nur selbst helfen" und „Ich muss sehen, wo ich bleibe, das machen doch alle".

Therapeutische Herausforderungen

Personen mit dissozialer PS werden nicht in der Heilpraktikerpraxis für Psychotherapie erscheinen. Gezwungenermaßen werden diese Menschen häufig zunächst in der Sozialberatung oder im Strafvollzug (von mehreren Therapeuten) betreut.

Die Arbeit mit diesem Störungsbild gelingt am effektivsten im geschlossenen Raum, also in der Klinik, in speziellen Wohnstätten oder im Gefängnis, da die Betroffenen dort nicht weglaufen können.

Tritt das Störungsbild bereits in der Kindheit oder Jugend auf, ist ein Kinder- oder Jugendlichen-Psychotherapeut zu konsultieren. Ein Heilpraktiker für Psychotherapeut darf bei Heranwachsenden mit Persönlichkeitsstörungen nicht tätig werden.

Gut zu wissen Das Sozialverhalten ist bei dissozialen Persönlichkeiten oft bereits vor der Vollendung des 15. Lj. gestört. Frühe Anzeichen in der Kindheit sind gehäuftes Lügen, Stehlen, Schulschwänzen, Fortlaufen von zu Hause, früher Nikotin-, Alkohol- und Drogenkonsum.

Generell verlangt die Arbeit mit diesem Störungsbild sehr viel Erfahrung. Die Arbeit eines Verhaltenstherapeuten ist hier zunächst darauf ausgelegt, das impulsive und aggressive Verhalten zu steuern, um weitere Ausbrüche zu vermeiden.

10.2.4 Emotional-instabile Persönlichkeitsstörung (Borderline-Störung; F60.3-)

Der Zusatz „Borderline" verdeutlicht bei dieser Persönlichkeitsstörung, dass die Erkrankung im Grenzbereich zwischen Persönlichkeitsstörung und Psychose angesiedelt ist. Die emotional-instabile PS vom Borderline-Typ ist durch emotionale Instabilität gekennzeichnet. Selbstbild, Ziele und „innere Präferenzen" sind unklar und gestört. Chronisch herrscht ein Gefühl der inneren Leere, während zwischenmenschliche Beziehungen unbeständig, aber intensiv sind und häufig emotionale Krisen auslösen. Die Patienten haben extreme Angst vor Einsamkeit mit dem Bestreben, nicht verlassen zu werden, und zeigen dies teilweise über Suiziddrohungen oder selbstschädigendes Verhalten. Vorübergehend können paranoide oder dissoziative Symptome auftreten.

MERKE

Menschen mit Persönlichkeitsstörungen haben ein deutlich erhöhtes Suizidrisiko von 2–6 %. 8–10 % der Borderline-Patienten versterben durch Suizid!

FALLBEISPIEL

Emotional-instabile Persönlichkeitsstörung (Borderline-Typ) – „Ich wollte mich spüren"

Eine 28-jährige Patientin wird nachts mit ihrer Freundin in der chirurgischen Ambulanz der Klinik vorstellig, weil sie sich mit Zigaretten vielfache Brandwunden am Unterarm zugefügt hat. Dem psychiatrischen Konsiliararzt wird berichtet, dass die Patientin multiple vernarbte Schnittwunden an beiden Unterarmen aufweist. Die Patientin weigert sich zunächst, sich mit dem Psychiater zu unterhalten, fällt aber bald der berichtenden Freundin ins Wort. Die Freundin sei schuld, dass sie wieder hier gelandet sei. Wenn sie sie nicht verlassen hätte, wäre sie heute Abend nicht so entsetzlich allein und innerlich leer gewesen. Sie sei so „taub" gewesen und gleichzeitig habe sie eine wahnsinnige Anspannung gequält, sie habe keinen Ausweg gewusst. Zunächst wollte sie sich mit einem „bisschen Wein und Fernsehen" ablenken, das habe aber nicht geholfen. Dann habe sie begonnen, sich mit der Zigarette zu verbrennen, um „sich spüren" zu können. Das habe irgendwie geholfen, und sie habe dann ihre Freundin angerufen, um sich helfen zu lassen, weil bei ihrer Therapeutin nur der Anrufbeantworter an war. Die Freundin relativiert das Geschehene, sagt, dass sie sie nicht verlassen, sondern nur, um sich konzentriert auf einen Vortrag vorzubereiten, bei ihrem Bruder einquartiert habe, weil sie sonst zu sehr von der Freundin abgelenkt worden wäre.

Typische Merkmale

- Gestörte Affektregulation mit niedriger Reizschwelle zu Gefühlsausbrüchen, lang dauernde Spannungszustände oder schneller Wechsel der stark ausgeprägten Stimmungszustände
- Unvermögen, einzelne Gefühle differenziert und in angemessener Stärke zu empfinden
- Chronisches Gefühl der Leere
- Impulsives und selbstschädigendes Verhalten wie Substanzmissbrauch, riskante Verhaltensweisen (Balancieren auf Brückengeländer, zu schnelles Autofahren), Essanfälle
- Wiederkehrende Suiziddrohungen oder -versuche
- Unfähigkeit, Situationen oder Reaktionen vorauszusehen und das eigene Handeln entsprechend zu steuern
- Identitätsstörungen in Bezug auf Selbstbild, Selbstwertgefühl, Geschlechtsidentität („Ich möchte lieber ein Junge/Mädchen sein") und Sexualität
- Vorübergehendes paranoides Erleben, Albträume und Flashbacks an traumatische Ereignisse, Derealisations- und Depersonalisationserleben in Krisensituationen
- Mangelndes Durchhaltevermögen, Schwierigkeiten in der Beibehaltung von Handlungen oder Aufgaben, die nicht unmittelbar belohnt werden, z. B. häufiger Schul- oder Arbeitsplatzwechsel
- Extreme Angst vor dem Alleinsein mit verzweifelten Bemühungen, dies zu verhindern
- Neigung zu intensiven, aber instabilen und häufig wechselnden Beziehungen

Gut zu wissen **Typische Denkmuster:** „Meine Gefühle überrollen mich; ich kann sie nicht mehr kontrollieren" und „Allein komme ich nie zurecht; ich brauche jemanden, der mich beschützt".

10

Therapeutische Herausforderungen

Grundsätzlich sollte bei Borderline-Störungen ein Psychiater konsultiert werden, der den Erkrankten je nach Ausprägung der Krisensituation mit Medikamenten versorgt. Heilpraktiker für Psychotherapie können nach Absprache mit dem Psychiater supportiv mit Borderline-Patienten arbeiten, wenn sie über genügend Erfahrung auf diesem Gebiet verfügen. Gerade für Berufseinsteiger ist diese therapeutische Arbeit extrem schwierig, da es sich um sehr herausfordernde Patienten handelt, was man in der Regel nicht gleich erkennt.

MERKE

Oft weisen Borderline-Patienten Komorbiditäten mit diversen anderen Störungsbildern wie Alkohol- und Drogenabhängigkeit, Depressionen oder anderen Impulsstörungen auf.

Die Komplexität der Diagnose liegt u. a. darin begründet, dass die Betroffenen nicht gleich mit der impulsiven, ablehnenden Art zum Therapeuten kommen. Sie zeigen sich oft von ihrer charmantesten und besten Seite, so als würden sie jemanden privat kennenlernen, für den sie sich interessieren. Sie wirken dann häufig einnehmend freundlich und idealisieren den Therapeuten.

THERAPEUTISCHER HINWEIS

Bei Borderline-Patienten wird häufig die Dialektisch-behaviorale Therapie (DBT) nach Marsha Linehan angewandt, bei der es u. a. darum geht, widersprüchliche Denkmuster zu erkennen und diese bestenfalls miteinander zu verbinden. Helfen Sie dem Patienten, einen entsprechenden Therapeuten zu finden.

Wie bei allen Persönlichkeitsstörungen spielt auch bei Borderline-Patienten der Schweregrad der Erkrankung eine große Rolle. Menschen mit einer schweren Borderline-Störung wirken oft sehr erschöpft, ausgelaugt und von der negativen Seite des Lebens gezeichnet.

THERAPEUTISCHER HINWEIS

Schwere Borderline-Störungen gehören immer in die Hände eines Psychiaters!

Für die Erkrankten ist es unheimlich schwer, ihren Platz im Leben zu finden. Sie haben dauerhaft das Gefühl, weder bei sich noch bei anderen Menschen anzukommen, und haben daher starke Defizitgefühle. Das Leben und andere Menschen werden als ungerecht wahrgenommen, der Betroffene fühlt sich verkannt und für das, was er alles in Beziehungen einbringt, nicht richtig wertgeschätzt. Daraus resultiert das Gefühl, dass Nehmen und Geben niemals ausgeglichen sind. Dabei sind die Erkrankten nicht in der Lage, sich selbst zu erleben und zu erkennen, wie schwer sie es ihrem Umfeld machen.

Bei schweren Borderline-Störungen spielt die Suizidalität immer eine Rolle. Die Patienten sind sehr suggestiv. Über die Suizidalität und die Opferhaltung versuchen die Betroffenen, einen sekundären Krankheitsgewinn zu erzielen, sodass andere Menschen sich ihnen zuwenden und sich um sie kümmern.

THERAPEUTISCHER HINWEIS

Suiziddrohungen von Borderline-Patienten müssen unbedingt erst genommen und entsprechend (z. B. klinisch) therapiert werden. Die Patienten müssen den Zusammenhang zwischen ihren Äußerungen und den daraus resultierenden Konsequenzen verstehen lernen. Sie sollen Drohungen nicht als Druckmittel einsetzen.

Der Therapeut muss bei der Arbeit mit Borderline-Patienten sehr gut in seiner eigenen Mitte ruhen und einen sehr wachen und klaren Blick entwickeln. Denn bei dieser Störung, die im triadischen System auch als Grenzpsychose bezeichnet wird, wird immer wieder die Grenze zur Irrealität überschritten. Für diese Grenze muss der Therapeut einen Blick entwickeln. Dennoch verhält sich der Therapeut authentisch, wertschätzend und kongruent und sollte das gezeigte Verhalten immer gut spiegeln können. Mit Ressourcen- und Stabilisierungstechniken kann Ich-stärkend gearbeitet werden.

MERKE

Arbeiten Sie niemals aufdeckend mit Borderline-Patienten, denn die Betroffenen könnten retraumatisiert werden.

Der Borderline-Patient hat die Tendenz, auf der Grenze zu gehen. Wenn es ihm schlecht geht, zieht er das Umfeld mit „in den Abgrund". Wenn es ihm schlecht geht, soll es den anderen auch schlecht gehen, und wenn es ihm gut geht, lässt er es den anderen auch gut gehen. Als Therapeut muss man aufpassen, sich nicht in eine dieser Richtungen mitziehen zu lassen. Den Borderline-Patienten kann man im übertragenen Sinne nicht gut an die Hand nehmen, er muss recht schnell lernen, selbst zu laufen.

10.2.5 Histrionische Persönlichkeitsstörung (F60.4)

Betroffene mit einer histrionischen PS fallen durch ihr affektiertes, theatralisches und ebenfalls egozentrisches Verhalten auf. Sie drücken ihre Gefühle übertrieben aus und streben nach Anerkennung, Aufmerksamkeit und Lob. In ihrer theatralischen Darstellung können sie schnell zwischen verschiedenen Gefühlen wechseln, was auf das Umfeld oft oberflächlich wirkt. Die geringe Frustrationstoleranz der Patienten führt häufig bereits bei kleinen Anlässen zu starken Gefühlsausbrüchen.

FALLBEISPIEL

Histrionische Persönlichkeitsstörung – „Was für ein Aufruhr!"

Eine sehr glamourös gekleidete Frau erscheint mit gestylter Frisur und perfektem Makeup in der Praxis. Sie trägt sehr hohe Schuhe, die bei jedem Schritt laut auf dem Fußboden klackern. Schon bevor die Frau im Sessel Platz genommen hat, beginnt sie, mit ausladenden Gesten und herzzerreißender Mimik ihre Situation zu schildern. Sie sei zu Tode betrübt und, auch wenn sie äußerlich vielleicht nicht den Eindruck erwecke, schwer depressiv. Sie sei mehrfach aufs Übelste hintergangen und enttäuscht worden, sodass sie schon daran gedacht habe, sich das Leben zu nehmen. Der Verlag, für den sie arbeite, habe ihr zwar ein gutes Angebot zur Veröffentlichung ihres neuen Manuskripts gemacht, gleichzeitig aber zwei anderen Autorinnen in derselben Sparte ein ähnliches Angebot unterbreitet. Sie habe daraufhin zunächst einen Wutanfall bekommen – sie, die bekannte Autorin, werde sich niemals einreihen und zulassen, dass andere sich mit ihr auf eine Stufe stellten – und sei anschließend in unendliches Weinen und eine depressive Stimmung verfallen.

Aber ihre Freundinnen, schildert sie mit glasigen Augen, die hätten sich so rührend um sie gekümmert und ihr gut zugeredet. Sie sei so eine begnadete Schriftstellerin und bekannte Autorin und so eine wunderschöne Frau – dass sie es sich in letzter Sekunde noch einmal anders überlegt habe. Aber sobald sie allein sei, überfielen sie diese schrecklichen Gedanken wieder wie aus dem Nichts, und sie müsse sich ungeheuer ablenken, um ihnen nicht nachzugeben. Sie habe zudem wiederkehrende Herzschmerzen und Drehschwindel. „Das müssen Sie sich mal vorstellen, Herr Doktor. Ich befinde mich in Gesellschaft, und plötzlich beginnt sich alles zu drehen, und ich sehe, wie die Menschen um mich herum verschwimmen. Ich kann dann kaum mehr stehen und brauche stützende Arme. Und dann dieser Aufruhr um mich herum, das ist mir ja ganz peinlich!", erzählt die Frau wenig glaubhaft. Auf die Frage, ob sie in einer Partnerschaft sei, antwortet sie, sie sei verheiratet gewesen. Aber ihr Mann habe sie vor 3 Jahren wegen einer „jungen Schnepfe" sitzen lassen. Dies habe ihr das Herz gebrochen. Seitdem tröste sie sich mit wechselnden Partnern. Es könne schon passieren, dass sie in der Woche mit zwei, drei verschiedenen Partnern sexuellen Kontakt habe. „Das hilft mir einfach, meine schrecklichen Depressionen zu vergessen."

Typische Merkmale

- Übertriebene Selbstdarstellung, theatralisches und dramatisierendes Verhalten, überschwängliche Gefühlsäußerungen und -ausbrüche
- Leichte Beeinflussbarkeit durch Personen und Ereignisse (Suggestibilität)
- Extreme Stimmungsschwankungen, flüchtige und oberflächliche Emotionen; schon Kleinigkeiten lösen eine starke emotionale Erregung aus
- Ausgeprägtes Bedürfnis nach spannungsvollen Erlebnissen und aufregenden Aktivitäten, in denen der Betroffene im Mittelpunkt der Aufmerksamkeit steht
- Häufig auffallendes Äußeres und intensive Beschäftigung mit dem äußeren Erscheinungsbild (Kleidung, Frisur, Schminke)
- Unangemessenes oder übertriebenes sexuell verführerisches Verhalten
- Manipulatives Verhalten zur Befriedigung eigener Bedürfnisse
- Starke Selbstbezogenheit und mangelnde Empathie
- Starke Diskrepanz zwischen dem scheinbar sicheren Auftritt nach außen und der leichten Beeinflussbarkeit und Verletzbarkeit der Gefühle
- Gefühle werden auf somatische Bereiche übertragen (oft symptomatisch für manipulatives Verhalten und dramatische Selbstdarstellung), auch körperliche Ausfallerscheinungen wie z. B. Herz- und Atembeschwerden, Taubheitsgefühle und Lähmungen. Dem Betroffenen ist der Zusammenhang zwischen äußeren Erscheinungsformen und Psyche nicht bewusst. Auch werden sexuelle Darbietungsposen gewählt (Konversionshysterie)

Gut zu wissen **Typische Grundüberzeugungen:** „Ich bin eh nichts wert und unattraktiv" und „Allein könnte ich mein Leben nicht meistern".

Therapeutische Herausforderungen

Die histrionische PS ist relativ häufig in der Heilpraktikerpraxis anzutreffen. Bringen Sie als Therapeut viel Verständnis und Zeit mit. Um das stark übertrieben wirkende Verhalten von histrionischen Patienten aushalten zu können, ist ein hohes Maß an Toleranz und Verständnis, aber auch eine hohe Frustrationstoleranz notwendig.

Gut zu wissen Trotz des dramatischen Verhaltens sollte man Suizidäußerungen oder Suizidhandlungen von histrionischen Persönlichkeiten ernst nehmen. Durch das impulsive Verhalten kann aus einer Suiziddrohung ein tatsächlicher Suizid werden.

Wenn Patienten sich in ihrem histrionischen Verhalten verstanden und angenommen fühlen, geht es darum, zunächst sanft und dann deutlicher werdend gemeinsam einen realen Blick auf das Verhalten zu entwickeln bzw. dieses zu spiegeln. Diese Menschen brauchen immer wieder Anerkennung und Bewunderung, die der Therapeut aber mehr und mehr reduziert, um den übertriebenen emotionalen Ausdruck nicht dauerhaft zu belohnen. Der Therapeut gibt immer weniger „Applaus", thematisiert dies auch und beobachtet, was sein eigenes Verhalten an Frustration beim Betroffenen auslöst. Kognitiv-behaviorale Elemente unterstützen die therapeutische Arbeit.

Gut zu wissen Der Therapeut sollte wachsam sein und ein gutes Gefühl dafür entwickeln, den Betroffenen gleichzeitig ernst zu nehmen, ihm aber dennoch früh Grenzen zu setzen, denn Histrioniker neigen häufig zu manipulierendem Verhalten.

Ein aktives und relativ schnelles Arbeiten wie mit neurotischen Erkrankungen ist hier nicht möglich. Im Therapieprozess mit histrionischen Menschen nimmt sogar Smalltalk eine wichtige Halt gebende Rolle ein. Der Patient spürt im Spiel des Gebens und Nehmens eine gewisse Sicherheit.

10

10.2.6 Anankastische (zwanghafte) Persönlichkeitsstörung (F60.5)

Das Verhalten von Menschen mit einer anankastischen oder zwanghaften PS ist durch übermäßige Ordnung, Perfektion und Kontrollstreben bestimmt. Es mangelt ihnen an Aufgeschlossenheit, Flexibilität und Effizienz. Die Betroffenen neigen zu Unentschlossenheit, Pedanterie und Eigensinn. Da sie sehr stark in ihrer eigenen Sichtweise gefangen sind, können sie Standpunkte anderer Menschen ebenso wenig berücksichtigen wie deren Vorschläge.

FALLBEISPIEL

Anankastische Persönlichkeitsstörung – „Ordentlich und reinlich"

Andreas P. (19 J.) stammt aus einer wohlhabenden Ingenieursfamilie. Seine Eltern erinnern sich, dass er bereits als Kind sehr pflichtbewusst und genügsam war und schon sehr früh ein großes Bedürfnis nach äußerer Ordnung und Reinlichkeit besaß. Wenn andere Kinder mit ihm in seinem Zimmer spielten, wurde Andreas immer ärgerlich, wenn sie seine Spielsachen aus den Schubladen zogen und im Zimmer verteilten. Dies ging so weit, dass er erst wieder zur Ruhe kam, wenn sie „sein Reich" verließen und er die alte Ordnung wiederherstellen konnte. Alle Spielsachen hatten ihren bestimmten Platz, und daran sollte auch möglichst niemand etwas ändern. Auch auf seinem Schreibtisch und in den Schränken war nichts dem Zufall überlassen, sondern penibel geordnet. Flecken und Schmutz mussten auf der Stelle beseitigt werden, sonst fühlte er sich nicht richtig wohl.
In der Ausbildung, in der Andreas sich zurzeit befindet, wird er von den Lehrern als sehr strebsam und leistungsstark beschrieben. Seine Aufgaben verfolge er stets gewissenhaft und planvoll. Seine Altersgenossen aber finden ihn eigensinnig und seine Ansprüche an sich und seine Umwelt ziemlich übertrieben. So führt er z. B. akribisch Buch über seine schriftlichen und mündlichen Noten, und wenn er sich im Unterricht einmal verschreibt, reißt er stets die ganze Seite heraus und schreibt den gesamten Text neu. Intensiven Kontakt zu Gleichaltrigen hat er außerhalb der Schule kaum, v. a. zu spontanen Unternehmungen oder Ausflügen ist er nicht zu bewegen. Wenn im Voraus nicht alles ins Kleinste geplant ist und Andreas nicht über alle Eventualitäten und Details informiert ist, zieht er sich teilnahmslos zurück. Dies führt inzwischen vermehrt zu Problemen und Auseinandersetzungen, nicht nur in der Familie, sondern auch in seinem Ausbildungsbetrieb und in der Schule. Das ist auch der Grund, warum die Eltern einen Termin mit einem Psychotherapeuten vereinbart haben und nun zusammen mit dem jungen Mann dort erscheinen.

Typische Merkmale

- Unentschiedenheit, Zweifel und außerordentliche Vorsicht als Ausdruck einer tiefen persönlichen Unsicherheit
- Unverhältnismäßige Gewissenhaftigkeit, außerordentliches Pflichtgefühl, Skrupelhaftigkeit und extreme Leistungsbezogenheit unter Vernachlässigung von Vergnügen und zwischenmenschlichen Beziehungen
- Pedanterie und Konventionalität mit eingeschränkter Fähigkeit zum Ausdruck wahrer Gefühle, „Haarspalterei"
- Rigidität, Ungehorsam und starrer Eigensinn
- Bedürfnis zu frühzeitigem, detailliertem und unveränderbarem Vorausplanen aller Aktivitäten

Gut zu wissen **Typische Denkinhalte:** „Entweder ich mache eine Sache richtig, oder ich mache sie gar nicht" und „Wenn ich kein System habe, versinkt alles im Chaos".

Therapeutische Herausforderungen

Die anankastische PS gehört grundsätzlich nicht in die Hände von Heilpraktikern für Psychotherapie. Auch unter den Verhaltenstherapeuten gibt es Spezialisten, die gezielt für die Arbeit mit diesem komplexen Krankheitsbild ausgebildet sind.

Gut zu wissen Bei der zwanghaften PS treten häufig komorbide Ängste, Depressionen oder neurotische Zwänge auf.

Wenn Menschen mit einer anankastischen PS in Ihre Praxis kommen, nehmen Sie die Rolle eines Motivators und Moderators ein, um sie in die passenden fachlichen Hände zu übergeben.

Gut zu wissen Da die Erkrankung weder Leidensdruck noch Krankheitseinsicht erzeugt und das Verhalten so tief verwurzelt ist, sind zwanghafte PS nur schwer zu therapieren.

Das Erkennen der Denkmuster, die zu dem zwanghaften Verhalten führen, stellt eine große Herausforderung für Patient und Therapeut dar, weil die Betroffenen überzeugt sind, sich völlig korrekt zu verhalten.

10.2.7 Ängstlich-vermeidende Persönlichkeitsstörung (F60.6)

Menschen mit einer ängstlich-vermeidenden PS sind übermäßig besorgte Personen. Es fehlt ihnen an Selbstsicherheit und Selbstvertrauen. Aus Angst vor negativer Bewertung oder Ablehnung in sozialen Kontakten vermeiden sie im beruflichen Bereich Aufgaben oder Aufträge, bei denen sie viel Kontakt zu anderen Menschen haben. Ihr Bedürfnis nach Lob von Dritten und speziell von Autoritätspersonen ist übermäßig ausgeprägt. Soziale Kontakte werden nur vertieft, wenn der Patient sicher ist, auf ausreichend Sympathie zu stoßen, und wenn er sich angenommen fühlt.

FALLBEISPIEL

Ängstlich-vermeidende Persönlichkeitsstörung – „Angst vor den Kollegen"

Die 24-jährige gelernte Floristin muss im Verkauf täglich Kunden beraten. Dies falle ihr jedoch extrem schwer, da sie dabei ständig Angst habe, sich lächerlich zu machen. Wenn das Kundenaufkommen sehr hoch sei, könne sie die innere Spannung einfach nicht aushalten. An Weihnachten, Ostern oder Muttertag melde sie sich deshalb auch häufig krank, was inzwischen zu Ärger mit ihrer Chefin geführt habe. Ihren Kollegen sei ihr eigentümliches Verhalten auch schon aufgefallen, und sie machten sich darüber lustig, weil sie sich in den Kaffeepausen lieber mit sich selbst beschäftige als sich „wie ein erwachsener Mensch" mit ihnen an einen Tisch zu setzen. Sie selbst erklärt, zwar eigentlich gern dabei sein zu wollen, aber Angst habe, ihre Chefin könne sie für ein Lästermaul halten. Darum bleibe sie lieber außen vor. Auch im Privatleben und in der Freizeit sei sie extrem zurückgezogen und schüchtern. Sie habe das Gefühl, ihren Freunden und anderen Mitmenschen unterlegen zu sein. Sie traue sich auch nicht, ihr wenig bekannte Personen anzusprechen, aus Angst, dann „schusselig" oder unbeholfen zu wirken. Sie erinnert sich daran, auch als Kind schon sehr ängstlich, schüchtern und zurückgezogen gewesen zu sein. Einmal sei sie z. B. zu einem Kindergeburtstag eingeladen worden. Zuerst habe sie sich sehr darüber gefreut. Doch als sie plötzlich mit dem Geschenk in der Hand vor der Tür gestanden sei, habe sie ganz kalte und zittrige Hände bekommen. Sie habe so starke Angst davor gehabt, von den anderen Kindern ausgegrenzt oder ausgelacht zu werden, dass sie wieder umgekehrt und nach Hause gegangen sei. Einladungen nehme sie auch heute noch nur ungern an. Zu groß sei ihre Angst, die Erwartungen der anderen zu enttäuschen oder unpassend zu wirken. Sie bleibe dann lieber zu Hause und schaue fern.

In einer 1½-jährigen Therapie werden die Ängste und ihr Ursprung bearbeitet, und die Floristin lernt, neue Umgangsformen für die bisher vermiedenen Situationen zu entwickeln und einzuüben (Kundenkontakt, private Kontakte [wieder] anknüpfen). Sie kann ihre beruflichen Aufgaben ohne aufkommende Ängste und große Unsicherheiten bewältigen und hat ein erfüllteres Sozialleben als vor der Therapie. Sie erlebt sich zwar nach wie vor mit Minderwertigkeitsgefühlen und als schüchternen Menschen, fühlt sich aber inzwischen nicht mehr wie von ihrer Umwelt abgeschnitten.

Typische Merkmale

- Häufige, länger anhaltende Gefühle von Angst, innerer Anspannung und Besorgnis
- Häufige Gefühle von Unsicherheit, Unvollkommenheit oder Minderwertigkeit
- Vermeiden oder Auslassen von sozialen Kontakten
- Beständige Sehnsucht nach Zuwendung, Zuneigung, Anerkennung und Akzeptanz
- Minderwertigkeitsgefühle
- Tendenz zur Überbewertung potenzieller Gefahren und Risiken in alltäglichen Situationen
- Tendenz zur Vermeidung bestimmter Aktivitäten, in erster Linie im sozialen Kontakt mit anderen, allerdings ohne das Ausmaß einer Phobie
- Eingeschränkte Lebensführung wegen des gesteigerten Bedürfnisses nach Gewissheit, Schutz und Sicherheit

Gut zu wissen **Typische Denkinhalte:** „Ich bin nicht liebenswert" und „Wenn andere wüssten, wie ich eigentlich bin, würden sie sich von mir abwenden".

Therapeutische Herausforderungen

Ähnlich wie bei der paranoiden PS ist in der Therapie von Menschen mit ängstlich-vermeidender PS viel Wert auf behutsames, geduldiges Arbeiten sowie viel Einfühlungsvermögen zu legen.

Gut zu wissen Eine ängstlich-vermeidende PS hat in der Regel eine bessere Prognose als andere Störungsbilder wie die schizoide, dissoziale oder anankastische PS.

Da bei diesem Krankheitsbild Minderwertigkeitsgefühle überwiegen, geht es in der kognitiven Verhaltenstherapie darum, die ängstlich-vermeidenden Denkmuster und das daraus resultierende Verhalten bewusst zu machen und selbstwertstärkend bzw. Ich-stärkend zu arbeiten.

Es hilft den Betroffenen, wenn sie in der Therapie einen realeren Blick als bislang auf ihr Leben und vor allem auf ihr Umfeld bekommen. Zunächst haben die Patienten die Möglichkeit, sich im therapeutischen Setting neu zu erfahren und soziale Kompetenzen auszubilden. Anschließend machen sie auch außerhalb der Therapie mehr und mehr Erfahrungen in sozialen Situationen.

10.2.8 Abhängige Persönlichkeitsstörung (F60.7)

Betroffene mit einer abhängigen PS passen sich stark an andere Menschen an und machen sich abhängig. Sie haben nur wenig Selbstbewusstsein und sind unverhältnismäßig unselbstständig, verhalten sich passiv und übernehmen ungern Verantwortung. Ihre größte Befürchtung ist das Verlassenwerden. Nach einer Trennung erleben sie ein Gefühl völliger Hilflosigkeit und innerer Zerstörtheit.

FALLBEISPIEL

Abhängige Persönlichkeitsstörung – „Ohne dich kann ich nicht sein!"

Ein 28-jähriger Mann kommt mit seiner 4 Jahre jüngeren Freundin in die psychotherapeutische Praxis. Er sagt, seine Freundin habe ein Problem damit, allein zu sein und selbst für sich zu sorgen. Er sei zwar sehr gern für seine Freundin da, umsorge sie grundsätzlich auch gern und es habe ihm am Anfang auch sehr viel Spaß gemacht, aber inzwischen habe das Ganze doch stark überhandgenommen. Er habe das Gefühl, er könne ohne sie kaum mehr einen Schritt oder Handschlag tun, ohne dass sie daraufhin in ein tiefes Loch falle oder unglücklich sei. Die Freundin bestätigt, dass sie am liebsten keine Minute ohne ihn sei. Sie könne auch keine Nacht ohne ihn verbringen, das halte sie einfach nicht aus. Sie könne ihn überhaupt schwer gehen lassen, sie brauche ihn doch. Ihr Freund führt weiter aus, er könne kaum mehr seiner Arbeit nachgehen. Bevor er morgens die gemeinsame Wohnung verlassen könne, müsse er sie wie ein kleines Kind mehrmals umarmen und sich von ihr verabschieden. Sie rufe ihn während seiner Arbeit auch mehrfach am Tag an. Sie könne nichts selbst entscheiden, müsse zu allem seinen Rat hören. Er sei stets herausgefordert, für sie Verantwortung zu übernehmen und alle wichtigen Entscheidungen für sie zu treffen. Dies sei bereits am Anfang der Beziehung so gewesen, erklärt daraufhin die Freundin, und sie sei ihm auch sehr dankbar dafür. Sie wüsste einfach nicht, wie sie ohne ihn zurechtkommen und ihr Leben gestalten sollte. Auch in beruflichen Fragen sei er ihr eine wertvolle Stütze. Er dürfe sie niemals verlassen. Ihr Freund habe sie zwar schon einmal mit einer anderen Frau betrogen, aber das könne sie tolerieren. Sie habe zwar eigentlich eine andere Auffassung von einer Beziehung, aber wenn er den sexuellen Kontakt mit anderen Frauen gelegentlich brauche, könne sie ihm zuliebe damit leben und ihre Bedürfnisse in der Hinsicht anpassen oder zurückstellen – Hauptsache, er sei weiterhin ihr Freund und für sie da. Ihr Freund nickt nachdenklich und fügt hinzu, er fühle sich durch diese Situation zunehmend müde und ausgelaugt.

Im weiteren Gespräch stellt sich heraus, dass seine Freundin in einer Familie aufgewachsen ist, in der ihre Eltern ihr alles abgenommen und ihr dazu noch jeden Wunsch von den Augen abgelesen hätten. Sie sei das Nesthäkchen in der Familie gewesen, und ihr 10 Jahre älterer Bruder habe es geliebt, den „großen Bruder" zu spielen. Sie habe immer mit allen Fragen oder Problemen zu ihm kommen können, und er habe ihr schwierige Sachen stets abgenommen. Inzwischen sieht sie auch die „Kehrseite der Medaille": Sie habe nie gelernt, für sich selbst Verantwortung zu übernehmen, für sich selbst zu sorgen und ein selbstständiges Leben zu führen. Auch habe sie große Angst davor, in die Fußstapfen der Mutter zu treten, deren Bäckerei sie eines Tages übernehmen werde. Sie arbeite zwar jetzt auch schon hin und wieder in der Bäckerei, aber bislang sei das alles ganz unverbindlich. Sie könne kommen und gehen, wann sie wolle, und habe im Grunde keine wirklichen Verpflichtungen. Sie frage sich auch langsam, ob sie überhaupt in der Lage sei, den „Laden allein zu schmeißen."

Typische Merkmale

- Aufgrund der entwickelten Sichtweise „Ich bin hilflos und schwach" wird in allen möglichen Lebenssituationen Unterstützung und Beistand durch andere Personen – insbesondere des Partners – gesucht und gebraucht
- Zurückstellung oder Unterordnung der eigenen Bedürfnisse unter die anderer Personen, zu denen eine Abhängigkeitsbeziehung besteht; übertriebene Nachgiebigkeit gegenüber den Wünschen und Bedürfnissen anderer
- Neigung, anderen die Verantwortung für (eigene) Fehler oder Missgeschicke zu übertragen; geringe Bereitschaft, Eigenverantwortung zu übernehmen und selbstständig für sich zu sorgen
- Wichtige Entscheidungen werden häufig anderen überlassen
- Bereitschaft, materielle und psychische Opfer (Kränkungen) in Kauf zu nehmen, um eine Beziehung aufrechtzuerhalten oder zu „retten" („Beziehung um jeden Preis")
- Erhebliche Verlust- und Trennungsangst
- Bei Beendigung einer engen Beziehung Erleben von innerer Leere, Zerstörtheit und totaler Hilflosigkeit

Gut zu wissen **Typische Denkmuster:** „Allein bin ich völlig hilflos" und „Ich kann nur leben, wenn ich eine starke und lebenstüchtige Person an mich binde".

Therapeutische Herausforderungen

Anders als andere Persönlichkeitsstörungen ist die abhängige PS nicht so herausfordernd und extrem in ihrer Ausprägung. Allerdings bringen die Betroffenen den Therapeuten an seine Grenzen, da sie viel dafür tun werden, um den Therapeuten zufrieden zu stimmen. Sie werden allem, was Sie mit ihnen besprechen, zustimmen; im Leben selbst verhalten sie sich dann aber ganz anders. Insofern kann das Sitzen im Praxissessel oft als der größte aktive Teil der Therapie gewertet werden.

THERAPEUTISCHER HINWEIS

Im therapeutischen Setting können auch Rollenspiele hilfreich sein, um ein neues Verhalten im Umgang mit einem dominierenden Partner zu üben.

Patienten sollten lernen, ein Bewusstsein für sich selbst zu entwickeln. Das beginnt bereits mit der Wahrnehmung eigener Bedürfnisse, die bei den Betroffenen kaum ausgeprägt ist. Denn erst wenn wir unsere Bedürfnisse erkennen, können wir beginnen, sie autonom auszuleben.

Gut zu wissen Es kann für den therapeutischen Prozess von Nutzen sein, zu ergründen, welcher Umstand in der Kindheit zum heutigen Verhalten geführt hat. Vielleicht führte eine spezielle Familienkonstellation dazu, dass alle eigenen Wünsche zugunsten der anderen Familienmitglieder negiert wurden.

Je stärker dieses Störungsbild ausgeprägt ist, desto eher müssen sich die Betroffenen im klinischen Alltag täglich Aufgaben und Verhaltensplänen stellen, um ein neues, autonomes Verhalten zu habitualisieren.

Gut zu wissen Bei abhängigen PS sind häufig Co-Abhängigkeiten anzutreffen. So weisen häufig z. B. Partner von alkoholkranken Menschen entsprechende Verhaltensweisen auf.

10.2.9 Narzisstische Persönlichkeitsstörung (F60.8)

Menschen mit einer narzisstischen PS sind geprägt von Gefühlen der eigenen Großartigkeit und Außergewöhnlichkeit. Sie erwarten von ihrer Umgebung, dass man sie bewundert und ihre Besonderheit entsprechend würdigt. Gleichzeitig fehlt ihnen das Einfühlungsvermögen in die Gefühle anderer Menschen. Ihr instabiles Selbstwertgefühl wird durch Kritik und persönliche oder berufliche Niederlagen leicht erschüttert. Sie geraten dann schnell in eine narzisstische Krise mit der Gefahr von Suizidalität.

Die narzisstische PS wird in der ICD-10 nicht eigenständig, sondern unter F60.8 bei den sonstigen spezifischen Persönlichkeitsstörungen codiert.

FALLBEISPIEL

Narzisstische Persönlichkeitsstörung – „Ich bin etwas Besonderes"

Der psychiatrische Dienstarzt wird in den frühen Morgenstunden zu einem Patienten gerufen, der wegen akuter Suizidalität auf die geschlossene Station aufgenommen wurde. Der 36-jährige große, schlanke Patient geht mit zerzausten Haaren unruhig auf dem Gang auf und ab. Als er den Arzt erblickt, geht er sofort auf ihn zu und beklagt sich: „Ich kann in meinem Zustand unmöglich in einem Zwei-Bett-Zimmer bleiben." Zwar sei er gesetzlich versichert, aber man müsse doch auf seine Ausnahmesituation eingehen und ihm das ihm zustehende Einzelzimmer gewähren. Schließlich sei er suizidal. Er berichtet, sein Leben sei zerstört, seine Frau habe ihm dies angetan, er wolle nicht mehr leben. Zu den Hintergründen befragt, gibt er an, dass seine Ehefrau ihm gestern unter Tränen gestanden habe, dass sie ihn vor 2 Wochen auf einem Klassentreffen betrogen habe. Angeblich sei sie nicht mehr nüchtern gewesen, es habe ihr nichts bedeutet und tue ihr rückblickend auch sehr leid. „Wenn sie aber nur einmal an uns und unsere Kinder gedacht hätte, hätte sie so etwas nicht getan. Für mich ist dies das Aus. Wie konnte sie mir so etwas antun!" Seit sie ihm die Katastrophe gestanden habe, sei er völlig neben sich. „Ich laufe sogar noch in denselben Klamotten rum. Habe mich nicht gewaschen und konnte heute Nacht nicht schlafen." Er sei nach dem Geständnis zu einem Freund gegangen, bei dem er habe übernachten können. Dieser sei abends noch beruflich unterwegs gewesen, und dort in der Wohnung habe er keinen Ausweg mehr gesehen. Zunächst habe er beim Freund nach Tabletten gesucht, dann aber sei er zur nächsten Brücke gegangen, weil er mit diesem „Dolchstoß", den seine Frau ihm angetan habe, nicht mehr leben wolle. Aus Verzweiflung habe er seinem Freund noch eine SMS geschickt. Dieser habe ihn dann auch „gerettet" und hierher gebracht.

Typische Merkmale

- Außerordentliches Bedürfnis nach Anerkennung, Anklang und Bewunderung; jede Niederlage und jeder Misserfolg werden im Sinne einer „narzisstischen Kränkung" übermäßig stark erlebt
- Neid auf andere (oder die Überzeugung, andere seien neidisch auf den Betroffenen oder missgünstig)
- Fortwährendes Bedürfnis, die eigene Größe, Bedeutung und Macht darzustellen, das äußert sich durch:
  - übertriebene Darstellung der eigenen Leistungen, Fähigkeiten und Künste
  - übertriebene Anspruchshaltung („Das wird mir doch niemand vorenthalten")
- Identifikation mit außergewöhnlichen Menschen („Seht nur, ich bin in bester Gesellschaft! Nur die Crème de la Crème ist bei mir zu Gast!"; „sich schmücken" mit bemerkenswerten Persönlichkeiten)
- Tendenz zum Schwarz-Weiß-Denken: Einerseits neigen die Betroffenen zu Überidealisierung, andererseits zu schneller Abwertung von anderen Personen (z. B. erst jemanden „auf das Podest stellen und anbeten", kurz darauf „vom Sockel stoßen")

Gut zu wissen **Typische Denkinhalte:** „Ich bin etwas Besonderes und habe einen VIP-Status verdient" und „In Beziehungen werde ich abgewertet und verliere meine Autonomie".

Therapeutische Herausforderungen

Die narzisstische PS ist sicherlich die bekannteste Persönlichkeitsstörung. Silvio Berlusconi, Christiano Ronaldo und viele weitere große Narzissten zeigen ihr narzisstisches Verhalten schließlich in aller Öffentlichkeit. Sie leben von der Bühne und brauchen diesen großen Auftritt, um ihr mangelndes Selbstgefühl zu kompensieren. Während Narzissten in entsprechenden politischen oder wirtschaftlichen Führungspositionen, im Sport oder der Kunst ihre Bühne finden, tauchen sie in einer Praxis für Psychotherapie sehr selten auf.

Da der Narzisst keine Krankheitseinsicht hat, sucht er therapeutische Hilfe oft erst auf, wenn er durch sein Umfeld (z. B. Arbeitgeber oder Ehepartner) unter Druck gesetzt wird oder wenn weitere Probleme wie z. B. depressive Symptome auftreten.

Gut zu wissen Narzissten haben manchmal Interesse an anderen Menschen, solange sie Vorteile dadurch haben. Das Umfeld selbst neigt bei Narzissten dazu, sich gut in Position zu bringen. So teilt man im Schein des Narzissten ein Stück von dessen Glanz. Solange der Narzisst diesen Getreuen gegenüber positiv eingestellt ist, läuft dieser Mechanismus gut. In dem Moment, wo das Spiegelbild des Narzissten allerdings erschüttert ist, hört er auf zu scheinen. Sehr oft reißt er seine Begleiter dann mit in die Tiefe. Dieses tragische Verhalten konnte man historisch sehr deutlich bei Narzissten wie Stalin und Hitler beobachten.

Ist das Spiegelbild des Narzissten erschüttert und bekommt er keine Resonanz mehr aus einem Umfeld, das sich zurückzieht, suchen die Betroffenen in einer narzisstischen Krise auch den Weg zum Therapeuten.

Es ist schwer, mit einem Narzissten eine tragfähige therapeutische Beziehung aufzubauen. Sobald aber ein vertrauensvolles Verhältnis entsteht, kann der Patient mithilfe verhaltenstherapeutischer Interventionen mehr und mehr ein Gespür dafür entwickeln, wie sich das Umfeld des Betroffenen fühlt, wenn eigenes narzisstisches Verhalten gezeigt wird.

THERAPEUTISCHER HINWEIS

Als Therapeut agiert man sehr verständnisvoll, auf der anderen Seite sollte man sehr klar sein und sich nicht vom Narzissmus blenden lassen. Denn wenn der Therapeut dessen Verhaltensmustern folgt und versucht, ihm durch sein Verhalten zu gefallen, wird der Betroffene in seinem narzisstischen Verhalten noch bestärkt.

Da der Narzisst die Tendenz hat, alles besser zu wissen und die Meinung und Wirkung anderer Menschen sehr gering schätzt, ist der Therapeut extrem gefordert. Durch die Notwendigkeit des ständigen Wechsels von Übertragungsrollen im therapeutischen Setting ist eine Teamarbeit mit verschiedenen Therapeuten in der Gruppenarbeit bei der vorliegenden Symptomatik sehr sinnvoll. Während z. B. ein Therapeut die Mutter- oder Vaterrolle einnimmt und immer für den Patienten da ist, kann ein weiterer das narzisstische Verhalten spiegeln. Ein einzelner Therapeut kommt bei diesem Störungsbild sehr schnell an seine Grenzen.

10.3 Andauernde Persönlichkeitsänderung (ICD-10; F62)

10.3.1 Einführung

Die ICD-10 unterscheidet je nach Ursache verschiedene Formen der andauernden Persönlichkeitsveränderung. Bei der andauernden Persönlichkeitsänderung **nach Extrembelastung** (ICD-10 F62.0) mit meist lebenslang andauernden Veränderungen der Persönlichkeitsstruktur sind lang andauernde extreme Belastungen mit permanenter Todesfurcht und einer Entwürdigung der persönlichen Existenz ursächlich für die Erkrankung. Nach auslösenden Situationen wie Folter, Geiselhaft, Konzentrationslager, massiver Gewalt im häuslichen Bereich oder lang andauernden Kriegserfahrungen wird der Eindruck ständiger Bedrohung, persönlicher Entfremdung und anhaltender Angst für die Betroffenen zum bleibenden Lebensgefühl.

MERKE

Um eine andauernde Persönlichkeitsänderung zu diagnostizieren, muss die Symptomatik über mindestens 2 Jahre bestehen.

10

Eine weitere Form der andauernden Persönlichkeitsänderungen entsteht **nach psychischer Krankheit.** Die Betroffenen sind in ihrer sozialen und beruflichen Funktionsfähigkeit gestört und haben eine hohe Erwartungshaltung gegenüber anderen Menschen.

FALLBEISPIEL

„Ich lebe, mein Freund ist tot"

Ein 84-Jähriger kommt mit seinen Todesängsten nicht mehr zurecht, obwohl er organisch, von altersbedingten Problemen abgesehen, gesund und erstaunlich vital ist. Sein Allgemeinarzt und sein Internist sind ratlos und ziehen einen Psychiater hinzu. In der Anamnese stellt sich heraus, dass den Patienten schon sein Leben lang Todesängste begleiten. Er war als 16-Jähriger in ein Konzentrationslager verschleppt worden und als einziger von vier jüdischen Schülern bei der Befreiung noch am Leben. Seitdem plagen ihn unbegründete Ängste und Schuldgefühle.

10.3.2 Symptomatik

Im Fall:

- Chronische Angst vor dem Tod, vegetative Störungen, Depressionen und berufliche Leistungsschwäche sowie chronische Minderwertigkeits- oder Entwürdigungsgefühle
- Oft im Gefolge einer posttraumatischen Belastungsstörung, die chronifiziert
- Schuldgefühle

Weitere mögliche Symptome:

- Ständige Angst und sozialer Rückzug
- Gefühl der Leere und Hoffnungslosigkeit
- Chronisches Gefühl von Nervosität und Bedrohung
- Entfremdung
- Feindliche oder misstrauische Haltung gegenüber der Umwelt

10.3.3 Differenzialdiagnose

Die Störung sollte nicht verwechselt werden mit Residualzuständen bei schizophrenen Psychosen (F20, ➤ Kap. 6), chronischen Verläufen affektiver (F3, ➤ Kap. 7) Erkrankungen und neurotischem Fehlverhalten (F4, ➤ Kap. 8) oder Persönlichkeitsstörungen (F6, ➤ Kap. 10.2).

10.3.4 Therapie

Wegen der Schwere und Chronifizierung der Erkrankung kann der Heilpraktiker für Psychotherapie hier nur supportiv begleitend tätig werden.

Erste Maßnahmen

Leiten Sie zunächst eine organische und psychiatrische Abklärung ein. Im Fall von Suizidalität weisen Sie den Patienten zur weiteren Abklärung in eine psychiatrische Klinik ein.

Aufklärung

Klären Sie den Betroffenen über die Zusammenhänge zwischen der Persönlichkeitsveränderung und der Extrembelastung auf.

Gut zu wissen Bei der andauernden Persönlichkeitsänderung durch Extrembelastungen geht es oft auch um den Umgang mit einer Überlebensschuld, die daraus resultiert, dass andere Menschen im Umfeld die Auslösesituation nicht überlebt haben.

Die Betroffenen nehmen je nach Persönlichkeit und Situation die Opfer-, Täter- oder Vermittlerrolle ein. So kann sich jemand zum/zur despotischen, besserwissenden, z. T. gewalttätigen Vater/Mutter oder Großvater/-mutter entwickeln. Oder die Betroffenen gehen stark in ihrer Opferrolle auf. Ist der Abwehrmechanismus der Rationalisierung sehr stark ausgeprägt, können sich Opfer von Gewalttaten mit dem Täter identifizieren (Stockholm-Syndrom) und so in die Vermittlerrolle schlüpfen.

Bei depressiver Symptomatik verordnet der Facharzt Antidepressiva.

Therapieverfahren

Die Wahl der Therapiemethode richtet sich nach der Ausprägung und Ursache der andauernden Persönlichkeitsänderung:

- Sind lang anhaltende **psychotische Erkrankungen** wie Schizophrenien, schizoaffektive, affektive Störungen oder Alkohol- und Drogenabhängigkeit für die Wesensänderung ursächlich, leben die Betroffenen mehr und mehr in betreuten Wohneinheiten und werden von Sozialpädagogen, Ergotherapeuten und Pflegekräften betreut. Es geht dann nicht um klassische Psychotherapie, sondern darum, dem Erkrankten ein angemessenes Leben mit sozialer Integration zu ermöglichen.
- Resultiert die andauernde Persönlichkeitsänderung dagegen aus einer lang anhaltenden **extremen Belastungssituation** mit posttraumatischem Störungsbild, sind die Betroffenen meist in das soziale Netz von Familie und Partnerschaft integriert. Hier stehen Symptome wie Angst und Schreckhaftigkeit, Projektionsverhalten oder erlernte Hilflosigkeit im Vordergrund der Erkrankung. Es eignen sich Verhaltens- und Traumatherapie zur langsamen Besserung der Symptomatik. Bewährt haben sich ebenfalls Entspannungsübungen.

Therapieplan

Da die auslösenden Ereignisse von den Betroffenen so verhärtet erlebt werden und stark eingeprägt sind, dass die Wunden erneut aufbrechen könnten, wird bei dieser Ausprägung des Störungsbildes eher nicht aufdeckend und bewusstmachend gearbeitet.

Empfehlungen für das therapeutische Gespräch

- Über die Entstehungsgeschichte der Erkrankung aufklären
- Den Patienten erneut über die zugrunde liegenden Ereignisse berichten lassen, wenn er dazu motiviert ist
- Den Patienten stabilisieren und das Erlebte integrieren
- Den Angehörigen Beratungstermine anbieten

Weitere Empfehlungen ➤ Kap. 8.3.4

10.3.5 Arbeit mit dem sozialen Umfeld

THERAPEUTISCHER HINWEIS

Da sich die Problematik extrem auf das soziale System auswirkt, das den Erkrankten umgibt, geht es in erster Linie um die Entlastung des sozialen Umfelds.

Wurde die andauernde Persönlichkeitsänderung durch eine psychotische Krankheit ausgelöst, kann das soziale Umfeld versuchen, dem Betroffenen Halt zu geben, indem es, soweit nötig und möglich, einfach für ihn da ist. Sie können mit den Angehörigen aufklärend arbeiten und versuchen, ihnen etwaige Schuldgefühle zu nehmen und sie mit Informationen und dem eigenen Netzwerk unterstützen, damit ein optimaler Platz für den Erkrankten gefunden werden kann. Ist er bereits in einer Einrichtung untergebracht, vermitteln Sie dem Partner, den Verwandten oder Bekannten, dass er dort bestmöglich versorgt wird. Die Angehörigen können ihn, sooft sie wollen, besuchen und an seinem Leben teilnehmen, während die Hauptarbeit und -verantwortung die betreffende Einrichtung übernimmt.

Liegt die Ursache für die Erkrankung in einer lang anhaltenden Extrembelastung begründet, geht es für die Angehörigen darum, Grenzen zu setzen und auf das eigene Wohlergehen zu achten. Denn durch die Wesensänderung des Betroffenen mit der mehr und mehr ausgefüllten Opfer- oder Täterrolle ergeben sich Dynamiken, die unweigerlich zu Konflikten führen. Die Angehörigen können sich Unterstützung von außen holen und z. B. Selbsterfahrungsgruppen beitreten.

THERAPEUTISCHER HINWEIS

Machen Sie den Angehörigen bewusst, dass eine andauernde Persönlichkeitsänderung keine Erkrankung ist, die sich im therapeutischen Prozess in wenigen Jahren heilen lässt. Sie sollten sich eher darauf einstellen, dass eine solche Wesensänderung von Dauer sein wird.

Für den Partner geht es auch um Grundsatzentscheidungen: „Will ich mit dem von einer andauernden Persönlichkeitsänderung Betroffenen weiter mein Leben verbringen, oder trenne ich mich von ihm?“ Vielleicht ändert sich der Zustand des Betroffenen langsam, aber in der Regel tritt bei der Erkrankung keine deutliche Besserung ein; vielmehr entwickelt sich eher ein chronischer Zustand.

Gut zu wissen Helfen Sie den Angehörigen zu erkennen, ob sie sich aus Mitleid oder aufgrund eines sehr starken eigenen Über-Ichs in der Verantwortung sehen. Denn ein „Alles-wie-ein-Kreuz-auf-sich-Nehmen“ oder „Aushalten-Müssen“ kann langfristig für beide Seiten schwer werden.

10.4 Abnorme Gewohnheiten und Störungen der Impulskontrolle (ICD-10; F63)

10.4.1 Einführung

Menschen mit diesen Verhaltensstörungen können gewisse Handlungen nicht effektiv und willentlich kontrollieren. Das wiederholte Verhalten der Betroffenen ist scheinbar unmotiviert und wirkt sich häufig schädlich auf den Menschen selbst und seine Umgebung aus.

Folgende pathologische Verhaltensweisen werden zu den abnormen Gewohnheiten gezählt:

- Krankhaftes Spielen
- Krankhaftes Brandstiften (Pyromanie)

- Krankhaftes Stehlen (Kleptomanie)
- Trichotillomanie (Impuls, sich selbst die Haare herauszureißen)

10.4.2 Symptomatik

Die Betroffenen verspüren einen nicht zu unterdrückenden Impuls, wiederkehrende unvernünftige und schädigende Handlungen zu begehen (➤ Kap. 10.4.1).

10.4.3 Differenzialdiagnose

- Häufig besteht eine Komorbidität mit Persönlichkeitsstörungen (F60, ➤ Kap. 10.2).
- Psychotische Störungen (F2, ➤ Kap. 6), Intelligenzminderung (F7, ➤ Kap. 11) und impulsives Verhalten im Rahmen einer Abhängigkeitserkrankung (F1, ➤ Kap. 5) sind auszuschließen
- Gleiche Handlungen aus kriminellen Motiven sind abzugrenzen (z. B. Diebstahl, Brandstiftung).

10.4.4 Therapie

Der Heilpraktiker für Psychotherapie kommt bei diesen Erkrankungen normalerweise nicht zum therapeutischen Arbeiten, weil die Betroffenen meist in einer forensischen Klinik behandelt werden. Möglicherweise werden Sie jedoch von den Angehörigen aufgesucht (➤ Kap. 10.4.5).

Aufklärung

Siehe dazu die allgemeinen Überlegungen zu Persönlichkeitsstörungen in ➤ Kap. 10.1.4.

Therapieverfahren

Bei Patienten mit abnormen Gewohnheiten und Störungen der Impulskontrolle wird grundsätzlich verhaltenstherapeutisch und u. U. auch aufdeckend gearbeitet. Aber auch andere Therapieformen wie Kunst- oder Musiktherapie können zum Einsatz kommen, damit die Betroffenen lernen, sich anders auszudrücken als durch ihre bisherigen unverhältnismäßigen Taten.

MERKE

Da die **Trichotillomanie** oft in Verbindung mit einer Borderline-Störung auftritt, gehören die Patienten in die Hände von geschulten, meist klinischen Therapeuten. Empfehlen Sie den Betroffenen eine Kontaktaufnahme zu Selbsthilfegruppen.

Wenn das impulsive Verhalten zu Folgeproblemen führt, können Sie die Betroffenen bei der Priorisierung der Maßnahmen unterstützen. Klären Sie den Betroffenen über strafrechtliche Relevanz auf.

Gut zu wissen Forensisch-psychiatrische Kliniken bzw. Psychotherapeuten erfüllen den gesellschaftlichen Auftrag der Besserung und Sicherung sowie Rehabilitation von Patienten, die wegen unterschiedlicher Straftaten verurteilt sind.

10.4.5 Arbeit mit dem sozialen Umfeld

Bei den Angehörigen erzeugt das Verhalten des Betroffenen häufig Gefühle von Scham, Schuld oder Ohnmacht, sodass sie häufig einen Therapeuten aufsuchen.

THERAPEUTISCHER HINWEIS

Die Angehörigen von Menschen mit abnormen Gewohnheiten und Impulskontrollstörungen müssen oft lernen, sich nicht symbiotisch verantwortlich zu fühlen oder für die Taten Sippenschuld auf sich zu nehmen.

Menschen aus dem sozialen Umfeld können diese Situation häufig nicht allein bewältigen. In der intensiven therapeutischen Arbeit können sie lernen, Grenzen zu setzen und ihr eigenes Ich zu stärken. Voraussetzung ist dafür auch, dass sie die Schuldgefühle hinter sich lassen.

THERAPEUTISCHER HINWEIS

Motivieren Sie Partner und Angehörige von Menschen mit abnormen Gewohnheiten und Impulskontrollstörungen, offensiv mit der Problematik umzugehen und den Betroffenen zur Therapie zu bewegen.

Im analytischen Sinne geht es in der Arbeit mit den Angehörigen auch darum zu schauen, wo die eigenen Anteile im Verhalten der Betroffenen zu finden sind, denn oft haben diese Störungsbilder systemischen Charakter. Möglich ist z. B., dass der Betroffene mit seinem abnormen Verhalten Unzulänglichkeiten in der Partnerschaft oder Familie kompensiert.

10.5 Störungen der Geschlechtsidentität (ICD-10; F64)

10.5.1 Einführung

Bei Betroffenen mit einer Störung der Geschlechtsidentität ist die Annahme des eigenen biologischen Geschlechts gestört. Es besteht der Wunsch, die Identität des anderen Geschlechts anzunehmen. Es wird zwischen den beiden Ausprägungen Transsexualität und Transvestitismus unterschieden.

- Beim **Transsexualismus** (F64.0) fühlen sich die Betroffenen **„im falschen Körper"**. Es besteht der dauerhafte und meist bereits in der Kindheit entwickelte Wunsch, dem anderen Geschlecht anzugehören. Die damit verbundene grundsätzliche Unzufriedenheit geht mit dem Wunsch nach geschlechtsangleichenden Maßnahmen (Geschlechtsumwandlung) einher. Durch das Nachahmen gegengeschlechtlichen Verhaltens im Alltag und dem Tragen gegengeschlechtlicher Kleidung kann die gewünschte sexuelle Identität ausgedrückt werden.

10

- Beim **Transvestitismus** (F64.1) ist der Wunsch, in die Rolle des anderen Geschlechts zu schlüpfen, nur **vorübergehender Natur.** Die Betroffenen streben keine Geschlechtsumwandlung an.

FALLBEISPIEL

Mann-zu-Frau-Transsexualismus – „Erst war ich nur neugierig auf die Sachen meiner Schwester"

Eine junge Frau möchte einen Termin für die Erstellung eines psychiatrischen Gutachtens, das sie für die Kostenübernahme einer geschlechtsangleichenden Operation durch die Krankenkasse benötigt. Sie ist heute 24 Jahre alt, wurde als Junge geboren und berichtet, sie habe seit ihrem 8. oder 9. Lj. bewusst wahrgenommen, dass sie nicht „einfach" nur männlich sei. Schon immer habe sie lieber mit Puppen als mit Autos gespielt und sich immer mehr den Mädchengruppen angeschlossen, anstatt mit Jungen zu spielen. Mit 15 Jahren merkte sie dann so richtig, dass sie „anders" war. Es fing zunächst damit an, dass sie das Zimmer ihrer Schwestern durchstöberte, als sie allein war, und dabei eine weiße Spitzenbluse und einen schönen schwarzen Rock ihrer Schwester sah, die sie dann einfach mal anprobierte. Als sie sich so im Spiegel betrachtete, gefiel sie sich sehr gut und machte das immer öfter. Irgendwann störte sie das Ganze aber, sie war mit sich selbst nicht mehr im Reinen und wusste nicht, was mit ihr los war. Sie dachte an Homosexualität oder dass mit ihr irgendwas nicht stimme. Den Begriff „transsexuell" kannte sie damals ja auch noch gar nicht. Sie habe sich auch mehr und mehr dagegen gewehrt und immer mehr auf das „Männliche" konzentriert. Ihre Mitschüler lästerten, dass sie eine Zigarette oder ein Glas wie eine Frau halte und auch so laufen würde. Um nicht aufzufallen, habe sie immer mehr eine Rolle gespielt und sei immer unglücklicher geworden. Sie begab sich auch für gute 1,5 Jahre in psychotherapeutische Behandlung, doch eine Änderung stellte sich auch danach nicht ein. Das Gefühl, im falschen Körper zu sein, war eher noch stärker geworden. Mit 20 wollte und konnte sie ihre Neigungen nicht mehr überspielen und fing an, sich bei Freunden und in der Familie zu outen und offiziell nur noch Frauenkleider zu tragen. Sie wollte endlich als Frau anerkannt und respektiert werden und sich nicht mehr verstecken müssen. Ihre Eltern, für die Sexualität immer ein Tabuthema gewesen war, reagierten auf diese Nachricht schockiert und brachen den Kontakt zu ihrer Tochter ab, worunter sie sehr leidet.

Dennoch lebt sie nunmehr seit 4 Jahren als Frau, hat bereits die gesetzliche Genehmigung erhalten, ihren Namen zu ändern, und wird seit 6 Monaten mit Hormonen behandelt. Seitdem ist auch keine depressive Symptomatik mehr aufgetreten wie vor Beginn der Behandlung. Nach eingehender Prüfung ihrer medizinischen und sozialen Vorgeschichte sowie der Vorlage zweier voneinander unabhängiger psychologischer Gutachten mit der Diagnose einer Mann-zu-Frau-Transsexualität wurde eine geschlechtsumwandelnde Operation befürwortet. Da männliche und weibliche Organe sich aus denselben embryologischen Strukturen bilden, lässt sich die Operation mittlerweile mit sehr guten Ergebnissen durchführen. Sie erfolgt durch Vaginoplastik mit Einstülptechnik sowie Kastration.

10.5.2 Symptomatik

Im Fall:

- Das biologische Geschlecht und die psychische Geschlechtsidentität stimmen nicht überein.
- Die Betroffenen fühlen sich mit ihrer Seele geschlechtlich im falschen Körper.
- Häufiger Transsexualismus in Richtung Mann – Frau.
- Keine Homosexualität.

10.5.3 Differenzialdiagnose

Das Störungsbild tritt gelegentlich im Rahmen einer schizophrenen Psychose (➤ Kap. 6) oder bei komplexen Persönlichkeitsstörungen (➤ Kap. 10) auf.

10.5.4 Therapie

Menschen mit Geschlechtsidentitätsstörungen suchen in der Regel einen Sexualtherapeuten auf. Ist der Heilpraktiker für Psychotherapie auf dieses Gebiet spezialisiert, ist es gut möglich, dass Betroffene bei ihm Hilfe suchen, wenn sie den Therapeuten humanistisch, tolerant, weltoffen und zugewandt erleben. Denn es kann sein, dass sie sich bei einem Psychologischen Psychotherapeuten bzw. Analytiker eher mit dem „Röntgenblick" gesehen und beurteilt fühlen.

Erste Maßnahmen

Bei sexuellen Störungen muss ein organischer Ursprung unbedingt abgeklärt werden. Die Störung kann auch Begleitsymptomatik einer zugrunde liegenden psychischen Erkrankung wie Depression, Persönlichkeitsstörung oder Abhängigkeitserkrankung sein und wird dann der Grunderkrankung zugeordnet und entsprechend diagnostisch verschlüsselt.

MERKE

Die Einweisung in eine Klinik ist bei suizidalem Risiko und selbstschädigendem Verhalten unerlässlich.

Aufklärung

- Es muss über die Bedeutung einer geschlechtlichen Angleichung in Bezug auf die somatischen Maßnahmen und die dann neue Lebensweise aufgeklärt werden.
- Der Wunsch nach Geschlechtsangleichung muss dauerhaft vorliegen.
- Eine psychotherapeutische Behandlung ist Voraussetzung.
- Der Betroffene muss fachärztlich vorgestellt und an spezielle Beratungsstellen verwiesen werden.
- Unter gewissen Voraussetzungen (Probezeit mit Alltagstest etc.) sind zur Geschlechtsumwandlung eine Hormonbehandlung und Operation möglich.

Der Therapeut übernimmt bei Störungen der Geschlechtsidentität auch eine beratende Funktion. Denn das **Transsexuellen-Gesetz,** das die Namensänderung und Personenstandänderung regelt, fordert vor einer Geschlechtsumwandlung u. a. die Erstellung zweier voneinander unabhängiger Gutachten. Dieses Vorgehen soll sicherstellen, dass die Maßnahmen zur Geschlechtsumwandlung auch wirklich sinnvoll und das Ergebnis einer längerfristigen Entwicklung sind. Gerade daher ist die therapeutische Arbeit über einen längeren Zeitraum so wichtig, denn nicht in jedem Fall stellt eine Geschlechtsumwandlung die richtige Lösung dar.

Gut zu wissen Wird einer Geschlechtsumwandlung durch beide Gutachter im Rahmen der notwendigen Therapie zugestimmt, gehören eine Hormontherapie und die Operation(en) ebenso zum Prozedere wie die Namens- und Personenstandsänderung bei der Annahme des anderen Geschlechts.

Die Psychoanalyse und das Gutachten für die angestrebte Geschlechtsumwandlung obliegen einem auf das Störungsbild spezialisierten Psychoanalytiker.

Für den Betroffenen ist die Umwandlung ein harter Weg, den ein Heilpraktiker für Psychotherapie gut begleiten kann. Darüber hinaus suchen die Betroffenen in der Regel eine Selbsthilfegruppe auf, um die Hindernisse gemeinsam mit Gleichgesinnten überwinden zu können.

Therapieverfahren

Zunächst kommen stärkende, stabilisierende und supportive Interventionen der **Verhaltenstherapie** infrage. Gerade auch die **humanistisch-erlebnisorientierten Therapieverfahren** können hier zur Linderung des Leidensdrucks beitragen.

Um das Geschlechtsumwandlungsverfahren umsetzen zu können, ist eine **psychoanalytische Behandlung** jedoch unumgänglich.

Therapieplan

Bei allen Störungsbildern aus dem Sexualbereich ist es sinnvoll, wenn Sie als Therapeut Ihr Über-Ich kennen und immer wieder durchleuchten. Denn neben einem gesellschaftlich-kulturellen besteht auch ein individuelles Über-Ich. In der Arbeit mit sexuellen Störungen ist entscheidend, dass Sie keine Berührungsängste genereller Art haben und eine sehr offene Haltung einnehmen.

Aus dieser Haltung heraus können sich Therapeut und Patient tiefenpsychologisch dem Thema „Wer bin ich?“ annähern. Dazu muss der Therapeut seine eigene Bedürftigkeit und seinen Trieb gut kennen, die Frage „Wer bin ich?“ beantworten können und am besten eine Ausbildung in Sexualtherapie absolviert haben.

Gut zu wissen Der Therapeut muss nicht die gleichen Werte haben wie der Betroffene, aber er muss offen sein, um die Wertvorstellungen des Patienten nicht zu beurteilen.

Der Patient muss das Gefühl haben, dass er sich so geben kann, wie er ist. Es muss sich für ihn so anfühlen, als sei es völlig unproblematisch, gemeinsam mit dem Therapeuten „ins eigene Schlafzimmer“ zu blicken.

10.5.5 Arbeit mit dem sozialen Umfeld

Im sozialen Umfeld von Menschen mit Störungen der Geschlechtsidentität werden gern voreilige Urteile gefällt, sodass ein Anderssein mit Schuld und Scham verbunden ist.

Klären Sie die Angehörigen über die Problematik auf und vermitteln Sie Ihnen, dass es sich nicht um einen Einzelfall handelt.

THERAPEUTISCHER HINWEIS

In der Arbeit mit dem Umfeld geht es vor allem darum, Ängste zu nehmen, weil alles, was mit Scham verbunden ist, Ängste hervorruft.

Wenn Sie es schaffen, gut aufzuklären und den Angehörigen Sicherheit zu geben, wird die Situation für alle Beteiligten leichter.

Natürlich können und sollen Sie nicht das Wertesystem der Angehörigen verändern. Vielleicht schaffen Sie es aber, mehr Verständnis für die Lage des Betroffenen zu wecken. Bildung fördert in der Regel Toleranz und Differenziertheit. Sie werden schnell merken, wie weit die Menschen aus dem Umfeld des Betroffenen bereit sind, Ihnen zu folgen.

Auf jeden Fall können Sie über die Voraussetzungen einer Geschlechtsumwandlung aufklären. In einem Gespräch mit einem unabhängigen Dritten öffnen sich die Angehörigen gewöhnlich und können sich der Thematik eher annehmen.

Machen Sie deutlich, dass es sich nicht um eine Laune des Betroffenen handelt, sondern dass die Problematik grundsätzlicher Natur ist, und zeigen Sie auf, wie steinig der Weg ist, den derjenige beschreiten muss.

10.6 Störungen der Sexualpräferenz (ICD-10; F65)

10.6.1 Einführung

Die auch als Paraphilie bezeichnete Störung wird bei allen an ungewöhnliche Bedingungen geknüpften Formen sexueller Befriedigung diagnostiziert. Der sexuelle Impuls richtet sich entweder auf nichtmenschliche Objekte (Fetischismus, Sodomie), auf Leiden und Demütigung der eigenen Person (Masochismus) oder des Sexualpartners (Sadismus) oder auf Kinder (Pädophilie, Päderastie) bzw. andere Personen, die mit einer sexuellen Interaktion nicht einverstanden sind (z. B. Exhibitionismus).

In der Regel sind die Verhaltensweisen zwanghaft. Die Betroffenen sind oft in sich selbst unsichere Persönlichkeiten, die zu normalem sexuellem Kontakt nicht in der Lage sind.

FALLBEISPIEL

Fetischismus – „Eine Perücke als Fetisch“ (Geschichte aus dem Jahr 1886)

Eine Dame berichtet von ihrer Hochzeitsnacht: „Mein Mann kam zu mir, begnügte sich allerdings damit, mich zu küssen und in meinem kurzen, nicht gerade fülligen Haar zu wühlen. Dann legte er sich zur Seite und schlief ein. In der dritten Nacht zauberte er plötzlich eine Langhaarperücke hervor und bat mich, sie aufzusetzen. Ich tat ihm den Gefallen. Kaum war dies geschehen, holte er seine eheliche Pflicht mehr als reichlich nach. Auch am nächsten Morgen begann er wieder zärtlich zu werden, allerdings erst, nachdem er die Perücke liebkost hatte. Als ich die Perücke absetzte, weil sie mir allmählich unbequem wurde, hatte ich für ihn jeden Reiz verloren.“

10.6.2 Symptomatik

- Ungewöhnliche sexuelle Präferenzen und Praktiken.
- Die Betroffenen oder ihre „Objekte" werden beeinträchtigt oder erfahren Leid.

Im Folgenden stellen wir die einzelnen Störungen der Sexualpräferenz dar (➤ Tab. 10.3).

10.6.3 Differenzialdiagnose

Abgrenzung von abweichendem Verhalten bei Intelligenzminderung (F7, ➤ Kap. 11), organischen Störungen (F0) sowie psychotischer Residualsymptomatik (F20, ➤ Kap. 6)

10.6.4 Therapie

Sofern der Heilpraktiker für Psychotherapie auf das Gebiet der Sexualtherapie spezialisiert ist, kann er bei einigen Unterformen dieses Krankheitsbildes therapeutisch tätig werden.

Erste Maßnahmen

- Wie bei anderen Störungsbildern ist es zunächst Ihre Aufgabe, den Patienten an einen Facharzt zu überweisen. Suizidalität und Fremdgefährdung sind klinisch abzuklären.
- Ferner gilt es, Störungen der Sexualpräferenz, die klinisch behandelt werden, von den ambulant therapierbaren zu differenzieren.
- Zudem stellt sich zu Beginn auch die Frage, wie groß der Leidensdruck des Betroffenen ist. Damit eng verbunden ist die Frage, wie groß der Anteil der Persönlichkeit bzw. einer Persönlichkeitsstörung ist und welcher Teil eher neurotische Wurzeln hat. Denn im Falle einer Persönlichkeitsstörung wird der Leidensdruck im Zweifel sehr gering ausgeprägt sein.
- Empfehlen Sie auch spezifische Selbsthilfegruppen.

Aufklärung

Gut zu wissen Wie bei allen Störungen im Bereich der Sexualität ist auch bei der Sexualpräferenz schwer zu differenzieren, was normal bzw. nicht normal ist. Fetischismus z. B. kann dann nicht als psychische Störung betrachtet werden, wenn beim Betroffenen kein persönlicher Leidensdruck auftritt. Sobald der Betroffene jedoch jemand anderen belästigt, bedrängt oder missbraucht, wird aus dem Verhalten eine Störung.

Medikation

In einigen Fällen werden die Störungen auch medikamentös behandelt. SSRI können in höheren Dosierungen z. B. das sexuelle Verlangen mindern und damit das sexuell abnorme Verhalten reduzieren.

Therapieverfahren

Je nach Störung unterscheiden sich die Therapiemethoden. Bei Exhibitionismus, Pädophilie oder Sadomasochismus wird zunächst

Tab. 10.3 Störungen der Sexualpräferenz nach ICD-10

Störungen der Sexualpräferenz	Kennzeichen
Fetischismus (F65.0)	Gebrauch unbelebter Objekte als Stimuli für die sexuelle Erregung und zur sexuellen Befriedigung. Die Diagnose soll nur gestellt werden, wenn der Fetisch die wichtigste Quelle sexueller Erregung darstellt oder für die sexuelle Erregung unerlässlich ist.
Fetischistischer Transvestitismus (F65.1)	Bekleidung des anderen Geschlechts wird hauptsächlich zur sexuellen Erregung getragen.
Exhibitionismus (F65.2)	Wiederholte oder ständige Neigung, die eigenen Genitalien vor meist gegengeschlechtlichen Fremden in der Öffentlichkeit zu entblößen, ohne zu einem näheren Kontakt aufzufordern oder diesen zu wünschen. Meist wird das Zeigen von sexueller Erregung begleitet, oft kommt es zur Masturbation.
Voyeurismus (F65.3)	Wiederholt auftretender oder ständiger Drang, anderen Menschen bei sexuellen Aktivitäten oder Intimitäten (z. B. beim Entkleiden) zuzusehen. Dies passiert in der Regel heimlich und führt zu sexueller Erregung und Masturbation.
Pädophilie (F65.4)	Sexuelle Präferenz für Kinder, die sich zumeist in der Vorpubertät oder im frühen Stadium der Pubertät befinden.
Sadomasochismus (F65.5)	Es werden sexuelle Aktivitäten mit Zufügung von Schmerzen und Erniedrigung durch gewaltsame Praktiken bevorzugt. Ist das Erleiden der Erniedrigung mit sexueller Stimulation verbunden, handelt es sich um **Masochismus.** Wenn die sexuelle Erregung durch das Zufügen von Qualen und Erniedrigung erreicht wird, spricht man von **Sadismus.** Oft sind beide Formen als **Sadomasochismus** miteinander kombiniert.
Multiple Störungen der Sexualpräferenz (F65.6)	In manchen Fällen bestehen bei einer Person mehrere abnorme sexuelle Präferenzen, ohne dass eine im Vordergrund steht. Die häufigste Kombination ist Fetischismus, Transvestitismus und Sadomasochismus.
Sonstige Störungen der Sexualpräferenz (F65.8)	Hierzu gehören andere sexuelle Aktivitäten wie obszöne Telefonanrufe, Pressen des eigenen Körpers an andere Menschen zur sexuellen Stimulation in Menschenansammlungen (**Frotteurismus**), sexuelle Handlungen an Tieren (Sodomie), Strangulieren und Nutzung der Anoxie zur Steigerung der sexuellen Erregung.

verhaltenstherapeutisch gearbeitet, später können tiefenpsychologisch-analytische Verfahren hinzukommen.

Bei Exhibitionismus, Voyeurismus und Pädophilie, also Störungsbildern, die strafrechtlich verfolgt werden, sollte der Heilpraktiker den Patienten allerdings an einen speziell ausgebildeten psychologischen Psychotherapeuten, einen Psychiater oder eine Klinik verweisen.

Therapieplan

Da das Störungsbild der **Pädophilie** sehr markant und z. T. prüfungsrelevant ist, wird an dieser Stelle genauer darauf eingegangen: In der Verhaltenstherapie lernen Pädophile u. a. zu sublimieren. Sie lernen, ihre bisherigen Wünsche und Triebe in einer gesellschaftlich akzeptierten (z. B. künstlerischen oder musikalischen) Form auszuleben.

Gut zu wissen Der Therapeut muss in der Arbeit mit Störungen im Bereich der Sexualität offen sein für die Empfindungen und Gedanken des Patienten, um die Person und sein Handeln nicht zu bewerten. Seine eigenen Werte dagegen können sich von denen des Patienten deutlich unterscheiden.

Gerade bei der Pädophilie besteht die große Herausforderung für den Therapeuten darin, den Pädophilen nicht zu bewerten. Zu diesem Zweck sollten immer die Person, ihr Wesen und Verhalten unterschieden werden. Für den Betroffenen ist es wichtig zu erkennen, dass das, was bei ihm Lustgewinn und Erregung erzeugt, anderen Menschen Schaden zufügt.

Empfindungen bzw. Verhaltensweisen von Pädophilen können sehr unterschiedliche Wurzeln haben: Teils können sie auf Konditionierung beruhen, teils auch genetische oder hormonelle Ursachen haben. Dafür kann man den Betroffenen nicht verurteilen, muss ihm aber vermitteln, welche Konsequenzen sein Handeln hat. Beim Pädophilen entsteht natürlich Leidensdruck, wenn er dem lustbringenden Verhalten nicht nachgeben darf.

Gut zu wissen Damit sich der Leidensdruck des pädophilen Patienten nicht verschiebt, braucht er einerseits einen sehr verständnisvollen, einfühlsamen Therapeuten, der andererseits aber klare Grenzen des Über-Ichs, der Moral und Ethik aufzeigt und damit deutlich macht, was sein darf und was nicht sein darf.

Empfehlungen für das therapeutische Gespräch

- Unterstützung in schwierigen Lebenssituationen und Krisen
- Gemeinsame Entwicklung eines Krankheitsverständnisses (sowie Krankheitsgefühls)

MERKE
Das Ausleben der abweichenden Sexualpräferenz kann z. T. strafrechtlich relevant sein.

10.6.5 Arbeit mit dem sozialen Umfeld

Je nach Ausprägung der Sexualpräferenzstörung ist das Umfeld in sehr unterschiedlichem Maße betroffen. Während Angehörige von einigen Störungen nichts oder kaum etwas mitbekommen, sind sie bei anderen Störungen womöglich am Ausleben der Sexualität beteiligt.

Beim Fetischismus und Sadomasochismus sind die Partner zuweilen direkt involviert. Häufig werden die Vorlieben allerdings auch in Clubs oder geschlossenen Zirkeln ausgelebt, in denen sich die Betroffenen sicher fühlen.

THERAPEUTISCHER HINWEIS
Kommen Angehörige in Ihre Praxis, um über den Patienten zu sprechen, muss dieser Sie zunächst von Ihrer Schweigepflicht entbinden.

Wenn die Familie auf irgendeine Weise Kenntnis vom Verhalten des Betroffenen erlangt, wird das Familiensystem in der Regel zunächst erschüttert. In einem solchen Fall können Sie versuchen, die Angehörigen zu einer Familientherapie zu motivieren. Gleiches gilt natürlich auch für die Partner des Patienten hinsichtlich einer Paartherapie.

Klären Sie Menschen aus dem Umfeld der Erkrankten über die unterschiedlichen Störungsbilder auf und weisen Sie den Weg zu Selbsthilfegruppen, die an größeren Orten und Städten angeboten werden. Auch durch den Austausch in Internetforen können erste Ängste abgebaut werden.

THERAPEUTISCHER HINWEIS
Bei vielen Angehörigen oder Partnern werden bereits beim Fetischismus oder Sadomasochismus Grenzen überschritten und Ängste ausgelöst. Da sich diese Menschen anderen gegenüber häufig nicht öffnen, können Sie hier als Therapeut wichtige Unterstützung bieten.

Nicht selten wenden sich Menschen mit einer bestimmten Sexualpräferenz mehr und mehr vom eigenen Partner ab und leben ihre Leidenschaft außerhalb der Beziehung aus. Es kann daran liegen, dass der eigene Partner über sehr konservative Ansichten verfügt und wenig experimentierfreudig agiert oder sich beide Partner schämen, offen über ihre Sexualität zu sprechen. Kommt in diesem Zusammenhang allerdings die Frage nach Trennung auf, nehmen häufig beide Partner die Möglichkeit wahr, ihre Situation mithilfe des Therapeuten zu reflektieren und zu erkennen, dass ein offeneres Miteinander sinnvoller sein kann als der harte Weg der Trennung. Dabei geht es im therapeutischen Prozess für den Einzelnen oft auch darum, eigene Ängste und Grenzen zu bewältigen.

THERAPEUTISCHER HINWEIS
Das soziale Umfeld von Menschen mit abnormen Sexualpräferenzen braucht häufig Zeit, um sich an die Situation anzupassen und neue Gedanken zu reflektieren. Gehen Sie als Therapeut geduldig vor, denn ihre Werte und Moralvorstellungen haben sich über einen langen Zeitraum entwickelt.

In fast allen Partnerschaften ist die sexuelle Experimentierfreudigkeit auch jenseits abnormer Sexualpräferenzen nicht unbedingt gleich verteilt. Es kann vorkommen, dass Sexualpraktiken, die ein Partner für wünschenswert hält, vom anderen Partner abgelehnt werden. Meist schämen sich die betroffenen Paare, darüber zu sprechen. Hier kann der Therapeut moderierend und angstnehmend eingreifen.

10.7 Psychische und Verhaltensstörungen in Verbindung mit der sexuellen Entwicklung und Orientierung (ICD-10; F66)

10.7.1 Einführung

Dieses Störungsbild tritt vor allem bei Heranwachsenden auf, die sich in Bezug auf ihre **sexuelle Orientierung** (homo-, hetero-, bisexuell) oder ihre **Geschlechtsidentität** unsicher sind. Ängste und Depressionen gelten als Begleitsymptome bei diesem Störungsbild. Neben jungen, oft pubertierenden Menschen können auch Personen betroffen sein, die vermeintlich stabil sexuell orientiert und in einer längeren Beziehung sind. Sie merken irgendwann, dass sich ihre sexuelle Orientierung gewandelt hat.

Gut zu wissen Menschen mit diesem Störungsbild befinden sich häufig in der schwierigen Phase vor dem Coming-out. Sie geben sich nach außen hin bewusst anders, als sie sich innerlich fühlen, und folgen damit den Erwartungen des sozialen Umfelds an ihr Verhalten. Das Ergebnis ist ein Zustand starker Spannungen.

Meist ist mit diesem Störungsbild eine **Homosexualität** oder **Bisexualität** verbunden.

Gut zu wissen Viele Betroffene merken erst im späteren Erwachsenenleben, dass sie eigentlich nicht so leben, wie sie es gern würden. Häufig sind davon verheiratete Menschen mit Kindern betroffen, die ihren Über-Ich-Strukturen sehr früh nachgekommen sind und das Leitbild ihrer Eltern umgesetzt haben, um diese nicht zu enttäuschen.

10.7.2 Symptomatik

- Ich-dystone Entwicklungen und Beziehungsstörungen sowie Krisen der Reifung im Zuge der sexuellen Entwicklung
- Innere Konflikte und psychische Symptomatik wie Depression und Ängste infolge der hetero-, homo- oder bisexuellen Orientierung

10.7.3 Differenzialdiagnose

Möglicherweise treten die Störungen in Verbindung mit anderen Störungen in der Adoleszenz auf, z. B. bei schizophrenen Psychosen (F20, ➤ Kap. 6) und Entwicklungsstörungen (F8, ➤ Kap. 12).

10.7.4 Therapie

Menschen mit diesem Störungsbild suchen in der Regel auch Heilpraktiker für Psychotherapie auf. Ihre Entscheidung, ob sie den Patienten in seiner Krise der sexuellen Identität unterstützen können, sollten Sie von Ihrer Ausbildung und Erfahrung abhängig machen.

Erste Maßnahmen

- Je nach Schwere der Symptomatik ist es empfehlenswert, den Patienten psychiatrisch und neurologisch zu untersuchen.
- Fragen Sie auch eine etwaige Suizidalität ab und weisen Sie den Patienten bei akuter Selbst- und/oder Fremdgefährdung in eine psychiatrische Klinik ein.
- Darüber hinaus ermuntern Sie den Betroffenen, sich einer Coming-out-Gruppe anzuschließen, in der er sich mit Gleichgesinnten gut in seiner Problematik aufgehoben fühlt.

Aufklärung

Gerade die Sexualität wird in verschiedenen Kulturen sehr unterschiedlich gelebt und betrachtet, sodass die Problematik je nach Herkunft des Betroffenen unterschiedlich bewertet wird.

- Klären Sie den Patienten auf: Es handelt sich um innere Konflikte, Ängste und Depressionen, die therapeutisch behandelbar sind.
- Bei depressiver oder Angstsymptomatik werden auch Medikamente verabreicht.

Therapieverfahren

Hier kommen vor allem verhaltenstherapeutische Interventionen in Betracht (s. dazu ➤ Kap. 7.2.5 und ➤ Kap. 8.1.4).

Therapieplan

Wie schwer beeinträchtigt die Störung das Leben? Kann sie in den psychosozialen Kontext einbezogen werden?

Mit den Patienten arbeiten Sie in erster Linie **Ich-stärkend** (Sie helfen ihm, zum eigenen Ich zu finden) und **verhaltenstherapeutisch** in dem Sinne, dass er das Verhalten, das seiner Persönlichkeit entspricht, mehr und mehr entdeckt und auslebt. Aufgrund starker Über-Ich-Strukturen empfinden viele Betroffene bereits große Scham und Angst davor, sich Gleichgesinnten anzuschließen oder entdeckt zu werden.

In der Übertragung kommt dem Therapeuten eine betont mütterliche/väterliche Rolle mit viel Verständnis, Zuwendung und Empathie zu. Und gerade bei der vorliegenden Problematik braucht der Therapeut einen sehr toleranten Blick auf den Patienten.

THERAPEUTISCHER HINWEIS

Der Therapeut muss aufpassen, dass die Problematik nicht mit seinen eigenen Über-Ich-Strukturen kollidiert. Er muss dem Patienten wert- und vorurteilsfrei begegnen können.

10.7.5 Arbeit mit dem sozialen Umfeld

Das Umfeld bekommt von dem, was sich in der Gefühls- und Gedankenwelt des Betroffenen abspielt, oft nichts mit. Wenn die Angehörigen allerdings etwas ahnen oder bereits Bescheid wissen, fällt ihre Reaktion häufig sehr negativ aus. Es mag sein, dass sie den Betroffenen dazu animieren, „etwas dagegen zu tun", da sie der Ansicht sind, mit ihm würde etwas nicht stimmen. Sie schämen sich vor den Leuten, fragen sich, was die anderen denken mögen, und projizieren ihre eigene Scham und Ängste auf ihren Verwandten.

Mit dem Umfeld können Sie verständnisvoll und aufklärend arbeiten. Motivieren Sie diese Menschen auch dazu, gedankliche Perspektivwechsel zu vollziehen und die eigenen Ich-Strukturen zu hinterfragen. Der Therapeut sollte zum einen geduldig sein, da sich Scham und Ängste nicht mit einem einzigen Gespräch abbauen lassen. Im humanistischen Sinne sollte er aber auch offen und transparent für Toleranz werben.

Zeigen Sie den Angehörigen auch die Möglichkeiten einer **Familien- oder Paartherapie** auf. Viele Eltern lernen z. B. in Selbsthilfegruppen, dass sie mit der Problematik nicht allein sind, und werden unter Gleichgesinnten zum Reflektieren animiert. Denn ihrem eigenen Umfeld werden sich die Angehörigen kaum öffnen, weil sie häufig große Angst haben, dort selbst stigmatisiert zu werden.

Gut zu wissen Das Leben besteht aus einer Vielzahl von **Identitätsgefühlen** und bezieht sich nicht nur auf die Sexualität. Als Angehöriger muss man auch verstehen, dass alle Lebensbereiche betroffen sind und dass es ein spezielles Lebensgefühl gibt, das zur Identität gehört.

Machen Sie dem Umfeld bewusst, dass sich gleichgeschlechtliche Partnerschaften in der Umsetzung, Führung und Kontinuität schwerer tun und für die Betroffenen eine große Herausforderung darstellen. Hier bedarf es unbedingt der Achtung und Toleranz von außen, damit die Beteiligten ein zufriedenstellendes Leben führen können.

KAPITEL

11 Intelligenzminderung (ICD-10; F7)

Kapitelübersicht

Unter Intelligenzminderung versteht man eine von Kindheit an bestehende unterdurchschnittliche allgemeine intellektuelle Leistungsfähigkeit unterschiedlicher Genese. Die allgemeine Intelligenz wird mithilfe des sog. Intelligenzquotienten bewertet. Die Behandlung erfolgt in der Regel durch Fachmediziner und Fachtherapeuten. Der Heilpraktiker für Psychotherapie arbeitet eher mit dem sozialen Umfeld der Betroffenen.

11.1 Einführung

Die Intelligenzminderung manifestiert sich im Laufe der Kindheitsentwicklung. Sie beschreibt eine von Kindesalter an bestehende unterdurchschnittliche allgemeine intellektuelle Leistungsfähigkeit. Kognitive Funktionen, Sprache sowie motorische und soziale Fähigkeiten sind besonders beeinträchtigt.

Die Intelligenzminderung ist angeboren oder erworben. Die folgenden Ursachen können verantwortlich sein: Infektionen des zentralen Nervensystems vor oder nach der Geburt, eine Chromosomenschädigung oder Erbkrankheiten, toxische Schädigungen durch Alkohol-, Drogen- oder Medikamentenkonsum während der Schwangerschaft, Geburtsschäden, Frühgeburtlichkeit, Schädigungen durch Blutgruppenunverträglichkeit, Stoffwechselerkrankungen, Hirntumoren und Epilepsie, Schädel-Hirn-Trauma durch Unfälle. In den meisten Fällen lassen sich jedoch keine Ursachen für die Minderung der Intelligenz finden.

Gut zu wissen Werden bereits ausgebildete intellektuelle Fähigkeiten wieder verloren, spricht man nicht von Intelligenzminderung, sondern von Demenz.

Die Intelligenz wird nach dem sog. Intelligenzquotienten (IQ) gemessen (➤ Tab. 11.1). Von Intelligenzminderung spricht man ab einem IQ, < 70.

Die Intelligenz wird unterschieden in:

- **Fluide Intelligenz:** Fähigkeit, unbekannte Probleme zu lösen. Dazu ist es nicht notwendig, auf bestimmte Wissensbestände zurückzugreifen.
- **Kristalline Intelligenz:** Fähigkeit, erworbene Wissensbestände bei der Lösung des Problems einzusetzen.

Tab. 11.1 Einteilung des Intelligenzniveaus

IQ-Wert	Aussagewert	Anteil (%)
100–91	Normal durchschnittliche Intelligenz	
90–70	Übergangszone, niedrige Intelligenz oder **Grenzdebilität,** auch als **Lernbehinderung** bezeichnet	
69–50	Leichte Intelligenzminderung	80
49–35	Mittelgradige Intelligenzminderung, frühere Bezeichnungen: Debilität, Imbezillität	12
34–20	Schwere Intelligenzminderung, früher: geistige Behinderung	7
< 20	Schwerste Intelligenzminderung, frühere Bezeichnung: Idiotie	< 1

Diese beiden Arten von Intelligenz ändern sich im Alter: Die fluide Intelligenz nimmt ab und die kristalline zu.

Auf Louis Thurstone geht das **Faktorenmodell der Intelligenz** zurück, der sieben Primärfaktoren beschreibt: Sprachverständnis, Wortflüssigkeit, rechnerische Fähigkeiten, Gedächtnisleistung, Auffassungsvermögen, räumlich-visuelles Vorstellungsvermögen und logisches Schlussfolgern.

Auch bei schweren Intelligenzminderungen können die einzelnen Bereiche der Intelligenz verschieden stark betroffen sein. Daher sollte man sich bei der Einschätzung der Intelligenz nicht auf eine einzelne Kategorie beschränken, sondern alle möglichen Informationen wie z. B. körperliche oder psychische Störungen, kulturellen Hintergrund, Anpassungsfähigkeit oder klinisches Bild einbeziehen. Auch der IQ ist dabei nur als Richtwert zu sehen. Im Übrigen bildet er keine **emotionale Intelligenz** ab.

MERKE
In der Diagnostik hat sich der HAWIK-Test (Hamburger-Wechsler-Intelligenztest für Kinder) durchgesetzt. Er liegt auch in einer Version für Erwachsene vor (HAWIE).

11.1.1 Symptomatik

Die Kennzeichen der Intelligenzminderung sind in ➤ Tab. 11.2 nach dem Ausprägungsgrad zusammengefasst.

11.1.2 Differenzialdiagnose

- Hypothyreose
- Angeborene Stoffwechselstörungen
- Andere Lernschwierigkeiten (➤ Kap. 12) wie Aufmerksamkeitsstörungen (➤ Kap. 13)

Gut zu wissen Das Risiko, bei einer Intelligenzminderung an einer psychischen Störung zu erkranken, ist um den Faktor 3–4 erhöht.

11.1.3 Therapie

Betroffene Eltern und Kinder mit Intelligenzminderung suchen zunächst nicht den Heilpraktiker für Psychotherapie, sondern spezialisierte Kinder- und Jugendtherapeuten bzw. -psychiater auf. An einen Heilpraktiker für Psychotherapie wenden sich Eltern meist dann, wenn sie sich hilflos und traurig fühlen oder weitere Problemfelder entstehen (Näheres ➤ Kap. 11.1.4).

Tab. 11.2 Kennzeichen der Intelligenzminderung

Grad der Intelligenzminderung	IQ	Sprache	Alltagsbewältigung	Schule und Arbeit
Leicht	50–69	Verzögerte Entwicklung, normale Konversation noch möglich	Meist volle Unabhängigkeit in der Selbstversorgung, aber verzögerte Entwicklung	Schulschwierigkeiten, v. a. beim Lesen und Schreiben, für praktische Arbeit anlernbar
Mittel	35–49	Begrenzte Leistungsfähigkeit bei Sprachverständnis und -gebrauch, in extremer Ausprägung ist Verständigung nur über Handzeichen möglich	Verzögerte Entwicklung der Unabhängigkeit bei der Selbstversorgung, häufig lebenslange Unterstützung nötig	Deutlich reduzierte schulische Fähigkeiten, einfache praktische Tätigkeiten können verrichtet werden
Schwer	20–34	Basales Sprachverständnis und basaler Sprachgebrauch möglich, ggf. lernt Betroffener nicht sprechen	Ausgeprägte motorische Ausfälle, Selbstständigkeit stark eingeschränkt, meist dauerhafte Betreuung und Pflege nötig	Starke Einschränkungen der kognitiven Leistungsfähigkeit
Schwerst	< 20	Nonverbale Kommunikation nur noch in einfachster Form möglich	Meist immobil, inkontinent und unfähig, Anweisungen zu verstehen und auszuführen, dauerhaft pflegebedürftig	Spezielles Training kann in Einzelfällen zur Verrichtung einfachster Aufgaben unter Beaufsichtigung im Alltag führen

Erste Maßnahmen

Hier ist es wichtig, für die Eltern ein verständnisvoller Ansprechpartner zu sein, ohne Vorwürfe, Kritik und Ablehnung zu äußern. Empfehlen Sie auch, falls noch nicht geschehen, die Konsultation eines Kinder- und Jugendpsychiaters.

Aufklärung

Gut zu wissen Je nach dem Grad der Intelligenzminderung besuchen die Kinder und Jugendlichen nicht die Regelschule, sondern spezielle Förderschulen.

Je älter die Kinder werden, desto schwerer fällt es ihnen, sich im sozialen Bereich anzupassen.

Im Erwachsenenalter werden für die Betroffenen betreute Arbeitsplätze bzw. betreute Wohnstätten vorgehalten. In jedem Alter sollte versucht werden, den Betroffenen entsprechende Aufgaben und Herausforderungen anzubieten, damit sie sich auf ihrem Niveau weiterentwickeln können.

- Keine speziellen Medikamente vorhanden.
- Bei zusätzlichen schweren Verhaltensstörungen können Medikamente gegen Aggressivität, Enthemmung, autistisches Verhalten oder Selbstverletzungen gegeben werden.

Therapieverfahren

Sobald die Eltern therapeutische Hilfe in Anspruch nehmen, werden die Kinder von früh auf psychologisch und vor allem pädagogisch betreut. Je nach Schweregrad werden die Kinder und Jugendlichen auch ergotherapeutisch und medizinisch betreut. Ergotherapie ist deshalb sinnvoll, weil den Betroffenen z. T. die Intelligenz fehlt, um im psychotherapeutischen Prozess zu reflektieren bzw. Erkenntnisse in die eigene Lebenswelt zu transformieren.

Folgende Maßnahmen können bei der Therapie der Intelligenzminderung hilfreich sein:

- Langfristige Maßnahmen wie Ergotherapie, Logopädie und Physiotherapie
- Sonder- und heilpädagogische Maßnahmen
- Beratungsstellen und Selbsthilfegruppen für Eltern
- Je nach Schwere der Intelligenzminderung können auch Verhaltenstherapie und psychodynamische Verfahren (z. B. psychoanalytische Entwicklungstherapie) in Anspruch genommen werden
- Juristische Maßnahmen wie z. B. eine gesetzliche Betreuungsregelung bei Volljährigkeit

Therapieplan

Im Vordergrund steht hier vor allem die Arbeit mit den Angehörigen (➤ Kap. 11.1.4).

Empfehlungen für das therapeutische Gespräch

- Empathie und Verständnis für die Situation der Eltern, die oft enttäuscht, traurig oder verunsichert sind.
- Entlastung von Schuldgefühlen und Trauerarbeit darüber, dass das Kind höchstwahrscheinlich nicht den Erwartungen/Fantasien/Wünschen der Eltern gerecht werden kann.
- Es ist keine Heilung zu erwarten, aber eine konsequente Förderung kann zu einer Verbesserung beitragen.
- Frühe Förderung hilft den Kindern, Alltagsaufgaben zu bewältigen.
- Eltern können Verstärker einsetzen, indem sie Anstrengungen belohnen.
- Für Kinder und Erwachsene mit Intelligenzminderung sollten die Voraussetzungen für das Erreichen des größtmöglichen Funktionsniveaus geschaffen werden: in Schule, Ausbildung, am Arbeitsplatz und in der Familie.

- Bereits planend in die Zukunft denken (betreute Wohngemeinschaften, Werkstätten), denn die Kinder werden älter.

11.1.4 Arbeit mit dem sozialen Umfeld

Wenn Eltern von intelligenzgeminderten Kindern oder Jugendlichen zu Ihnen kommen, sind sie meist gut aufgeklärt und die Kinder bereits therapeutisch und pädagogisch betreut oder untergebracht.

THERAPEUTISCHER HINWEIS
Begegnen Sie den Eltern mit viel Empathie und Verständnis und geben Sie Ihnen die Möglichkeit, ihre Gefühle im geschützten Raum zu spüren und auszuleben.

Bei den Angehörigen kommt meist ein weiteres Lebensthema hinzu, das dazu führt, dass es ihnen „zu viel wird". Es kann vorkommen, dass sich der Partner trennt, weil er die Familiensituation nicht mehr aushält, und die Mutter fortan alleinerziehend ist; oder Mutter oder Vater haben ihren Arbeitsplatz verloren und wissen nicht mehr weiter. Es kann passieren, dass die Großeltern des Kindes erkranken und die Eltern plötzlich feststellen, dass sie völlig überfordert sind.

Gut zu wissen Sobald eine weitere Belastung im Leben der Eltern hinzukommt und das Fass sprichwörtlich zum Überlaufen gebracht hat, wird oft deutlich, wie viel Raum die Erkrankung des Kindes bislang eingenommen hat.

Schaffen Sie einen Raum, in dem alles gesagt werden darf. Oft lehnen die Eltern ihr krankes Kind auch ab, bekommen dadurch aber wieder Schuldgefühle und kümmern sich im Sinne des Abwehrmechanismus Reaktionsbildung noch mehr und aufopfernder um das Kind. Dies führt wiederum dazu, dass die Eltern selbst eigene Bedürfnisse nicht mehr spüren, sondern nur noch für das Kind leben. Unterstützen Sie diese Angehörigen dabei, ihren womöglich gänzlich geleerten Selbstwerttopf zu füllen.

Überlegen Sie gemeinsam mit den Eltern, was ihnen guttut im Leben und was sie tun und erleben können, um wieder Energie zu tanken. Helfen Sie Prioritäten zu setzen, in dem Sie ermitteln, was momentan das größte Problem, welches das zweitgrößte usw. ist. Anhand dieser Hierarchie der Herausforderungen, die nun gemeistert werden müssen, können Sie Anregungen geben und Unterstützung bei der Lösung jedes einzelnen Problems anbieten.

THERAPEUTISCHER HINWEIS
Ermutigen Sie die Eltern, Ihr Kind auch im privaten Umfeld früh und konsequent zu fördern, um zu einer Verbesserung beizutragen, aber auch auf die Grenzen des Machbaren zu achten und die Förderung nicht zu übertreiben.

Indem die Eltern ihr Kind nach Anstrengungen belohnen und versuchen, es auch in der Familie auf höchstmöglichem Niveau an den Aufgaben und Herausforderungen des Alltags zu beteiligen, können Fähigkeiten erweitert werden.

Bieten Sie den Eltern bei Bedarf auch eine Art Trauerarbeit an. Kinder zu bekommen ist immer mit den unbewussten Wünschen der Eltern verbunden, im eigenen Kind die Tatsache der Endlichkeit und des Todes zu leugnen: „Ich lebe in meinem Kind weiter!" Sehr schwierig ist es dann zu akzeptieren, dass das intelligenzgeminderte Kind die Erwartungen der Eltern nicht erfüllen wird. Dies können/müssen die Eltern aktiv betrauern und sich mit der Tatsache abfinden, damit sie ohne Groll und Enttäuschung wohlwollend für ihr Kind da sein können.

KAPITEL

12 Entwicklungsstörungen (ICD-10; F8)

Kapitelübersicht

Entwicklungsstörungen beginnen ausnahmslos im Kindesalter und zählen mit 13 % zu den häufigsten Störungen in der Kinder- und Jugendpsychiatrie. Man unterscheidet **umschriebene Entwicklungsstörungen,** bei denen **einzelne Leistungsbereiche** unter dem Niveau der gewöhnlichen intellektuellen Möglichkeiten liegen, und **tiefgreifende Entwicklungsstörungen,** die tief in die Persönlichkeit des Kindes eingreifen (z. B. frühkindlicher Autismus).

12.1 Einführung

12.1.1 Umschriebene Entwicklungsstörungen

Die umschriebenen Entwicklungsstörungen sind Leistungsstörungen einzelner umrissener Teilbereiche der kognitiven Leistungen, ohne dass dabei das gesamte logisch-abstrakte Denken betroffen wäre. Um eine solche Diagnose vergeben zu können, muss die Normalitätsannahme gegeben sein. Dies bedeutet, dass der Betroffene über eine normal durchschnittliche Intelligenz verfügen muss, keine Sinnesschädigungen vorliegen dürfen, neurologische Erkrankungen fehlen und eine angemessene häusliche Förderung stattgefunden hat. Gemäß ICD-10 zeigen alle umschriebenen Entwicklungsstörungen folgende Merkmale:

- Beginn ausnahmslos im Kleinkindalter oder in der Kindheit
- Entwicklungseinschränkung oder-verzögerung von Funktionen, die mit der biologischen Reifung des zentralen Nervensystems (ZNS) verknüpft sind
- Stetiger Verlauf ohne Rezidive und Remissionen

Diese Störungen können das Sprechen und die Sprache, die schulischen Fertigkeiten oder motorische Funktionen betreffen. Wenn mehrere dieser einzelnen Leistungsbereiche betroffen sind, spricht man von kombinierten umschriebenen Entwicklungsstörungen:

- **Umschriebene Entwicklungsstörungen des Sprechens und der Sprache:** Unter **Sprachstörungen** wird eine Störung des Aufbaus bzw. der Struktur der Sprache verstanden. Häufig sind **Artikulationsstörungen** bei der Bildung bestimmter Laute. Bei einer **expressiven Sprachstörung** sind der aktive Wortschatz, die Grammatik und die Fähigkeit sich auszudrücken betroffen. Die Kinder zeigen schwierige Beziehungen zu Gleichaltrigen, emotionale Beeinträchtigungen, sprunghaftes Verhalten, Überaktivität und Konzentrationsprobleme. Bei der **rezeptiven Sprachstörung** sind das Sprachverständnis und dadurch auch Expression und Artikulation gestört. Die Betroffenen wirken oft intelligenzgemindert und zeigen die höchste Rate an sozialen, emotionalen und Verhaltensstörungen, aber einen normalen sozialen Austausch (als Differenzialdiagnose zu autistischen Störungen).

Gut zu wissen Fehler bei der Lautbildung sind mit 4 Jahren noch üblich. Erst mit ca. 11 Jahren werden alle Sprachlaute fehlerfrei beherrscht. Daher ist bei der Diagnose immer auch die Altersnorm zu berücksichtigen.

12

- **Umschriebene Entwicklungsstörungen schulischer Leistungen:** auch als Teilleistungsstörungen bezeichnet. Sie werden in **Legasthenie** und **Rechenstörung** unterteilt und kommen bei etwa 5 % der Kinder vor. Ätiologisch werden vor allem genetische Faktoren und eine Störung der akustischen Informationsverarbeitung diskutiert. Bei der Rechenstörung wird eine Schwäche in der visuellen Wahrnehmung vermutet (**Dyskalkulie**). Diese Störungen können durch Eigen- und Fremdanamnese, genaue Verhaltensbeobachtung und testpsychologische Untersuchungen diagnostiziert werden. Komorbidität besteht vor allem mit ADHS, Störungen des Sozialverhaltens, Angst-, somatischen und depressiven Störungen. Da es sich um eine äußerst stabile Erkrankung handelt, ist die Arbeitslosenquote im Erwachsenenalter um das 6-Fache erhöht. Zusätzlich leiden dann die erwachsenen Betroffenen unter Suchtproblematiken und Delinquenz.
- **Umschriebene Entwicklungsstörungen der motorischen Funktionen:** können die Grobmotorik ebenso betreffen wie Fein-, Schreib- oder Mundmotorik. Die fein- und grobmotorische Koordination mit staksigen, plumpen Bewegungen, fehlender Geschmeidigkeit und mangelhaftem Gleichgewicht ist schwer beeinträchtigt. Oft hatten diese Kinder bereits Schwierigkeiten mit dem Laufenlernen, Treppensteigen oder auch Schaukeln. Die Kinder wirken unbeholfen, meiden körperliche Tätigkeiten und sind oft Opfer von Hänseleien. Dadurch entwickeln sie häufiger soziale, emotionale und Verhaltensschwierigkeiten.

FALLBEISPIEL

Legasthenie – Lesen bereitet Bauchschmerzen

Die 8-jährige Sarah wird vom Kinderarzt in die kinder- und jugendpsychiatrische Ambulanz überwiesen. Sie sei bis zum Schulanfang ein fröhliches und altersgemäß entwickeltes Mädchen gewesen. In der 1. Klasse hätten Schwierigkeiten mit dem Erwerb des Lesens und Schreibens eingesetzt, obwohl sowohl die Lehrerin als auch die Mutter sie dabei sehr unterstützt hätten. Auffällig ist, dass Sarah dieselben Wörter auf derselben Seite sehr unterschiedlich schreibt und sogar Unsicherheiten dabei zeigt, ein Wort vom anderen abzuschreiben. Bei solchen Übungen träten häufig Fehler auf. In allen übrigen Fächern zeige sie nach Angaben der Eltern dagegen sehr gute Leistungen und beteilige sich auch aktiv und interessiert am Unterricht. Inzwischen zögen sich die Lese- und Schreibprobleme schon über 2½ Jahre hin, und Sarah habe immer weniger Freude an der Schule. Die Eltern äußern sich sehr besorgt, denn sie schlafe in letzter Zeit zudem häufig schlecht, und morgens nach dem Aufstehen klage sie sehr oft über Bauchweh, sodass sie manchmal nicht in die Schule gehen könne. Körperlich, so habe der Hausarzt den Eltern bescheinigt, sei das Mädchen aber ganz gesund.

12.1.2 Tiefgreifende Entwicklungsstörungen

Die tiefgreifenden Entwicklungsstörungen unterscheiden sich stark von den umschriebenen Entwicklungsstörungen. Es handelt sich um Beeinträchtigungen, die in der Persönlichkeit des Kindes tief verwurzelt sind und mehrere Entwicklungsbereiche in qualitativer

Tab. 12.1 Frühkindlicher Autismus und Asperger-Syndrom im Vergleich

Unterscheidungskriterien	Frühkindlicher Autismus (Kanner-Syndrom)	Asperger-Syndrom (autistische Psychopathie, schizoide Störung des Kindesalters)
Geschlechterverhältnis	Jungen/Mädchen 3 : 1	Jungen/Mädchen 8 : 1
Beginn	Meist vor dem 30. Lebensmonat	Kindergarten- und Schulalter; Auftreten der Beziehungsstörungen in der Regel ab etwa 3. Lj.
Intelligenz	Oft unterdurchschnittlich (nur bei 3 % durchschnittlich oder überdurchschnittlich)	Durchschnittlich bis überdurchschnittlich
Sprache	Gestörte und verzögerte Sprachentwicklung; Eigentümlichkeiten im Sprechverhalten (verwaschen, unmoduliert, affektarm)	Frühzeitige Sprachentwicklung, großer Wortschatz, kreatives Sprechen, Störung in der kommunikativen Funktion
Kontaktverhalten	Umgebung ist wie nichtexistent	Umgebung wirkt störend

und quantitativer Hinsicht in erheblichem Ausmaß betreffen. Die Diagnose darf nur von spezialisierten (auf Autismus fortgebildeten) Fachkräften (Psychiater, Psychologe) nach einer ausführlichen Verhaltensbeobachtung des Kindes in unterschiedlichen Situationen und einer detaillierten Fremdanamnese erstellt werden. Im DSM-5 werden die tiefgreifenden Entwicklungsstörungen unter dem Begriff **Autismus-Spektrum-Störungen** zusammengefasst und nach Schweregrad differenziert.

Gut zu wissen Die eingeschränkten und stereotypen Verhaltensweisen bei tiefgreifenden Entwicklungsstörungen bestehen in der Regel bereits seit frühester Kindheit. Nach ICD-10 müssen sich diese Störungen bereits vor dem 5. Lj. manifestiert haben.

Die häufigsten tiefgreifenden Entwicklungsstörungen sind der **frühkindliche Autismus** und das **Asperger-Syndrom.** Während sich autistische Kinder extrem von der Umwelt abkapseln, stereotype Verhaltensmuster entwickeln, eine gestörte Sprachentwicklung aufweisen und unfähig sind, soziale und emotionale Signale adäquat zu deuten und zu beantworten, sind beim Asperger-Syndrom Sprachentwicklung und kognitive Fähigkeiten nicht beeinträchtigt. Die Sprachentwicklung ist sogar auffallend differenziert. Gleichzeitig ist das Repertoire an Interessen und Aktivitäten eingeschränkt. Das Beziehungsverhalten ist wie beim Autismus gestört (zur Unterscheidung ➤ Tab. 12.1).

12.2 Symptomatik

Umschriebene Entwicklungsstörungen Sprechen und Sprache, Lese-, Rechtschreib- sowie Rechenfertigkeiten oder motorische Funktionen sind beeinträchtigt.

Tiefgreifende Entwicklungsstörungen Beeinträchtigungen mehrerer Entwicklungsbereiche, die tief in die Persönlichkeit des Kindes eingreifen (betroffen sind meist Kommunikation, Interaktion, Aktivität und Interessen).

12.3 Differenzialdiagnose

- Intelligenzminderung (➤ Kap. 11) sollte ausgeschlossen oder als Zusatz codiert werden.
- Liegen organische oder neurologische Störungen vor?
- Sind Hör- oder Sehvermögen gestört?
- Ist die Beeinträchtigung eine Folge von emotionalen und Verhaltensstörungen (F9; ➤ Kap. 13)?

12.4 Therapie

Grundsätzlich suchen Eltern mit betroffenen Kindern speziell ausgebildete Kinder- und Jugendlichenpsychotherapeuten oder Kinder- und Jugendpsychiater auf. Nach eingehender Diagnose mit Eigen- und Fremdanamnese sowie testpsychologischen Verfahren werden den Angehörigen die speziellen Therapiemöglichkeiten für das jeweilige Störungsbild aufgezeigt.

Der Heilpraktiker für Psychotherapie kommt erst in den Behandlungsprozess, wenn die Eltern für sich selbst Unterstützung suchen, weil sich die Familiensituation erschwert hat oder wichtige Entscheidungen getroffen werden müssen (Näheres ➤ Kap. 12.5).

Erste Maßnahmen

Sollten sich die Eltern noch nicht mit einem Kinder- und Jugendlichenpsychotherapeuten oder Kinder- und Jugendpsychiater in Verbindung gesetzt haben, empfehlen Sie dies.

Aufklärung

Siehe dazu ➤ Kap. 12.1.1 und ➤ Kap. 12.1.2

Medikation

- Es gibt **keine spezielle Medikation** für **Entwicklungsstörungen.**
- Bei schweren Verhaltensstörungen aufgrund von autistischen Störungen verordnet der Facharzt evtl. Psychopharmaka; bei zusätzlichen Symptomen wie ADHS kann ggf. mit Stimulanzien oder z. B. bei Aggression mit atypischen Antipsychotika behandelt werden.

Therapieverfahren

Für **umschriebene Entwicklungsstörungen** bieten sich zur gezielten Behandlung der jeweiligen Störung eine ganze Reihe von pädagogischen Methoden und Therapieverfahren an, u. a. spezifische Übungs- und Trainingsprogramme zur Verbesserung der Konzentrations- und Wahrnehmungsfähigkeit, Lese- und Rechtschreibtrainings und das Einüben von Rechenoperationen für Legastheniker bzw. Kinder mit Rechenstörung. Aber auch verhaltenstherapeutische Maßnahmen wie operante Verfahren der positiven Verstärkung bieten sich hervorragend für die Arbeit mit Kindern an.

THERAPEUTISCHER HINWEIS

In der therapeutischen Arbeit mit Entwicklungsstörungen geht es vor allem darum, Kompetenzen zu erweitern. Darin unterscheiden sie sich von vielen anderen Störungsbildern, die verhaltenstherapeutisch oder tiefenpsychologisch behandelt werden. Gleichzeitig ist aber Psychotherapie für die begleitenden psychischen Probleme, die sich infolge der Entwicklungsstörungen zeigen (z. B. Selbstunsicherheit, negative Lernmotivation usw.) unabdingbar.

Für **Sprachstörungen** werden Logopädie und Ergotherapie angeboten; gleichzeitig besteht die Möglichkeit der physikalischen und Heilbehandlung. Einige Therapeuten bieten eine tiergestützte Therapie an. Vielen Kindern hilft Sport als Maßnahme, um ihre Motorik zu schulen, aber auch um ihren Körper zu erfahren und sich zu behaupten. Sie erlangen damit Selbstbewusstsein und können sich als Teil einer sozialen Gruppe erfahren. Auch eine psychotherapeutische Behandlung kann für die Kinder unterstützend wirksam sein.

In der **Elternberatung** bekommen Eltern Informationen über den Umgang mit den einzelnen Entwicklungsstörungen und werden über unterschiedliche Therapieangebote aufgeklärt. Außerdem erhalten sie Hilfs- und Entlastungsangebote. In einigen Fällen ist auch eine Elterntherapie sinnvoll.

Gut zu wissen Die Betreuungs- und Therapiemaßnahmen bei **tiefgreifenden Entwicklungsstörungen** begleiten die Familien über einen sehr langen Zeitraum, da es sich anders als bei den umschriebenen Entwicklungsstörungen nicht nur um funktionale Defizite, sondern um Beeinträchtigungen handelt, die in die Persönlichkeit des Kindes eingreifen. Eine Heilung ist in der Regel nicht möglich. Die multimodale Therapie besteht aus Elternberatung, verhaltenstherapeutischen und heilpädagogischen Methoden, Ergotherapie, Logopädie, Physiotherapie. Psychotherapie dient dem Aufbau lebenspraktischer Fertigkeiten (Sprache, Blickkontakt, Kommunikation) und dem Abbau unerwünschten Verhaltens.

Kinder mit **frühkindlichem Autismus** werden sprach- und lerngefördert. Außerdem versucht man, gezielte Aktivitäten mit Gleichaltrigen zu organisieren, um das Sozialverhalten zu verbessern. Die Familien werden in der Alltagsbewältigung unterstützt.

In der Therapie von Kindern mit **Asperger-Syndrom** erfolgt eine frühzeitige sensomotorische Übungsbehandlung, um Empfinden und Feinmotorik zu entwickeln. Da diese Kinder ihre Umgebung als störend wahrnehmen, wird in der Therapie Wert darauf gelegt, die Umgebung strukturiert auszurichten und familiäre Belastungen sowie Fehlhaltungen zu mindern.

Therapieplan

Im Vordergrund steht hier vor allem die Arbeit mit den Angehörigen (➤ Kap. 12.5).

Empfehlungen für das therapeutische Gespräch

- Gegenstand des Gesprächs sollten Schuld- und Schamgefühle bei den Eltern sein.
- Mit speziellen pädagogischen und therapeutischen Maßnahmen lassen sich die meisten umschriebenen Entwicklungsstörungen gut behandeln.
- Tiefgreifende Entwicklungsstörungen erfordern häufig eine langfristige Betreuung.
- Welche Maßnahmen oder Angebote können den Eltern Entlastung bringen? Empfehlen Sie z. B. für die tiefgreifenden Entwicklungsstörungen die **ABA-Therapie** nach Loovas oder das **TEACHH-Programm** (beides hochfrequente Verhaltenstherapie)

12.5 Arbeit mit dem sozialen Umfeld

Kinder mit Entwicklungsstörungen und ihre Eltern werden von Fachtherapeuten aufgeklärt und betreut. Wenn die Eltern bei Ihnen in der Praxis erscheinen, wird es nicht um ein Therapieangebot für das Kind gehen, sondern um ihre eigenen Gefühle und Bedürfnisse sowie den Umgang mit der Situation.

Gut zu wissen Die Angehörigen von Kindern mit Entwicklungsstörungen empfinden häufig Schuld- und Schamgefühle.

Helfen Sie den Eltern, sich positiv mit den Themen Schuld und Scham auseinanderzusetzen. Es geht darum, das eigene Kind in seinem Wesen und nicht nur in den durch die Erkrankung entstandenen Verhaltensmustern wahrzunehmen.

Wenn Eltern – vor allem die von Kindern mit tiefgreifenden Entwicklungsstörungen – selbstbewusst mit der Situation umgehen, werden sie selbst und ihre Kinder profitieren. Ermutigen Sie die Eltern, ihr Privatleben in der Öffentlichkeit nicht aus Scham vom Leben des Kindes zu trennen. Ein Restaurantbesuch, eine Sportveranstaltung oder eine Theateraufführung werden von einem autistischen oder an Asperger-Syndrom erkrankten Kind mit Sicherheit anders erlebt als von den Eltern, aber die Kinder erleben und entdecken diese Ereignisse auf ihre Art und Weise und können Freude daran haben. Auch wenn sie in sich gekehrt sind, erleben sie das Gefühl, teilhaben zu dürfen.

THERAPEUTISCHER HINWEIS

Angehörige von Kindern mit Entwicklungsstörungen haben häufig Schwierigkeiten, sich ihrem Umfeld zu öffnen. Wenn Sie diesen Menschen mit Empathie und Verständnis begegnen, ist die erste Hürden schon genommen.

Kommen Lebensthemen wie Trennungen, Jobkrisen, finanzielle Engpässe oder andere familiäre Probleme hinzu, sind die Eltern häufig schneller überfordert als andere Menschen. Die häusliche Situation mit dem Kind fordert sie so sehr, dass ihnen selbst zu wenige Ausgleichsmöglichkeiten bleiben.

THERAPEUTISCHER HINWEIS

Treten weitere Problemfelder oder Entscheidungssituationen im engeren Umfeld von Kindern mit Entwicklungsstörungen auf, können sie den Betroffenen helfen, eine Themenhierarchie festzulegen und die einzelnen Prioritäten umzusetzen.

Arbeiten Sie mit diesen Menschen ressourcenstärkend und überlegen gemeinsam, was ihnen guttut und was ihnen bislang in ähnlichen Situationen am meisten geholfen hat, um Energie zu tanken. Das kann ein Urlaub sein oder ein spezielles Seminar oder einfach nur ein regelmäßiger Kochabend mit Freunden. Oft hört man dann: „Ja, aber ich kann mein Kind doch nicht allein lassen!" Sensibilisieren Sie diese Menschen dann für eine mittlerweile sehr abgedroschene Wahrheit: Ich kann anderen nur dann helfen, wenn ich selbst in meiner Mitte bin und es mir gut geht.

KAPITEL

13 Verhaltens- und emotionale Störungen mit Beginn in Kindheit und Jugend (ICD-10; F9)

13

Kapitelübersicht

Mit dem Begriff Verhaltens- und emotionale Störungen werden in der Kinder- und Jugendpsychiatrie eine ganze Reihe von Störungsbildern beschrieben, bei denen die Betroffenen auffällige, von der Norm stark abweichende emotional und sozial störende Verhaltensweisen sowie schwere Erziehbarkeit, Dissozialität, kindliche Neurosen und Affektstörungen aufweisen. Sie können durch psychosoziale Belastungsfaktoren ausgelöst und/oder genetisch bedingt sein.

13.1 Einführung

Hyperkinetische Störung/ADHS Die am häufigsten auftretende Verhaltens- und emotionale Störung bei Kindern und Jugendlichen ist die hyperkinetische Störung bzw. das Aufmerksamkeitsdefizit-/Hyperaktivitätsstörung (ADHS) mit 5 % Vorkommen. Eine motorische Hyperaktivität sowie hohe Impulsivität bei niedriger Frustrationstoleranz und mangelnde Aufmerksamkeit sowie leichte Ablenkbarkeit mit fehlendem Lernerfolg kennzeichnen dieses Störungsbild. Ätiologisch spielen genetische Faktoren und eine Dopamin-Unterfunktion eine bedeutsame Rolle. Neben den o. g. typischen Symptomen zeigen die Betroffenen weitere Symptome, z. B. Distanzlosigkeit in Beziehungen, Gefahrenblindheit, Missachtung sozialer Regeln. AD(H)S ist eine Erkrankung, die sich in den ersten 5 Lj. manifestiert. Eine Aufmerksamkeitsstörung ist auch ohne Hyperaktivität möglich (ADS).

FALLBEISPIEL

Hyperkinetische Störung – „Der Klassenkasper"

Luis wird auf Anraten der Schulpsychologin von seiner Mutter zum Kinder- und Jugendpsychiater gebracht. Er ist 7 Jahre alt und besucht die 1. Klasse einer Grundschule. Luis' Klassenlehrerin beklagt, dass er im Unterricht nicht stillsitzen könne, ständig störe und die anderen Schüler vom Unterricht abhalte. Aber nicht nur das „Herumkaspern" sei ein Problem; in den Pausen sei er regelmäßig Anstifter von Raufereien und Streitereien. Kollegen hätten sich schon bei ihr beschwert, weil Luis schnell „explodiere" und dann auch gegenüber den Lehrern sehr frech würde. Die Mutter berichtet, dass Luis, seit er laufen könne, ein sehr aktives Kind sei. Im Vergleich zu seinen Geschwistern (einer 2 Jahre älteren Schwester und einem 5 Jahre älteren Bruder) habe er kaum „Sitzfleisch". Er habe keinen Spaß am Puzzeln oder Malen, da werde er rasch ungeduldig und lasse sich von anderen Sachen leicht ablenken. Im Waldkindergarten, den er besucht habe, hätten die Erzieherinnen nur bemerkt, dass er sehr lebhaft sei und einen großen Bewegungsdrang habe. Auch dass er schnell „emotional" reagiere, sei ihnen aufgefallen, aber sie haben das nicht als bedenklich empfunden. Die Mutter nehme ihn oft zu ihrer Arbeitsstelle mit, sie arbeitet auf einem Pferdehof, da habe er viel Raum zum Austoben, und das tue ihm gut. Sie erkenne sich in ihrem Sohn wieder; auch sie sei in der Schule immer als zu „laut", „frech" und „umtriebig" gerügt worden und habe die Schule wegen schlechter Leistungen vorzeitig abgebrochen. Erst seit sie ihr Hobby zum Beruf gemacht habe, regelmäßig reiten und sich in frischer Luft bewegen könne, habe sich Vieles verbessert. Auch die Unerschrockenheit, die Luis zeige, kenne sie von sich selbst. Im Gegensatz zu seinen Geschwistern klettere er überall herum und habe keine Angst vor großen Höhen. Allerdings habe er sich schon mehrfach verletzt, als er vom Baum und einem Dach gefallen sei.

Störungen des Sozialverhaltens Unter dieser Störung wird ein kindliches oder jugendliches Verhalten verstanden, bei dem altersangemessene Normen verletzt werden. Da das Verhalten weit über Jugendstreiche oder Aufmüpfigkeit hinausgeht, schreitet am Ende das Jugendamt oder die Polizei ein. Mit bis zu 10 % Prävalenz (Tendenz steigend) und einer Komorbidität zu ADHS, Depressionen und Angststörungen sollte in der Diagnostik versucht werden, die Subtypen und Schweregrade zu ermitteln. Dies ist für die Wahl der Vorgehensweise und der zukünftigen Unterstützung entscheidend.

Emotionale Störungen Hierunter werden auffällige Verhaltensmuster bei Kindern und Jugendlichen beschrieben, bei denen Angst (Trennungsangst, Angst vor Tieren), Aggressivität (Geschwisterrivalität), Depressivität oder Gehemmtheit (Scheu vor Fremden) im Vordergrund stehen. Etwa 10 % aller Kinder und Jugendlichen weisen eine Angststörung auf, wobei hier auf die Entwicklungsbezogenheit der Ängste geachtet werden muss (z. B. ist Angst vor Dunkelheit im Kleinkindalter adäquat und nicht behandlungsrelevant, wohingegen die gleiche Angst in der Adoleszenz sehr wohl behandlungsbedürftig ist). Interessanterweise zeigt sich, dass Ängste in der Kindheit nicht immer bis ins Erwachsenenalter persistieren, Angststörungen im Erwachsenenalter ihren Beginn jedoch sehr oft in der Kindheit haben und nicht behandelt wurden. Insbesondere für Kinder mit Trennungsangst ist die Wahrscheinlichkeit einer psychischen Erkrankung im Erwachsenenalter erhöht.

Etwa 2 % der Kinder leiden an Depressionen, 6 % der Jugendlichen (Mädchen doppelt so häufig). Um eine Depression zu diagnostizieren, sind auch hier die unterschiedlichen Ausprägungen einer Depression in den verschiedensten Altersgruppen zu berücksichtigen. Eine Depression im Vorschulalter zeigt sich z. B. durch leichte Irritierbarkeit, Passivität und Teilnahmslosigkeit, traurige Mimik, Introversion, aber auch Aggression. Im Gegensatz hierzu weisen Jugendliche eher typische Symptome einer Depression auf (nach ICD-10).

Störungen sozialer Funktionen Verschiedene Störungen fallen unter den Begriff der Störungen der sozialen Funktionsfähigkeit. Zunächst wird der Mutismus beschrieben, bei dem die Betroffenen eine „psychogene" Stummheit entwickeln. Auch die reaktive Bindungsstörung des Kindesalters mit übervorsichtigem, ambivalentem Verhalten und die Bindungsstörung mit Enthemmung und aufmerksamkeitssuchendem, eher diffusem und unselektivem Verhalten gehören zu dieser Gruppe.

Tic-Störungen Bei Tic-Störungen zeigen die Betroffenen unwillkürliche, unregelmäßige, plötzliche, wiederkehrende Muskelaktionen oder Lautäußerungen. Wenn Tics länger als 1 Jahr dauern, gelten sie als chronisch; ansonsten handelt es sich um vorübergehende Tics. 4–12 % der Kinder im Grundschulalter entwickeln zumindest einmal vorübergehend einen Tic. 3–4 % weisen chronische Symptome einer Tic-Störung auf. Tics treten familiär gehäuft auf, und Jungen sind häufiger betroffen.

FALLBEISPIEL

Tic-Störungen – „Ich muss aussprechen, was mir auf der Zunge liegt!"

Julia wurde mit knapp 11 Jahren neuropsychologisch untersucht, weil sie in der Schule durch massive Verhaltensstörungen auffiel. Die Lehrerin berichtete, dass Julia ständig durch Zwischenrufe den Unterricht störe, sich nie länger als maximal zehn Minuten konzentrieren könne und beträchtliche Defizite im Rechnen habe. Zum Untersuchungszeitpunkt hatte Julia bereits ein Schuljahr wiederholt und besuchte die dritte Klasse. Auffälligkeiten zeigten sich bereits in der untersuchungsbegleitenden Verhaltensbeobachtung. Wenn Julia das Gefühl hatte, eine Aufgabe nicht gut bewältigt zu haben, wurde sie kurzzeitig wütend, ballte die Fäuste und grimassierte. Während einzelner Aufgaben sprang sie plötzlich auf und lief im Raum umher. Bei gelungenen Lösungen sprang sie plötzlich auf, klatschte in die Hände und lachte laut. Diese Bewegungsstereotypien nahmen bei zunehmender konzentrativer Belastung ebenfalls zu. In der psychometrischen Untersuchung traten die beim Tourette-Syndrom häufigen Lese-, Rechtschreib- und Rechenstörungen deutlich zutage. So schrieb Julia ihre eigene Adresse (Angaben geändert) folgendermaßen auf: *„Julia Muller. Dresdenerst: 75836 Guldenberg:"* Julia vergaß also die Umlautstriche auf dem „ü" ihres Namens, das „r" und die Hausnummer bei der Straßenbezeichnung. Außerdem ersetzte sie den Punkt des Straßennamens durch einen Doppelpunkt und fügte dem Ortsnamen einen Doppelpunkt hinzu. Julia versagte nahezu vollständig bei allen visuellen und räumlich-konstruktiven Anforderungen und bewältigte alle tempobezogenen Aufgaben ausgesprochen fehlerhaft. Bei Anforderungen hinsichtlich der selektiven Aufmerksamkeit beantwortete sie oft ohne erkennbares Auswahlkriterium alle wahrgenommenen Reize oder überflog, wie beim d2-Test, den Testbogen nur flüchtig, ließ zwischen den angekreuzten Zeichen große Abstände und kreuzte nahezu wahllos an. Eine eingehende Befragung der Lehrerin ergab, „dass Julia während des Unterrichts oft ohne situativen Zusammenhang Tiergeräusche (Miauen und Wiehern) von sich gab und häufig Grimassen schnitt; sie wurde deshalb von ihren Mitschülern regelmäßig gehänselt".

Sonstige Verhaltens- und emotionale Störungen Zu den sonstigen Verhaltens- und emotionalen Störungen gehören das unwillkürliche Einnässen (Enuresis) und Einkoten (Enkopresis) – sofern kein organischer Befund vorliegt – sowie die kindliche Fütterstörung mit Nahrungsverweigerung oder extrem wählerischen Essverhalten und das Stottern und Poltern als Störungen des Sprachrhythmus oder Redeflusses.

13.2 Symptomatik

Hyperkinetische Störung/ADHS

- Ständiger Bewegungsdrang
- Unfähigkeit zu langer Aufmerksamkeit
- Impulsivität und starke Erregbarkeit
- Störungen der psychosozialen Anpassung
- Schlechte Schulleistungen

Störungen des Sozialverhaltens

- Aggression, Wutausbrüche, Ungehorsam
- Häufiges Stehlen, Lügen und Brechen von Vereinbarungen
- Stimmungslabilität: dysphorisch-depressiv oder impulsiv-aggressiv
- Fehlende Motivation für Schule oder Arbeit, Weglaufen und Schulschwänzen
- Früher regelmäßiger Alkoholmissbrauch
- Kriminelle Handlungen (Eigentums- und Drogendelikte)

Emotionale Störungen

- Unrealistische und unangemessene Befürchtungen und Ängste, Verstimmungen und depressive Syndrome
- Starker Leidensdruck bei den Betroffenen
- Wechselnde körperliche Symptome, Appetit- und Schlafstörungen, Gleichgültigkeit, Aggressivität und Wiederkehr zu frühkindlichem Verhalten

Störungen sozialer Funktionen

- Totale oder selektive Stummheit gegenüber bestimmten Personen
- Furchtsamkeit, Übervorsichtigkeit und geminderte Kontaktsuche
- Aufmerksamkeitssuchendes und rigoros freundliches Verhalten und wenige enge Freunde

Tic-Störungen

- Unwillkürliche, unregelmäßige und wiederkehrende Bewegungen bestimmter Muskelgruppen oder plötzlich ausgestoßene Laute
- Chronisches oder vorübergehendes Auftreten
- Kombination aus motorischen und vokalen Tics möglich: Tourette-Syndrom
- Verstärkung der Symptomatik bei Stress

Sonstige Verhaltens- und emotionale Störungen

- Nichtorganisches Einnässen
- Nichtorganisches Einkoten
- Nahrungsverweigerung oder sehr wählerisches Essverhalten
- Stereotype, willkürliche Bewegungen, teilweise selbstschädigend
- Stottern, Stammeln (Artikulationsschwierigkeiten oder Lautverwechslung) sowie Poltern (überstürzter, hastiger Redefluss)
- Aufmerksamkeitsstörung ohne Hyperaktivität (ADS)

13.3 Differenzialdiagnose

Hyperkinetische Störung/ADHS

- Hyperthyreose
- Bei häufigem aggressivem Verhalten kann bei ADHS eine Störung des Sozialverhaltens vorliegen.
- Fortbestehen von AD(H)S bis ins Erwachsenenalter ist möglich.
- Störung des Sozialverhaltens: Komorbidität mit Substanzmissbrauch, umschriebenen Entwicklungsstörungen und ADHS; Störung kann sich zur dissozialen Persönlichkeitsstörung entwickeln
- Emotionale Störungen: Verstimmungen bei hirnorganischen Erkrankungen (➤ Kap. 4) und nach Infektionskrankheiten
- Emotionale Störungen: affektive Störungen (➤ Kap. 7), Anpassungsstörungen (➤ Kap. 8.3) oder altersspezifische phobische Störung (➤ Kap. 8.1)

- Störungen sozialer Funktionen: Abgrenzung von tiefgreifenden Entwicklungsstörungen wie Autismus (➤ Kap. 12.1.2) und unspezifischen Beeinträchtigungen durch psychosoziale Belastungen/Deprivation
- Tic-Störungen: Abgrenzung von Intelligenzminderung (➤ Kap. 11), Autismus (F84, ➤ Kap. 12.1.2) und stereotyper Bewegungsstörung als Einzelsymptom (F98.4) und Ausschluss von neurologischen Erkrankungen
- Sonstige Verhaltens- und emotionale Störungen: Enuresis und Enkopresis sollten sorgfältig organisch abgeklärt sein.

13.4 Therapie

Bei Verhaltens- und emotionalen Störungen in der Kindheit und Jugend werden grundsätzlich Kinder- und Jugendtherapeuten hinzugezogen. Diese arbeiten dann je nach Störungsbild auch familientherapeutisch und psychodynamisch. Denn häufig steckt hinter dem Verhalten des Kindes eine symbolische Botschaft, die unbewusst an die Familie bzw. die Eltern und deren Beziehung gerichtet ist.

Erste Maßnahmen

Empfehlen Sie den Eltern den Besuch bei einem Kinder- und Jugendpsychotherapeuten oder -psychiater, falls noch nicht geschehen. Dort kann auch die Therapie und ggf. eine medikamentöse Behandlung geplant und begleitet werden.

Aufklärung

Hyperkinetische Störung/ADHS Zunächst werden die Eltern psychoedukativ über die Erkrankung und Behandlungsmöglichkeiten aufgeklärt. Dabei können sie eine Entlastung von Schuldgefühlen erfahren.

Die Therapieform richtet sich nach dem Schweregrad der Symptomatik. Bewährt hat sich eine multimodale Therapie in der Kombination von Verhaltens-und Pharmakotherapie. Eine medikamentöse Behandlung mit Methylphenidat (Ritalin® oder Concerta®) richtet sich nach dem Lebensalter des Kindes und der Bereitschaft der Eltern. Methylphenidat gleicht eine Stoffwechselstörung (Dopaminüberschuss) im Gehirn aus.

Gut zu wissen In Fachkreisen existieren sehr unterschiedliche Meinungen über den Einsatz von Medikamenten bei einer ADHS-Diagnose.

Einige Spezialisten führen an, dass das in der Entwicklung befindliche kindliche Gehirn den Herausforderungen mit anderen Methoden als Medikamenten begegnen und noch lernen kann, andere sind dagegen der Auffassung, dass Methylphenidat dafür sorgen könne, dass ein Kind mit ADHS in der Familie einigermaßen normal heranwächst.

Während in leichteren Fällen einer ADHS eine Verhaltenstherapie ausreicht, um neue Verhaltensweisen zu erlernen, neigen Ärzte in schweren Fällen häufig zu Pharmakotherapie.

Aufklärung über andere emotionale und Verhaltensstörungen ➤ Kap. 13.1.

Medikation

- AD(H)S: evtl. Methylphenidat (Ritalin®) sowie Atomoxetin (Straterra®).
- Emotionale Störungen: Bei schweren Symptomen werden vor allem im Jugendalter Antidepressiva verordnet.
- Tic-Störungen: Für chronische Störungen sind spezielle Medikamente verfügbar (Facharzt).
- Sonstige Verhaltens- und emotionale Störung: Bei Enuresis kommen u. U. spezielle Medikamente zur Anwendung.

Therapieverfahren

Hyperkinetische Störung/ADHS

Gut zu wissen Studien belegen bei AD(H)S die Wirksamkeit von Verhaltenstherapie, die mit einer medikamentösen Therapie gekoppelt werden kann. Bei manchen Betroffenen hat sich auch Neurofeedback bewährt, bei dem die Kinder ihre Hirnaktivität wahrnehmen können und damit zu mehr Entspannung kommen.

Ziel der Psychotherapie bei ADHS ist, dass Kinder ihr problematisches Verhalten erkennen und modifizieren lernen. Mithilfe von Punktesystemen erarbeiten die Kinder sich eine Belohnung, auf die sie hinarbeiten. Listen sollen den Kindern helfen, den Tag klarer zu strukturieren, um ihnen mehr Halt zu geben.

Häufig wird die Krankheit durch ungünstige Verhaltensweisen in der Familie gefördert. In einem Elterntraining kann hier eingegriffen und die Eltern-Kind-Interaktion verbessert werden.

Gut zu wissen **Empfehlungen zum Umgang mit Kindern, die unter einem hyperkinetischen Syndrom leiden**
Die Kinder brauchen grundsätzlich einen klar strukturierten Alltag sowie konsequente Verstärkung und nachvollziehbare Reaktionen der unterschiedlichen Verhaltensweisen. Den Eltern kommt in der Therapie der Kinder eine Rolle als Co-Therapeuten zu.

- Eindeutige, unmissverständliche Kommunikation
- Konsequenz in der Einhaltung von Regeln und Bestrafungen
- Vermeiden von lauten und wiederholenden Anklagen
- Bevor man mit dem Kind spricht, sich seiner Aufmerksamkeit versichern (z. B. nur sprechen, wenn es einen anschaut)
- Beziehung zum Kind pflegen, z. B. durch Spielzeiten, in denen es nur um die Bedürfnisse des Kindes geht und die das Kind aktiv gestaltet
- Loben, wenn das Kind etwas aktiv gestaltet

Grundsätzlich ist es hilfreich, den betroffenen Kindern viel Bewegung und Aufenthalt in der Natur zu bieten. Verantwortung (z. B. im Sport, bei einer Pfadfindergruppe oder für ein Haustier) unterstützt sie dabei, sich längerfristig an einem Thema „festzubeißen".

Bei hyperkinetischen und auch Aufmerksamkeitsstörungen ohne Hyperaktivität können außerdem Entspannungsverfahren, Familientherapie, Ergotherapie und heilpädagogische Verfahren sowie diätische Maßnahmen zum Einsatz kommen.

MERKE

Die sehr enge Abstimmung zwischen Eltern, Lehrern und Therapeuten (Ärzten) ist die entscheidende Basis für die Behandlung einer hyperkinetischen Störung.

Störungen des Sozialverhaltens Die Behandlung erfolgt sowohl durch pädagogische als auch psychologische Maßnahmen in einer Kombination aus elternbezogenen (z. B. Aufbau angemessenen Erziehungsverhaltens) und patientenzentrierten Interventionen. Verhaltenstherapeutisch geht es um die Korrektur destruktiver Anteile und die Stärkung positiver Eigenschaften. Durch Jugendhilfemaßnahmen wird vorrangig versucht, das Schicksal der betroffenen Kinder zu verbessern, da man eher von einer ungünstigen Langzeitprognose ausgeht. Bei Störungsbeginn vor dem 10. Lj. zeigt sich ein ungünstiger Verlauf bis zur Entwicklung einer antisozialen Persönlichkeitsstörung. Bei hoher akuter Aggressivität können auch Antipsychotika indiziert sein. Methylphenidat reduziert bei gleichzeitigem Vorliegen einer ADHS auch die Symptome der Störung des Sozialverhaltens.

Emotionale Störungen Je nach konkretem Störungsbild wird verhaltenstherapeutisch (Expositionstherapie, kognitive Interventionen) oder mit tiefenpsychologisch und analytisch orientierter Psychotherapie gearbeitet. Zusätzlich bieten die Erziehungs- und Familienberatungsstellen häufig eine psychotherapeutische Konfliktberatung an. In Ausnahmefällen kann auch unterstützend medikamentös gearbeitet werden.

Störungen sozialer Funktionen Häufig wird eine multimodale therapeutische Vorgehensweise mit verhaltenstherapeutischen Interventionen, optionaler medikamentöser Therapie und einer besonderen Betreuung in der Schule angestrebt.

Tic-Störungen Bei Tic-Störungen kommen verhaltens- und familientherapeutische Maßnahmen sowie vor allem Entspannungsverfahren zum Einsatz. Je nach Schwere der Erkrankung kommen auch Mini-Implantate und eine medikamentöse Therapie mit Antipsychotika in Betracht.

Sonstige Verhaltens- und emotionale Störungen Bei Enuresis oder Enkopresis stehen familientherapeutische Maßnahmen im Vordergrund. Zusätzlich kann verhaltenstherapeutisch mit Belohnungs- und Verstärkerprogrammen und systematischem Toilettentraining gearbeitet werden. Spieltherapie kann bei gehemmten Aggressionen zum Einsatz kommen. Bei Störungen des Redeflusses (Stottern, Poltern) werden logopädische Maßnahmen bzw. Singen, Atem- und Stimmtechniken sowie verhaltens- und entspannungstherapeutische Maßnahmen angewandt.

Therapieplan

Im Vordergrund steht hier vor allem die Arbeit mit den Angehörigen (➤ Kap. 13.5).

Empfehlungen für das therapeutische Gespräch

Sie können die Eltern unterstützen, indem Sie Ihnen Tipps an die Hand geben oder auch bestimmte Fragestellungen gemeinsam erarbeiten (Weiteres ➤ Kap. 13.5).

Hyperkinetische Störung/ADHS

- Negative Ansprache/Kritik in Richtung Kind verschlechtert die Symptomatik.
- Strukturierte Planung des Tages und Regeln helfen den Kindern.
- Eltern sollten früh Kontakt zu Lehrern aufnehmen.
- Die enge Kooperation im Dreieck Arzt/Therapeut – Eltern – Lehrer sollte gefördert werden.
- Bewegung, Natur und die Übernahme von Verantwortung sind für die Kinder wichtig.
- Fernsehkonsum einschränken.
- Einsatz positiver Verstärker bei aufmerksamem Verhalten.

Störungen des Sozialverhaltens

- Sind belastende Situationen und Umstände (für die Kinder) zu ändern?
- Verständnis für Ursachen des kindlichen Verhaltens zeigen.
- Konsequente Erziehung ohne übermäßige Strenge: Grenzen veranschaulichen und bei Übertritt konsequent handeln.
- Einsatz von Verstärkern bei positivem Verhalten.
- In Kontakt mit den Lehrern treten.

Emotionale Störungen

- Psychoedukation hinsichtlich möglicher verhaltens- und tiefenpsychologischer Verfahren.
- Vorsicht und Sensibilität bei der Vermittlung psychodynamischer Modelle (Gefahr der Stigmatisierung und Wahrnehmung als Schuldzuweisung).
- Werden Ängste therapeutisch behandelt, ist die Prognose günstig.

Störungen sozialer Funktionen

- Welche Lebensumstände in der Familie sind für das Kind belastend?
- Unterstützung der Eltern durch Jugendhilfe etc.
- Verdacht auf Kindesmissbrauch: Jugendamt informieren.

Tic-Störungen

- Temporäre Tics treten bei Kindern oft auf und haben meist auch ohne Therapie eine günstige Prognose.
- Kritik oder Strafen sind kontraproduktiv, da die Symptomatik vom Kind nicht willentlich gesteuert wird.

Sonstige Verhaltens- und emotionale Störungen

- Nächtliche Enuresis ist erst im Schulalter behandlungsbedürftig.
- Kritik oder Strafen sind nicht sinnvoll und können Druck aufbauen.
- Mit positiven Verstärkern arbeiten.
- Mit dem Kind Übungen durchführen, um die Blase besser zu kontrollieren: Toilettengang tagsüber bewusst hinauszögern oder Wasserlassen mittendrin unterbrechen.
- Hilfsmittel wie Klingelmatratze oder Klingelhose werden von einigen Institutionen verliehen und unterstützen die Blasenkontrolle nach dem Verstärkerprinzip.

13.5 Arbeit mit dem sozialen Umfeld

Wenn Eltern von Kindern mit emotionalen und Verhaltensstörungen Ihre Praxis aufsuchen, sind sie in der Regel bereits von Kinder- und Jugendpsychiatern bzw. -therapeuten aufgeklärt, und die Kinder nehmen spezifische pädagogische oder therapeutische Angebote wahr.

Die Eltern kommen allerdings mit eigenen Themen, die sich aus der z. T. schwierigen Situation mit dem Kind ergeben. Sie betreffen ihre Gefühle und Bedürfnisse oder Konflikte mit dem Partner oder dem Kind selbst.

THERAPEUTISCHER HINWEIS

Sie können die Eltern dabei unterstützen, sich mit oft aufkommenden Themen wie Schuld oder Scham in positiver Weise auseinanderzusetzen.

Dazu gehört Offenheit, die Eltern bei z. T. intimen Familienproblemen womöglich nicht gewohnt sind. Mit viel Empathie und Verständnis können Sie hier einen wichtigen Beitrag leisten.

Neben dem schwierigen Umgang mit der emotionalen oder Verhaltensstörung ihres Kindes bringen Eltern oft weitere Lebensthemen mit in die Praxis, die im Zusammenhang mit dem Kind stehen, eine wichtige Familienentscheidung betreffen oder in der Partnerschaft begründet liegen können. Helfen Sie dabei, diese Themen zu ordnen, zu priorisieren und zu bearbeiten, damit die Betroffenen wieder „Licht am Ende des Tunnels" sehen können.

THERAPEUTISCHER HINWEIS

Ermutigen Sie die Eltern, sich Selbsthilfegruppen anzuschließen. Neben vielen anderen guten Gründen führt der Austausch mit Menschen in vergleichbarer Lage auch zu mehr Gelassenheit im Umgang mit dem Kind oder Jugendlichen.

Vor allem bei ADHS ist es natürlich, dass das unmittelbare Umfeld eines betroffenen Kindes den Alltag in einer gereizten Stimmung durchlebt. Oft bleibt den Betreffenden wenig Zeit, sich neu zu sortieren und aufzutanken. Es geht dann darum anzuerkennen, dass nicht nur das Kind im Familienfokus steht.

THERAPEUTISCHER HINWEIS

Als Therapeut können Sie beruhigend auf das System einwirken und mit den Eltern ressourcenstärkend arbeiten.

Helfen Sie dabei, Aktivitäten und Rituale zu planen, damit die Eltern ihren Selbstwerttopf öfter als bislang auffüllen und so ihrem Kind wieder freier und entspannter begegnen können. Sensibilisieren Sie Ihre Klienten dafür, dass sie auch an sich selbst denken müssen, weil es dem Familiensystem als Ganzes nur gut gehen kann, wenn es jedem Einzelnen gut geht.

III Herausforderungen im Praxisalltag

Übersicht Teil III

Während wir in Teil I auf die theoretischen Voraussetzungen Ihrer Arbeit als Heilpraktiker für Psychotherapie eingehen und in Teil II praktische Empfehlungen für die Arbeit mit verschiedenen Störungsbildern geben, versteht sich Teil III als Leitfaden für herausfordernde alltägliche Praxissituationen.

Die beschriebenen Interaktionssituationen zwischen Therapeut und Patient werden Ihnen häufig im therapeutischen Prozess begegnen. Sie können durch den Patienten oder den Therapeuten bedingt sein.

Anhand von Fallbeispielen, der Betrachtung aus unterschiedlichen Perspektiven und skizzierten Lösungsszenarien können Sie sich auf konkrete Situationen vorbereiten oder bei Bedarf einfach nachschlagen. Gleichzeitig stellt die Auseinandersetzung mit diesen Szenarien eine gute Vorbereitung für die amtliche mündliche Heilpraktikerprüfung dar, in der es immer häufiger darum geht, sich in einen konkreten Fall hineinzudenken, anstatt ihn nur kognitiv-abstrakt zu lösen. Die Prüfer reagieren in der Regel positiv, wenn sie das Gefühl haben, dass sich jemand mit konkreten Fällen auseinandergesetzt hat und nicht nur über theoretisches Grundwissen verfügt.

KAPITEL

14 Therapeutische Grundvoraussetzungen – Metaebene – Feedback

Kapitelübersicht

Die drei **Grundvoraussetzungen für therapeutisches Arbeiten** sind:
- eine professionelle Gelassenheit in herausfordernden Situationen
- die Fähigkeit, in einem dynamischen Prozess unterschiedliche Perspektiven einzunehmen und sich abstrakt auf einer Metaebene bewegen zu können, sowie
- eine Offenheit, sich selbst und durch das Feedback andere in ihrem Tun zu hinterfragen.

14

14.1 Grundvoraussetzungen: persönliche Voraussetzungen des Therapeuten

Sie werden bei Ihrer Arbeit als Therapeut feststellen, dass es kein perfektes Vorgehen gibt. Vielmehr geht es um professionelle Stimmigkeit; sie fußt auf einigen Grundvoraussetzungen. Dazu gehört vor allem, dass Sie in Ihrem Wirken Ruhe und Gelassenheit ausstrahlen. Ganz egal, ob Sie als Richter, Polizist, Mediator oder Heilpraktiker für Psychotherapie arbeiten: In Krisen- und Konfliktsituationen erweist sich diese Voraussetzung als ein entscheidender Faktor.

Natürlich reicht es nicht, sich einfach vorzunehmen, gelassen zu sein. Denn hier geht es um eigene Gefühle, die im Wege stehen können. Und deshalb ist es uns nur dann möglich, Ruhe auszustrahlen, wenn konfliktbehaftete Themen aus unserem eigenen Leben bearbeitet sind. Ist dies nicht der Fall, sollten Sie in der konkreten Situation einen Supervisor aufsuchen oder das Thema mit in die Eigentherapie nehmen.

Mit **Gelassenheit**, **authentischem Verhalten** und den **erlernten Therapiemethoden** haben Sie eine wichtige Basis für die therapeutische Arbeit geschaffen. Für Ihre Patienten stellen sie bereits einen Mehrwert dar. Sie können jetzt Erfahrungen sammeln und sich kontinuierlich weiterbilden.

In Ihrer Arbeit werden Sie feststellen, dass das Verhalten von Patienten zu einem gewissen Zeitpunkt schwierig wird, weil sie Widerstände entwickeln. Ein erfahrener und fortgeschrittener Therapeut erkennt im schwierigen Verhalten des Patienten bereits den frühkindlichen **neurotischen Konflikt, den es zu behandeln gilt** (➤ Kap. 2.6). Wir möchten Ihnen Mut machen, etwas weiter in die „Tiefe" einzutauchen. In diesem dritten Teil werden Sie mit Sicherheit viele Aha-Effekte erleben.

14.2 Die Metaebene

Was bezeichnen wir als Metaebene und wie erreiche ich sie? Stellen Sie sich im Gespräch mit Ihrem Gegenüber vor, ein Dritter beobachtet dieses Gespräch aus der Vogelperspektive. **Was nimmt er wahr?** Was hört er von Ihnen und was nimmt er zwischen den Zeilen wahr? Was vom Gegenüber? Wie würde er Ihre Beziehung zueinander bezeichnen? Mit welcher Körpersprache agieren Sie und Ihr Gegenüber? Wie ist der Augenkontakt auf beiden Seiten? Wie reagieren Sie gegenseitig auf Aktionen und Reaktionen des anderen? In welcher Lautstärke sprechen Sie jeweils mit dem anderen? Welche Gefühle nehmen Sie bei Ihnen und Ihrem Gegenüber wahr? Wie sind Ihre Sitzpositionen ausgerichtet? Sind Sie oder Ihr Gegenüber angespannt oder entspannt und gelassen? Gehen Sie auf Ihr Gegenüber ein und wie ist es umgekehrt? All diese Beobachtungen beschreiben die Metaebene.

MERKE

Versuchen Sie sich bei den vorliegenden Fällen und natürlich in Ihrer Arbeit als Therapeut in die Metaebene zu begeben. Das erleichtert Ihnen ein differenziertes Herantasten, ohne gleich in den Schwarz-Weiß- oder Autopilotmodus zu verfallen. So können Sie den **Fall** mit allen seinen schwierigen Facetten **als Ganzes sehen** und gut erkennen, wo Ihre **eigenen Lebensthemen** oder aktuelle Konflikte liegen, die sie bearbeiten sollten.

Jetzt können Sie beginnen, etwas genauer zu differenzieren. Versuchen Sie einmal, nacheinander folgende Perspektiven in der Metaebene einzunehmen:
- Wie fühlt und verhält sich mein Gesprächspartner gerade?
- Wie fühle und verhalte ich mich selbst in der momentanen Situation?
- Wie agieren wir miteinander?
- Wie geht es mir gerade selbst unabhängig von meinem Gegenüber?
- Wie geht es meinem Gegenüber unabhängig von meiner Anwesenheit?

Die Gesamtheit all dieser Fragen mag sehr komplex aussehen und die Aufgabenstellung ungeheuer abstrakt erscheinen. Für Ihre Arbeit als Heilpraktiker für Psychotherapie stellt sie neben all dem psychologischen Fachwissen aber eine **wichtige Grundlage** dar, um **authentisch und gewissenhaft** mit voller Empathie einen **guten Rapport** zum Gegenüber aufzubauen. Und Sie werden merken, dass Sie diese **Metaebene irgendwann ganz automatisch** einnehmen, ohne sich diverse Fragen zu stellen (➤ Abb. 14.1).

MERKE

Versuchen Sie zunächst, Ihre Sinne zu schärfen, und begeben Sie sich zur **Übung im täglichen Leben** in die Metaebene. Stellen Sie sich diese Perspektive vor, wenn Sie im Supermarkt mit der Verkäuferin an der Käsetheke sprechen oder wenn Sie sich beim TÜV mit dem Sachverständigen über Ihr Auto austauschen. Wie nehmen Sie Familienbesuche in Ihrer Heimat auf der persönlichen Ebene wahr? Oder Gespräche mit Freunden in einer Kneipe?

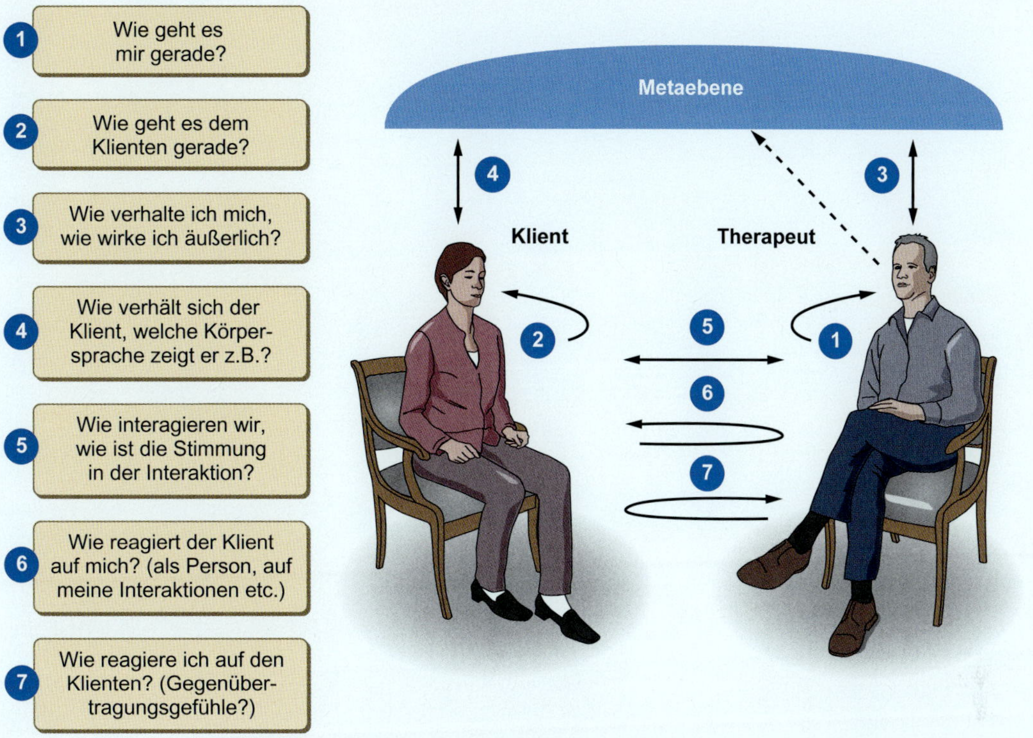

Abb. 14.1 Die Metaebene

14.3 Feedback

Es kann sehr spannend sein, Ihre eigene Wahrnehmung mit derjenigen anderer Menschen abzugleichen. Feedbackrunden in der therapeutischen Ausbildung sind hierfür ein wertvolles Instrument. Nehmen Sie diese Chancen wahr und bedanken Sie sich anschließend für das Feedback eines Außenstehenden oder Ihres Gegenübers. Es stellt **keine Bewertung** dar, sondern lediglich die **Wahrnehmung eines anderen Menschen.** Aber diese Wahrnehmung liefert uns wichtige Anhaltspunkte darüber, wie wir auf andere Menschen wirken. Und da wir in keinem Lebensstadium perfekt sind und immer wieder Neues hinzulernen können, wenn wir nur neugierig genug sind, können wir das Feedback als große Chance nutzen, um aus unseren Fehlern sowie von anderen Menschen zu lernen.

Die Dame an der Käsetheke würde man ebenso wenig wie den TÜV-Mitarbeiter im Anschluss an das gemeinsame Gespräch nach ihrem Feedback oder ihrer Wahrnehmung fragen. Ein guter Freund dagegen kann zu einem wichtigen Hinweisgeber werden, um die Wahrnehmung seines Selbst zu schulen und um eine Antwort auf die Frage zu bekommen: **„Wie wirke ich?"**

Wenn Sie sich für Feedback öffnen, werden Sie überrascht sein, was Sie über sich selbst erfahren. Hier und da sind Sie vielleicht stolz oder gerührt oder Sie schämen sich sogar, etwas so Positives zu hören. Und manchmal denken Sie vielleicht: „Mein Gott, wieso erfahre ich das erst jetzt nach so vielen Lebensjahren? Das ist ja schlimm!"

MERKE

Vergegenwärtigen Sie sich, dass es beim Feedback nicht um eine Bewertung Ihrer Person geht, sondern darum, wie Ihr Verhalten von anderen wahrgenommen wird!

Manche Menschen haben den Mut, im Job oder bei einem Arbeitgeberwechsel den letzten Chef nach einem ehrlichen und persönlichen Feedback auf das eigene Verhalten zu fragen. Selbst wenn die Spannungen im Arbeitsverhältnis noch so groß waren, wird der Vorgesetzte aufgrund dieser unerwarteten Frage angenehm überrascht sein. Auch wenn Sie hier und da völlig anderer Meinung sind, so ist es für Sie eine gute **Gelegenheit, sich persönlich weiterzuentwickeln.** Und davon abgesehen haben Sie damit soeben eine friedenstiftende Maßnahme eingeleitet.

KAPITEL

15 Herausfordernde Interaktionssituationen – ausgelöst durch den Patienten

Kapitelübersicht

In diesem Kapitel beschreiben wir herausfordernde Interaktionssituationen aus dem Praxisalltag, die durch das Verhalten des Patienten hervorgerufen werden und damit durch die Persönlichkeit des Patienten, seine inneren Widerstände und äußeren Zwänge geprägt sind. Die meisten dieser Situationen werden Ihnen in Ihrer täglichen therapeutischen Arbeit immer wieder begegnen.

Der Therapeut muss **schnell auf die jeweilige Situation reagieren,** um die **Kontrolle** über den therapeutischen Prozess zu behalten. Wir möchten Ihnen die Furcht vor diesen schwierigen Situationen nehmen und Sie anregen, diese Herausforderungen anzunehmen, denn Sie geben Ihnen die Gelegenheit, mit dem Patienten zum Kern des Problems vorzustoßen und den Behandlungsprozess effektiver zu gestalten. Erleben die Patienten einen Konflikt im geschützten Therapieprozess, den sie aus ihrem Leben im Außen kennen, so haben sie die große Chance, Differenzierung zu lernen und sich weiterzuentwickeln.

Wir beginnen jeweils mit einem **Fall aus dem Praxisalltag** und unterscheiden zwischen der Sichtweise des Patienten und des Therapeuten. Mithilfe unserer Fragen zur **„Metaebene"** können Sie überprüfen, welche Denkmuster und Gefühle bei Ihnen selbst in Verbindung mit den verschiedenen Praxissituationen vorherrschen. Schließlich zeigen wir **verschiedene Handlungsoptionen** auf, die sich auf die konkrete Interaktionssituation beziehen.

Entdecken Sie selbst Themen, denen Sie **mit Unsicherheit begegnen,** weil Sie sie bislang noch nicht erlebt haben! Außerdem werden Sie Situationen erkennen, auf die Sie nicht authentisch und unsicher reagieren, weil Sie aufgrund eigener Anteile bzw. innerer Konflikte zu Gegenübertragungen neigen (➤ Kap. 2.8.2).

Anhand der Beispielsituationen erkennen Sie, ob es noch Themen gibt, mit denen eine Auseinandersetzung Sinn macht – zum einen natürlich für Ihre Arbeit als Therapeut, aber auch für Sie als Person.

Neben den Grundvoraussetzungen, die Sie als Heilpraktiker für Psychotherapie mitbringen sollten, und der **Wachsamkeit gegenüber Ihren eigenen Emotionen und Themen** gibt es in jedem Fallbeispiel eine **angemessene Herangehensweise,** die jeweils in den folgenden Abschnitten dargestellt wird.

15.1 Suizidalität des Patienten

FALLBEISPIEL

Frau S. bat Sie heute Morgen dringend um einen Termin und sitzt jetzt in Ihrer Praxis. Sie ist 36 Jahre alt, geschieden und hat zwei Kinder. Sie wirkt sehr aufgelöst. Auf die Frage, was passiert sei, antwortet sie: „Ich bin seit 3 Jahren alleinerziehend. Ich arbeite Vollzeit und kümmere mich allein um meine beiden Kinder und den Haushalt. Finanziell kommen wir gerade so über die Runden. Jetzt habe ich das Gefühl, ich kann nicht mehr. Ich sehe kein Ende mehr. Immer nur arbeiten, keine Freizeit, nur Verpflichtungen, nur Sorgen. Das alles schaffe ich nicht mehr allein. Und jetzt hat der Arzt bei mir auch noch Brustkrebs festgestellt. Es macht alles keinen Sinn mehr. Ich habe keine Kraft mehr. Am liebsten würde ich einschlafen und nicht mehr aufwachen."

Metaebene Fühlen Sie sich gerade überfordert mit der Situation? Oder leiden Sie mit der Patientin? Sehen Sie aus der Metaebene noch eine klare Grenze zwischen Ihrer Patientin und sich selbst? Beobachten Sie Ihre eigene emotionale Reaktion, nachdem Sie diese Zeilen gelesen und sich in die therapeutische Situation hineinversetzt haben.

15.1.1 Sichtweise des Patienten

An der Entstehung einer suizidalen Entwicklung ist eine ganze Reihe von Faktoren beteiligt. Neben äußeren Faktoren wie z. B. der Tod eines lieben Menschen oder eine Trennung sind die inneren Faktoren entscheidend. Die Gesamtheit dieser inneren Faktoren wird unter dem Begriff **Vulnerabilität** zusammengefasst. Sie wird durch genetische, organische und lebensgeschichtliche Faktoren geprägt und lässt Menschen auf ein und dasselbe Ereignis unterschiedlich reagieren.

MERKE

Menschen mit hoher Vulnerabilität werden besonders leicht emotional verwundet und entwickeln eher psychische Störungen.

Während der eine nach einem einschneidenden Ereignis zusammenbricht und nicht mehr in der Lage ist, das Erlebte zu verarbeiten, kann der andere sein Leben nach einem natürlichen Anpassungsprozess ohne Probleme weiterleben.

Welche äußeren Gründe kann es für die Suizidalität eines Patienten geben?

- Psychische Erkrankungen
- Drogen- und Medikamentenabhängigkeit (insb. Alkohol)
- Schwere (chronische) körperliche Krankheiten
- Einschneidende Lebensereignisse (Trauma/PTBS, Anpassungsstörung: Verlust eines Partners, Organverlust etc.)
- Risikogruppen: Menschen mit Suizidversuchen aus der Vergangenheit, ältere, einsame, geschiedene und verwitwete Menschen

90 % der Suizide sind auf psychische Erkrankungen wie Depressionen, Abhängigkeitserkrankungen, schizophrene Psychosen und Persönlichkeitsstörungen zurückzuführen.

Gut zu wissen Im Wesentlichen beeinflusst ein verändertes Hirnstoffwechselgleichgewicht das Denken des Betroffenen in der Art, dass es ihm nicht gelingt, sich von dem Erlebten zu distanzieren.

Selbstvorwürfe, Resignation, Ängste, Verlust der Selbstbestimmung, Hoffnungslosigkeit und Selbstaufgabe können bei entsprechend disponierten Menschen Suizidgedanken auslösen. Viele Betroffene werden aufgrund ihrer Krankheit von ihrem sozialen Umfeld und von der Gesellschaft gemieden oder reagieren selbst mit sozialem Rückzug.

15

Gut zu wissen Je stärker ein Mensch in ein soziales Netz eingebunden ist, desto geringer ist die Wahrscheinlichkeit für suizidale Handlungen. Bei Vorliegen von schweren depressiven Entwicklungen stellt ein intaktes soziales Umfeld allerdings keinen Hinderungsgrund für den Betroffenen dar.

Beinahe die Hälfte aller Suizide wird von Personen mit schweren körperlichen Erkrankungen begangen. Resignation und ein fehlender Lebenssinn lässt viele chronisch Erkrankte an ihrem Leben verzweifeln und führt oft zu dem Gedanken, das eigene Leben zu beenden.

Auch schwere und einschneidende Lebensereignisse begünstigen eine Suizidneigung. Eine entscheidende Rolle spielt hierbei die beschriebene persönliche Vulnerabilität.

THERAPEUTISCHER HINWEIS

Menschen mit einer hohen Vulnerabilität können auch auf Ereignisse, die anderen Menschen unbedeutend erscheinen, mit Überforderung reagieren. Nehmen Sie daher auch die Ihnen selbst als belanglos vorkommenden Lebensereignisse Ihrer Patienten ernst.

Wie können Sie die Suizidgefahr eines Patienten einschätzen?

In Deutschland werden jedes Jahr mehr als 250 000 Menschen wegen einer Suizidhandlung in Kliniken eingewiesen; bei ca. 14 000 Menschen endet der Suizidversuch mit dem Tod. Mehr als 15 % der Patienten, die einen Suizidversuch überstanden haben, begehen im Folgejahr einen weiteren Suizidversuch.

Gut zu wissen Da die meisten der Betroffenen in den 6 Monaten vor einer Suizidhandlung einen Arzt oder Therapeuten konsultieren, geht man davon aus, dass viele Suizide abgewendet werden könnten, wenn verborgene Signale, indirekte Ankündigungen oder Hilferufe erkannt würden.

Für die mündliche Prüfung und für Ihre anschließende praktische Arbeit ist es daher unerlässlich, dass Sie eine etwaige Suizidalität Ihrer Patienten abschätzen können, um entsprechend zu reagieren.

Die Suizidhandlung ist der Versuch des Betroffenen, seine Krise zu lösen. Für den Therapeuten ist es wichtig, die zugrunde liegende Krise oder eine suizidale Entwicklung früh zu erkennen.

Modelle zur Abschätzung der Suizidalität

In Wissenschaft und Praxis haben sich zwei unterschiedliche Modelle zur Abschätzung der Suizidalität durchgesetzt:

Nach **Pöldinger** (1968) geht der suizidalen Handlung – abgesehen von Kurzschlusshandlungen – in der Regel eine präsuizidale Entwicklung voraus. Es werden drei Entwicklungsphasen der suizidalen Entwicklung unterschieden:

1. **Erwägungsstadium:** Die Betroffenen beschäftigen sich gedanklich mit dem Suizid und ziehen ihn als mögliche Lösung ihrer Probleme in Betracht.
2. **Ambivalenzstadium:** Die Betroffenen fühlen sich hin und her gerissen zwischen den sich ihnen aufdrängenden Suizidgedanken und ihrem Selbsterhaltungstrieb. Etwa 80 % der Suizide werden in diesem Stadium direkt oder indirekt angekündigt. Wird die Suizidgefahr in dieser Phase rechtzeitig festgestellt und ernst genommen, kann die suizidale Entwicklung durch therapeutisches Eingreifen aufgehalten werden. Als Therapeut arbeiten Sie vor allem mit Methoden der Krisenintervention (➤ Kap. 3.7).
3. **Entschlussstadium:** In dieser Phase besteht akute Suizidgefahr. Die Betroffenen haben sich entschieden, den Suizid durchzuführen, und treffen konkrete Vorbereitungen. Nach außen wirken sie sehr ruhig, gelöst und entspannt („Ruhe vor dem Sturm“). Tatsächlich befinden sie sich in einer psychischen Ausnahmesituation, in der sie aufgrund der gedanklichen Einengung auf den Suizid („Tunnelblick“) keine realitätsnahe Einschätzung ihrer Situation mehr vornehmen können. Im schlimmsten Fall drängen sich dem Betroffenen die Suizidfantasien so sehr auf, dass er wie in einem tranceartigen Zustand auf äußere Reize nicht mehr reagiert. Er befindet sich „in seiner eigenen Welt“ und ist für die Außenwelt nicht oder kaum mehr zu erreichen. (In der mündlichen Prüfung wird häufig auch der Begriff „nicht mehr ansprechbar“ verwendet.) In einem solchen Fall sind Sie aufgrund des Unterbringungsgesetzes dazu verpflichtet, ihn notfalls auch gegen seinen Willen unverzüglich in eine psychiatrische Klinik einweisen zu lassen.

Wird die zugrunde liegende Krise nicht gelöst, so besteht nach **Ringel** (1953) die Gefahr, dass sich ein **präsuizidales Syndrom** entwickelt. Das Syndrom umfasst die Merkmale **Einengung, Aggressionsumkehr und Suizidfantasien,** die nach Ringel einer Suizidhandlung regelmäßig vorausgehen.

1. **Einengung:** Die Wahlmöglichkeiten in einer krisenhaften Situation werden als immer eingeengter erlebt, bis als letzte Möglichkeit scheinbar nur der Suizid bleibt. Die Einengung kann sich in Gedanken abspielen oder durch reale Faktoren begünstigt werden. Es betrifft die **Einengung der Lebenssituation** z. B. durch Verlust des Arbeitsplatzes oder eines Organs, durch Scheidung etc.; **die psychosoziale Einengung** z. B. durch sozialen Rückzug oder Isolierung insbesondere bei alten, alleinstehenden, suchtkranken oder ausländischen Menschen; die **Einengung des Fühlens und Denkens** z. B. durch Angst, Verzweiflung und Hoffnungslosigkeit; die **Einengung der Wahrnehmung,** indem der Betroffenen nur noch negative Dinge sieht, und die **Einengung der Wertewelt:** Der Betroffene sieht dann keinen Sinn mehr in seinem Leben.
2. **Aggressionsumkehr:** Aufsteigende Aggressionen können nicht nach außen ausgedrückt werden und richten sich zunehmend gegen den Betroffenen selbst.
3. **Suizidfantasien:** Gedanken an den Tod und schließlich an den Suizid spielen eine immer größere Rolle und stellen eine scheinbare Erleichterung in Aussicht.

MERKE

Bereits bei einem geringen Verdacht gehört es zu Ihren Aufgaben, Ihre Patientin direkt auf ihre Suizidalität anzusprechen und ihr differenzierte Fragen zu stellen (➤ Kap. 15.1.3). Nur auf diese Weise können Sie beurteilen, ob und in welchem Stadium eine akute Suizidalität nach den oben genannten Kriterien vorliegt.

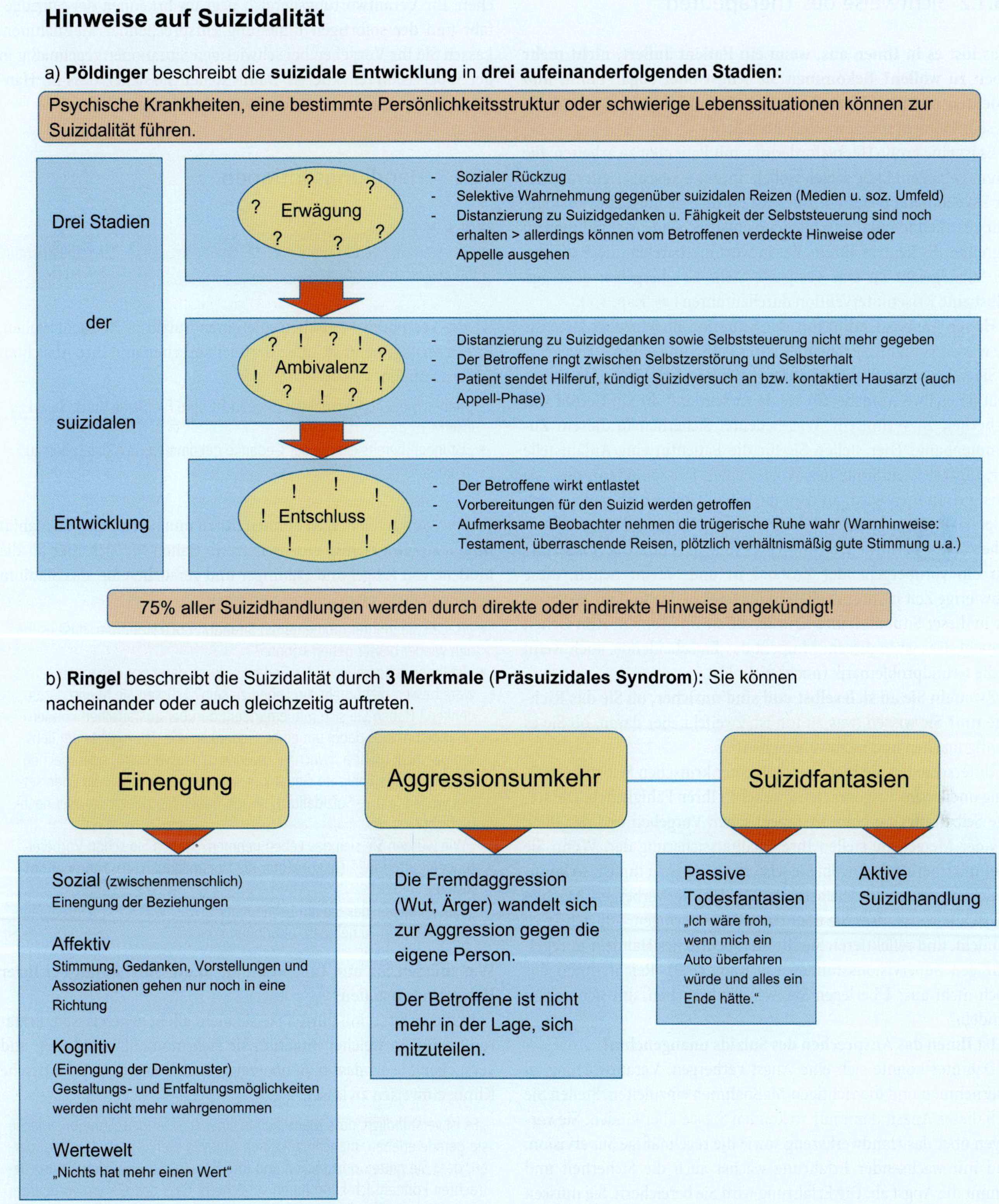

Abb. 15.1 Hinweise auf Suizidalität nach Pöldinger (a) und Ringel (b)

Metaebene Sind Sie in diesem Moment überrascht, sogar schockiert? Löst dieser Fall Verunsicherung bei Ihnen aus, oder bleiben Sie innerlich und äußerlich ruhig? Wie erleben Sie den Rapport nach den letzten Sätzen Ihrer Patientin? Für die Vorbereitung auf eine solche Situation werden die Antworten auf diese Fragen wichtig sein.

15

15.1.2 Sichtweise des Therapeuten

Was löst es in Ihnen aus, wenn ein Patient äußert, nicht mehr leben zu wollen? Bekommen Sie Angst oder sogar Panik und möchten nicht die Verantwortung übernehmen? Wissen Sie in diesem Moment nicht, was Sie tun sollen?

Es ist eine große Herausforderung, mit Patienten zu arbeiten, die ihrem Leben ein Ende setzen wollen. Ihre Aufgabe als Heilpraktiker für Psychotherapie besteht zunächst darin, eine mögliche Suizidgefahr zu erkennen und anschließend entsprechende Maßnahmen zu ergreifen. Es liegt in Ihrem Verantwortungsbereich, die Patientin bei Suizidgefahr an eine geeignete Stelle zu übergeben oder ggf. selbst eine Krisenintervention durchzuführen (➤ Kap. 3.7).

Haben Sie das Gefühl mit der Situation überfordert zu sein? Sie wissen vor lauter Problemen Ihrer Patientin keinen Ausweg?

Sie müssen die Probleme Ihrer Patientin nicht lösen. Als Therapeut ist es Ihre Aufgabe, für sie da zu sein und ihr ein Gefühl von Sicherheit zu vermitteln. Was bedeutet Sicherheit in diesem Zusammenhang? Hier stellen Sie für die Patientin eine Anlaufstelle dar, im wahrsten Sinne des Wortes einen Stützpunkt, an dem sie ernst genommen wird, an dem ihr jemand zuhört, an den sie sich jederzeit wenden kann und der ihr das Gefühl gibt, dass es weitergehen kann. Vermitteln Sie ihr das Gefühl, dass ihre Überforderung nur ein vorübergehender Zustand ist und Sie ihr helfen, diese schwierige Zeit in ihrem Leben zu überstehen. Sie sind ihr Wegweiser in dieser Situation, ihre Krücke, die sie im Moment zum Gehen braucht. Das ist in diesem Moment das Entscheidende, auch wenn es die Grundproblematik (noch) nicht löst.

Zweifeln Sie an sich selbst und sind unsicher, ob Sie das Richtige tun? Sie wissen, was zu tun ist, zweifeln aber daran, ob Sie es richtig machen und nichts übersehen?

Unterscheiden Sie hier zwischen einer kritischen Selbstüberprüfung und einem ausgeprägten Zweifel an Ihren Fähigkeiten. Die stetige Selbstreflexion beim therapeutischen Vorgehen und der Blick aus der Metaebene stellen Ihre Qualitätssicherung dar. Wenn Sie aber unsicher sind, obwohl Sie wissen, was jetzt zu tun ist, so könnte sich ein mangelndes Selbstvertrauen dahinter verbergen. Machen Sie sich bewusst, dass Sie über das Wissen verfügen, um richtig zu handeln, und reflektieren Sie Ihr therapeutisches Handeln in regelmäßigen Supervisionsstunden (➤ Kap. 2.7.3). Reicht Ihnen das noch nicht aus? Überlegen Sie, was Sie brauchen, um sicherer zu handeln?

Ist Ihnen das Ansprechen des Suizids unangenehm?

Dahinter könnte sich eine Angst verbergen, Verantwortung zu übernehmen und die richtigen Maßnahmen einzuleiten. Stellen Sie sich dieser Angst, denn nur so können Sie sie überwinden. Sie verfügen über das Handwerkszeug sowie die regelmäßige Supervision, und mit wachsender Erfahrung wächst auch die Sicherheit und nimmt die Angst ab. Die Erfahrung wird Sie bereichern, Sie müssen ihr jedoch eine Chance geben.

Was, wenn ein Patient Suizid begangen hat?

Sie können nicht in Ihren Patienten hineinschauen. Wenn sich ein Patient verstellt, nicht offen über gewisse Dinge spricht oder sich im Laufe des Prozesses einfach anders entscheidet, so können Sie nichts tun. Sie können Ihren Patienten nicht dauerhaft bewachen. Ihr Verantwortungsbereich liegt im Erkennen der Suizidgefahr und der sofortigen Einleitung entsprechender Maßnahmen. Lassen Sie Ihr Vorgehen bei schwierigen Situationen regelmäßig in der Supervision reflektieren. Damit stellen Sie sicher, dass Ihr Handeln objektiv bleibt und Sie das Bestmögliche getan haben.

15.1.3 Handlungsoptionen

MERKE
Wenn Sie einen Verdacht auf Suizidalität haben, müssen Sie Ihre Patientin offen darauf ansprechen.

Häufig verspüren Menschen, die einen Suizid in Betracht ziehen, Erleichterung, wenn sie offen darüber sprechen und Ihre Absichten äußern können.

- „Haben Sie schon einmal daran gedacht, Ihre Probleme durch Suizid zu lösen?"
- „Ist Ihnen bereits einmal der Gedanke gekommen, sich das Leben zu nehmen?"

Welche konkreten Fragen können Ihnen nun helfen, die Suizidalität Ihrer Patientin richtig einzuschätzen? Halten Sie sich hier an die Modelle von Ringel und Pöldinger und versuchen Sie, das Stadium der suizidalen Entwicklung zu erfragen:

- „Haben Sie in Ihrer momentanen Situation noch Hoffnung, dass es Ihnen wieder besser gehen könnte?"
- „Ist Ihnen schon einmal der Gedanke durch den Kopf gegangen, es wäre besser, nicht mehr am Leben zu sein? Müssen Sie häufig daran denken? Haben Sie sich mit jemandem darüber austauschen können?"
- „Handelt es sich dabei um einen Gedanken wie ‚Ich möchte am liebsten gar nicht mehr aufwachen' (passiver Todeswunsch), oder machen Sie sich bereits konkrete Gedanken, wie Sie ihrem Leben ein Ende setzen wollen (aktive Suizidalität)? Wann haben Sie zuletzt darüber nachgedacht?"
- „Wie würden Sie sich das Leben nehmen? Haben Sie schon Vorbereitungen getroffen?" (Je konkreter die Vorstellungen, desto größer das Risiko.)
- „Gibt es etwas, das Sie am Leben hält? Etwas, was Sie von Ihrem Plan, sich das Leben zu nehmen, abbringen könnte?"

Was müssen Sie nun tun, wenn Sie akute Suizidalität bei Ihrer Patientin feststellen?

In dieser Situation dürfen Sie sie nicht allein gehen lassen. Erklären Sie ihr, in welcher Situation sie sich momentan befindet, und versuchen Sie sie davon zu überzeugen, sich in eine psychiatrische Klinik einweisen zu lassen:

„Es ist verständlich, dass Menschen in einer schwierigen Situation, wie Sie sie gerade erleben, manchmal keinen Ausweg mehr sehen. Das liegt daran, dass Sie mitten drinstecken und Ihre Sorgen nicht aus der Distanz betrachten können. Ich kann Ihnen versichern, dass das nur ein vorübergehender Zustand ist, der sich auch mit der richtigen Unterstützung wieder ändern wird. Es gibt Kollegen, die regelmäßig mit Personen arbeiten, die für sich keinen Ausweg mehr sehen. Diese Kollegen können sich deshalb sehr gut einfühlen und wissen aufgrund ihrer Erfahrungen, was zu tun ist. Sie arbeiten in einer psychiatrischen Klinik. Ich möchte, dass Sie deren Hilfe in Anspruch nehmen und sich in eine psychiatrische Klinik einweisen lassen."

Das Ziel ist die Abwendung von Suizidalität und die Einleitung einer langfristig stützenden Psychotherapie. Auf keinen Fall darf bei **akuter Suizidgefährdung** therapeutisch aufdeckend gearbeitet werden.

Wenn Ihre Patientin einverstanden ist, sollten Sie nachfragen, ob es möglich ist, eine Begleitung zu organisieren:

„Gibt es vielleicht eine Freundin oder einen Verwandten, den wir jetzt gemeinsam anrufen könnten, damit er Sie in die Klinik begleiten könnte?"

MERKE

Falls es niemanden gibt, dann rufen Sie einen Krankenwagen, der die Patientin in die Klinik bringt. Vor allem für die mündliche Prüfung ist an dieser Stelle wichtig: Sie bringen die Patientin niemals selbst in die Klinik, denn zum einen besteht dafür kein Versicherungsschutz, zum anderen sollten Sie mögliche andere Patienten nicht versetzen. Auf keinen Fall lassen Sie die Patientin aber allein weggehen.

Was tun Sie, wenn die Patientin eine Einweisung verweigert?

In diesem Fall bleibt Ihnen nur die Zwangseinweisung. Sie ist in den länderspezifischen Unterbringungsgesetzen geregelt. In Bayern z. B. müssen Sie in dem Fall die Polizei verständigen, die dann eine Zwangseinweisung durchführt.

MERKE

Weil es sich bei der Einweisung in eine psychiatrische Klinik laut Unterbringungsgesetz um einen massiven Eingriff in das Recht auf Freiheit handelt, ist dafür nicht primär der (Not-)Arzt, sondern je nach Ländergesetzen die **Verwaltungsbehörde** oder die **Polizei** zuständig. In jedem Bundesland gibt es dazu entsprechende Regelungen.

Was müssen Sie tun, wenn die Polizei die Patientin nicht mitnimmt?

Sie haben dann die Möglichkeit, in der Situation einen Amtsarzt anzurufen. Er kommt sofort, wird die Suizidalität höchstwahrscheinlich bestätigen und versuchen, die Polizei von der Notwendigkeit einer Einweisung Ihrer Patientin zu überzeugen. Falls die Polizei sich weiterhin weigert, können Sie nichts tun. Die Verantwortung obliegt letztlich der Polizei.

THERAPEUTISCHER HINWEIS

Besondere Vorsicht ist bei suizidalen Patienten geboten, die plötzlich sehr entspannt und gelöst in ihre Therapiestunde kommen. Die Patienten könnten sich bereits in der Entschlussphase (nach Pöldinger) befinden und akut suizidgefährdet sein. In dieser Phase ist die Entscheidung, sich das Leben zu nehmen, bereits getroffen. Konkrete Vorbereitungen sind getroffen, der genaue Ablauf und sogar der Zeitpunkt stehen häufig bereits fest. Hier müssen Sie ebenfalls handeln, indem Sie den Patienten von einer Selbsteinweisung überzeugen oder ihn ggf. zwangseinweisen lassen.

„Ich merke, dass Sie seit unserer letzten Stunde sehr gelöst sind. Was ist seitdem passiert?"

Hier müssen Sie besonders gut zuhören und differenzieren. Sie kennen Ihre Patientin schließlich und wissen, wie sie sich verhält und wie sie reagiert. Passt ihre Reaktion zu ihr? Was hat sich an ihrer Situation im Vergleich zum letzten Mal geändert? Lassen Sie sich nicht von ihrer positiven Stimmung blenden. Was sagt Ihnen Ihre Intuition?

MERKE

Bei **akuter Suizidalität** muss der Patient, ggf. auch gegen seinen Willen, einer beschützenden stationären Therapie zugeführt werden. Er gehört dann **nicht** in die Hände eines Heilpraktikers für Psychotherapie! Besteht **keine akute Suizidgefahr,** arbeiten Sie mit dem Betroffenen im Sinne der Krisenintervention (➤ Kap. 3.7).

THERAPEUTISCHER HINWEIS

Erstellen Sie einen Handlungsplan mit allen o. g. Punkten und den dazugehörigen Telefonnummern der Polizei, zwei oder drei Ärzten für den Notfall, dem Notarzt und der psychiatrischen Klinik mit Kriseninterventionsstation. Dies gibt Ihnen Sicherheit, sodass Sie auch in einer aufgewühlten Situation sicher sein können, das Richtige zu tun.

Zusammenfassung

Wenn Sie mit dem Thema offen umgehen, eine suizidale Entwicklung Ihrer Patienten durch umfangreiche Fragen und Ihr Wissen gut einschätzen können, Ihre therapeutische Arbeit regelmäßig reflektieren und einem konkreten Handlungsplan folgen, so haben Sie gute Voraussetzungen, das Leben Ihrer Patienten aus therapeutischer Sicht zu schützen.

15.2 Kurzfristige Terminabsage durch den Patienten

FALLBEISPIEL

Um 11 Uhr haben Sie einen Termin mit Herrn S. Gegen 10 Uhr meldet er sich telefonisch und spricht auf Ihren Anrufbeantworter: „Sorry, tut mir leid, ich kann heute leider nicht kommen! Ich kann unmöglich die Arbeit verlassen, da mein Chef krank ist. Können Sie sich bitte melden? Wir können dann einen neuen Termin vereinbaren. Vielen Dank!"

Es passiert nun bereits zum vierten Mal, dass Herr S. so kurzfristig absagt. Im ersten Moment merken Sie, dass Wut in Ihnen hochsteigt. Im zweiten Moment sind Sie nicht unglücklich darüber, dass Sie eine freie Stunde haben, um ein paar Abrechnungen zu machen.

Metaebene Spannend ist jetzt die Beobachtung, was mit Ihnen passiert: Was fühlen Sie, und was sind Ihre ersten Gedanken? Möglicherweise konnten Sie Ihre eigenen Lebensthemen (noch) nicht alle hinreichend klären. Versetzen Sie sich einmal in die Situation und schreiben in Stichworten auf, was in Ihnen vorgeht. Später kommen wir darauf zurück.

15.2.1 Sichtweise des Patienten

Vielleicht fühlt sich Ihr Patient den äußeren Umständen ausgeliefert und für die neue Situation nicht verantwortlich. Es mag aber auch sein, dass er sich sehr wohl verantwortlich fühlt und mit einem schlechten Gewissen absagt. Der Patient setzt mit seinem Handeln Prioritäten. Er ist der Meinung, dass es berechtigte Gründe gibt, einen Therapietermin kurzfristig abzusagen. Aus psychologischer Sicht sind diese Gründe gut nachvollziehbar.
Beispiele:

- **Der Patient ist krank.** Wenn dies öfter passiert, sollte hinterfragt werden, welche Gründe es haben kann, dass die Erkrankung regelmäßig vor Therapiesitzungen erfolgt. Hilft sich die Psyche hier vielleicht mit einem Abwehrmechanismus?
- **Der Patient setzt andere Prioritäten.** Er sieht andere kurzfristige Termine als wichtiger an. Wie wichtig ist ihm seine eigene Therapie? Was ist er bereit, dafür zu opfern?
- **Der Patient hat keine wirkliche Lust zur Therapie.** Er nimmt sie nicht ernst genug. Welche Gründe hat diese Lustlosigkeit? Vielleicht ein Abwehrmechanismus?
- **Der Patient handelt aus einem Widerstand heraus.** Vielleicht ist ein Thema zur Sprache gekommen, das ihm Angst macht. Er möchte darüber nicht mehr sprechen.

15.2.2 Sichtweise des Therapeuten

Welche Gefühle nehmen Sie bei sich wahr, wenn Ihr Patient seine Termine nicht einhält?

Fühlen Sie sich gekränkt? In diesem Fall nehmen Sie die Absage offensichtlich persönlich, werten sie als persönlichen Angriff. Warum fühlen Sie sich gekränkt? Folgt man der Transaktionsanalyse, so ist hier Ihr Kindheits-Ich angesprochen worden und reagiert entsprechend. Als Kinder haben wir so reagiert, das ist ganz normal. Wieso aber reagieren wir als Erwachsene ebenso? Hier handelt es sich um einen Lernprozess. Waren wir als Kind gekränkt, hat das bei den Erwachsenen bestimmte Reaktionen ausgelöst: Sie haben sich um uns gekümmert. Wir bekamen also Aufmerksamkeit und haben erreicht, dass die Erwachsenen nachgegeben haben. Ist das sehr häufig passiert, hat es unsere Psyche als hilfreich abgespeichert, in gewissen Situationen beleidigt zu sein. Reagieren wir nun im Erwachsenenalter gekränkt, dann sind wir sozusagen in einer frühen Entwicklungsphase der Kindheit steckengeblieben. In diesen frühen Phasen der Entwicklung sind das Erwachsenen-Ich und das Über-Ich noch nicht vollständig entwickelt, und Kinder reagieren meist aus ihrem emotionalen Kindheits-Ich heraus.

Was kann noch hinter einer Kränkung stecken? Eventuell ein geringes Selbstwertgefühl und Selbstvertrauen. Wenn Sie beleidigt sind, fühlen Sie sich anderen gegenüber klein und stellen die anderen Menschen damit automatisch über sich. Sie nehmen die Meinung anderer Menschen über Sie wichtiger als Ihre eigene Meinung. Man könnte auch sagen, dass Sie von der „guten" Meinung anderer Menschen abhängig und damit durch die anderen leicht beeinflussbar und manipulierbar sind. Die Entwicklung unseres Selbstwertgefühls und entsprechende Reaktionen daraus stellen auch ein gelerntes Verhalten dar. Wir haben es von unseren Eltern erlernt, die entsprechend reagiert haben und selbst möglicherweise nicht über genügend Selbstwertgefühl verfügt haben.

Metaebene Wichtig ist, dass Sie hier in die Metaebene gehen, also wie ein Vogel auf das herunterschauen, was sich gerade zwischen Ihrem Patienten und Ihnen abspielt. Denn es geht darum, den beschriebenen Mechanismus zu erkennen und sich bewusst zu machen. Mithilfe Ihrer eigenen Therapie sowie mit Supervision haben Sie die Möglichkeit, aktiv an Ihrem Selbstwertgefühl zu arbeiten (➤ Kap. 2.7.3).

Werden Sie sogar wütend? Verspüren Sie Lust, dem Patienten in aller Deutlichkeit Ihre Meinung zu sagen? Vergegenwärtigen Sie sich, wozu Wut eigentlich da ist. Sie ist unser Beschützer und zeigt uns, wo unsere Grenzen liegen, die wir oft aus Angst, Höflichkeit oder Rücksichtnahme nicht setzen. Wut fungiert als unser Antreiber, um aktiv zu werden. Aus dieser ausgeprägten Energieform heraus können Taten folgen. Machen Sie sich dies bewusst, und suchen Sie nach Möglichkeiten, mit Ihrer Wut umzugehen. Wo liegt in dieser Situation die Grenze, die Sie setzen sollten? Wovor könnte Ihre Wut Sie schützen wollen?

Haben Sie Angst? Sie merken möglicherweise, dass Sie die Situation nachhaltig stört und werden unruhig, weil Sie dem Patienten die Konsequenzen seines Verhaltens bislang nicht mitgeteilt haben. Zweifeln Sie daran, ob es richtig ist oder ob sie das überhaupt dürfen? Wovor haben Sie Angst? Was könnte passieren? Wie gut können Sie anderen Menschen unangenehme Dinge mitteilen? Wofür fühlen Sie sich verantwortlich? Die Angst, von anderen Menschen nicht gemocht und geliebt zu werden, lässt uns Dinge oft nicht aussprechen. Die Angst vor Ablehnung ist dann so groß, dass wir lieber die Verantwortung für fremde Situationen und andere Menschen übernehmen. Und die anderen sind froh, diese Last nicht selbst tragen zu müssen. Denn Eigenverantwortung zu übernehmen bedeutet im negativen Fall, auch die unangenehmen Konsequenzen des eigenen Handelns selbst zu tragen. Im positiven Fall aber gewinnt man ein gutes Gefühl und ist stolz auf die gelungene Handlung und ihre Folgen.

Befürchten Sie, den Patienten zu verlieren? Spüren Sie die Angst, dass Ihr Patient nie wieder kommt, wenn Sie die Situation ansprechen? Vergegenwärtigen Sie sich, was genau in Ihnen diese Angst auslöst. Kann es sein, dass Sie ein Problem mit dem Loslassen haben und gerade deshalb nicht das tun, was Sie selbst als angemessen empfinden, bzw. nicht ehrlich sind? Der wichtige Reifeprozess des Loslassens ist in ➤ Kap. 3.10 beschrieben.

Sind Sie gelassen? Sie nehmen die Absage hin und freuen sich über Ihre freie Stunde. Das ist ein gutes Zeichen dafür, dass Sie die Absage nicht persönlich nehmen und insofern kein Problem mit der Situation haben.

15.2.3 Handlungsoptionen

Wie reagieren Sie in dieser Situation angemessen? Wie in anderen schwierigen Situationen in der therapeutischen Sitzung ist es auch jetzt hilfreich, das Geschehene offen anzusprechen und dem Patienten sein Verhalten zu spiegeln:

„Ich habe gesehen, dass Sie die letzten vier Sitzungen recht kurzfristig abgesagt haben. Für mich kam Ihre Absage jeweils überraschend, weil ich diese Stunden für Sie reserviert und daher fest mit Ihrem Kommen gerechnet habe. Wie geht es Ihnen nun damit, nachdem ich das gesagt habe?"

Wenn Sie das Problem offen ansprechen und spiegeln, hat der Patient die Möglichkeit, sich sein Verhalten bewusst zu machen und nachzuvollziehen, was er damit bei anderen Menschen auslöst. Er nimmt die Konsequenzen seines Verhaltens wahr. Anders sähe es aus, wenn Sie mit dem Patienten „schimpfen", denn dann wird er sehr wahrscheinlich „dicht" machen, sodass Sie aus therapeutischer Sicht wenig erreichen.

THERAPEUTISCHER HINWEIS

Die Konfrontation des Patienten mit seinem eigenen Verhalten sollte nie als Vorwurf formuliert sein.

Wenn Sie die Situation für sich selbst geklärt haben und die Absagen nicht als persönlichen Angriff betrachten, werden Sie in der Lage sein, diese in neutraler Form anzusprechen. Sollte der Patient daraufhin dennoch sein Verhalten rechtfertigen, sprechen Sie auch dies offen an und spiegeln Sie es ihm:

„Ich nehme wahr, dass Sie sich bemühen, mir eine Erklärung für Ihr Verhalten zu geben. Was verändert sich bei Ihnen, wenn ich verstehe, aus welchen Gründen Sie abgesagt haben?"

MERKE

Ganz egal, ob eine Terminabsage Ihres Patienten etwas bei Ihnen auslöst oder ob Sie kein Problem mit dieser Situation haben und auch unabhängig von den Gründen der Absage: Sie sollten dem Patienten die Konsequenzen seines Handelns ankündigen.

„Ich habe in die Unterlagen geschaut und festgestellt, dass Sie die letzten vier Termine recht kurzfristig abgesagt haben. Bei einer so kurzfristigen Absage kann ich den Termin nicht mehr an andere Patienten vergeben. Aus diesem Grund werde ich Ihnen von nun an einen Termin, der nicht mindestens 24 Stunden vorher abgesagt wird, in Rechnung stellen müssen."

Mit dieser Aussage geben Sie dem Patienten die Verantwortung für diese Situation zurück.

THERAPEUTISCHER HINWEIS

Wenn es Ihnen schwerfällt, dem Patienten die Konsequenzen seines Verhaltens mitzuteilen, dann machen Sie sich bewusst, bei wem die Verantwortung für die betreffende Situation liegt. Geben Sie dem Patienten seine Verantwortung zurück, denn jeder sollte lernen, die Folgen seines Handelns selbst zu tragen und selbstbewusst mit solchen Situationen umzugehen. Der geschützte Raum der Therapie wird bei der Konfrontation mit dieser unangenehmen Situation hilfreich sein.

15

Seien Sie ehrlich zu sich selbst und zu Ihrem Patienten und stehen Sie hinter diesen Gefühlen. Eine solche Ehrlichkeit hat der Patient vielleicht von anderen Menschen noch nicht erfahren und reagiert nun überrascht, vielleicht sogar beleidigt oder wütend. Wie auch immer seine Reaktion aussieht, sprechen Sie das Problem offen an:

„Wie geht es Ihnen damit, dass ich Ihnen künftig auch abgesagte Termine in Rechnung stellen werde? Ich spüre, dass Sie mein direktes Ansprechen der Situation unangenehm berührt hat. Was geht jetzt in Ihnen vor?"

Sprechen Sie den Grund, den Ihr Patient für seine Absage genannt hat, offen an:

- „Ich habe in den Unterlagen festgestellt, dass Sie die letzten Termine wegen Krankheit abgesagt haben. Können Sie sich vorstellen, warum unbewusste Anteile in Ihnen Sie krank werden lassen könnten, damit Sie nicht zur Therapiestunde kommen müssen?"
- „Sie haben angegeben, dass Ihnen wichtige Termine dazwischen gekommen seien. Denken Sie sich eine Skala von 1–10: Wie wichtig ist Ihnen die Therapie?"
- „Eine Aufgabe des Unbewussten ist es, uns zu beschützen. Was, glauben Sie, sind die Gründe des Unbewussten, um Sie in der Therapie schützen zu wollen?"
- „In unseren Sitzungen sind wir an das Thema XY gestoßen. Seit wir darüber gesprochen haben, war es Ihnen aus verschiedenen Gründen nicht möglich, unsere Termine einzuhalten. Können Sie sich hier einen Zusammenhang vorstellen? Gibt es etwas, vor dem Sie Angst haben?"

Zusammenfassung

Wenn Sie eine Terminabsage wertfrei annehmen können und darin keinen persönlichen Angriff sehen, so sind sie auch in der Lage, Ihrem Patienten die Verantwortung für sein Handeln zu überlassen. Die vorliegende Situation können Sie dann therapeutisch nutzen.

15.3 Abbruch der Therapie durch den Patienten

FALLBEISPIEL

Zwei Tage vor ihrem nächsten Termin sagt Frau E. die Therapiesitzung mit folgender Begründung telefonisch ab: „Ich muss leider meinen Termin mit Ihnen am Freitag absagen. Bei mir ist im Moment so viel los, dass ich es gar nicht mehr schaffe. Ich habe leider auch keine Zeit mehr, um weitere Termine bei Ihnen zu vereinbaren."

Sie sind zunächst überrascht und fragen sich, was Sie nun tun sollen: die Terminabsage ohne weitere Nachfragen akzeptieren oder sich nach den genauen Gründen des Abbruchs erkundigen und vielleicht noch auf eine letzte Therapiestunde bestehen?

Metaebene Versetzen Sie sich in die Metaebene: Was passiert mit Ihnen? Welche Fragen werfen Sie in dieser Situation auf?

- Stimmt die Begründung, die Frau E. für den Therapieabbruch nennt?

- Was könnte der wirkliche Grund für den Abbruch sein?
- Was habe ich falsch gemacht?
- Wird die Patientin zu einem späteren Zeitpunkt wieder zu mir kommen?
- Kann ich eine solche Situation überhaupt verhindern und, falls ja: Wie?

15.3.1 Sichtweise des Patienten

Die Gründe für einen Abbruch der Therapie seitens des Patienten können sehr vielfältig sein. Ungeachtet der zu klärenden vertraglichen Situation zwischen Ihnen und dem Patienten steht es jedem jederzeit frei, eine Therapie plötzlich zu beenden.

Mögliche Gründe können sein:

- Die Patientin hat tatsächlich keine Zeit mehr für Therapiestunden bei Ihnen.
- Aufgrund finanzieller Schwierigkeiten kann die Patientin ihre Stunden nicht mehr zahlen.
- Die Patientin gelangt im Laufe ihres Therapieprozesses an innere Widerstände (sie hat keine Lust mehr; es ist ihr zu anstrengend; sie möchte über bestimmte Themen nicht sprechen).
- Sie wird vom Partner, von Freunden oder Angehörigen bedrängt oder überzeugt, dass „eine Therapie doch nichts bringt und alles nur schlimmer machen kann".
- Die Patientin ist ungeduldig, weil sich in ihrer Wahrnehmung erst wenig gebessert hat.
- Die Auseinandersetzung mit der Vergangenheit ist der Patientin zu schmerzhaft; sie möchte nach vorn schauen.

15.3.2 Sichtweise des Therapeuten

In einer solchen Situation müssen Sie als Therapeut damit rechnen, dass Sie die tatsächlichen Gründe für den Therapieabbruch womöglich nie erfahren. Daher sollten Sie jetzt unabhängig von den wahren Gründen der Absage handeln. Wichtig ist Ihre Einschätzung der Situation Ihrer Patientin. In welcher Phase des Therapieprozesses befindet sie sich gerade? Ist sie noch am Anfang des Prozesses, oder wurde durch den intensiven Prozess ein schwieriges Thema berührt, auf das sie nicht näher eingehen mag?

Metaebene Reflektieren Sie zunächst Ihr eigenes Handeln bzw. Vorgehen (evtl. gemeinsam mit Ihrem Supervisor), um daraus entsprechende Schlüsse zu ziehen. Haben Sie vielleicht bei der Arbeit mit Ihrer Patientin Gegenübertragungsgefühle ausagiert? Haben Sie die Patientin zu sehr bedrängt? Oder wollten Sie so gern das Problem Ihrer Patientin lösen, dass Sie Druck auf sie ausgeübt haben?

Auch wenn Sie ein unpassendes Verhalten in Ihrem Vorgehen entdecken, entscheidend ist, dass Sie das Geschehene nicht persönlich nehmen. Auf die Entscheidungen Ihrer Patientin können Sie keinen Einfluss nehmen; der Patient trägt die Verantwortung für seine Entscheidungen selbst. Situationen, die Sie als Therapeut rückblickend anders gestaltet hätten, gibt es im Laufe der Therapiearbeit zur Genüge. Denn dies ist ein Zeichen, dass Sie sich ständig weiterentwickeln, Ihre Arbeit regelmäßig reflektieren und hinterfragen, und es ist ein Qualitätsmerkmal Ihrer Tätigkeit. Aber wie gehen Sie damit um? Was lernen Sie daraus? Welche Schlüsse ziehen Sie?

Wir alle tun hin und wieder Dinge, die wir zu einem späteren Zeitpunkt anders betrachten und daher anders angegangen wären, weil wir eben dazugelernt haben. Neue Erfahrungen kommen im Laufe der Zeit hinzu, und die Gespräche mit den Menschen nehmen einen ganz anderen Verlauf. Es ist gut und wichtig, wenn Sie sich über Ihre Vorgehensweisen im Klaren sind und sie bewusst anpassen können.

15.3.3 Handlungsoptionen

Wie verhalten Sie sich, wenn Ihre Patientin noch am Anfang ihres Therapieprozesses steht?

Sie werden ihre Entscheidung einfach hinnehmen müssen:

> „In Ordnung. Wenn sich Ihre Situation zu einem späteren Zeitpunkt ändert und Sie Ihre Therapie fortsetzen wollen, können Sie sich gern wieder an mich wenden."

Möglicherweise ist die Patientin noch nicht so weit, eine Therapie zu beginnen. Sie hat zwar schon den ersten Schritt getan, in dem sie Sie aufgesucht hat, stellt aber u. U. fest, dass sie mit Gefühlen konfrontiert wird, die sie noch nicht zulassen kann oder möchte.

Vielleicht hat sie sich eine Therapie ganz anders vorgestellt und stellt fest, dass sie das (so) noch nicht möchte. In einem solchen Fall ist es wichtig, die Patientin spüren zu lassen, dass sie gehen und die Therapie abbrechen darf und kein Druck besteht, die Therapie durchzuführen.

Wenn Sie allerdings beleidigt, belehrend, abwertend oder vorwurfsvoll reagieren oder der Patientin ein schlechtes Gewissen machen, erzeugen Sie bei ihr eher Widerstand und sie wird sich in ihrer Entscheidung bestärkt fühlen.

THERAPEUTISCHER HINWEIS

Vermeiden Sie folgende Sätze:

- „Ja, wenn Sie nicht wollen, dann eben nicht. Sie werden schon merken, dass das nicht gut ist."
- „Wenn Sie die Therapie jetzt abbrechen, dann fangen Sie ja wieder von vorn an. Ihnen ist es doch mit der Therapie viel besser gegangen."
- „In Ihrer Situation ist es nicht gut für Sie, die Therapie abzubrechen."
- „Schade, dass Sie die Therapie abbrechen möchten. Wir wollten ja gerade richtig anfangen."

Metaebene Achten Sie genau darauf, ob die Absage der Patientin eine solche Reaktion bei Ihnen zumindest gedanklich hervorgerufen hat. Es weist Sie auf ein eigenes Thema hin, dass noch nicht ausreichend bearbeitet wurde. In Ihrer Supervision oder der nächsten Eigentherapiestunde können sie darauf näher eingehen (➤ Kap. 2.7.3). Ganz allgemein: Wie reagieren Sie bei Zurückweisung bzw. Ablehnung durch andere Menschen?

Spürt die Patientin dagegen, dass Sie ihre Entscheidung akzeptieren, so wird sie, falls sie sich zu einem späteren Zeitpunkt doch für eine Therapie entscheiden sollte, in Erwägung ziehen, erneut auf Sie zuzugehen. Trotz ihrer momentanen Entscheidung kann sie Vertrauen zu Ihnen fassen und fühlt sich bei Ihnen gut aufgehoben, angenommen und wertgeschätzt.

Wie verhalten Sie sich, wenn die Patientin bereits tief im Therapieprozess ist und gerade an einen Widerstand gestoßen ist?

Um einem fristlosen Abbruch in einem solchen Fall vorzubeugen, hat es sich als sinnvoll erwiesen, folgende Regelung in den Therapievertrag aufzunehmen: Im Falle eines Abbruchs verpflichtet sich der Patient, mindestens zwei weitere Therapietermine wahrzunehmen, die auch auf jeden Fall in Rechnung gestellt werden. Wenn er über den Zweck einer solchen Klausel aufgeklärt wurde, können Sie ihn bei einem möglichen Therapieabbruch daran erinnern:

„Vielleicht erinnern Sie sich noch daran, dass wir uns beim Abschluss unseres Therapievertrags darauf geeinigt haben, beim Wunsch nach einem plötzlichen Therapieabbruch Ihrerseits noch mindestens zwei Termine zu vereinbaren, um über diesen Wunsch zu sprechen. Wann haben Sie denn in den nächsten Tagen Zeit?"

In diesen zwei Therapiestunden können Sie dann näher auf den Wunsch des Patienten nach Therapieabbruch eingehen:

- „Sie haben den Wunsch geäußert, Ihre Therapie zu beenden. Wie ist diese Entscheidung zustande gekommen?"
- „Waren Sie vielleicht schon einmal in einer ähnlichen Situation, aus der Sie sich bei einer Konfrontation zurückgezogen haben?"
- „Welche weiteren Möglichkeiten sehen Sie, mit einer solchen Situation umzugehen?"
- „Was würden Sie brauchen, um die Therapie fortzusetzen?"

Wie verhalten Sie sich, wenn die Patientin, die sich in einem fortgeschrittenen Therapieprozess befindet, ihren Termin absagt und den Kontakt gänzlich abbricht?

In diesem Fall kommt es auf Ihre Einschätzung der Situation an. Grundsätzlich ist eine angemessene Kontaktaufnahme Ihrerseits eine Möglichkeit, um die Hintergründe des Kontaktabbruchs zu erfahren.

„Sie haben unseren letzten Termin vor 2 Wochen abgesagt, und seitdem habe ich von Ihnen nichts mehr gehört. Ich wollte gern nachfragen, ob bei Ihnen alles in Ordnung ist oder ob etwas passiert ist."

Ferner können Sie die Patientin an die Vertragsklausel erinnern, in der sie sich verpflichtet, noch zwei weitere Therapiestunden wahrzunehmen:

„Wie Sie sich vielleicht noch erinnern, haben wir zu Therapiebeginn die Vereinbarung getroffen, dass Sie für den Fall, dass Sie die Therapie abbrechen möchten, noch zwei Termine wahrnehmen. Wann haben Sie denn nächste Woche noch Zeit?"

Zusammenfassung

Grundsätzlich kann Ihre Patientin frei entscheiden, ob und wann sie eine Therapie abbrechen möchte. Nehmen Sie diese Entscheidung nicht persönlich, sie muss nichts mit Ihrer Person oder Arbeit zu tun haben. Allerdings liegt es nahe, dass sie abbricht, weil sie im gemeinsamen Prozess an einen Widerstand gekommen ist. Diesen Umstand können Sie therapeutisch nutzen. Daher ist es ratsam, gleich zu Beginn der Therapie eine Abbruchklausel (Wahrnehmung zweier weiterer Termine) zu vereinbaren. Wenn Ihre Patientin diese Stunden nicht in Anspruch nehmen will, werden Sie diese Entscheidung wertfrei akzeptieren müssen. Berechnen sollten Sie diese beiden Stunden dennoch, weil sie zu den Prinzipien Ihrer Arbeit gehören und auch Sie finanzielle Planungssicherheit haben müssen.

15.4 Dominanzverhalten des Patienten

FALLBEISPIEL

Sie haben einen Termin mit Herrn K., der Schwierigkeiten mit seinem Umfeld und seiner Frau hat und deshalb Hilfe bei Ihnen sucht: „Wissen Sie, mit meinen Kollegen in der Arbeit gibt es nur Zoff. Sie machen ständig was falsch, aber wenn ich Ihnen sage, was und wie Sie es besser machen sollen, bekomme ich zu hören, dass ich mich lieber um meine eigenen Angelegenheiten kümmern soll. Und dann hat auf einmal keiner mehr Zeit, mit mir zum Mittagessen zu gehen. Die Leute sind einfach unmöglich. Sie sehen nicht ein, dass ohne mich in der Firma gar nichts funktioniert. Mein Bruder erzählt mir auch ständig von seinen Problemen in der Arbeit. Wenn ich ihm dann ein paar Tipps gebe und ihm erkläre, was er machen soll, sagt er, es sei seine Sache, und redet dann erst mal ein paar Wochen nicht mit mir. Und jetzt fängt meine Frau auch schon an, mich zu ignorieren. Sie hört überhaupt nicht mehr auf mich. Dabei trifft sie ständig falsche Entscheidungen, weil sie Wichtiges nicht von Unwichtigem unterscheiden kann. Das ist es auch, was ich von Ihnen möchte: Dass Sie mir helfen, meine Frau davon zu überzeugen, das zu tun, was ich ihr sage. Es ist doch gut für uns alle, davon bin ich überzeugt. Genau das ist der Grund, warum ich bei Ihnen bin: Ich möchte, dass Sie mit Ihren psychologischen Kenntnissen meiner Frau einen Brief schreiben und ihr erklären, dass es für uns alle das Beste ist, wenn sie auf mich hört und das tut, was ich ihr sage, ohne mir dauernd zu widersprechen. Sie respektiert mich ja überhaupt nicht und ignoriert mich ständig. Und dann möchte ich von Ihnen noch, dass Sie mir die Punkte aufschreiben, wie ich in den anderen Situationen vorgehen kann. Ich möchte am Ende der Stunde von Ihnen eine Lösung haben."

Metaebene Spüren Sie den inneren Drang, nun schnell etwas in Richtung Ihres Patienten loszuwerden? Können Sie in diesem Moment Empathie zeigen? Wie gelassen sitzen Sie noch in Ihrem Sessel? Versuchen Sie, die Situation jetzt aus allen Perspektiven zu betrachten, auch aus der Ihres Patienten.

15.4.1 Sichtweise des Patienten

Dominanzverhalten bezeichnet ein Verhalten, bei dem Menschen über andere bestimmen bzw. andere kontrollieren möchten. Sie treffen Entscheidungen für andere, lassen deren Meinungen nicht gelten bzw. nehmen sie nicht ernst.

Der Patient stellt sich über seine Mitmenschen und macht sie dadurch klein. Er fühlt sich für viele Dinge verantwortlich und kann nur schwer akzeptieren, wenn jemand einen Fehler macht. Er hätte ja eingreifen und es verhindern können. Seine eigenen Fehler sieht er dagegen überhaupt nicht ein, er hält sich für unfehlbar. Der Patient erträgt keinen Widerspruch und möchte immer Recht haben.

Gut zu wissen Dominanten Menschen fehlt häufig das Vertrauen in sich selbst und damit auch in andere.

Was verbirgt sich hinter Dominanzverhalten, und weshalb ist ein Mensch dominant?

- Da der Patient sich für alles um ihn herum verantwortlich fühlt, erträgt er es nicht, wenn andere Menschen in seinem Umfeld aus seiner Sicht Fehler begehen. Denn er würde anders entscheiden oder handeln und sieht den Fehler eines Mitmenschen als eigenes Versagen. Er hätte es ja abwenden, besser machen können.
- Dem Patienten ist es wichtig, dass andere Menschen zu ihm aufschauen. Er sucht nach Anerkennung und Lob.
- Es ist für ihn unerträglich, wenn andere über ihn bestimmen. Durch seine Dominanz versucht er dem vorzubeugen.
- Situationen, die der Patient nicht kontrollieren kann, fühlen sich für ihn bedrohlich an. Er hat ein ausgeprägtes inneres Sicherheitsbedürfnis entwickelt. Seine Dominanz gibt ihm das Gefühl von Sicherheit, sie dient ihm als Schutz. Weil er nur wenig Vertrauen zu anderen Menschen hat, ist ihm dieser Schutz sehr wichtig.

Gut zu wissen Dominantes Verhalten ist in der Persönlichkeit von Menschen verankert, wird aber auch stark durch die Lebensumstände geprägt.

Eine dominante Persönlichkeit kann sich in Kombination mit den entsprechenden Umständen sehr ausgeprägt entwickeln. Es ist möglich, dass der Betroffene in einem Umfeld aufgewachsen ist, in dem er früh Verantwortung übernehmen und Entscheidungen für andere – auch die eigenen Eltern – treffen musste. Oder er wuchs in dem anderen Extrem auf: Andere Menschen haben sehr stark über ihn bestimmt, und er durfte keine eigene Meinung äußern.

Gut zu wissen Die Reaktionen der Umgebung spielen für dominante Menschen eine entscheidende Rolle.

Erfahren dominante Personen von ihrer Umgebung keinen Widerspruch, werden sie durch das unterwürfige Verhalten anderer in ihrem bestimmenden Verhalten stark unterstützt. Durch häufige Erfahrungen dieser Art, insbesondere in jungen Jahren, haben sie keine Gelegenheit, den Umgang mit Widerspruch zu lernen.

Bei dominantem Verhalten lässt sich häufig eine Nähe zur Aggressivität beobachten. Wenn dominante Menschen Widerspruch erfahren, kommt es oft zu aggressiven verbalen oder körperlichen Reaktionen. Auf diese Weise wird eine Grenze zu anderen Menschen gesetzt.

Dominante Menschen haben Schwierigkeiten, allein zu sein. Sie brauchen andere, um ihren Selbstwert durch ihr Verhalten (anderen gegenüber) zu stärken.

Gut zu wissen Selbstwert und Selbstvertrauen sind bei dominanten Menschen in der Regel nur schwach ausgeprägt. Diese Schwäche wird durch dominantes Verhalten kompensiert. Wenn Menschen dagegen über einen gesunden Selbstwert verfügen, können Sie andere mit ihren individuellen Bedürfnissen achten und Rücksicht auf sie nehmen.

Ein dominanter Mensch kann sich sehr erschöpft und überlastet fühlen. Schließlich entscheidet er alles mit und fühlt sich für alles verantwortlich.

15.4.2 Sichtweise des Therapeuten

Sie werden die Dominanz Ihres Patienten sehr deutlich spüren. Was löst ein solcher Mensch in Ihnen aus?

Der Druck, den er auf Sie ausübt, ist deutlich wahrzunehmen. Trauen Sie sich kaum, ihm zu widersprechen, und haben Sie das Gefühl, tun zu müssen, was er sagt? Andererseits überkommt Sie vielleicht ein komisches Gefühl und Sie sind unsicher, wie Sie aus dieser Situation wieder herauskommen.

Fühlen Sie sich Ihrem Patienten gegenüber klein und unterlegen? Warum darf ein anderer Mensch über Sie bestimmen, ohne dass Sie sich dagegen wehren? Was bedeutet es für Sie, jemandem zu widersprechen? Möglicherweise haben Sie Angst, der andere könnte Sie ansonsten nicht mehr mögen oder schlecht über Sie sprechen. Wie groß schätzen Sie Ihren eigenen Selbstwert ein? Wie ist Ihr Selbstbewusstsein entwickelt? Wie gut können Sie „Nein" sagen und hinter Ihren Bedürfnissen stehen? Bekommen Sie vielleicht Angst? Angst wovor? Fühlen Sie sich körperlich bedroht? Oder haben Sie Angst, dass dieser Patient Sie manipulieren könnte? Haben Sie Angst, nicht richtig zu reagieren? Oder haben Sie Angst, abgelehnt zu werden?

Metaebene Möglicherweise sind Sie in dem Moment wie vor den Kopf gestoßen und können zunächst gar nicht reagieren. Spüren Sie jetzt in sich hinein: Wie fühlt es sich an, wenn der Patient versucht, die Spielregeln aufzustellen, und Ihnen sagt, was Sie tun sollen?

Oder werden Sie wütend und möchten in dieser Situation selbst das Sagen haben? Dann besteht die Gefahr eines Machtkampfes zwischen Ihnen und Ihrem Patienten. Wie steht es um Ihre eigene Dominanz? Weshalb möchten Sie selbst die Oberhand behalten? Unterscheiden Sie an dieser Stelle: Haben Sie das Bedürfnis, die Situation zu beherrschen, weil Sie selbst einen dominanten Anteil in sich haben, oder möchten Sie als Therapeut im Therapieverlauf mit Ihrem Patienten die Führung behalten?

Die Arbeit mit einem dermaßen herausfordernden Patienten führt mit Sicherheit dazu, dass Sie sich selbst die eine oder andere Frage stellen. **Besprechen Sie diesen Fall unbedingt in Ihrer nächsten Supervisionsstunde** und nehmen ihn ggf. in Ihre eigene Therapiestunde mit (➤ Kap. 2.7.3). Gerade bei relativ unerfahrenen Therapeuten besteht die große Gefahr, dass sie sich in der Arbeit mit dominanten Patientenpersönlichkeiten aufs Glatteis begeben.

15.4.3 Handlungsoptionen

THERAPEUTISCHER HINWEIS

Grundsätzlich besprechen Sie mit dem Patienten die Ziele und Erwartungen, die er an die Therapie hat; und legen Sie im Vorfeld fest. Im vorliegenden Fall ist dies besonders wichtig.

„Welche Ziele möchten Sie mit Ihrer Therapie bei mir erreichen?"

So haben Sie die Möglichkeit; offen über die Erwartungen des Patienten zu sprechen und ihn ggf. im Verlauf der Therapie daran zu erinnern. Der Patient kann so im Vorfeld entscheiden, ob er diese Therapieziele erreichen oder aufgrund anderer Erwartungen eine Therapie erst gar nicht beginnen möchte. Gleich zu Beginn können Sie mit dem Patienten auch besprechen, wer was tun muss, um diese Ziele zu erreichen:

„Wir haben keinen Einfluss auf das Verhalten anderer Menschen. Nur Sie selbst können etwas tun, um in Ihrem Leben Veränderungen zu bewirken. Was könnten Sie also tun, damit sich in Ihrem Leben etwas verändert?"

Verdeutlichen Sie Ihrem Patienten, dass er selbst aktiv werden und Lösungen suchen muss, wenn er nachhaltig etwas in seinem Leben verändern will.

Wie bereits erwähnt, wird der dominante Patient in der Vergangenheit kaum einen Widerspruch von seiner Umwelt erfahren haben. Im geschützten Raum der Therapie kann der Patient lernen, mit einem solchen Widerspruch umzugehen. Widersprechen Sie ihm bei seinen konkreten Forderungen an Sie:

„Ich werde den Brief an Ihre Frau nicht schreiben. Ich werde auch nicht schriftlich festhalten, was Sie tun sollen. Wenn es Ihnen hilft, können Sie dies selbst notieren. Was macht diese Aussage gerade mit Ihnen?"

THERAPEUTISCHER HINWEIS

Es spielt eine große Rolle, wie Sie Ihrem Patienten gegenübertreten. Denken Sie daran, dass Sie sich nicht in einem Kampf befinden, in dem Sie Ihrem Patienten Ihre Stärke beweisen müssen. Allerdings sollten Sie auch kein schlechtes Gewissen haben, wenn Sie dies aussprechen, denn Sie haben gute Gründe für Ihr Handeln. Bleiben Sie dabei empathisch und nehmen Sie eine etwaige wütende Reaktion Ihres Patienten nicht persönlich.

Um herauszufinden, welche Gründe hinter der Dominanz des Patienten stecken, können Sie konkret nach seinen Gefühlen fragen:

- „Was macht es mit Ihnen, wenn Sie für andere Menschen Entscheidungen treffen?"
- „Wie fühlt es sich an, wenn Sie sich für Ihr Umfeld verantwortlich fühlen?"
- „Wenn ich mich in Ihre Situation einfühle, dann nehme ich eine große Anstrengung wahr, ständig für so viele Dinge und Menschen mitentscheiden zu müssen und Verantwortung zu übernehmen. Wie geht es Ihnen damit?"
- „Was für ein Gefühl haben Sie, wenn jemand anderes für Sie entscheidet und Ihnen vorschreibt, was Sie tun sollen?"

Wie in der psychodynamischen Betrachtung beschrieben, handelt der dominante Patient aus einem sehr ausgeprägten Über-Ich, während sein Es stark unterdrückt wurde. In der Therapie geht es also darum, sein Es zu stärken.

- „Welche Aktivitäten machen Ihnen Spaß?"
- „In welchen Situationen haben Sie mit Ihrer Frau Spaß?"

Anschließend können Sie versuchen herauszufinden, wie sich diese Situationen von den anderen unterscheiden:

- „Was ist in diesen Situationen anders?"
- „Wie fühlt es sich an, nicht für andere Menschen mitzudenken?"

THERAPEUTISCHER HINWEIS

Fragen Sie so oft wie möglich nach seinen Gefühlen in freudigen und schönen Situationen, damit er sich diese bewusst machen kann und mit der Zeit selber lernt, sie wahrzunehmen und entsprechend zu handeln.

Zusammenfassung

Wenn es Ihnen gelingt, die Person hinter der Dominanz Ihres Patienten zu erkennen, werden Sie auch in der Lage sein, auf empathische Art und Weise weniger angenehme Dinge offen anzusprechen und Ihrem Patienten damit einen Spiegel vorzuhalten. Wenn er spürt, dass er von Ihnen dennoch so angenommen wird, wie er ist, also dominant oder eben nicht dominant, wird er selbst fähig, eine Veränderung in seinem Leben vorzunehmen. Im Mittelpunkt steht das Vertrauen. Was dem dominanten Patienten fehlt, ist innere Sicherheit, die nur auf der Basis von Vertrauen entstehen kann. Nur wenn ausreichendes Vertrauen vorhanden ist, kann er sich weiterentwickeln.

15.5 Negative Emotionen und ständiges Jammern durch den Patienten

FALLBEISPIEL

Frau N. ist 65 Jahre alt und kommt seit einigen Wochen in die Therapie. Heute hat sie einen Termin bei Ihnen und auf die Frage, wie es ihr geht, erzählt sie Folgendes: „Es hat ja keinen Sinn mehr, mit meinem Sohn eine gute Beziehung aufzubauen. Meine Schwiegertochter macht alles kaputt. Seit sie mit meinem Sohn zusammen ist, hat er sich total von mir entfernt, er ist wegen ihr sogar zu Hause ausgezogen. Seitdem bin ich ganz allein. Und sie ist ganz egoistisch und will ihn nur für sich haben. Ich bin auf meine Schwiegertochter zugegangen und wollte ihr helfen. Da hat sie mich ganz und gar abblitzen lassen. Wissen Sie, die beiden sind berufstätig, und da habe ich ihnen angeboten, ihre Wäsche zu waschen und zu bügeln. Und obwohl ich kaum noch auf mein Fahrrad steigen und mich nur schwer bewegen konnte, habe ich ihnen oft den Kühlschrank aufgefüllt. Stellen Sie sich vor, da hat mein Sohn gesagt, ich soll den Schlüssel zu ihrer Wohnung abgeben, und wenn ich nochmal zu ihnen käme, sollte ich vorher anrufen. Und für meine ganze Mühe kann er mich heute nicht mal zum Einkaufen fahren. Wissen Sie, ich kann ja kaum noch laufen mit meinen Füßen, und aufs Fahrrad komme ich auch nicht mehr. Meine Nachbarin will mich auch nicht mehr zum Einkaufen fahren. Im Garten hilft mir auch keiner. Alles muss ich allein machen. Es ist alles so furchtbar …"

Metaebene Welches Gefühl kommt bei Ihnen auf, wenn Sie sich die lange Litanei der Patientin anhören? Wie geduldig reagieren Sie normalerweise in solchen Situationen? Haben Sie den Impuls, das Jammern zu unterbrechen? Oder überträgt sich das Gefühl Ihrer Patientin sogar auf Sie? Merken Sie sich Ihren ersten Impuls gut und nehmen Sie ihn mit zu ➤ Kap. 15.5.2.

15.5.1 Sichtweise des Patienten

Ständiges Jammern geht oft mit negativen Emotionen einher. Welche Ursachen kann es für exzessives Jammern geben?

- **Mit ihrem Verhalten versucht die Patientin, verstärkt Aufmerksamkeit auf sich zu ziehen,** die sie nach eigener Meinung sonst nicht bekäme. Durch ihr Verhalten hat die Patientin also einen primären Gewinn, der als negativer Verstärker wirkt und ihr Verhalten aufrechterhält. Die unbewusste Angst, „glücklich zu sein", kann dadurch verstärkt werden, weil sie mit dem „Glücklichsein" keine Aufmerksamkeit von außen mehr bekäme.
- **Die Patientin löst mit ihrem Verhalten bei manchen Menschen einen Helferkomplex aus.** Aus Mitgefühl und Mitleid bieten diese Menschen ihre Unterstützung an und entlasten die Patientin damit bei bestimmten Aufgaben. Auch der so erzielte sekundäre Gewinn verstärkt das gezeigte Verhalten.
- **Häufig jammern Menschen, die sich scheuen, Eigenverantwortung für ihr Leben zu übernehmen,** und gleichzeitig ihre Situation nicht verändern wollen. Das Jammern verlagert die Eigenverantwortung auf andere Menschen oder Umstände; von möglichen eigenen Fehlern wird abgelenkt.
- Die Patientin erkennt ihren eigenen Anteil an der jeweiligen Situation nicht und verlagert die Verantwortung komplett auf andere. Viele Menschen haben Schwierigkeiten, Verantwortung für ihre eigenen – vor allem negativen – Emotionen und die daraus resultierenden negativen Erfahrungen zu übernehmen, denn sie setzen sie mit ihrem Selbstwert gleich. Um ihren Selbstwert nicht zu gefährden, meiden sie die Verantwortung.
- **Die Patientin hängt in einer sog. negativen Gedankenschleife,** die ihr nicht bewusst ist und die sie deshalb allein nicht verlassen kann. In ihrer selektiven Wahrnehmung erkennt sie nur negative Dinge. Die Patientin braucht und sucht dann die Bestätigung von außen, dass alles doch nicht so schlimm sei.

15.5.2 Sichtweise des Therapeuten

Was löst es in Ihnen aus, wenn jemand jammert? Empfinden Sie Mitleid?

Die **Unterscheidung zwischen Mitgefühl und Mitleid** ist hier sehr wichtig.

Gut zu wissen **Mitgefühl** bedeutet, sich in einen Menschen und eine Situation empathisch einfühlen und dennoch eine klare Grenze ziehen zu können und sich durch das Gesagte nicht herunterziehen zu lassen. Sie behalten einen klaren Kopf und sind in der Lage, die schwierige Situation aus einer anderen Perspektive zu betrachten. Auf diese Weise können Sie die Situation auch aus der Metaebene beurteilen.
Empfinden Sie **Mitleid,** so leiden Sie mit und fühlen sich ebenso schlecht wie Ihr Gegenüber. Dadurch können Sie die Vogelperspektive gar nicht einnehmen und sind nicht in der Lage, die Situation günstig zu beeinflussen. Im Gegenteil: Sie machen es der Patientin damit noch schwerer, weil sie dann niemanden hat, der sie aus ihrer Situation herausholen könnte.

Für den einen oder anderen mag es sich so anhören, als könne der Therapeut sich aussuchen, ob er Mitleid oder Mitgefühl empfindet, um sich richtig zu verhalten. Aber genau da liegt die Krux, denn was Sie in solchen Situationen empfinden, ist nicht steuerbar, sondern davon abhängig, inwieweit Sie Ihre eigenen Themen geklärt haben.

Oder spüren Sie den Drang, Ihrer Patientin dadurch zu helfen, dass Sie versuchen, das Problem für sie zu lösen?

Vielleicht fällt Ihnen gleich eine Reihe von Möglichkeiten ein, wie Ihre Patientin die Probleme lösen könnte. Sie neigen dazu Vorschläge zu machen und direkte Lösungen anzubieten. Sie ertragen es nur schwer, wenn jemand leidet und sein Leiden selbst nicht beenden kann oder möchte, und wollen es für ihn beenden.

Übernehmen Sie möglicherweise zu viel Verantwortung, wenn Sie versuchen das Problem Ihrer Patientin zu lösen? Was bedeutet es für Sie, Verantwortung zu übernehmen? Geht es um das Gefühl, alles unter Kontrolle zu haben? Oder haben Sie das Gefühl, dadurch mehr Respekt von anderen Menschen zu bekommen? Was bedeutet es für Sie, respektiert zu werden?

Oder staut sich in Ihnen Wut auf? Sie fühlen sich hilflos, wenn Sie einem anderen nicht helfen können, und reagieren wütend, wenn er die Hilfe nicht annimmt. Wieso möchten Sie, dass es ihrer

Patientin wieder gut geht? Erwarten Sie dafür Anerkennung, Dankbarkeit? Sie spüren, dass eine große Verantwortung auf Ihren Schultern lastet. Sie fühlen sich für das Jammern der Patientin bzw. für die mangelnde Verbesserung während der Therapie verantwortlich.

Oder nehmen Sie Ihre Patientin nicht ernst? Sie erkennen, dass die Patientin einen großen sekundären Gewinn hat und sich deshalb nicht verändern möchte. Sie merken, dass sie ihr eigenes Verhalten kaum reflektiert. Sie haben Schwierigkeiten, Verständnis für die Patientin aufzubringen und sich in sie einzufühlen. Wer in Ihrem Leben hat so viel gejammert, dass Sie wahrscheinlich dagegen abgestumpft sind? Weshalb kommt hier Ihr eigener Abwehrmechanismus ins Spiel?

Beantworten Sie sich noch folgende Frage: In welchen Situationen jammern Sie? Wo übernehmen Sie keine Eigenverantwortung, und in welchen Bereichen möchten Sie keine Veränderung?

15.5.3 Handlungsoptionen

Wie können Sie mit Ihrer jammernden Patientin konstruktiv umgehen?

An dieser Stelle weisen wir auf einige Grundsätze aus dem gesprächstherapeutischen Konzept nach Carl Rogers hin:

MERKE

Nehmen Sie die Patientin ernst, indem Sie sich empathisch in ihre Situation einfühlen. Wertschätzen Sie das Ihnen entgegengebrachte Vertrauen und achten Sie darauf, welche Emotionen die Erzählungen bei Ihnen auslösen. Passen Sie auf, dass Sie nicht aus einer Gegenübertragung heraus handeln (➤ Kap. 2.8.2), und differenzieren Sie bei Ihren eigenen Emotionen.

Drücken Sie der Patientin gegenüber Verständnis aus und spiegeln Sie ihr Ihre Emotionen:

„Ich sehe, dass Sie sich sehr viel Mühe geben, die Beziehung zwischen Ihrem Sohn und Ihrer Schwiegertochter positiv zu beeinflussen. Es fühlt sich sehr frustrierend und enttäuschend an, wenn die eigenen Bemühungen nicht erwidert werden. Wie gehen Sie mit dieser Situation dann um?"

Der Patientin fällt es offensichtlich schwer, sich in die Lage der anderen Personen hineinzuversetzen. Versuchen Sie, sie durch gezielte Fragen in die Position des Gegenübers zu führen:

- „Aus Ihren Erzählungen entnehme ich, dass Sie oft Hilfe geben, ohne dass Sie darum gebeten werden, und diese dann von den anderen nicht angenommen wird."
- „Ich kann sehr gut nachvollziehen, dass Sie selbst Hilfe benötigen, Ihnen diese aber von anderen nicht angeboten wird. Haben Sie schon mal versucht, andere Menschen direkt um Hilfe zu bitten?"
- „Ich verstehe, dass Sie selbst Hilfe benötigen und deshalb auch anderen Menschen zwangsläufig helfen möchten. Können Sie sich vorstellen, wie das für Ihren Sohn und Ihre Schwiegertochter ist, wenn ihnen jemand hilft, obwohl sie nicht um Hilfe gebeten haben?"
- „Wenn ich mich in die Situation Ihres Sohnes einfühle, spüre ich ein Bedürfnis nach Selbstständigkeit, Freiheit und Unabhängigkeit. Wie fühlt sich das für Sie an, wenn er eigenständig sein möchte?"

Ihrer Patientin ist nicht bewusst, dass sie die Dinge im negativen Licht sieht. Versuchen Sie, Ihrer Patientin Aufgaben zu geben, bei denen sie sich auch mit den positiven Erlebnissen oder Eigenschaften anderer Menschen auseinandersetzt. Sie muss lernen, beide Seiten wahrzunehmen und zu betrachten.

- „Überlegen Sie sich 10 Vorteile, die sich ergeben könnten, wenn sich Ihr Sohn um sich selbst sorgen würde?"
- „Wie könnten Sie die Zeit, die Sie dann für sich gewinnen, sinnvoll nutzen?" (Reisen, Seniorenclub, Lesen, Kinder hüten, Instrument lernen, …)

Helfen Sie ihrer Patientin, einen Blick hinter die Mauer zu werfen, vor der sie steht. Was wäre anders, wenn sie an ihrer Situation selbst etwas ändern würde, anstatt den anderen die Schuld für die mangelnde Veränderung in die Schuhe zu schieben? Was könnte sie verlieren, was könnte sie aber auch gewinnen? (Selbstständigkeit, Selbstwert, Selbstvertrauen, Unabhängigkeit etc.) Sie ermöglichen ihrer Patientin auf diese Weise, sich mit der Angst vor einer möglichen Veränderung auseinanderzusetzen und sie mit der Zeit sogar anzunehmen.

- „Stellen Sie sich vor, Sie suchen sich selbst eine Hilfe, die Sie bei Ihren täglichen Aufgaben unterstützt. Wie fühlt sich das für Sie an?"
- „Stellen Sie sich vor, Sie könnten selbst über ihr Leben entscheiden und hätten die Macht, etwas zu verändern. Was wäre dann anders in ihrem Leben?"

Zusammenfassung

Eine offene, wertschätzende und empathische Haltung gegenüber der Patientin gibt ihr die größtmögliche Gelegenheit zur Veränderung. Achten Sie in der Therapiearbeit auf Ihre eigenen Emotionen und die daraus resultierende Einstellung und das Verhalten Ihrer Patientin gegenüber. Regelmäßige Supervisionen und evtl. Eigentherapie sind wichtige Voraussetzungen für eine verantwortungsvolle Vorgehensweise.

15

15.6 Aggressives Verhalten des Patienten gegenüber dem Therapeuten

FALLBEISPIEL

Herr B. sitzt in Ihrer Praxis und erzählt von seinem Anliegen. An seiner Stimme und Körperhaltung merken Sie bereits, dass er eine gewisse Aggressivität ausstrahlt: „Und stellen Sie sich vor. Dann sagt mir die Schlampe doch, sie will nicht mehr mit mir zusammen sein. Sie liebt mich nicht mehr und will sich von mir scheiden lassen." Er haut wütend mit der Faust auf den Tisch. Dann steht er auf, geht mit geballten Fäusten unruhig im Raum hin und her und fährt fort: „Ich habe in den letzten Monaten drei Jobs verloren, weil ich mit meinen Kollegen nicht zurechtkam. Die meinen immer, sie wüssten alles besser und nörgeln ständig an mir herum. Ich könnte jetzt innerlich explodieren und würde am liebsten etwas kaputtschlagen. Und wahrscheinlich wissen Sie auch alles besser als ich. Aber eines sage ich Ihnen: Weiteres Nörgeln halte ich nicht lange aus ..."

Sie spüren sein hitziges Gemüt und Ihnen wird plötzlich mulmig.

Metaebene Was passiert gerade? Machen Sie sich Sorgen? Haben Sie sogar Angst vor einem noch größeren Wutausbruch? Wie klein sind Sie, wenn Sie einmal alles aus der Metaebene betrachten? Ist Ihnen peinlich, wenn eine dritte Person den wütenden Patienten miterlebt? Kennen Sie im Privatleben ähnliche Situationen? Wie reagieren Sie dann?

15.6.1 Sichtweise des Patienten

Im Es kommt gar nicht so selten vor, dass ein Patient während der Therapie wütend wird. Diesen Zustand können Sie als Therapeut aufgreifen und in die Arbeit einbeziehen.

Der Patient kommt mit seinen Emotionen in Kontakt und hat so die Möglichkeit, diese überhaupt erst einmal wahrzunehmen. Er nimmt wahr, was er fühlt, vielleicht ist es ihm aber nicht bewusst. Dazu müssen Sie ihm zunächst Ihre Reaktion auf sein Verhalten spiegeln und auch vor Augen führen, was sein Verhalten bei anderen Menschen auslösen kann. Es ist der erste Schritt, um den Umgang mit dieser starken Emotion zu erlernen.

Die Aggressivität des Patienten kann vielfältige Gründe haben:

- **Der Patient kann eine grundsätzlich aggressive Persönlichkeit entwickelt haben.** Dies äußert sich vor allem darin, dass er in vielen kleinen Alltagssituationen aggressiv reagiert. Woher kommt diese Aggressivität, wo hat sie ihren Ursprung? Die Ausprägung der Persönlichkeit beginnt bereits im Kindesalter. Wie sah die Beziehung zu Mutter und Vater in den verschiedenen Entwicklungsphasen der Kindheit aus? Welche Personen spielten noch eine Rolle? Wie sind seine Mutter und insbesondere sein Vater mit Wut und Aggression umgegangen? Hat der Patient selbst die Aggressivität im Elternhaus zu spüren bekommen? Hat er durch sog. Modell-Lernen Aggressivität als etwas Eigenes und Selbstverständliches angenommen?
- **Der Patient hat aufgestaute Emotionen, die er in seinem Alltag nicht lebt.** Wie geht er im Alltag mit Situationen um, die er negativ empfindet oder die ihn sogar wütend machen? Kann er in den verschiedenen Situationen „nein" sagen und damit eine Grenze setzen? Wenn er nicht gelernt hat, sich selbst zu schützen und für sich zu sorgen und er seine Wut infolgedessen immer wieder herunterschluckt, sammelt sie sich und brodelt in ihm. Bedeutungslose alltägliche Situationen können ihn irgendwann so wütend machen, dass er sich kaum beherrschen kann.
- **Vielleicht ist Ihr Patient Ihnen gegenüber aggressiv, weil ihm das, was Sie sagen, nicht gefällt** und er es nur schwer ertragen kann. Er ist in einer Situation, die er bereits gut kennt: Andere Menschen sagen ihm, was er in seinem tiefsten Inneren bereits weiß, aber er sträubt sich noch dagegen und kann oder will es nicht annehmen. In dem Fall nutzt er die Aggressivität, um Grenzen zu setzen. Er will sich vor etwas schützen, was ihm missfällt, und hat vielleicht nicht gelernt, dies offen zu kommunizieren.
- **Die Aggressivität kann auch eine Antwort auf seine Hilflosigkeit gewissen Situationen gegenüber sein.** Er weiß nicht, was er tun soll, und ist mit seiner Gesamtsituation überfordert. Er hat nicht gelernt, wie er mit verschiedenen Alltagssituationen umgehen soll. Die Aggressivität ist dann seine Art, sich zu schützen und nach außen Grenzen zu setzen.
- **Der Patient kann pathologisch bedingt eine geringere Frustrationstoleranz haben.** Diese ist bei Störungsbildern wie ADHS, Alkoholismus, Drogenmissbrauch oder einer dissozialen Persönlichkeitsstörung zu finden.

15.6.2 Sichtweise des Therapeuten

Was löst es in Ihnen aus, wenn Sie einem aggressiven Menschen gegenüberstehen? Bekommen Sie Angst? Fühlen Sie sich unterwürfig und klein? Werden Sie vielleicht selbst aggressiv? Fühlen Sie sich hilflos und möchten am liebsten flüchten? Oder lässt Sie die Reaktion Ihres Gegenübers eher kalt?

Gut zu wissen Ihre Reaktion auf einen aggressiven Patienten hängt zum großen Teil damit zusammen, wie in ihrer eigenen Familie mit Aggressivität umgegangen wurde.

Durften Sie als Kind selbst aggressiv sein? Wie waren die Reaktionen Ihrer Eltern und Bezugspersonen, wenn Sie wütend wurden? Durften Sie auf den Tisch hauen, schreien und Ihrer Aggressivität freien Lauf lassen, oder war dies eher verpönt und Sie mussten Wut und Aggression hinunterschlucken?

Es kann eine Rolle spielen, **ob Sie selbst Erfahrungen mit einem aggressiven Familienmitglied** hatten und wie Sie dies erlebt haben. Hat der- oder diejenige auch Aggressionen an Ihnen ausgelassen? Wurden Sie in der Situation von jemandem unterstützt, oder fühlten Sie sich hilf- und machtlos und mussten selbst einen Ausweg aus der Situation suchen? Erleben Sie diese Hilf- und Machtlosigkeit wieder, wenn Ihnen ein aggressiver Mensch gegenübersteht?

Wie gehen Sie mit Ihren eigenen Aggressionen um? Wie reagieren Sie, wenn Sie wütend werden? Treiben Sie dann Sport, schreien oder schlagen Sie? Oder schlucken Sie die Wut einfach herunter?

Welche Situationen machen Sie aggressiv? Erlauben Sie sich dann, wütend zu reagieren?

Welches Grundbedürfnis nehmen Sie bei sich vordergründig wahr, wenn Sie einem aggressiven Patienten begegnen? Ist das eher das Bedürfnis nach Sicherheit oder das Bedürfnis, gemocht und geliebt zu werden?

15.6.3 Handlungsoptionen

Bevor wir auf Ihre möglichen Reaktionen detailliert eingehen, möchten wir darauf hinweisen, dass Sie grundsätzlich keine Aggressivität und körperliche Bedrohungen akzeptieren und daher eindeutige Grenzen setzen sollten.

MERKE

Schätzen Sie selbst ein, ob in der jeweiligen Situation eine Gefahr besteht und welche Art von Aggressivität Ihr Patient auf Sie überträgt. Hier geht es vor allem um Ihre eigene Sicherheit. Zögern Sie nicht, die Polizei zu rufen, wenn Ihr Patient Ihnen zu nahe kommt.

In der Arbeit mit Ihrem Patienten spielt es eine große Rolle, was Sie selbst ausstrahlen. Ihr Patient nimmt die von Ihnen ausgehenden Energien auch unbewusst wahr.

Gut zu wissen Wenn Sie Angst ausstrahlen, wird sich ein aggressives Gegenüber ängstigend verhalten.

Ihr Patient nimmt Ihre Energien auf und lässt seine Aggressivität zu; er nutzt sie als Mittel, um etwas zu erreichen. Durch Ihre unsichere und ängstliche Ausstrahlung merkt er, dass er bei Ihnen etwas erreichen kann.

THERAPEUTISCHER HINWEIS

Setzen Sie sich selbst mit Ihren Ängsten oder Ihrer eigenen Aggressivität im Rahmen Ihrer eigenen Therapie auseinander und sorgen Sie dafür, dass Sie sich sicher fühlen und sicher sind. Das kann auch die Teilnahme an einem Selbstsicherheitstraining einschließen.

Mit diesen Maßnahmen verändern Sie Ihre Ausstrahlung und werden selbstbewusster. Ein aggressiver Mensch spürt von vornherein, dass er mit seiner Aggressivität bei Ihnen nichts erreicht.

Ob Ihr Patient aggressiv auftritt, hat natürlich nicht nur mit Ihnen zu tun, sondern mit seiner Lebensgeschichte. Je nachdem, wie er mit Aggressionen umzugehen gelernt hat, wird er Wut und Ärger auf Sie projizieren. Die Aggressivität des Patienten stellt einen momentanen Gefühlsausbruch dar, den Sie ansprechen und offen in Ihre Arbeit integrieren können:

- „Ich kann Ihre Wut sehr deutlich spüren. Können Sie mir dieses Gefühl näher beschreiben?"
- „Was genau macht Sie an dieser Situation so wütend?"
- „Wo sitzt die Wut in Ihrem Körper? Wie sieht sie aus? Welche Form und welche Farbe hat sie?"
- „Was möchte die Wut gern machen? Wozu ist sie da?"

Sie können Ihrem Patienten auch die Auswirkungen seiner Wut spiegeln:

- „Sie sind soeben sehr wütend gewesen. Ich kann mir gut vorstellen, dass das in vielen Menschen Angst auslösen kann. Was glauben Sie, wie es anderen Menschen im Kontakt mit Ihnen geht, wenn Sie so wütend werden?"
- „Was möchten Sie mit Ihrer Wut erreichen?" (z. B. sekundärer Gewinn: Kontrolle, Stärke, Macht, Erleichterung oder die Bestätigung, dass er mit seinen Aggressionen abgelehnt wird)

THERAPEUTISCHER HINWEIS

Es ist wichtig, dass Sie eine Grenze ziehen, wie weit der Patient mit seinem Verhalten Ihnen gegenüber auftreten darf. Wie nah darf er Ihnen kommen, und wie aggressiv darf er sich Ihnen gegenüber verhalten?

Dazu gehört auch, den Patienten von seinem Gefühlausbruch wieder herunterzuholen. Behalten Sie die Kontrolle über die Situation:

„Ich spüre, dass Sie im Augenblick sehr aufgebracht und wütend sind. Ich möchte Sie gern bitten, sich wieder hinzusetzen und ein paar Mal tief durchzuatmen, damit wir weiterarbeiten können."

Sollte der Patient Ihre Grenze überschreiten, weisen Sie ihn in aller Deutlichkeit zurecht:

„Setzen Sie sich jetzt hin und beruhigen Sie sich erst einmal. Ich möchte Sie darauf hinweisen, dass Sie körperlich einen bestimmten Abstand zu mir wahren. Dieser Abstand ist meine persönliche Grenze, und ich bitte Sie, diese zu respektieren und einzuhalten."

Sie dürfen nicht nur, Sie müssen sogar eine Grenze setzen. Der Patient lernt an Ihrem Beispiel, an Ihren Reaktionen. Sie sind ein Modell für ihn. Dabei lernt er auch die Art und Weise, wie man Grenzen setzt.

Machen Sie das sehr selbstbewusst oder eher schüchtern? Welches Gefühl haben Sie, wenn Sie jemandem eine Grenze setzen? Nehmen Sie diesen Punkt sehr ernst: Sie dürfen und müssen Grenzen setzen!

Nach und nach wird Ihr Patient ein Gefühl für seine eigenen Grenzen entwickeln. Momentan demonstriert er seine Grenze noch mithilfe seiner Aggressivität. Er lässt seine Wut heraus und versucht, sich so selbst zu schützen, denn ein anderes Vorgehen hat er nicht gelernt. Jetzt hat er die Chance, an Ihnen als Modell zu lernen. Zeigen Sie ihm, wie das funktioniert, ohne dass man sich dabei schlecht fühlt oder den anderen verletzt. Seien Sie bestimmt und selbstbewusst.

Nachdem sich Ihr Patient wieder beruhigt hat, können Sie ihn direkt auf seinen Wutausbruch ansprechen:

- „Sie sind vorhin sehr wütend geworden. Wie geht es Ihnen jetzt?"
- „Was genau hat Sie vorhin so wütend gemacht?"

Wenn Sie merken, dass in Ihrem Patienten die Wut wieder hochsteigt, bietet es sich an, ihn in der dritten Person von sich erzählen zu lassen. Er wird dann nicht so stark von der Situation und seinen Gefühlen überwältigt und kann die Geschichte vielleicht sogar aus der Vogelperspektive erzählen:

„Ich merke, dass Sie das Erlebnis sehr stark aufwühlt. Stellen Sie sich vor, Sie würden mir die Geschichte in der dritten Person erzählen. So als würden Sie von oben herabschauen. Wie würde sich die Geschichte dann anhören?"

Versuchen Sie zu ergründen, welchen Hintergrund seine Aggressivität hat und wie er mit ihr im Alltag umgeht:

- „Ich merke, Sie werden sehr schnell wütend. Wie wurde in Ihrer Familie mit Wut und Aggressivität umgegangen?"
- „Wie gehen Sie mit Ihrer Wut um?"
- „Sie werden wütend in Situationen, in denen Sie keinen Ausweg erkennen können. Hier spüre ich eine gewisse Hilflosigkeit. Was versteckt sich hinter Ihrer Wut?"

THERAPEUTISCHER HINWEIS

Wenn die Aggressivität pathologisch bedingt ist (z. B. durch ADHS, Alkoholismus oder andere Störungsbilder), sollte Ihr Patient vor der Behandlung zunächst von einem Psychiater oder Psychologen untersucht werden. Erst dann kann der Heilpraktiker für Psychotherapie in Absprache und Zusammenarbeit mit den behandelnden Ärzten ggf. supportiv-begleitend tätig werden.

15

Zusammenfassung

Wenn dem Therapeuten und Patienten jeweils bewusst ist, was bzw. welche Gefühle (z. B. Angst, Hilflosigkeit, Machtlosigkeit) sich hinter der nach außen gerichteten Aggressivität verbergen und welchen Zweck (Schutz, Grenzen setzen etc.) diese hat, können das offene Ansprechen und die Arbeit mit diesem Thema positive Veränderungen im Leben des Patienten bewirken.

15.7 Abwehrmechanismen des Patienten

FALLBEISPIEL

Frau S. sitzt in Ihrer psychotherapeutischen Praxis, weil sie ihr Selbstbewusstsein stärken will. Sie möchte sich von ihrem Mann trennen, der sie häufig herabsetzt und verbal demütigt. Sie sprechen über eine Situation, die sich vor Kurzem zwischen ihr und ihrem Mann zugetragen hat. Erneut wurde Frau S. von ihrem Mann beschimpft. Sie fragen: „Wie haben Sie sich in der Situation gefühlt?" Sie antwortet: „Ich habe mich die ganze Zeit gefragt, warum er das macht. Ich verstehe das nicht." Sie fragen erneut: „Was war das für ein Gefühl, als er Sie beschimpfte?" Frau S.: „Wissen Sie, bei ihm zu Hause war das auch nicht anders. Seine Mutter ist von seinem Vater auch oft abgewertet worden; er hat es nicht anders gelernt. Er kann es eben nicht anders. Er hat auch so viel Stress in der Arbeit und ist auch deswegen total nervös."

Metaebene Haben Sie bereits eine Idee, welchen Abwehrmechanismus Frau S. immer wieder anwendet? Was genau nehmen Sie bei ihr wahr? Spüren Sie bei sich selbst Ungeduld, oder haben Sie Verständnis für Frau S.?

15.7.1 Sichtweise des Patienten

Abwehrmechanismen werden vom Menschen unbewusst eingesetzt. Freud ging davon aus, dass wir dies tagtäglich tun.

MERKE

Mithilfe von **Abwehrmechanismen** soll die Auseinandersetzung mit unangenehmen Gefühlen in einer bestimmten Situation vermieden werden. Insofern haben sie die Aufgabe, uns vor emotionaler Überforderung zu schützen.

Ausgehend von Freuds Instanzenmodell liegt ein Konflikt zwischen dem Über-Ich und dem Es zugrunde. Der Konflikt, der sich also aus der Diskrepanz von Triebregungen des Es auf der einen Seite und den Wünschen des Über-Ichs auf der anderen Seite ergibt, geht häufig mit unangenehmen Gefühlen wie Angst, Wut oder Trauer einher.

In unserem Beispiel könnte der Triebimpuls die von Frau S. empfundene Wut sein (Es). Das Über-Ich zeigt sich in dem anerzogenen Muster, die Wut nicht zeigen zu dürfen. Aus dem Konflikt der beiden Instanzen resultiert nun Angst. Da Frau S. ein solch unangenehmes Gefühl nicht ertragen möchte, bedient sie sich eines Ausgleichmechanismus. Jetzt kommt das Ich ins Spiel. Es übernimmt eine Vermittlerfunktion zwischen Es und Über-Ich und sucht nach einem Kompromiss, der in Form eines Abwehrmechanismus ausgedrückt wird.

Im obigen Beispiel versucht Frau S. die aufkommende Angst durch den Abwehrmechanismus des **Rationalisierens** zu neutralisieren: Sie erklärt sich die Ursachen und Folgen der Situation mit ihrem Mann durch rein verstandesmäßige Argumente.

Gut zu wissen Abwehrmechanismen unterstützen das Ich, um vorübergehend mit der Angst fertigzuwerden, sie führen jedoch langfristig nicht zur Lösung des Konflikts. Werden Abwehrmechanismen ständig eingesetzt, verliert die Person den Zugang zu ihrer seelischen Erlebniswelt.

Zur Neutralisierung unangenehmer Gefühle werden die in ➤ Tab. 15.1 aufgeführten Abwehrmechanismen eingesetzt (Erklärungen ➤ Kap. 2.4.1).

Einige dieser Abwehrmechanismen gelten als reif (z. B. Sublimierung), andere als unreif (z. B. Projektion). Oft ist ein Abwehrmechanismus bei einer Person vorherrschend, aber häufig setzen Menschen auch unterschiedliche Abwehrmechanismen ein. Eine präzise Beobachtung ist daher manchmal recht schwierig und von der jeweiligen Situation abhängig.

Tab. 15.1 Abwehrmechanismen

• Rationalisierung • Verleugnung • Abspaltung • Konversion • Kollusion • Verschiebung • Regression	• Reaktionsbildung • Sublimierung • Ungeschehenmachen • Kompensation • Projektion • Introjektion

MERKE

Abwehrmechanismen übernehmen eine wichtige Schutzfunktion für unsere psychische Gesundheit. In schwierigen Lebenssituationen können sie allerdings versagen oder nicht mehr ausreichen. Dann besteht die Gefahr der Entwicklung einer tiefgreifenderen psychischen Störung.

15.7.2 Sichtweise des Therapeuten

In der Praxis ist es wichtig, dass Sie die einzelnen Abwehrmechanismen, die jeder Mensch in unterschiedlichen Ausprägungen nutzt, nicht nur erkennen, sondern unterscheiden können. Auf diese Weise gelingt es Ihnen schneller, das Verhalten Ihrer Patienten zu deuten. Dieses Wissen können Sie auch nutzen, um ihnen im späteren Therapieprozess einen alternativen Umgang mit ihrer Gefühlswelt anzubieten.

Natürlich werden auch Sie den einen oder anderen Abwehrmechanismus in Ihrem Leben bevorzugt nutzen, um sich zu schützen. Machen Sie sich bewusst, um welche Mechanismen es sich handelt. Denn es kann passieren, dass Sie z. B. nicht erkennen, dass ein Patient stark rationalisiert, weil Sie es selbst immer getan haben oder noch tun, es also „normal“ finden.

15.7.3 Handlungsoptionen

Wie gehen Sie jetzt mit der Situation um? Es ist zunächst wichtig, dass Sie wahrnehmen, welchen Abwehrmechanismus Frau S. bevorzugt benutzt.

THERAPEUTISCHER HINWEIS

Auf keinen Fall sollten Sie versuchen, der Patientin ihren Abwehrmechanismus zu nehmen. Vielmehr sollten Sie ihn wertschätzen und ihm seinen Platz einräumen.

In unserem Beispiel wird der Abwehrmechanismus des Rationalisierens von Frau S. dazu benötigt, um mit der schmerzlichen Situation zurechtzukommen und handlungsfähig zu bleiben.

Nachdem Sie durch tragfähigen Rapport eine vertrauensvolle Beziehung zu Ihrer Patientin aufgebaut haben, können Sie beginnen, sich gemeinsam mit ihr vorsichtig an die hinter dem Abwehrmechanismus versteckten Gefühle heranzutasten.

THERAPEUTISCHER HINWEIS

Es ist wichtig, dass Ihre Patientin Sicherheit im Therapiesetting spürt, um dann unter Ihrer Begleitung und Anleitung lernen zu können, mit den hochkommenden Gefühlen umzugehen.

Zunächst sollte Frau S. lernen, diese Gefühle überhaupt wahrzunehmen und sich ihrer bewusst zu werden. Sie können sie dabei unterstützen, indem Sie sie gezielt nach ihren Gefühlen fragen, während sie erzählt. Wenn Frau S. den Umgang mit ihren Gefühlen lernt, wird sie auch die Angst davor verlieren und schließlich in der Lage sein, den Abwehrmechanismus abzulegen. Sie wird ihn von nun an nicht mehr brauchen.

Im Fallbeispiel hat Frau S. in der Situation, in der sie beschimpft wird, anscheinend ihr Gefühl der Wut gar nicht wahrgenommen. Sie „sperrt“ dieses Gefühl weg, und an die Stelle des Gefühls tritt der Abwehrmechanismus der Rationalisierung.

Sie können jetzt weiter nachfragen, was sie in der Situation empfunden hat, indem Sie sie in die jeweilige Situation einführen:

„Stellen Sie sich die Situation mit Ihrem Mann vor. Er steht Ihnen gegenüber und beleidigt Sie. Was empfinden Sie in diesem Moment?"

Als weitere Möglichkeit können Sie Frau S. bitten, ihr Gefühl zu malen:

„Wenn Sie sich die Situation mit Ihrem Mann vorstellen, wie könnte diese auf dem Papier aussehen? Welche Farbe würden Sie ihr geben? Welche Form?"

Ebenso können Sie Ihre Patientin auffordern, einen Gegenstand oder ein Bild zu suchen, das sie in der entsprechenden Situation symbolisiert:

„Welchen Gegenstand, welches Bild würden Sie wählen, um darzustellen, wie es Ihnen in der Situation mit Ihrem Mann ergangen ist? Wie würden Sie diesen Gegenstand oder das Bild beschreiben?"

Sie können Frau S. auch dazu anregen, die Situation mithilfe von Lego-Figuren darzustellen, um besser in die Situation und ihre Gefühle hineinspüren zu können:

„Wenn Sie sich in die Situation mit Ihrem Mann hineinversetzen, wie würden Sie diese mithilfe von Lego-Figuren aufstellen? Beschreiben Sie mir genau, wie die Figuren zueinander stehen? Aus welchem Grund sind sie sich zugewandt/abgewandt, klein/groß etc.?"

Es kann passieren, dass die Patientin überhaupt keinen Zugang zu ihrem Gefühl findet. Versetzen Sie sich in die Lage von Frau S. und spiegeln Sie ihr das Gefühl, das bei Ihnen ankommt. Um eine Interpretation zu vermeiden, fragen Sie gleich nach, ob Sie damit richtig liegen:

„Wenn ich mich in die Situation, die Sie mir gerade beschrieben haben, hineinversetze, dann spüre ich eine große Wut. Wie ist das bei ihnen?"

MERKE

Wenn Sie als Therapeut bei Ihrem Patienten wütend werden, müssen Sie prüfen, zu wem diese Wut gehört: zu Ihnen selbst oder zu Ihrer Patientin? Haben Sie ein ähnliches Thema vielleicht noch nicht ausreichend bearbeitet? Sind Sie sich Ihrer eigenen Wut bewusst? Diese und weitere Fragen greifen Sie dann in Ihrer eigenen Supervisionsstunde auf und bearbeiten das Gefühl mit Ihrem Supervisor oder Therapeuten (➤ Kap. 2.7.3).

Wenn Sie den Abwehrmechanismus Ihrer Patientin erkennen, sollten Sie sich nicht irreführen lassen und auf jeden Fall am Ball bleiben. Auch wenn Frau S. die Frage nach ihrem Gefühl erneut nicht beantworten kann, fragen Sie weiter nach:

Frau S.: „Ich frage mich, wie ein Mensch nur so gemein sein kann, und kann das kaum glauben."
Sie: „Wie fühlt sich das an, wenn jemand so gemein zu Ihnen ist und Sie beleidigt?"
Frau S.: „Ich bin traurig und wütend zugleich."

15

Nun können Sie das Gefühl aufgreifen und nach dem Sinn und Zweck des Gefühls fragen:

- „Wie sieht die Wut aus, welche Form hat sie, welche Farbe?"
- „Was glauben Sie, wofür die Wut da ist?"
- „Was möchte die Wut?"

Falls die Patientin darauf nicht von allein kommt, können Sie ihr jetzt erklären, welche Aufgabe die Wut hat:

„Können Sie sich vorstellen, dass die Wut da ist, um Sie zu beschützen?"

Wenn die Patientin den Sinn ihres Gefühls verstanden hat, wird sie dieses Gefühl besser zulassen können und kann nun lernen, damit umzugehen und aus diesem Gefühl heraus zu handeln:

- „Was würden Sie am liebsten tun, wenn Sie wütend sind?"
- „Welche Möglichkeiten sehen Sie, um mit Ihrer Wut umzugehen?"

Prüfen Sie, ob es Frau S. früher erlaubt war, bestimmte Gefühle wie Wut zu leben. Falls sie in ihrer Kindheit z. B. nicht wütend sein bzw. ihre Wut nicht zeigen durfte, trat die Kompromissbildung durch den Abwehrmechanismus der Rationalisierung in Kraft. Heute darf die erwachsene Patientin nach einer Neubewertung der jeweiligen Situation selbstständig entscheiden, welche Gefühle sie zulässt. Sie entscheidet, ob sie wütend wird und wie sie mit ihrer Wut umgeht. Durch das Zulassen wird das Gefühl in das Selbstbild integriert, der Abwehrmechanismus wird nicht mehr benötigt.

Zusammenfassung

Wenn Sie den Abwehrmechanismus erkennen, den Ihre Patientin nutzt, um negative Gefühle zu vermeiden, haben Sie den Schlüssel in der Hand, um Ihre Patientin behutsam mit ihren eigenen Gefühlen in Kontakt zu bringen. Auf diese Weise können Sie sie unterstützen, einen Weg aus ihrer Ohnmacht zu finden.

15.8 Antriebslosigkeit des Patienten

FALLBEISPIEL

Die 34-jährige Patientin Frau B. sitzt bei Ihnen in der Therapiestunde; sie wirkt müde und interesselos. Als Sie fragen, wie es ihr im Moment gehe, antwortet sie eher gelangweilt: „Wissen Sie, das ist mir alles zu anstrengend. Ich bin froh, dass ich es überhaupt schaffe, aufzustehen und den Arbeitstag durchzustehen. Um abends noch ins Fitnessstudio zu gehen oder anderen Aktivitäten nachzugehen, fehlt mir einfach die Kraft. Dazu habe ich weder Lust noch Energie. Ich komme abends total müde nach Hause und will eigentlich nichts mehr unternehmen. Sagen Sie mir doch, was ich tun kann!" Frau B. klingt erschöpft, aber zugleich wirkt sie ratlos und recht frustriert.

Metaebene Sind Sie in dieser Situation verunsichert? Beobachten Sie die Situation genau. Was ist bei der Patientin im Laufe der letzten Sitzungen passiert? Stellen Sie sich gerade selbst infrage, als Sie die Sätze Ihrer Patientin hören? Machen Sie sich Sorgen?

15.8.1 Sichtweise des Patienten

Der Antrieb umfasst die grundsätzliche Aktivitätsbereitschaft des Patienten, bezogen auf sein physisches und psychisches Leistungsvermögen hinsichtlich der Aspekte Tempo, Intensität und Ausdauer (Ofenstein 2014a). Eine Antriebsstörung, zu der auch die Antriebslosigkeit zählt, wird vom Betroffenen meist bewusst wahrgenommen, er leidet darunter.

Welche Gründe kann es für die Antriebslosigkeit Ihrer Patientin geben?

- Zunächst ist eine organische Ursache auszuschließen. Es kommen eine Schilddrüsenunterfunktion oder andere ernsthafte Erkrankungen in Betracht, die Einfluss auf den Antrieb nehmen. Deshalb sollte als Erstes eine fachärztliche Abklärung der Müdigkeit und des Antriebsmangels erfolgen.
- Natürlich kann eine pathologische Antriebslosigkeit im Rahmen einer depressiven Störung/Dysthymia oder aufgrund von Drogenkonsum, Schlafstörungen etc. vorliegen (Vorgehensweise ➤ Kap. 15.8.3).
- Durch Änderung äußerer Umstände (z. B. Kündigung durch den Arbeitgeber, Verrentung, Auszug der Kinder aus dem Haus, Vermögensverlust, Scheidung etc.) kann eine Energielosigkeit im Rahmen einer Anpassungsstörung entstehen.
- Vielleicht dient der Mangel an Antrieb der Patientin als Abwehrmechanismus.
- Die Antriebslosigkeit kann auch aus einer gewissen Resignation entstanden sein. Möglicherweise wird er durch einen lang bestehenden Konflikt hervorgerufen, der nicht gelöst werden konnte, oder durch lang bestehende Ängste, die nicht überwunden werden konnten. Oder es bestehen andere neurotische Konflikte.
- Die Patientin hat Angst, einen Fehler zu machen. Anstatt etwas zu tun und aktiv zu werden, vermeidet sie jeden möglichen Fehler. Sie hat Angst vor den Konsequenzen und vor der Verantwortung, die sie für ihr Tun übernehmen müsste.
- Sinnverlust oder ein Mangel an Lebensfreude können weitere Gründe für Antriebslosigkeit sein.
- Die Patientin hat einfach keine Lust. Oft kann dieser Zustand vom Betroffenen selbst nicht von Antriebslosigkeit unterschieden werden. Für ihn fühlt sich beides zunächst sehr ähnlich an.

15.8.2 Sichtweise des Therapeuten

Metaebene Welche Empfindungen und erste Regungen ruft eine antriebslose Patientin bei Ihnen hervor? Welche Handlungsimpulse werden bei Ihnen ausgelöst?

Werden Sie etwas unruhig und ungeduldig, wenn Sie merken, dass Sie mit Ihrer üblichen Vorgehensweise bei fehlendem Antrieb der Patientin kaum etwas ausrichten können? Werden Sie sogar wütend und reagieren mit Vorwürfen und Vorhaltungen? In der Selbstreflexion werden Sie wahrscheinlich einige Eigenschaften Ihrer Patientin an sich selbst wiedererkennen. Entweder Sie sind bezüglich dieser Eigenschaften mit sich selbst im Reinen, oder Sie lehnen diese an sich selbst noch ab. Da Sie die eigenen Anteile nicht angenommen haben, werden Ihnen diese regelmäßig durch andere Personen gespiegelt. So verhält es sich auch in diesem Fall.

Wie steht es um Ihre eigene Antriebslosigkeit? Steht Ihnen selbst ausreichend Energie zur Verfügung, um Ihre privaten oder beruflichen Aktivitäten mit Elan durchzuführen? Haben Sie Freude an Ihrer Arbeit? Übernehmen Sie Verantwortung für das, was Sie tun? Dürfen Sie selbst auch mal keine Lust haben? Wie viel Zeit haben Sie für sich selbst? Für all diese Fragen sollten Sie sich in Ihrer Supervision und Ihrer eigenen Therapie Zeit nehmen (➤ Kap. 2.7.3). Wichtig ist, dass Sie sich Ihrer eigenen Themen bewusst sind, auch wenn diese noch nicht vollständig bearbeitet sind. Unterscheiden und trennen Sie Ihre Themen von denen der Patienten, um eventuelle Gegenübertragungssituationen zu vermeiden (➤ Kap. 2.8.2).

Haben Sie das Gefühl, dass Sie nicht genügend geleistet haben? Fühlen Sie sich unter Druck gesetzt, etwas tun zu müssen? Fühlen Sie sich evtl. sogar schuldig und für den mangelnden bzw. langsamen Fortschritt in der Therapie verantwortlich? Versuchen Sie, neue Lösungen für die Patientin zu finden, machen neue Vorschläge und entwickeln Ideen, was sie tun könnte?

THERAPEUTISCHER HINWEIS

Als Therapeut sind Sie in erster Linie für Ihre Patientin da. Was bedeutet das genau? Sie hören ihr aktiv zu, drücken Empathie gegenüber der Patientin aus, werten ihr Verhalten nicht und spiegeln ihr ihre verbalen und nonverbalen Aussagen. Das ist u. U. viel mehr, als die Patientin von ihrer sozialen Umgebung bekommt. Aus dieser wertschätzenden und wertungsfreien Atmosphäre heraus kann eine Heilung der Patientin initiiert werden. Das ist die erste Voraussetzung. Ihre Verantwortung beinhaltet hier also, dass Sie für Ihre Patientin – soweit es für Sie möglich ist – da sind. Hierzu gehört auch, dass Sie die Patientin zunächst an die für sie richtige Behandlungsstelle (Psychiater, Drogenberatungsstelle etc.) verweisen.

Können Sie sich in Ihre Patientin einfühlen? Oder wird Ihr Gefühl hier unbewusst blockiert und Sie suchen im Kopf nach möglichen Lösungen? Das könnte auch ein Hinweis darauf sein, dass Sie hier eine Gegenübertragungsreaktion aus Ihrer eigenen Geschichte spüren.

15.8.3 Handlungsoptionen

Was können Sie in diesem Fall konkret tun? Je nach Ursache der Antriebslosigkeit gibt es verschiedene Handlungsmöglichkeiten:

MERKE

Da Antriebslosigkeit häufig im Rahmen einer psychischen Störung auftreten kann, steht die Abklärung der Psychopathologie (Depression/Dysthymia, Anpassungsstörung, Drogenkonsum, postschizophrene Zustände, Schlafstörungen) an erster Stelle. Sollte sich bei Ihnen ein Verdacht auf eine entsprechende Diagnose ergeben, verweisen Sie Ihre Patientin zunächst an einen Arzt und/oder Psychiater.

„Für Ihre Müdigkeit und den Mangel an Energie kann es eine körperliche Ursache geben. Bevor wir eine Zusammenarbeit beginnen, sollte dies ausgeschlossen werden. Daher möchte ich Sie bitten, sich mit Ihren Symptomen zunächst bei Ihrem Hausarzt vorzustellen. Wenn dieser eine körperliche Ursache ausschließen kann, können wir mit der Therapie beginnen."

Falls Sie eine depressive Störung oder Drogenkonsum vermuten, sollten Sie Patienten grundsätzlich auch an einen Psychiater verweisen:

„Ich vermute, dass Sie momentan an einer depressiven Episode leiden. Diese entsteht aufgrund eines gestörten Stoffwechselgleichgewichts im Gehirn. Es handelt sich um eine Erkrankung, die medikamentös gut behandelt werden kann. Die Medikamente können nur von einem Facharzt für Psychiatrie in der richtigen Dosierung verordnet werden. Wenn sich anschließend das Stoffwechselgleichgewicht mithilfe der Medikamente wieder normalisiert hat, können wir nach Absprache mit dem Psychiater mit einer Therapie beginnen."

Der Arzt oder Psychiater stellt dann seine Diagnose und verordnet die entsprechende Behandlung. Sie können dann in Absprache und/oder in Zusammenarbeit mit dem Arzt oder Psychiater u. U. supportiv mit der Patientin arbeiten.

Wenn körperliche und psychopathologische Ursachen ausgeschlossen bzw. abgeklärt sind, können Sie genauer auf mögliche Auslöser der Energielosigkeit eingehen:

- „Wenn Sie in Ihrem Leben zurückschauen, können Sie sagen, wann die Antriebslosigkeit bei Ihnen zum ersten Mal aufgetreten ist?"
- „In welchen Situationen fühlen Sie sich antriebslos?"
- „Wenn Sie auf einer Skala von 0–10 Ihre Lebensfreude einstufen würden, welchen Wert würden Sie momentan vergeben?"
- „In welchen Situationen fühlen Sie sich machtlos? Was würden Sie in Ihrem Leben ändern, wenn Sie könnten?"

Unsere Psyche setzt Abwehrmechanismen zum Selbstschutz ein. Daher sollten Sie weiter untersuchen, vor was die Patientin u. U. beschützt wird. Vor wem oder was hat sie Angst? Was könnte passieren, wenn sie abends noch unter Menschen geht? Was könnte passieren, wenn die Patientin aktiv wird?

- „Ich habe den Eindruck, dass Sie im Moment eher passiv am Leben teilnehmen. Das Leben lebt Sie sozusagen. Was könnte passieren, wenn Sie das Leben aktiv leben würden?"
- „Wenn Sie sich Ihre Antriebslosigkeit bildlich vorstellen, wie sieht sie dann aus? Welche Form und welche Farbe hat sie?"
- „Wenn Sie Ihre Antriebslosigkeit vor sich sehen: Fragen Sie, was sie bei Ihnen möchte und welche Funktion sie hat!"
- „Was könnte passieren, wenn Sie sich an ihre Pläne halten würden?"

Menschen, die unter Antriebslosigkeit leiden, würden gern etwas ändern. Sie nehmen sich oft Dinge vor. Wenn es dann aber darum geht, diese umzusetzen, tun sie nichts. Es kann sich wie ein Fluch anfühlen, in dem sie feststecken und dem sie ohne Hilfe nicht entkommen können. Sie würden es gern, es geht aber nicht. Oft machen sie Pläne, führen diese aber nie aus. Danach fühlen sie sich oft furchtbar, haben ein schlechtes Gewissen und machen sich selbst Vorhaltungen.

THERAPEUTISCHER HINWEIS

In diesem Zusammenhang ist es wichtig, diesen Patienten keine Vorwürfe zu machen.

- „Was löst es in Ihnen aus, wenn Sie das, was Sie sich vorgenommen haben, nicht beenden können?"
- „Wenn Sie sich die Situation vorstellen, in der Sie dabei sind zu entscheiden, Ihre Pläne zu verwirklichen oder eben nicht, was würden Sie in einer solchen Situation benötigen, um Ihr Vorhaben umsetzen zu können?"

Für Ihre Patientin ist es auch wichtig, dass sie in solchen Situationen lernt, mit sich selbst liebevoll umzugehen, anstatt sich Vorwürfe zu machen oder sich für ihr Verhalten sogar zu bestrafen. Die Patientin hat hier die Möglichkeit, an Ihrem Vorbild zu lernen.

THERAPEUTISCHER HINWEIS

Drücken Sie empathisch Ihr Verständnis aus, ohne die Situation bzw. die Handlungsmuster der Patientin negativ zu verstärken:

- „Ich kann gut nachvollziehen, dass Sie sich in den Situationen nicht gut fühlen, wenn Sie sich Dinge vorgenommen, aber nicht umgesetzt haben. Beschreiben Sie mir einmal genauer das Gefühl, das bei Ihnen hochkommt."
- „Ich spüre deutlich Ihre Ratlosigkeit in solchen Situationen. Wenn Sie könnten, welche Aufgaben würden Sie sich anstelle derer, die sie im Moment haben, dann aussuchen?"
- „Sie sprechen häufig über Pflichten und Aufgaben, die Sie sich vornehmen. An welchen Dingen in Ihrem Leben erfreuen Sie sich? Zu welchen Dingen in Ihrem Leben müssen Sie sich nicht überwinden?"

Wenn bei der Patientin eine Anpassungsstörung aufgrund einer gravierenden Änderung äußerer Umstände vorliegt, können Sie sie in ihrer Anpassung an die neue Situation unterstützen, indem Sie ihr Informationen zu ihrer Situation vermitteln, Ihr Verständnis ausdrücken und sie in der Therapie so führen, dass sie die neuen Lebensumstände leichter annehmen kann. Hier ist es wichtig, der Patientin zu vermitteln, dass es sich bei einer Anpassungsstörung um einen normalen Prozess handelt, in dem sich der Mensch an eine neue Lebenssituation gewöhnt. In der Therapie bekommt die Patientin die Möglichkeit, ihre Emotionen zu verstehen, auszuleben und mit ihnen umzugehen. Außerdem erhält sie sachliche Informationen zum Umgang mit der neuen Situation, und sie wird eine Motivation erfahren, wenn Sie ihr einen positiven Ausblick auf die Zeit nach der Adaptationsphase geben:

- „Nach einschneidenden Lebensereignissen braucht der Mensch eine gewisse Zeit, um sich an die neuen Umstände anzupassen. Das bedeutet, dass Sie lernen müssen, die Umstände zu verstehen und vor allem anzunehmen, indem Sie die Situation so, wie sie ist, akzeptieren. Dann werden Sie damit auch besser umgehen können. In diesem Prozess der Anpassung kann ich Sie mit meiner Therapie gut unterstützen."
- „Ich kann Ihr Durcheinander im Moment sehr gut nachfühlen. Ich kann Ihnen aber versichern, dass das nach einer so einschneidenden Veränderung der Lebensumstände zu einem ganz natürlichen Anpassungsprozess gehört. Ich werde Sie dabei unterstützen und darin therapeutisch begleiten, damit Sie Ihre neue Situation so gut wie möglich annehmen können und lernen, gut damit umzugehen."

Wie können Sie als Therapeut unterscheiden, ob Ihre Patientin unter Antriebslosigkeit leidet oder einfach nur keine Lust hat? Die Patienten können diese Frage oft selbst nicht richtig einschätzen. Um dies herauszufinden, ist die Frage hilfreich, ob die Lustlosigkeit auch bei angenehmen Tätigkeiten eintritt. Wenn die Patientin z. B. den Haushalt nicht macht, nicht zur Arbeit gehen möchte, abends allerdings weggeht und Tagesausflüge macht, dann liegt wahrscheinlich Lustlosigkeit vor. Was verbirgt sich hinter der Lustlosigkeit?

„Mir fällt auf, dass Sie sich zu den eher unangenehmen Aufgaben – also Ihren Pflichten – überwinden müssen. An den angenehmen Aktivitäten können Sie aber ohne Überwindung teilnehmen. Haben Sie eine Vorstellung davon, woran das liegen könnte?"

Zusammenfassend kann man sagen, dass Antriebsmangel häufig eine fehlende Lebensenergie aufzeigt. Oft ist dies nur auf bestimmte Bereiche beschränkt, manchmal betrifft es aber auch das ganze Leben. Um das ins Stocken geratene Leben der Patientin positiv zu verändern, sollten zunächst die Energieräuber identifiziert werden. Mit Ihrer Begleitung kann die Patientin dann eine Priorisierung und Verhaltensänderung in kleinen Schritten umsetzen.

15.9 Mangelnde Veränderungsmotivation des Patienten

FALLBEISPIEL

Frau P. kommt heute Nachmittag zu Ihnen, um erneut über ihre momentan schwierige Lage zu sprechen, aus der sie keinen Ausweg sieht. Sie fühlt sich in ihrer Arbeit nicht wohl, ihre Meinung wird von ihrem Mann nicht akzeptiert, und sie fühlt sich mit ihrer Gesamtsituation überfordert. Jede Möglichkeit, die ihre Situation ändern könnte, wird mit der einleitenden „Ja, aber"-Begründung abgelehnt. „Könnten Sie sich vorstellen, sich eine neue Arbeitsstelle zu suchen?" Frau P.: „Ja, aber das ist bestimmt ganz schwierig, weil ich dann sicherlich eine längere Anfahrt habe und dann ja auch nicht weiß, wie es dort ist. Vielleicht ist es dort genauso schlimm, und ich verdiene noch weniger Geld."

Wie gehen Sie mit einer solchen Haltung der Patientin zur Veränderung ihrer Situation um?

15.9.1 Sichtweise des Patienten

Es gibt viele Gründe, warum Menschen nicht ins Tun kommen und ihr Leiden über einen längeren Zeitraum in Kauf nehmen:

- Jeder Mensch hat sein eigenes Tempo, in dem er Dinge, mit denen er unzufrieden ist, ändert.

- Vielleicht ist die Patientin noch nicht so unglücklich und unzufrieden, dass sie ihre Situation ändern möchte – der Leidensdruck ist nicht groß genug, sie sieht noch keinen Anlass zu Veränderung.
- Die Patientin hat Angst vor Neuem und Veränderung.
- Die Patientin bezieht einen primären und sekundären Krankheitsgewinn, wenn sie ihre Situation nicht verändert.
- Der Antrieb der Patientin ist aufgrund einer depressiven Verstimmung gemindert.
- Sie wird durch äußere Umstände oder andere Personen daran gehindert.

Zunächst sollten wir uns vergegenwärtigen, dass jeder von uns sein eigenes Tempo hat, um Veränderungen in seinem Leben vorzunehmen. Das kann jede Menge Gründe haben, sollte aber vorerst so hingenommen werden.

Manche Menschen halten über lange Zeit viele Qualen aus, während andere nur einen Bruchteil dieser Zeit in für sie belastenden Situationen verharren können. Hinter diesem Verhalten können sich ebenfalls diverse Ursachen verbergen. Es kann in der Persönlichkeit des Menschen angelegt sein, die z. T. angeboren oder durch Eltern und Lebensumstände geprägt wurde.

Belastbare Menschen können mit belastenden Situationen so umgehen, dass sie trotzdem handlungsfähig bleiben und dadurch über längere Zeiträume wenig motiviert sind, Veränderungen im Leben herbeizuführen.

Es gibt aber auch Menschen, die durch ihre individuelle Lebensgeschichte nicht gelernt haben zu handeln. In ihrem Elternhaus haben sie diese Prägung durch Modell-Lernen oder durch klassische und operante Konditionierung erfahren und handeln entsprechend.

Vielleicht ist ein stark ausgeprägtes Über-Ich beteiligt, das es dem Patienten nicht erlaubt, sich mehr um sich selbst zu kümmern und eigene Interessen wahrzunehmen. Hier stellt sich oft die Frage nach dem Selbstwert und dem Selbstbewusstsein des Patienten.

15.9.2 Sichtweise des Therapeuten

Was löst die beschriebene Reaktion Ihrer Patientin bei Ihnen aus?

Metaebene Spüren Sie in sich selbst hinein: Wie wirkt die Situation auf Sie persönlich? Sind Sie enttäuscht oder ungeduldig? Haben Sie in einer solchen Therapiestunde noch ein sicheres Gefühl, dass Sie das Richtige tun? Fühlen Sie sich in Ihrer Mitte? Achten Sie auf Ihre Körpersprache, Ihre Sprechgeschwindigkeit, was nehmen Sie bei sich wahr?

Sind Sie innerlich eher entspannt und lassen der Patientin die Zeit, die sie braucht?

Möglicherweise fragen Sie sich, warum Frau P. nichts verändert, sie hätte ja so viele Möglichkeiten. Und werden Sie bei dem Gedanken daran ungeduldig?

Vielleicht haben Sie das Gefühl, dass Sie eine Lösung für das Problem Ihrer Patientin finden sollten. Es kann sein, dass Sie bei sich ein falsches Verantwortungsgefühl wahrnehmen. Sollte dies der Fall sein, so fühlt Ihre Patientin genau das und geht unbewusst in einen Widerstand. Sie wollen der Patientin helfen, verhindern es aber mit dem „Zuviel-Wollen".

MERKE

Machen Sie sich in dem Zusammenhang bewusst, dass Menschen sich am meisten bewegen, wenn sie sich selbst dafür entscheiden und keinen Druck von außen wahrnehmen.

Die Veränderungsmotivation der Patientin wird also wesentlich von der unbewusst wahrnehmbaren Energie zwischen Ihnen beiden bestimmt.

Was versuchen Sie bei sich selbst zu lösen, wenn Sie der Patientin eigene Lösungsvorschläge anbieten? Vielleicht agieren Sie durch das Thema Ihrer Patientin Gegenübertragungsgefühle aus und befinden sich im therapeutischen Gespräch mehr bei sich selbst als bei Ihrer Patientin. Vermutlich haben Sie selbst bereits eine ähnliche Situation erlebt, die sie durch Ihre Patientin unbewusst zu lösen versuchen. Erkennen Sie in diesem Zusammenhang Ihr eigenes Thema?

THERAPEUTISCHER HINWEIS

Geben Sie Ihrem persönlichen Thema in der nächsten Supervision oder Ihrer eigenen Therapiestunde den Raum, den es braucht. Es ist wichtig, dass Sie sich dieses Thema bewusstmachen. Taucht es in einer Therapiestunde mit Patienten wieder auf, dann stellen Sie sich einen Koffer vor, in den Sie es einpacken. Dann stellen Sie den Koffer neben sich, mit der Absicht, sich im Anschluss an die Stunde darum zu kümmern.

Eine weitere Möglichkeit ist, dieses Thema offen anzusprechen:

„Ich kann sehr gut nachvollziehen, wie Sie sich fühlen. Ich bin auch schon in einer ähnlichen Situation gewesen …"

Auf diese Weise bewahren Sie sich Ihre Authentizität und drücken gleichzeitig Ihre Empathie aus. Die Patientin fühlt sich mit ihrem Problem nicht allein. Dieses Bekenntnis kann sogar bei Ihnen und Ihrer Patientin eine Erleichterung auslösen, die sich positiv auf den weiteren Verlauf der Therapie auswirkt.

THERAPEUTISCHER HINWEIS

Passen Sie darauf auf, dass Sie nicht zu detailliert von Ihrem Erlebnis berichten und keine eigenen Lösungsvorschläge unterbreiten.

Mit dieser Offenheit drücken Sie Ihre Anteilnahme aus, ohne dass Ihr eigenes Thema der gemeinsamen Arbeit noch im Wege steht.

Vielleicht gibt es noch weitere Themen bei Ihnen, die für die Therapie relevant sein können:

- Was löst es in Ihnen aus, wenn jemand unzufrieden ist, aber keinen Anlass zur Veränderung sieht?
- Halten Sie es aus, wenn jemand leidet?

Gut zu wissen Nutzen Sie die verschiedenen Möglichkeiten, um sich Ihre eigenen Themen (Konflikte) nicht nur bewusst zu machen, sondern diese auch zu bearbeiten. Sie werden überrascht sein, mit welch anderem Gefühl Sie Ihren Patienten auch in problematischen Situationen begegnen können.

15

15.9.3 Handlungsoptionen

Die in ➤ Kap. 15.9.2 beschriebenen Zusammenhänge können wichtige Hinweise darauf geben, inwieweit das Verhalten der Patientin mit Ihrem eigenen Verhalten zusammenhängt.

Nun gehen wir näher auf die Patientin ein. Um die Gründe für ihr Verhalten einzugrenzen, können Sie folgende Fragen stellen:

- „Wie nehmen Sie Ihre Bedürfnisse wahr?"
- „Wie setzen Sie sich durch?"
- „Wie viel Rücksicht nehmen Sie auf andere Menschen?"
- „Wie viel Verantwortung übernehmen Sie?"
- „In welchen Situationen dürfen Sie ‚nein' sagen? Und in welchen wehren Sie sich?"
- „Wie setzen Sie Ihre Grenzen?"
- „Was trauen Sie sich zu?"

Vielleicht verspürt die Patientin einen noch zu geringen Leidensdruck. Die Lösung ihrer Probleme ist ihr vielleicht nicht wichtig genug und ihre Schmerzgrenze noch nicht erreicht.

- „Was müsste passieren, damit Sie ins Handeln kommen, um Ihre Situation zu verändern?"
- „Welche Angelegenheiten sind Ihnen im Augenblick wichtiger?"
- „Stellen Sie sich eine Skala von 1–10 vor: Wie wichtig ist Ihnen das aktuelle Problem? Und wie belastend ist das Problem für Sie?"

Hier stellt sich auch die Frage nach dem Selbstwert der Patientin: Warum leidet sie so lange, bevor sie beginnt, sich um sich zu kümmern?

Handelt die Patientin aus dem Verstand heraus? Was sagt ihr das Gefühl? Sind vielleicht Abwehrmechanismen (z. B. Rationalisierung, Verdrängung) im Spiel?

Ein weiterer Grund für die mangelnde Veränderungsmotivation können unterschiedliche Ängste der Patientin sein: Angst zu versagen, allein zu sein, zu widersprechen und dann nicht geliebt zu werden, Angst, die falsche Entscheidung zu treffen, Angst vor dem Konflikt, existenzielle Ängste, die Angst, etwas Neues zu beginnen, Angst vor Veränderung und der damit verbundenen Unsicherheit etc.

„Was könnte passieren bzw. was wäre das Schlimmste, wenn Sie sich beruflich neu orientieren würden?"

Ferner ist es hilfreich zu hinterfragen, welchen primären und/oder sekundären Gewinn die Patientin aus ihrer unveränderten Situation zieht:

„Welche Vorteile entstehen Ihnen, wenn alles so bleibt, wie es ist?" (z. B. Vermeidung eines Konflikts, finanzielle Sicherheit, Anerkennung oder Zuwendung von anderen etc.)

Natürlich sollen Sie auch an eine mögliche pathologische Antriebsminderung im Rahmen einer depressiven Episode denken. Diese Möglichkeit sollten Sie ausschließen, damit Sie mit der Patientin ohne medikamentöse Behandlung weiterarbeiten können.

MERKE

Wenn Sie jedoch Verdachtsmomente hinsichtlich einer depressiven Erkrankung haben, überweisen Sie die Patientin an einen Psychiater, mit dem Sie im Anschluss ggf. supportiv zusammenarbeiten können.

Was können Sie noch tun?

Oft ist das offene Ansprechen bzw. „Spiegeln" der fehlenden Motivation ein erster Schritt:

- „Ich nehme wahr, dass Sie mit Ihrer allgemeinen Lebenssituation unzufrieden sind. Es gibt bestimmt Gründe dafür, dass Sie im Moment keine Veränderungen vornehmen. Lassen Sie uns gemeinsam schauen, welche das sein könnten."
- „So wie ich das wahrnehme, möchte ein Teil von Ihnen eine Veränderung der Situation. Der andere Teil von Ihnen hat Angst. Wie könnten die beiden Teile in Ihnen zu einem Kompromiss finden?"

In der Therapie geht es darum, primär die Lösungen der Patienten aufzugreifen. Sie könnten weiter explorieren, was der Patientin fehlt, um ins Tun zu kommen:

- „Was bräuchten Sie, um aktiv zu werden?"
- „Was müsste passieren, damit Sie eine Veränderung in Ihrem Leben vornehmen?"

Wenn die Patientin keine eigenen Vorstellungen mitbringt, könnten Sie die Fragestellung als Hausaufgabe weitergeben oder ihr indirekt Vorschläge anbieten:

„Könnten Sie sich vorstellen, sich nach einer neuen Arbeitsstelle umzusehen?"

Zu Ihren Aufgaben als Therapeut gehört auch, dass Sie Patienten zu einer Veränderung der Lebenssituation motivieren. Helfen Sie ihnen, über die Mauer der Veränderung zu blicken:

„Was würde sich in Ihrem Leben ändern, wenn Sie mit Ihrer Arbeit zufrieden wären und Sie sich morgens gern auf den Weg zur Arbeit machen?"

Zusammenfassung

Die Patienten dürfen das Tempo für ihre Veränderung selbst bestimmen. Das sollte von Ihnen akzeptiert und wertgeschätzt werden. In Ihren regelmäßigen Supervisionsstunden erhalten Sie durch Reflexion eine objektive Bestätigung Ihrer Vorgehensweise. Liegen andere, pathologische Gründe vor, so müssen nach der Diagnosestellung die notwendigen Maßnahmen eingeleitet werden.

15.10 Das Nichteinhalten von Therapieabsprachen

FALLBEISPIEL

Aufgrund einer sozialen Phobie ist Frau K. seit einigen Monaten bei Ihnen in psychotherapeutischer Behandlung. Ende der letzten Therapieeinheit haben Sie ihr die Aufgabe gestellt, detaillierte Aufzeichnungen über ihre genauen Gedanken und Gefühle für die Momente zu führen, wenn sie mit fremden Menschen in Kontakt tritt und sich mit Ihnen unterhält. Als Sie Frau K. fragen, wie es ihr mit ihrer Aufgabe ergangen ist, antwortet sie: „Ich habe mir noch keine Notizen dazu gemacht. Mal habe ich es vergessen, dann hatte ich nichts zum Schreiben, und ein anderes Mal wusste ich gar nicht, was ich da genau schreiben soll. Ich glaube, solche Aufgaben sind einfach nicht mein Ding. Das ist ja total kompliziert und ziemlich anstrengend. Da muss ich ja ständig aufpassen, was ich denke und welche Gefühle ich spüre."

Metaebene Welche spontane Reaktion drängt sich Ihnen auf? Werden Sie bereits ungeduldig oder verständnislos? Wie wirken das Gesagte und die Körpersprache Ihrer Patientin gerade auf Sie? Je differenzierter Sie jetzt hinschauen, desto mehr Anhaltspunkte haben Sie, um Ihr Handeln in einem solchen Fall in Zukunft zu optimieren.

15.10.1 Sichtweise des Patienten

Es kommt häufig vor, dass Patienten in der Therapiestunde Hausaufgaben bekommen. Meistens besteht die Aufgabenstellung darin, über bestimmte Dinge, Situationen oder Menschen nachzudenken und sich das eigene Verhalten sowie aufkommende Gefühle bewusst zu machen.

Unterschiedliche Gründe führen manchmal dazu, dass Patienten die Aufgaben nicht erledigen möchten oder können:

- Ihrer Patientin ist es **zu anstrengend,** sie hat keine Lust sich zu bemühen und Energie in die Aufgabe zu investieren. Der Therapeut soll ihre Probleme lösen, nicht sie selbst.
- Der **Leidensdruck** der Patientin ist noch **nicht groß genug.** Es geht ihr noch nicht so schlecht, dass sie bereit ist, etwas zu ändern.
- Sie setzt **andere Prioritäten** in ihrem Leben.
- Die Patientin **schiebt in krankhafter Weise** Dinge in ihrem Leben **auf,** erledigt ihre Aufgaben nicht. Das Verschieben betrifft nicht nur ihre Aufgaben aus der Therapie, sondern auch andere Bereiche in ihrem Leben.
- Sie hat **Angst vor der Aufgabe.** Sie möchte mit bestimmten Gedanken und Gefühlen nicht in Kontakt kommen und meidet diese.
- Ihre Patientin hat **Angst vor der Veränderung,** die anschließend passieren könnte. Menschen folgen bestimmten Handlungs- und Denkmustern, weil sie daraus einen bestimmten Gewinn ziehen. Um nichts zu verlieren, halten sie an den Verhaltensweisen fest. Was würde sich verändern, oder was würde die Patientin verlieren, wenn sie ihr Verhalten ändern würde?
- Die Schritte zur Bewältigung der Aufgabe waren viel zu groß. Sie war mit ihrer Aufgabe **überfordert.**
- Der Patientin wird die Aufgabe aufoktroyiert. Sie fühlt sich übergangen und kann nicht akzeptieren, dass ihr jemand sagt, was sie tun soll. Dieses Verhalten kann häufig bei direktiven Beratungen beobachtet werden. Hier wird – wie bei trotzigen Kindern – ein Widerstand ausgelöst.

Wenn Patienten ihre Aufgaben nicht erledigt haben, sind oft unangenehme Gefühle damit verbunden. Sie fühlen sich als Versager, haben ein schlechtes Gewissen und schämen sich für ihr Verhalten. Da in der Therapie die Gefühle, die beim Patienten hochkommen, angesprochen werden sollen, ist es wichtig, dass der Patient das Gefühl hat, angenommen zu werden.

THERAPEUTISCHER HINWEIS

Das wertfreie Akzeptieren des Patienten mit all seinen Verhaltensweisen und Gefühlen ist eine wesentliche Voraussetzung für seine Weiterentwicklung.

Patienten sollten das Gefühl haben, so sein zu dürfen, wie sie sind. Erst dann ist eine Veränderung überhaupt möglich.

15.10.2 Sichtweise des Therapeuten

Was löst das Nichteinhalten von Therapieabsprachen bei Ihnen aus? Das wertfreie Akzeptieren der Patientin ist eng mit Ihren Gefühlen der Patientin gegenüber verbunden. Fühlen Sie sich gekränkt, weil Sie meinen, von ihrer Patientin ignoriert zu werden?

Oder haben Sie das Gefühl, Sie müssten sich bei ihrer Patientin besser durchsetzen? Hier besteht die Gefahr, dass ein Machtkampf zwischen Ihnen beiden entsteht. Es geht nicht darum, Recht zu haben und sich durchzusetzen. Es geht darum, gemeinsam mit Ihrer Patientin einen Weg durch ihre Schwierigkeiten zu finden und diesen mit ihr gemeinsam zu gehen. Werden bei Ihrer Patientin Gefühle und Reaktionen ausgelöst, so hat dies nichts mit Ihnen persönlich zu tun. Es sind Verhaltensprogramme Ihrer Patientin, die in bestimmten Situationen immer wieder abgerufen werden und sich zu bestimmten Mustern entwickelt haben. Seien Sie offen für jedes Gefühl ihrer Patientin. Greifen Sie es auf und arbeiten Sie mit diesem Gefühl!

Spüren Sie, wie Wut in Ihnen hochsteigt? Sie geben sich Mühe und versuchen, Ihrer Patientin zu helfen – Sie möchten, dass es ihr besser geht. Aber es interessiert sie überhaupt nicht, sie arbeitet nicht mit. Übernehmen Sie vielleicht zu viel Verantwortung für Ihre Patientin? Meist ist es das Bestreben von Therapeuten, eine Verbesserung der Lebensqualität ihrer Patienten zu erreichen. Die Verantwortung für ihr Leben und Handeln sollte aber bei den Patienten bleiben.

Oder werden Sie wütend, weil Sie das Gefühl haben, sich bei Ihrer Patientin nicht durchsetzen zu können? Sie spüren, dass die Patientin Sie nicht als Autoritätsperson anerkennt. Versuchen Sie, in sich hinein zu spüren: Möchten Sie Ihrer Patientin an dieser Stelle auf ihrem Weg helfen, oder spielen gerade Ihre eigenen Bedürfnisse nach Macht und Durchsetzung eine Rolle?

Gut zu wissen Im therapeutischen Prozess spielt die Autorität des Therapeuten eine große Rolle. Er führt den therapeutischen Prozess. Der Patient kann sich auf ihn verlassen und ihm vertrauen. Vergegenwärtigen Sie sich, dass Sie der Wegbegleiter sind und keinen Machtkampf mit Ihrer Patientin führen müssen.

15

Fühlen Sie sich möglicherweise frustriert? Sie bemühen sich, und Ihre Patientin arbeitet nicht aktiv mit. Sie haben das Gefühl, dass sich bei Ihrer Patientin nichts an ihrer Lebenssituation verändert. Machen Sie sich bewusst, dass Ihre Patientin ihr eigenes Tempo hat, um die Dinge in ihrem Leben zu verändern. Es mag sein, dass keine äußeren Veränderungen erkennbar sind, im Inneren finden dennoch häufig Veränderungsprozesse statt. Diese inneren Prozesse sind aber zunächst notwendig, um nachhaltige Veränderungen zu bewirken. Sie können keine Verantwortung für Ihre Patientin übernehmen, und Sie können nicht für sie handeln. Für Sie als Therapeuten geht es jetzt darum, aushalten zu können.

Spüren Sie Ihre eigene Ungeduld? Sie möchten das Problem Ihrer Patientin schnellstmöglich lösen. Haben Sie vielleicht selbst ein ähnliches Thema, das noch nicht ausreichend bearbeitet wurde? Haben Sie dadurch begonnen, eigene Gegenübertragungsgefühle auszuagieren?

Besprechen Sie diese Themen mit Ihrem Supervisor und nehmen Sie sie mit in Ihre eigene Therapie, um sich Ihrer Gegenübertragungsgefühle bewusst zu werden (➤ Kap. 2.8.2).

15.10.3 Handlungsoptionen

Wie können Sie Ihre Patientin konkret in ihrem Prozess unterstützen?

Sprechen Sie die augenblickliche Situation offen an und fragen Sie nach den Gründen:

- „Sie haben erzählt, dass Sie Ihre Aufgabe der letzten Stunde nicht erledigt haben. Wie geht es Ihnen jetzt damit?"
- „Wir haben letztes Mal gemeinsam eine Vereinbarung getroffen, die Sie nicht eingehalten haben. Was ist das für ein Gefühl, wenn Sie eine Vereinbarung nicht einhalten? Weshalb haben Sie sich nicht an unsere Vereinbarung gehalten?"

THERAPEUTISCHER HINWEIS

Formulieren Sie die Fragen empathisch, aber direkt! Vermeiden Sie Vorwürfe in Richtung Ihrer Patienten.

Die Gründe für das Nichteinhalten von Absprachen können vielschichtig sein. Sie können der Patientin bewusst oder ganz unbewusst verankert sein. Unterstützen Sie den Prozess, indem Sie Ihrer Patientin gezielte Fragen stellen, die auf unterschiedliche Ursachen abzielen:

- „Sie sagten, dass Ihnen die Aufgabe zu anstrengend war. Was sind Sie zu tun und zu investieren bereit, damit sich in Ihrem Leben etwas verändert? >Wie wichtig ist Ihnen auf einer Skala von 1–10 eine Veränderung in diesem Bereich?"
- „Was hätten Sie gebraucht, um Ihre Aufgabe erledigen zu können?"
- „In welchen anderen Bereichen Ihres Lebens schieben Sie Dinge, die erledigt werden sollten, auf?"
- „Welche Veränderungen werden sich Ihrer Meinung nach einstellen, wenn Sie Ihre soziale Angst überwinden?"
- „Was könnten Sie verlieren, wenn Sie Ihre Angst überwinden?"

Vereinbaren Sie mit Ihrer Patientin, dass sie Sie offen ansprechen kann, wenn sie Probleme mit der Aufgabenstellung hat und Hilfe benötigt. So lernt die Patientin, sich bei Bedarf selbstständig Hilfe zu holen.

Wenn Sie feststellen, dass Ihre Patientin mit der Hausaufgabe überfordert war, gehen Sie den ersten Schritt in der Therapiestunde gemeinsam:

„Erzählen Sie mir eine Situation, in der Sie mit fremden Menschen im Kontakt waren. Wenn Sie sich noch einmal in diese Situation hineinversetzen, welche Gedanken sind Ihnen da durch den Kopf gegangen? Was für ein Gefühl hatten Sie dabei?"

THERAPEUTISCHER HINWEIS

Bitten Sie die Patientin, Ihre Antworten zu notieren, und fragen danach, wie sich diese Aufgabenstellung jetzt für sie anfühlt. Auf diese Weise bekommt sie ein besseres Bild von der Aufgabe.

Es ist möglich, dass Ihre Patientin das Gefühl hat, sie bekomme **etwas übergestülpt.** Um dies zu vermeiden, versuchen Sie, gemeinsam eine Lösung zu finden. Fragen Sie bewusst so, dass Ihre Patientin selbst auf eine Lösung kommt.

Gut zu wissen In vielen Menschen wird automatisch ein Widerstand ausgelöst, wenn sie von anderen hören, was sie tun sollen.

Deshalb ist es nun wichtig, die Patientin noch einmal an die Ziele und den Therapieverlauf zu erinnern, die vor Beginn der Therapie vereinbart wurden. Erinnern Sie die Patientin daran, dass Sie selbst aktiv werden muss, wenn sie eine Veränderung in ihrem Leben bewirken will.

„Bevor wir mit der Therapie begonnen haben, haben wir Ziele formuliert, die Sie mit Ihrer Therapie erreichen wollen, und wir haben auch über den Verlauf der Therapie gesprochen. Um Veränderung in Ihrem Befinden und in Ihrem Leben zu bewirken, ist es sehr wichtig, dass Sie selbst aktiv werden. Ich kann Sie auf Ihrem Weg begleiten, handeln müssen Sie aber selbst, denn sonst ist keine Veränderung möglich. Wie geht es Ihnen nun damit, nachdem ich Ihnen das gesagt habe?"

Für die Patientin ist es wichtig, dass sie von Ihnen an die Hand genommen und durch die Therapie begleitet wird. Sie soll also selbst laufen und erhält auf ihrem Weg Hilfestellung von Ihnen. Es kann sinnvoll sein, dies in der Therapie öfter zu kommunizieren.

Zusammenfassung

Wenn Sie im Hier und Jetzt offen mit der vorliegenden Situation umgehen und gemeinsam mit der Patientin nach Gründen für ihr Verhalten und nach Lösungen suchen, können Sie die Patientin in ihrem Entwicklungsprozess begleiten und unterstützen. Wichtig ist, die Patientin in ihrem Wesen und Verhalten wertfrei zu akzeptieren, ihr dabei aber auch die Verantwortung (für ihr Handeln) zu übertragen.

Beachten Sie, dass Sie nur der Begleiter und Beobachter Ihrer Patientin sind.

15.11 Kaffeeklatsch – Smalltalk

FALLBEISPIEL

Sie unterhalten sich gerade mit Frau B., die seit etwa ½ Jahr bei Ihnen in Behandlung ist. Sie erkundigen sich, wie es ihr seit der letzten Stunde in der vorigen Woche ergangen ist. „Ja, das mit meiner Nachbarin ist immer noch das Gleiche. Eigentlich wollte sie mich auf einen Kaffee zu sich einladen, weil ich sie vor 2 Wochen zu mir eingeladen hatte. Ich verstehe nicht, dass die Menschen sich nicht an das halten, was sie sagen. Genauso war das doch auch mit meiner Kollegin, der ich zum Geburtstag gratuliert habe. Und als ich dann Geburtstag hatte und sogar Kuchen ins Büro gebracht habe, ist sie nicht mal zum Gratulieren gekommen. Jetzt habe ich beschlossen, allein in den Urlaub zu fahren und mir mal etwas zu gönnen. Ich überlege nur wohin: Soll ich eher zum Wandern in die Berge fahren oder lieber ans Meer? Ich kann mich schwer entscheiden. Am liebsten würde ich beides machen …". Als Sie zweimal versuchen, Frau B. ihre Erlebnisinhalte zu spiegeln, reagiert sie nicht und erzählt munter weiter.

Metaebene Bevor Sie auf die gesamte Situation schauen: Was passiert gerade mit Ihnen? Sind Sie genervt, weil Sie gerade die Geduld verlieren? Würden Sie am liebsten harsch reagieren? Welche Körpersprache, welche Sitzposition nehmen Sie an sich wahr, wenn Sie diesen langen Ausführungen zuhören? Spüren Sie an einer Körperstelle ein Druckgefühl? Oder sitzen Sie sehr gelassen in Ihrem Sessel?

15.11.1 Sichtweise des Patienten

Normalerweise ist ein Kaffeeklatsch eine leichte Konversation und steht im Zusammenhang mit einer entspannten Unterhaltung, einem Sich-gehen-Lassen, Sich-Aussprechen. Häufig möchten Patienten ihre Erlebnisse mitteilen, ohne auf den Dialog mit dem Gegenüber einzugehen. In der Gesprächstherapie könnte man auch von einem einseitigen Kaffeeklatsch sprechen: Die Patientin erzählt Ihnen ihre Erlebnisse, Sie spiegeln ihr das Erlebte, und sie geht darauf nicht ein. Sie ignoriert es, versteht es u. U. nicht, oder es macht ihr vielleicht sogar Angst. Ohne eine Reaktion auf Ihre Beiträge erzählt sie ihre Geschichten weiter.

Welche Gründe gibt es für Smalltalk in der Therapie?

- Die **Patientin braucht jemanden, der ihr zuhört,** für sie da ist und sie so nimmt, wie sie ist, ohne Vorbehalte. Sie braucht einen Freund, und sie hat das Bedürfnis, sich auszusprechen. Wenn die Menschen einsam sind, suchen Sie den zwischenmenschlichen Kontakt und freuen sich, wenn Sie jemand so nimmt, wie sie sind, jemand, der ihnen ihre Fehler nicht vorhält und sie nicht bewertet. Sie brauchen den geschützten Raum der Therapie mit der wertfreien Akzeptanz und Empathie, um sich öffnen und weiterentwickeln zu können.
- **Smalltalk erscheint manchmal unbedeutend.** Es kann aber sein, dass es um Themen geht, die der Patientin im Augenblick schwer auf der Seele liegen und die sie deshalb bearbeiten möchte. Es beschäftigt sie und kommt daher an die Oberfläche und sollte daher geschätzt werden. Greifen Sie auf, was Ihre Patientin Ihnen anbietet!
- **Manche Menschen haben sich eine sehr dicke Schutzhaut angeeignet,** sie braucht länger, um aufzuweichen. Für Sie geht es darum, dies auszuhalten und Geduld zu zeigen, um der Patientin ihr eigenes Tempo ihrer Weiterentwicklung zu überlassen.
- **Häufig sind Patienten noch nicht bereit, tiefer in bestimmte Themen einzusteigen.** Sie leisten dann oft Widerstand in Form von Smalltalk.

Gut zu wissen Die Abwehrmechanismen haben die Patienten oft viele Jahre begleitet und geschützt. Es kann daher ein langer Weg sein, bis der Patient bereit ist, einen Widerstand infrage zu stellen und etwas zu verändern.

15.11.2 Sichtweise des Therapeuten

Welche Gefühle haben Sie bei der Vorstellung, in der Therapiestunde Smalltalk mit Ihren Patienten zu betreiben?

Metaebene Was kommt Ihnen noch in den Sinn? Haben Sie das Gefühl, Ihr Geld nicht wert zu sein? Wofür bezahlt die Patientin Sie eigentlich? Haben Sie ein schlechtes Gewissen?

Welche Art von Leistung glauben Sie Ihrer Patientin bieten zu müssen?

Als Therapeut haben Sie die Aufgabe, für Ihre Patientin in diesem Moment da zu sein. Was genau bedeutet dieses **Da-Sein?** Sie sollten Ihrer Patientin zunächst offen und empathisch zuhören und versuchen, sie ohne Wertung anzunehmen. Erst wenn Sie einen tragfähigen Rapport aufgebaut haben, kann sich die Patientin Ihnen gegenüber vorbehaltlos öffnen. Sind Sie voll und ganz für Ihre Patientin da? Hören Sie Ihr empathisch und mit voller Aufmerksamkeit zu? Dann sind Sie für Ihre Patientin da.

Haben Sie das Gefühl, Sie müssten die Probleme Ihrer Patientin lösen?

Denken Sie daran, dass nur die Patientin selbst Ihre Probleme lösen kann. Ihre Aufgabe ist es, sie zu begleiten und zu unterstützen. Übernehmen Sie in diesem Zusammenhang zu viel Verantwortung? (➤ Kap. 15.9)

Schreitet die Therapie Ihrer Meinung nach zu langsam voran?

Häufig erzählen Patienten wieder und wieder dieselben oder ähnliche Geschichten und spiegeln Ihnen immer und immer wieder die gleichen Gegebenheiten. Menschen brauchen Ihre eigene Zeit, um Dinge zu erkennen und zu verstehen, um sie dann ändern zu können. Haben Sie Geduld und erlauben Sie Ihren Patienten ihr eigenes Tempo.

THERAPEUTISCHER HINWEIS

Durch Ihre regelmäßigen Supervisionsstunden stellen Sie die Richtigkeit Ihrer Vorgehensweise sicher (➤ Kap. 2.7.3).

Was löst es in Ihnen aus, wenn jemand langsam ist? Wenn jemand sich nicht nach Ihren Vorstellungen verändert oder entwickelt? In welchen Bereichen Ihres eigenen Lebens entwickeln Sie sich langsam und haben somit ihr eigenes Tempo? Dürfen Sie in Ihrem eigenen Tempo voranschreiten?

15

THERAPEUTISCHER HINWEIS

Wenn sich die Patientin bedrängt oder überrumpelt fühlt oder das Gefühl hat, ausgefragt zu werden, wird sie vermehrt Widerstand zeigen und in eine Abwehrhaltung gehen. Dies kann sogar zu einem Therapieabbruch führen.

Zweifeln Sie an Ihrer Kompetenz, ein professionelles Therapiegespräch führen zu können? Durch den objektiven Blick auf die Situation geben Ihnen Ihre regelmäßigen Supervisionsstunden die nötige Sicherheit.

MERKE

Patienten beginnen häufig Gespräche auf der sachlichen und oberflächlichen Ebene. Als Therapeut besteht Ihre Aufgabe darin, das Gespräch zu führen und genauer nach den mit der jeweiligen Situation in Verbindung stehenden Gefühlen zu fragen. Erst dann können Sie die Gefühle für die Patienten spürbar machen.

15.11.3 Handlungsoptionen

Was können Sie tun, wenn Sie das Gefühl haben, Ihre Patientin kommt zum Kaffeeklatsch in die Therapiesitzung?

Mit dem regelmäßigen Erscheinen zeigt die Patientin bereits den Willen, sich einem anderen Menschen zu zeigen und zu öffnen. In welchem Tempo sie dies macht, müssen Sie ihr selbst überlassen. Respektieren Sie ihre Geschwindigkeit und holen Sie sie regelmäßig dort ab, wo sie gerade steht. Es geht hier vor allem darum, einen guten und tragfähigen Rapport aufzubauen, damit die Patientin Vertrauen fassen kann und so die Hemmung verliert, sich Ihnen gegenüber zu öffnen.

Im Grunde arbeiten Sie mit der Patientin wie mit anderen Patienten auch. Sie spiegeln ihre Erzählungen und fassen das Gesagte mit Ihren Worten zusammen. Dadurch bauen Sie den Rapport auf:

- „Ich finde es sehr mutig von Ihnen, wie Sie aktiv auf andere Menschen zugehen. Es fühlt sich enttäuschend an, wenn dies nicht erwidert wird. Wie geht es Ihnen damit?"
- „Sie haben versucht, den Kontakt zu Ihrer Nachbarin und Kollegin aufzubauen. Welches Gefühl spüren Sie, wenn das nicht erwidert wird?"

Die Patientin bekommt das Gefühl, ernst genommen zu werden; jemand hört ihr zu. Ob sie nun auf Ihre Aussage reagiert und wie sie darauf eingeht, ist zunächst sekundär. Sie hat Ihre Spiegelung ebenso wie Ihre anschließende Frage vernommen. Es mag sein, dass sie darauf nicht sofort eingeht, vielleicht auch nicht in den nächsten Wochen oder Monaten. Aber es kommt bei Ihr an und arbeitet in ihr. Möglicherweise beginnt sie langsam, sich Gedanken darüber zu machen und die Fragen bereits für sich zu beantworten. Sie hat ihr eigenes Tempo, um mit ihren Themen umzugehen, und das können Sie wertschätzen. Manchmal sind die Fortschritte so klein, dass man sie auf den ersten Blick nicht erkennt.

Metaebene Wie lange kennen Sie die Patientin bereits? Betrachten Sie jetzt einmal die Dauer des Therapieprozesses. Wie haben Sie die Patientin in der ersten Stunde wahrgenommen? Was hat sich bei ihr getan? Gibt es Fortschritte, die Sie nicht für möglich gehalten hätten? Erkennen Sie aus der Metaebene Fortschritte, die sie in den einzelnen Stunden nicht wahrnehmen?

Wenn Sie unsicher werden und an Ihrer Arbeit zu zweifeln beginnen, so bringen Sie diesen Fall mit in Ihre Supervisionsstunde (➤ Kap. 2.7.3). Damit stellen Sie auch die Qualität Ihrer therapeutischen Vorgehensweise sicher.

THERAPEUTISCHER HINWEIS

Bleiben Sie auch bei solchen Kaffeeklatschgesprächen konzentriert und präsent bei Ihrer Arbeit und fühlen Sie sich in Ihre Patientin hinein. Machen Sie sich bewusst, dass es nicht um Ihre Ziele und auch nicht um Ihr gewünschtes Tempo geht. Es ist der Veränderungswille Ihrer Patientin, der den Gesprächsverlauf entscheidend mitbestimmt.

Es gibt aber auch die Möglichkeit, die Patientin darauf anzusprechen:

„In unserer Therapie nehme ich seit einigen Wochen wahr, dass Sie meinen Fragen ausweichen oder sie z. T. nicht beantworten. Welche Gründe könnte es dafür geben?"

Wenn die Patientin Ihnen erklärt, dass sie sonst niemanden zum Austausch hat, können Sie dieses Thema aufgreifen und es therapeutisch nutzen:

„Ich kann sehr gut nachfühlen, wie allein Sie sich fühlen müssen, wenn jemand fehlt, mit dem Sie Ihre Erlebnisse teilen können. Ich bin auf jeden Fall für Sie da, um Ihnen zu helfen, damit es Ihnen wieder besser geht. Haben Sie eine Idee, woran es liegen könnte, dass Sie so allein durchs Leben gehen? Welche Versuche haben Sie unternommen, dies zu ändern? Oder was hat Ihnen früher in ähnlichen Situationen geholfen?"

Zusammenfassung

Die Art und Weise, wie Sie mit wiederkehrendem Smalltalk Ihrer Patienten umgehen, hat natürlich auch damit zu tun, in welcher Phase des therapeutischen Prozesses Sie sich befinden. Während der gute Rapport und Vertrauensaufbau zu Beginn des Prozesses im Vordergrund stehen, um eine tragfähige therapeutische Beziehung überhaupt erst zu ermöglichen, geht es im späteren Prozess auch darum, Widerstände näher zu betrachten und sie zu hinterfragen.

Wenn Sie Ihren therapeutischen Grundsätzen treu bleiben und die Objektivität Ihrer Arbeit durch regelmäßige Supervisionsstunden sicherstellen, spürt die Patientin Ihre entspannte Haltung und wird eher bereit sein, aktiv in der Therapie mitzuarbeiten.

15.12 Persönliche Einladung durch den Patienten

FALLBEISPIEL

Herr P. ist seit über 1 Jahr bei Ihnen in der Therapie. Er ist Besitzer einer Kunstgalerie, die am Wochenende zu einer Vernissage mit einem neuen Künstler einlädt. Herr P. weiß, dass Sie sehr kunstinteressiert sind, und lädt Sie in der heutigen Therapiestunde zu dieser Veranstaltung ein: „Am Wochenende findet in meiner Galerie eine Ausstellung mit einem sehr talentierten jungen Künstler statt. Es werden viele Leute aus der ganzen Welt kommen. Anschließend gibt es ein entspanntes Beisammensein mit ausgezeichnetem Catering. Ich würde mich sehr freuen, wenn Sie auch dazu kommen, und lade Sie hiermit herzlich ein."

Metaebene Was spüren Sie gerade in sich? Zunächst die Vorfreude auf ein Ereignis, das Sie gern mal wieder erleben würden? Wie würden Sie gern spontan reagieren? Oder spüren Sie schon im ersten Moment einen Konflikt und überlegen abzuwägen? Was passiert gerade zwischen Ihnen beiden? Können Sie die jeweilige Rolle erkennen, die Sie einnehmen? Für Ihren eigenen Umgang mit diesem Thema ist die Reflexion dieser Fragen ganz wichtig.

15.12.1 Sichtweise des Patienten

Im Rahmen einer längeren Therapiearbeit werden Sie vermutlich häufiger mit Situationen konfrontiert, in denen Patienten versuchen, Sie persönlich besser kennenzulernen. Patienten stellen Ihnen entweder persönliche Fragen (➤ Kap. 15.13), bieten Ihnen das „Du" an oder laden Sie wie Herr P. zu einer Veranstaltung, einem Essen o. Ä. ein.

Welche Gründe kann es für eine persönliche Einladung von Ihrem Patienten geben?

- Ihr Patient hat im Laufe seiner Therapie gute Fortschritte gemacht. Es geht ihm gut, er freut sich darüber und möchte Ihnen als Ausdruck seiner Dankbarkeit mit einer persönlichen Einladung eine Freude machen.
- Insbesondere bei längeren Therapien lernen Sie Ihren Patienten sehr gut kennen. Durch das entstandene Vertrauensverhältnis ist ein erfolgreicher Therapieverlauf möglich geworden. Durch dieses einseitige Gut-Kennenlernen nimmt Ihr Patient mittlerweile ein unangenehmes Ungleichgewicht in Ihrer Beziehung wahr, das er gern ausgleichen würde. Er möchte nun mehr über Sie erfahren und versucht auch einen privaten Kontakt aufzubauen. Es ist der Versuch, eine ausgeglichene Beziehung zwischen Ihnen zu schaffen.
- Möglicherweise möchte Ihr Patient Ihnen durch eine Einladung imponieren. Als Patient sieht er sich im therapeutischen Kontakt in der schwächeren, ratsuchenden Position. Er hat das Bedürfnis, Ihnen auch einmal seine Stärken zu zeigen.
- Es kann auch sein, dass Ihr Patient die Gelegenheit nutzen möchte, Ihnen näher zu kommen, weil er sich in Sie verliebt hat (➤ Kap. 15.14).

MERKE

Bei jeder „Annäherung" Ihrer Patienten sollten Sie einen klaren professionellen Abstand wahren.

15.12.2 Sichtweise des Therapeuten

Welche Reaktion löst eine persönliche Einladung in Ihnen aus?

Ist Ihnen diese Situation eher unangenehm, weil Sie sich verlegen fühlen? Wie gut können Sie mit Komplimenten umgehen? Loben Sie sich selbst genug?

Fühlen Sie sich sogar geschmeichelt? Sie empfinden es als Kompliment, zu einer solchen Veranstaltung eingeladen zu werden, und sind stolz. Sie freuen sich und würden gern hingehen. An dieser Stelle ist es wichtig, ob Sie sich Ihrer persönlichen Bedürfnisse bewusst sind und diese in ausreichendem Maße befriedigt sind. Bekommen Sie genügend Lob und Anerkennung? Finden Sie genügend Ausgleich durch soziale Kontakte, Sport oder kulturelle Veranstaltungen? Wie gefüllt ist Ihr Selbstwerttopf? Machen Sie sich bewusst, dass es nicht die Aufgabe Ihres Patienten ist, Ihre Bedürfnisse zu befriedigen.

15

MERKE

Was ist der Selbstwerttopf? Bildlich gesprochen ist es ein Gefäß, das mit allem gefüllt wird, was Ihren Selbstwert erhöht. Dazu gehören Dinge, die Sie ganz allein tun können wie z. B. spazieren gehen, joggen, wandern, ins Kino oder in die Sauna gehen, ein Buch lesen etc. Sie finden darin Ausgleich, können in Ruhe reflektieren oder tanken einfach auf. Entscheidend ist, dass Sie keine andere Person dazu benötigen. Ist Ihr Selbstwerttopf ausreichend gefüllt – und hier gilt das Motto: je voller, desto besser –, sind Sie nicht mehr auf Anerkennung, Lob und Zustimmung von außen angewiesen, um Ihren Selbstwert zu stärken.

Denken Sie in diesem Zusammenhang darüber nach, wie es sich für Sie anfühlt, wenn Sie jemandem eine Absage erteilen und Grenzen setzen. Vielen Menschen, die in helfenden Berufen arbeiten, fällt ein „Nein" häufig schwer. Sie spüren die Bedürfnisse des Gegenübers und folgen entgegen ihrem eigenen Impuls mit einem „Ja". Dabei nehmen sie oft ihre eigene Grenze nicht wahr und sorgen in dem Moment mehr für den anderen als für sich selbst.

Haben Sie auch das Gefühl, Sie verletzen jemanden, wenn Sie seine Einladung ablehnen? Übernehmen Sie vielleicht mehr Verantwortung für andere, als es sinnvoll ist? Nehmen Sie die Einladung in dieser Situation an, so verschaffen Sie Ihrem Patienten durch Ihre Zuwendung einen sekundären Krankheitsgewinn. Vergegenwärtigen Sie sich jetzt, dass Sie Ihrem Patienten als Vorbild dienen. Wenn Sie ihm zeigen, wie man freundlich, empathisch und mit einem guten Gefühl „Nein" sagen kann, so lernt er, für sich selbst zu sorgen und Grenzen zu setzen.

Oder fällt es Ihnen nicht schwer, jemandem abzusagen, Sie reagieren jedoch mit Ausreden und dem Verweis auf äußere Umstände, ohne für Ihre Entscheidung selbst die Verantwortung zu übernehmen?

Welche Rolle spielen Attraktivität und Ansehen Ihres Patienten bei Ihrer Reaktion auf seine Einladung? Fragen Sie sich, inwieweit Ihre persönlichen Bedürfnisse in dieser Hinsicht ausreichend befriedigt sind.

15.12.3 Handlungsoptionen

Wie gehen Sie mit dieser Situation um? Um mit Ihrem Patienten therapeutisch arbeiten zu können, ist die Trennung zwischen privatem und beruflichem Leben von großer Bedeutung. Zu Ihren Patienten sollten Sie also in der Regel keinen privaten Kontakt pflegen, denn damit würden Sie Ihre privaten Interessen mit den therapeutischen Interessen Ihres Patienten vermischen. Deshalb kann auch therapeutische Arbeit mit Freunden und Bekannten nicht gelingen.

Es ist ein Unterschied, ob Sie als Therapeut oder privat auftreten. Sie werden mit Ihren Patienten anders sprechen. Einem Freund oder guten Bekannten erteilt man auch mal ungefragt einen Rat und sagt ihm offen die Meinung zu gewissen Dingen. Mit Freunden kann es auch mal zum Streit kommen, man nimmt Dinge persönlich und ist auch mal beleidigt. Als Therapeut halten Sie sich an die Regeln der therapeutischen Gesprächsführung. Sie spiegeln, paraphrasieren und führen Ihren Patienten in seinem Prozess. In dieser Hinsicht ist die Beziehung einseitig. Im privaten Kontakt fragen aber auch Sie einmal um Rat bzw. wissen nicht, was Sie in einer bestimmten Situation tun sollen.

Eine Beziehung, die als Therapeut-Patient-Beziehung begonnen hat, wird mit hoher Wahrscheinlichkeit auch immer einseitig bleiben und sich nicht zu einer normalen Freund- oder Partnerschaft entwickeln.

Gut zu wissen Ein privater Kontakt mit Ihrem Patienten behindert eine erfolgversprechende therapeutische Zusammenarbeit.

Sagen Sie Ihrem Patienten einfühlsam und dennoch klar und deutlich, dass Sie seine Einladung nicht annehmen werden:

„Ich freue mich über Ihre Einladung, die ich aber nicht annehmen möchte. Meine therapeutischen Grundsätze erlauben es mir nicht, einen privaten Kontakt mit meinen Patienten – und das heißt auch mit Ihnen – außerhalb des therapeutischen Settings zu pflegen."

Wie fühlt sich der Patient, wenn Sie seine Einladung nicht annehmen? Durch Ihre Ablehnung seiner Einladung kann sich Ihr Patient gekränkt fühlen. Nutzen Sie die aufkommenden Gefühle, indem Sie sie thematisieren:

„Wie fühlen Sie sich jetzt, nachdem ich Ihnen gesagt habe, dass ich Ihre Einladung nicht annehmen werde?"

Im Folgenden können Sie weiter explorieren, warum Ihr Patient Sie eingeladen hat:

- „Können Sie mir erzählen, wie die Idee entstanden ist, mich einzuladen?"
- „Was, glauben Sie, würde sich zwischen uns ändern, wenn Sie mich zu dieser Veranstaltung einladen?"

THERAPEUTISCHER HINWEIS

Nennen Sie keine Ausreden, wenn Sie erklären, warum Sie die Einladung nicht annehmen werden. Übernehmen Sie die Verantwortung für Ihre Entscheidung und benutzen Sie keine gesetzlichen Vorgaben oder Zeitmangel etc. als Entschuldigung.

Also nicht:

- „Vielen Dank für Ihre Einladung, aber leider habe ich an dem Tag keine Zeit."
- „Ich freue mich über Ihre Einladung, aber leider ist es mir von Gesetzes wegen nicht erlaubt, mich auch privat mit Patienten zu treffen."

Durch ein solches Verschieben der Verantwortung auf andere Umstände erhalten Sie das Gefühl bei Ihrem Patienten aufrecht, dass Sie sehr wohl möchten, aber nicht können. Und er wird Sie das nächste Mal erneut einladen – vielleicht haben Sie ja dann mehr Zeit … Oder er fühlt sich möglicherweise dazu angehalten, Ihre Therapeut-Patient-Beziehung zu beenden. Dann stünde auch das Gesetz nicht mehr im Wege.

MERKE

Beachten Sie, dass sich hinter der Einladung Ihres Patienten in der Regel andere Motive verbergen, als man zunächst annimmt.

Ergründen Sie also das tiefere Motiv aufseiten des Patienten: Er traut sich, zeigt Mut und ergreift die Initiative. Wenn Sie die Einladung nicht persönlich nehmen, sondern sie als Ausdruck eines sich im Patienten entwickelnden inneren Prozesses betrachten, können Sie das wunderbar in Ihrer therapeutischen Arbeit aufgreifen und begleiten:

„Ich finde es sehr mutig von Ihnen, mich zu Ihrer Veranstaltung einzuladen. Wie geht es Ihnen damit, nachdem Sie das ausgesprochen haben?"

Gibt es Situationen, in denen Sie eine Einladung auch annehmen können?

Es kann in der humanistisch erlebnisorientierten therapeutischen Arbeit vorkommen, dass Sie die Einladung Ihres Patienten durchaus annehmen können. Gewöhnlich kommen solche Situationen in der Trennungsphase eines Therapieprozesses vor. Wichtig ist, dass sich hinter der Einladung Ihres Patienten keine persönlichen Motive mehr verbergen, sowohl seinerseits als auch Ihrerseits. Er lädt Sie dann zu einer Veranstaltung ein, die von 50 weiteren Personen besucht wird und möchte keinen persönlichen Nutzen daraus ziehen. Er sucht also keinen sekundären Gewinn aus der Situation. Ihr Patient weiß, dass Sie sich für den Künstler interessieren. Wenn es Ihnen in erster Linie wirklich um den Künstler geht und Ihr Patient eher Nebensache ist, können Sie die Einladung annehmen.

Zusammenfassung

Sorgen Sie immer dafür, dass Ihr Selbstwerttopf ausreichend gefüllt ist, damit Sie nicht aus einem Defizit heraus handeln. Mit einer empathischen, aber klaren und eigenverantwortlichen Ablehnung der Einladung können Sie Ihren Patienten am besten auf seinem Weg begleiten. Sie bieten ihm so eine optimale Projektionsfläche für positive und negative Themen an, die Sie therapeutisch gut nutzen können.

Darüber hinaus führt Ihre Absage beim Patienten zu einer gewissen Entlastung, denn er könnte aufgrund seiner Abhängigkeit das Gefühl gehabt haben, seinen Therapeuten einladen zu müssen. Sobald Sie absagen, fühlt er sich direkt besser und spürt diesen „Zwang" nicht mehr.

15.13 Persönliche Fragen des Patienten

FALLBEISPIEL

In einer Therapiestunde erzählt Ihnen Herr M. von seinen Schwierigkeiten, Beziehungen mit Frauen einzugehen und längerfristig zu halten. „Die Beziehung, die ich gerade beendet habe, war nun bereits die dritte nach meiner Scheidung. Irgendwie ziehe ich immer wieder den gleichen Typ von Frauen an, die mir dann später nicht mehr gefallen. Wie ist das eigentlich bei Ihnen? Sind Sie verheiratet? Haben Sie Kinder? Was machen Sie überhaupt, wenn Ihnen etwas an Ihrem Partner nicht gefällt? Ich erzähle Ihnen gerade so viele persönliche Dinge über mich, jetzt möchte ich einfach nur wissen, wie Sie das machen."

Metaebene Verschlägt es Ihnen die Sprache, oder können Sie in diesem Moment gelassen bleiben? Denken Sie gerade darüber nach, nun bloß nichts Falsches zu sagen? Wie viel Erfahrung haben Sie im Umgang mit solchen Fragen? Was bemerken Sie, wenn Sie die Situation aus der Metaebene betrachten?

15.13.1 Sichtweise des Patienten

Welche Gründe kann Ihr Patient haben, Ihnen persönliche Fragen zu stellen?

- Ihr Patient ist neugierig. Er bespricht seine intimsten Angelegenheiten mit Ihnen. Sie sind u. U. sein einziger Vertrauter; mit dem er solche Dinge besprechen kann. Er spürt vielleicht ein Ungleichgewicht zwischen Ihnen beiden, das er auszugleichen versucht, indem er Sie persönlich besser kennenlernt.
- Möglicherweise ist Ihr Patient einfach ratlos und sucht in seinem Umfeld nach einer Lösung für sein Problem. Da Sie in gewissem Sinne ein Vorbild für ihn sind, glaubt er, dass Sie die optimale Lösung für ihn kennen.
- Vielleicht fühlt er sich mit seinem Problem allein auf dieser Welt. Er hat das Gefühl, dass außer ihm keiner solche Schwierigkeiten hat und sucht einen Verbündeten.
- Hinter den Fragen Ihres Patienten könnte sich auch ein Widerstand verbergen. Er möchte lieber über Sie sprechen, als sich einem für ihn unangenehmen Thema zu nähern.
- Es kann auch sein, dass Ihr Patient Ihre Kompetenzen als Therapeut zu diesem Thema prüfen möchte und zunächst wissen will, ob Sie Ihr eigenes Leben im Griff haben.

15.13.2 Sichtweise des Therapeuten

Was lösen derart persönliche Fragen Ihres Patienten bei Ihnen aus?

Fühlen Sie sich vor den Kopf gestoßen und tendieren höflich dazu, diese Fragen Ihres Patienten auch zu beantworten? Wie reagieren Sie normalerweise in solchen Situationen?

Fühlen Sie sich in die Enge getrieben? Offensichtlich hat Ihr Verstand keine Möglichkeit zu reagieren; er ist ausgeschaltet. Dadurch wird bei Ihnen eine automatische Reaktion ausgelöst (Frage-Antwort). Woher kann das kommen? Kennen Sie die Situation aus Ihrer Kindheit oder Jugend? Wem mussten Sie immer Rede und Antwort stehen?

Oder reagieren Sie mit Rückzug und haben das Gefühl, dass der Patient eine Grenze überschritten hat? Wie setzen Sie Ihre Grenzen? Ihre Patienten werden im Rahmen von Therapiesitzungen vermutlich noch häufig Ihre Grenzen überschreiten. Zum Teil bewusst, z. T. unbewusst. Können Sie sich vorstellen, Ihrem Patienten ohne ein schlechtes Gefühl oder ein schlechtes Gewissen zu sagen, was Sie nicht möchten?

Gut zu wissen Ihre Patienten lernen von Ihnen. Dazu gehören auch Dinge, die scheinbar unangenehm für andere Menschen sind, aber für das eigene Wohlgefühl notwendig sind. In vielerlei Hinsicht dienen Sie Ihren Patienten als Vorbild. Sie lernen von Ihnen aber nicht nur, **wie** Sie Grenzen setzen, sondern **mit welcher Einstellung** Sie dies tun.

Sind Sie der Meinung, Sie müssten ein perfektes Leben führen, und können Ihre „Fehler" nicht zugeben, um mit gutem Beispiel voranzugehen?

Haben Sie das Gefühl, Sie müssten sich vor Ihrem Patienten rechtfertigen? Es kommt vor, dass der Therapeut die gleichen Themen hat wie sein Patient und ihm eine hilfreiche Stütze sein kann. Wenn er das eigene Thema aber noch nicht zufriedenstellend bearbeitet hat, ist es wichtig, dass er sich dies jetzt bewusst macht, um in der Therapiearbeit nicht unbewusste Gegenübertragungsgefühle auszuleben. Ob Sie Ihre Themen letzten Endes bewältigt haben, sagt allerdings nichts darüber aus, ob Sie Ihren Patienten therapeutisch bei der Bearbeitung seiner Themen unterstützen können.

Die o. g. Beispiele zielen auf Situationen ab, in denen Gegenübertragungen auftreten können (➤ Kap. 2.8.2). Es ist grundsätzlich hilfreich, sich bereits im Vorfeld Gedanken darüber zu machen, was Sie von sich preisgeben möchten. Dann werden Sie von einer solchen Frage nicht „überfallen" und können **im Einzelfall entscheiden,** ob eine Antwort Ihrerseits für den Therapieprozess förderlich ist oder nicht.

15.13.3 Handlungsoptionen

Wie könnten Sie in einer solchen Situation reagieren? Was ist die richtige Antwort für den Patienten? Was bringt Ihrem Patienten eine Antwort, die über Ihre persönliche Situation Auskunft gibt, denn überhaupt?

Um auf die Frage weiter einzugehen, sollten Sie zunächst zu ergründen versuchen, weshalb der Patient Ihnen die Frage stellt:

- „Bevor ich auf Ihre Frage antworte, würde ich gern den Hintergrund Ihrer Frage wissen."
- „Bevor ich auf Ihre Frage eingehe, würde ich gern wissen, welchen Nutzen es für Sie hat, wenn Sie wissen, wie ich das mache?"

Wenn Sie sich verleitet fühlen, Ihrem Patienten seine Fragen zu beantworten, sollten Sie sich bewusst machen, dass Sie ihm damit eine Lösung anbieten, die nicht seine ist. Seine eigene muss er für sich selbst noch herausfinden – vielleicht ja mit Ihrer Unterstützung.

Und wie verhält es sich, wenn Sie ihm keine Lösung anbieten können, weil Sie vielleicht ähnliche Probleme haben? Es ist wichtig, sich selbst gut zu kennen und sich der eigenen Themen bewusst zu sein, um ein Ausagieren von unreflektierten Gegenübertragungsgefühlen zu vermeiden.

Andererseits können immer wieder Situationen auftreten, in denen Sie etwas Persönliches über sich erzählen möchten – Situationen, in denen Sie ihre Empathie ausdrücken und Kongruenz bewahren möchten:

„Ich kann sehr gut nachempfinden, wie Sie sich fühlen – ich habe auch sehr lange nach einem passenden Partner gesucht und war dadurch oft unzufrieden."

15

Dadurch fühlt sich Ihr Patient nicht mehr allein mit seinem Problem und fasst mehr Vertrauen zu Ihnen. Er wird bereit sein, sich weiter zu öffnen.

Es kann sein, dass Sie die Frage des Patienten nicht beantworten möchten. Wie können Sie reagieren, ohne dass sich Ihr Patient zurückgewiesen fühlt?

- „Ich verstehe Ihre Fragen. Aber ich denke nicht, dass es für Sie und unseren Therapieprozess relevant ist, wie ich diese Sachen handhabe. Lassen Sie uns doch gemeinsam herausfinden, was für Sie die richtige Lösung wäre."
- „Ich kann gut nachvollziehen, dass Sie mich danach fragen, und ich möchte Sie dabei unterstützen herauszufinden, was für Sie das Beste in dieser Situation ist."

Zusammenfassung

Grundsätzlich ist entscheidend, was den Patienten in seiner Therapie weiterbringt. Daher sollten Sie immer im Einzelfall abwägen, ob das Mitteilen privater Informationen dem Patienten Nutzen bringt, ob es für Ihre Beziehung förderlich ist und ob Sie selbst ein gutes Gefühl dabei haben, Ihrem Patienten diese Informationen mitzuteilen.

Überprüfen Sie in Ihrer ersten Reaktion immer, welche Gegenübertragungsmechanismen durch eigene Themen bei Ihnen ausgelöst werden könnten, und beschäftigen Sie sich dann in Ihrer Supervision und möglicherweise in der Eigentherapie damit.

15.14 Verliebtsein des Patienten

FALLBEISPIEL

Heute Nachmittag begrüßen Sie Herrn M. zur Therapiesitzung, er ist seit etwa 1 Jahr bei Ihnen in Behandlung. Er strahlt über das ganze Gesicht und sieht insgesamt sehr glücklich aus. Auf Ihre Nachfrage, wieso er heute so fröhlich ist, antwortet er: „Wissen Sie, ich trage den Gedanken schon länger mit mir herum, aber heute Morgen, als ich daran gedacht habe, dass wir uns heute sehen, ist mir klar geworden, dass ich mit Ihnen darüber reden muss. Ich strahle heute, weil ich mich entschieden habe, Ihnen zu sagen, dass ich mich in Sie verliebt habe. Ich freue mich jede Woche, Sie zu sehen. Ich bekomme Herzklopfen und ganz weiche Knie, wenn ich an Sie denke. Ich wünschte, ich könnte Sie jetzt in den Arm nehmen …"

Metaebene Wie fühlen Sie sich gerade? Empfinden Sie Scham? Sind Sie unsicher? Denken Sie als erstes an den sofortigen Therapieabbruch? Welches Bedürfnis spüren Sie zuallererst? Versuchen Sie, die Situation aus allen Perspektiven zu betrachten!

15.14.1 Sichtweise des Patienten

Für viele Ihrer Patienten sind Sie als Therapeut die einzige Person, mit der sie offen und vertrauensvoll über ihre persönlichsten und intimsten Angelegenheiten sprechen können. In ihren Augen sind Sie jemand, der ihnen immer aufmerksam zuhört, sich für sie interessiert und sie so nimmt, wie sie sind. Bei Ihnen erfahren sie Verständnis und bekommen ausreichend Raum für ihre Emotionen. Wie viele andere Menschen auch haben Ihre Patienten jede Menge unbefriedigter Bedürfnisse, deren Sie sich meist gar nicht bewusst sind. Unter diesen Umständen kann der Patient Ihnen gegenüber Gefühle entwickeln, die über eine Therapeut-Patient-Beziehung hinausgehen.

Mögliche Gründe für das Verliebtsein Ihres Patienten:

- Der Patient kann sich selbst nicht annehmen und akzeptieren.
- Er hat ein Nähe-Distanz-Problem.
- Der Patient hat in seinem Privatleben ein Defizit, das er auf Sie projiziert.
- Es handelt sich um eine Verschiebung der Wertigkeit von Gefühlen und Interessen anderer Menschen und eigener Gefühle und Bedürfnisse.

Wenn der Patient **sich selbst nicht annehmen und akzeptieren kann,** fühlt er sich insbesondere von Personen angezogen, die ihn so akzeptieren, wie er ist, und ihn auch so annehmen. Mithilfe des Abwehrmechanismus der Introjektion wird seinem Wunsch nach Selbstannahme und Akzeptanz Rechnung getragen. Was er sich selbst im Inneren nicht geben kann, sucht er sich im Außen.

Fall sich der Patient in einem **Nähe-Distanz-Konflikt** befindet, erlebt er die Beziehung, die zwischen Ihnen besteht, als sehr intensiv. Die Beachtung und die Offenheit, über Gefühle zu sprechen, hat er in dem Ausmaß vielleicht nie erfahren und interpretiert dies als Beweis für eine tiefe Zuneigung. Vermutlich kann er damit nicht umgehen und ist mit seinen Gefühlen, die er nicht versteht, überfordert.

Viele Patienten, die bei Ihnen in Behandlung sind, haben in ihrem Privatleben **keinen Partner,** wünschen sich dies aber sehr. Durch die persönliche, vertrauensvolle Atmosphäre in den Therapiesitzungen und eine mögliche physische Attraktivität und Sympathie des Therapeuten kann der Patient von seinen Gefühlen überrollt werden. Sein eigenes Defizit und sein wohliges Gefühl im Zusammensein mit Ihnen können diese Entwicklung deutlich verstärken.

Es kommt oft vor, dass Patienten den Gefühlen, Interessen und Bedürfnissen anderer Menschen eine höhere Wertigkeit beimessen als ihren eigenen. Ihr **sekundärer Gewinn,** der diese Verschiebung der Wertigkeiten aufrechterhält, spielt hier eine entscheidende Rolle.

Der Patient im Fallbeispiel hat den eigenen Bedürfnissen und Gefühlen Raum gegeben und misst ihnen damit einen höheren Stellenwert zu. Er hat aufgehört, zu viel Rücksicht und Verantwortung zu übernehmen, und spricht offen aus, was er fühlt und braucht.

15.14.2 Sichtweise des Therapeuten

Welche Reaktion löst ein solches Geständnis in Ihnen aus?

Eventuell sind Sie im ersten Moment sprachlos und geschockt. Wenn sich Ihre Reaktion in einer gewissen Erstarrung äußert, könnte das an Ihrer eigenen Unsicherheit liegen. Sie werden mit einer neuen Situation konfrontiert und sind verlegen. Sie möchten nichts falsch machen und wissen nicht, wie Sie reagieren sollen.

Haben Sie sogar Schuldgefühle, weil Sie glauben, diese Entwicklung mit Ihrem Verhalten dem Patienten gegenüber gefördert zu haben? Gerade zu Beginn Ihrer Tätigkeit als Therapeut kann es oft vorkommen, dass Sie die Reaktionen und Äußerungen Ihrer Patienten persönlich nehmen. Machen Sie sich bewusst, dass Sie eine Projektionsfläche für Ihren Patienten darstellen. Der Patient soll seine Gefühle im Laufe seiner Therapie auf Sie projizieren. Das bedeutet, dass Sie durch Ihr Verhalten und Ihre Äußerungen Gefühle in Ihrem Patienten auslösen, die natürlich auch positiv sein können. Sie können mit ihnen genauso arbeiten wie mit Wut und Ärger. Ihre Aufgabe ist es, diese Projektionen aufzugreifen, sie offen anzusprechen und gemeinsam mit Ihrem Patienten für die Arbeit zu nutzen.

Gut zu wissen Hier gilt das Gleiche wie für andere Situationen: Wenn Sie die Liebeserklärung nicht persönlich nehmen, sondern sich die andere Seite der Äußerung vergegenwärtigen, entdecken Sie etwas Positives: Der Patient traut sich, er geht aus sich heraus und spricht offen aus, was er fühlt und was er möchte.

Oder werden Sie bei einer solchen Äußerung verlegen und fühlen sich zu Ihrem Patienten hingezogen? Um diese Situation zu vermeiden, sollten Sie sich bereits im Vorfeld Gedanken darüber machen, ob Ihre eigenen Bedürfnisse und Triebe in der Vergangenheit und Gegenwart ausreichend befriedigt wurden bzw. werden. Sind Sie sich Ihrer eigenen Bedürfnisse überhaupt bewusst? Welchen Unterschied macht es, wenn Ihnen gegenüber ein(e) biedere(r)/attraktive(r) Frau (Mann) oder ein(e) schüchterne(r)/selbstbewusste(r) Frau (Mann) sitzt, die Ihrer Traumfrau bzw. Ihrem Traummann sogar ziemlich nahekommt? Hier ist es wichtig, dass Sie sich Ihrer eigenen Bedürfnisse bewusst sind. Welche Möglichkeiten haben Sie, Ihre Bedürfnisse zu stillen? Wenn einige Ihrer Bedürfnisse noch ungestillt sind, machen Sie sich diese beim Arbeiten mit Ihren Patienten bewusst, um das unreflektierte Ausleben von Gegenübertragungsgefühlen (➤ Kap. 2.8.2) und in diesem Fall eine Bedürfnisbefriedigung durch Ihren Patienten zu vermeiden. Denn wenn Ihre eigenen Bedürfnisse unbefriedigt sind, könnten Sie selbst Abwehrmechanismen entwickeln. Dann kann es passieren, dass Sie Ihren Patienten zurechtweisen oder sich von ihm angezogen fühlen.

Reagieren Sie verlegen, weil es Ihnen unangenehm ist, über solche Themen offen zu sprechen? Beantworten Sie sich die Frage, wie Ihre ersten sexuellen Erfahrungen waren. Wie sind Sie konditioniert worden? Haben Sie selbst möglicherweise Missbrauch erfahren? Oder war Ihre erste sexuelle Erfahrung ein schönes Erlebnis, und Sie haben Sicherheit im Umgang mit Sexualität erfahren? Wie offen war der Umgang mit diesem Thema in Ihrem Elternhaus? Was brauchen Sie, um offen über dieses Thema sprechen zu können?

MERKE

Als professioneller Psychotherapeut kommen Sie dem Wunsch nach einem privaten Kontakt nicht nach. Das betrifft das Schreiben von privaten Briefen an den Patienten, Verabredungen zum Essen oder das Annehmen von Geschenken. Vor allem ist jeder sexuelle Kontakt unzulässig. Das **Abstinenzgebot** erstreckt sich auch auf Menschen, die Ihrem Patienten nahestehen, und gilt auch für die erste Zeit nach Beendigung der Therapie. Je nach Therapieform dauert diese Zeit zwischen mehreren Monaten bis zu 1 Jahr. Besprechen Sie dieses Thema im Zweifelsfall am besten mit Ihrem Supervisor.

15.14.3 Handlungsoptionen

In Ihrem Beruf als Therapeut sind **intime Beziehungen zu Patienten absolut tabu.** Gehen Sie eine sexuelle Beziehung mit Ihren Patienten ein, machen Sie sich **strafbar.** Sie müssen hier eine eindeutige Grenze setzen, indem Sie sich Ihrem Patienten gegenüber klar und deutlich ausdrücken. Es geht darum, **empathisch, nicht wertend und trotzdem unmissverständlich** genau zu sein:

„Ich finde das sehr mutig von Ihnen, und ich freue mich für Sie, dass Sie es geschafft haben, mir Ihre Gefühle so offen darzulegen. Ich muss Ihnen aber sagen, dass es mir meine therapeutischen und ethischen Grundsätze nicht erlauben, mit meinen Patienten – und das bedeutet auch mit Ihnen – eine persönliche Beziehung einzugehen. Ich werde nie eine andere Beziehung als die therapeutische mit Ihnen eingehen."

MERKE

Sprechen Sie auf jeden Fall in der Ich-Form und betonen Sie, dass es Ihre Grundsätze sind (und nicht nur die gesetzlichen) und dass Sie das auf keinen Fall möchten und auch nicht tun werden.

THERAPEUTISCHER HINWEIS

Vermeiden Sie in dieser Situation unsichere Formulierungen, die zweideutig verstanden werden könnten, wie z. B. „Ich kann leider keine persönliche Beziehung mit Ihnen eingehen" oder „Das Gesetz erlaubt es mir nicht, eine andere Beziehung als die therapeutische mit meinen Patienten einzugehen".

Falls Ihr Patient ein Problem damit hat, sich selbst anzunehmen, und deshalb auf positive Reaktionen seiner Umwelt angewiesen ist, können Sie hier genau nachfragen:

„Ich kann gut nachfühlen, dass Sie sich zu jemandem hingezogen fühlen, der Sie versteht, Ihnen zuhört und Sie so annehmen kann, wie Sie sind. Wie gut können Sie sich selbst so annehmen, wie Sie sind? Wie äußert sich Ihre Selbstliebe?"

Wenn bei Ihrem Patienten ein Nähe-Distanz-Konflikt besteht, braucht er eher einen Wegweiser durch die Gefühle, von denen er überrollt wird. Sie sollten ihm erklären, dass das, was er bei Ihnen erlebt und als Zeichen des Verliebtseins auslegt, ganz normale Qualitäten im zwischenmenschlichen Umgang sind:

„Ich kann mir vorstellen, dass das ein sehr schönes Gefühl ist, sich bei jemandem so wohl, verstanden und angenommen zu fühlen. Ich kann Ihnen versichern, dass das in authentischen zwischenmenschlichen Beziehungen oft vorkommt und nicht unbedingt als Liebesbeweis zu deuten ist."

Wie soll es dann aber weitergehen? **Ist eine weitere Zusammenarbeit überhaupt noch möglich?** Hier hängt es sehr davon ab, wie Sie mit dem Thema umgehen. Für die weitere vertrauensvolle therapeutische Beziehung zwischen Ihnen und Ihrem Patienten ist es wichtig, das Verliebtsein offen zu thematisieren:

- „Ich schätze Ihre Offenheit sehr. Wie fühlen Sie sich jetzt, nachdem ich Ihnen gesagt habe, dass es keine persönliche Beziehung zwischen uns geben wird?"
- „Wie haben Sie sich gefühlt, als Sie das alles ausgesprochen haben?"
- „Welche Ressourcen haben Sie in Anspruch genommen, um über dieses Thema offen sprechen zu können?"
- „Wann haben Sie zum ersten Mal bemerkt, dass Sie sich in mich verliebt haben?"
- „Was genau hat es ausgelöst, dass Sie sich in mich verliebt haben?"
- „Kennen Sie es von früher, dass jemand Ihre Gefühle nicht erwidert? Wie sind Sie damals damit umgegangen?"
- „Ich kann mir vorstellen, dass das jetzt sehr schwer für Sie ist. Wie werden Sie jetzt mit Ihrem Verliebtsein umgehen?"
- „Wie gehen Sie sonst damit um, wenn Sie verliebt sind?"

Wann ist es notwendig, die Therapie mit Ihrem Patienten zu unterbrechen?

Dies ist vor allem dann erforderlich, wenn der Patient nicht mehr in der Lage ist, weiterhin aktiv mitzuarbeiten, weil seine Gefühle Ihnen gegenüber ihn daran hindern. Er findet keinen Abstand mehr und kann sich auch auf keine Therapiesitzung mit Ihnen mehr einlassen:

- „Mir ist aufgefallen, dass Sie in den Therapiesitzungen Schwierigkeiten haben, aktiv mitzuarbeiten. Woran liegt das?"
- „Wenn Ihre Gefühle mir gegenüber Sie an einer aktiven Mitarbeit hindern, dann sollten wir in der Therapie an dieser Stelle eine Pause einlegen. Wenn Sie das Gefühl haben, dass die weitere Mitarbeit Ihrerseits wieder möglich ist, würde ich mich freuen, wenn Sie wieder auf mich zukommen. Falls das nicht möglich ist, würde ich Sie dann an einen Kollegen oder eine Kollegin weiterempfehlen."

Zusammenfassung

Falls Sie in der Lage sind, Ihrem Patienten auch in solch prekären Situationen als Projektionsfläche zur Verfügung zu stehen, ermöglichen Sie ihm, sich weiterzuentwickeln. Hierzu ist es notwendig, dass Sie sich selbst und Ihre eigenen Bedürfnisse kennen und somit genügend Abstand zu persönlichen Aussagen Ihrer Patienten Ihnen gegenüber wahren können.

Grundsätzlich kommt ein professionell arbeitender Psychotherapeut dem Wunsch nach privatem Kontakt nicht nach. Das betrifft private Briefe ebenso wie ein gemeinsames Essen oder die Annahme von Geschenken. Vor allem ist jeder sexuelle Kontakt unzulässig. Dieses Abstinenzgebot betrifft auch Personen, die dem Patienten nahestehen, und erstreckt sich auch auf die erste Zeit nach Behandlungsende, solange bis sich der Patient aus der therapeutischen Beziehung gelöst hat (mindestens 1 Jahr).

15.15 Strafbare Handlungen durch den Patienten

FALLBEISPIEL

Herr K. ist seit 2 Jahren bei Ihnen in Behandlung, u. a. anderem wegen seiner aggressiven Ausbrüche und einer ausgeprägten Persönlichkeitsstörung. Er ist seit 15 Jahren verheiratet, das Ehepaar hat zwei gemeinsame Kinder. Heute erzählt er Ihnen, dass er von seinem Geschäftspartner um eine große Geldsumme betrogen wurde und deshalb das Haus, in dem er mit seiner Familie wohnt, verlieren wird. Er ist sehr aufgebracht: „Ich bin so wütend auf ihn, ich würde am liebsten so lange auf ihn einschlagen, bis er nicht mehr aufstehen kann. Er wird dafür büßen, was er mir und meiner Familie angetan hat. Das lasse ich ihm dieses Mal nicht durchgehen!" Kurze Zeit später verabschiedet er sich von Ihnen. Sie bleiben mit einem sehr merkwürdigen Gefühl zurück.

Metaebene Haben Sie in diesem Moment Angst? Worauf genau bezieht sich die Angst? Machen Sie sich Sorgen um Ihren Patienten und sein Strafregister, oder geht es um den Geschäftspartner? Oder ist Ihre größte Sorge, dass Sie falsch reagiert haben, und wissen immer noch nicht, was Sie jetzt am besten tun sollten?

15.15.1 Sichtweise des Patienten

Strafbare Handlungen durch Patienten können viele Ursachen haben. Dabei spielt die Persönlichkeit des Patienten eine ebenso wichtige Rolle wie seine Lebensumstände:

- Ihr Patient leidet an einer Sucht (psychische Störung), die es ihm nur eingeschränkt oder gar nicht ermöglicht, sein Verhalten und seine Taten zu beurteilen. Im Strafrecht ist von einer

„Rauschtat“ (§ 323a StGB) die Rede, wenn Straftaten unter Einfluss von Drogen begangen wurden.

- Wenn der Patient an einer Persönlichkeitsstörung (v. a. dissoziale Persönlichkeitsstörung) leidet, wird er sein aggressives und kriminelles Handeln als solches nicht erkennen. Er ist davon überzeugt, im Recht zu sein, wenn er entsprechend handelt. Er ist nicht in der Lage, sich in die Situation anderer Menschen einzufühlen, und hat keine Einsicht betreffend strafbarer Handlungen. Ebenso wird er deshalb ein schlechtes Gewissen haben. Möglicherweise bringt es ihm eine gewisse Befriedigung, wenn er sieht, dass sein Gegenüber aufgrund seiner strafbaren Handlung im Nachteil ist (negative Verstärkung).
- Affekthandlungen gehören zu den Störungen der Affektivität. Häufig führen aufgestaute Affekte zu unkontrollierten Handlungen (Kurzschlusshandlungen), die zu einem für die Person untypischen Verhalten führen. Der Patient kann sich in einer solchen Situation nicht kontrollieren.
- An Kleptomanie (pathologisches Stehlen) erkrankte Patienten verspüren einen inneren Drang, Gegenstände in Geschäften mitgehen zu lassen. Die innere Anspannung lässt nach, nachdem die Tat ausgeführt wurde. Hier treten Mechanismen der operanten Konditionierung (negative Verstärkung) in Kraft. Es geht dem Täter in der Regel nicht um wirtschaftlichen Zugewinn.
- Es ist möglich, dass der Patient mit seiner Wut nicht richtig umgehen kann. Er hat nie gelernt, seine Gefühle anders zu zeigen bzw. auszuagieren. In einer Situation, die ihn triggert, kann er sich nicht beherrschen und wird evtl. einem anderen Menschen gegenüber gewalttätig.
- Viele Menschen begehen strafbare Handlungen aus der Notwendigkeit, für ihren Lebensunterhalt sorgen zu müssen. Sie sehen dann keine andere Möglichkeit, sich über Wasser zu halten, oder trauen sich nicht zu, eine andere Lösung zu verfolgen.
- Möglicherweise ist das Unrechtsempfinden beim Patienten anders ausgeprägt als bei seinen Mitmenschen. Es kann sich dabei um ein erlerntes Verhaltensmuster handeln. Geringfügige kriminelle Handlungen beurteilt er nicht als solche. Es kann sich um kleinere Delikte handeln, z. B. behalten einige Menschen Waren von Versandhäusern ohne Bezahlung ein und behaupten, sie seien nie angekommen.

Gut zu wissen Es ist auch möglich, dass Ihr Patient mit seiner Drohung einen unbewussten Hilferuf senden will. Da Sie ihn bereits länger kennen, werden Sie dies einschätzen können und wahrnehmen, welche Art von Hilfe er nun braucht.

15.15.2 Sichtweise des Therapeuten

Was löst das aggressive und angedrohte kriminelle Verhalten Ihres Patienten in Ihnen aus?

Löst der Gedanke an Ihren Patienten Angst in Ihnen aus? Möglicherweise haben Sie Angst, sich mitschuldig zu machen. Sie befinden sich in einer außergewöhnlichen Situation mit Ihrem Patienten, die sehr herausfordernd ist. Denn als Therapeut geht es darum, den Patienten wertfrei so zu akzeptieren, wie er ist, ohne ihn für sein Handeln zu verurteilen. Geht das überhaupt immer?

MERKE
Die wertfreie Akzeptanz des Patienten bedeutet nicht, dass Sie sein Verhalten und seine Taten gutheißen!

Es geht darum, den Patienten als Menschen zu sehen, der durch die Umstände zu dem Menschen geworden ist, den Sie heute vor sich haben.

THERAPEUTISCHER HINWEIS
Versuchen Sie, die Person „hinter“ dem aggressiven Verhalten oder der kriminellen Tat zu sehen und mit dieser Person Kontakt zu halten.

Häufig erkennen Sie dann das kleine Kind oder den Jugendlichen, der eine schwere Zeit erlebt hat, sowie seine Abwehrmechanismen, die sich in den Taten widerspiegeln.

THERAPEUTISCHER HINWEIS
Kommunizieren Sie Ihrem Patienten Ihre eigenen Werte, ohne ihn im Gegenzug zu verurteilen.

Sie sind das Vorbild und der Spiegel des Patienten. Das betrifft auch seine kriminellen Taten. Entscheidend ist, dass Sie authentisch sind und damit auch ehrlich in Bezug auf Ihre eigenen Empfindungen. Und natürlich kommt es dann auf die richtige Wortwahl an, um bestimmte, auch unangenehme Inhalte für den Patienten angemessen zu verpacken, ohne ihn dabei zu kränken, zu beleidigen oder ihm einen Vorwurf zu machen.

Haben Sie sogar Angst vor einem Patienten, mit der Befürchtung, selbst Opfer einer strafbaren Handlung zu werden? Unterscheiden Sie dann genau, ob die Angst real ist oder eher ein Konstrukt Ihrer Gedanken. Wenn Ihre Angst so präsent wird, dass sie alles andere überstrahlt, und Sie sich auf Ihren Patienten nicht einlassen können, sollten Sie in Erwägung ziehen, die Therapie zu beenden. Ist die Angst irreal, sollten Sie in der Supervision und ggf. in Ihrer eigenen Therapie herausfinden, welche Projektionen und Übertragungen auf Ihren Patienten vorhanden sind, und mit diesen arbeiten (➤ Kap. 2.7.3). Beantworten Sie sich heute bereits die Frage, welche Erfahrungen Sie selbst mit Gewalt in der Kindheit und Jugend gemacht haben und welche Gefühle damit heute verbunden sind.

Gut zu wissen Je klarer Sie sich Ihrer eigenen Werte bewusst sind und je deutlicher Sie diese nach außen auch vertreten können, desto leichter wird es Ihnen fallen, den Menschen hinter gegensätzlichen Wertvorstellungen zu erkennen.

Möglicherweise verurteilen Sie Ihren Patienten, weil Sie seine Tat nicht mit Ihren Werten vereinen können oder eigene Projektionen auf ihn so stark sind, dass Sie sich davon nicht distanzieren können. Stellen Sie sich dann die offene Frage, ob eine Zusammenarbeit mit diesem Patienten überhaupt möglich ist, denn Ihre persönliche Grenze wird überschritten.

MERKE

Wenn Sie Ihrem Patienten keine positive Wertschätzung sowie unbedingte Akzeptanz und Empathie entgegenbringen können, sollten Sie die Therapie unbedingt beenden.

15.15.3 Handlungsoptionen

Was tun Sie in dieser Situation? Sind Sie zum Schweigen verpflichtet, oder müssen Sie eine strafbare Handlung bei der Polizei anzeigen?

MERKE

Als Heilpraktiker für Psychotherapie unterliegen Sie grundsätzlich der **Schweigepflicht,** von der Sie nur der Patient selbst entbinden kann, außer bei folgenden **Ausnahmen:**

- Es muss eine Rechtspflicht erfüllt werden: Dies betrifft meldepflichtige Krankheiten und die Verhütung von Straftaten.
- Es gilt ein höherwertiges Rechtsgut zu schützen.
- Sie müssen in einem Strafprozess aussagen, ggf. auch im Zuge der Wahrnehmung Ihrer eigenen Interessen vor Gericht.

Bei bereits begangenen Straftaten unterliegen Sie der Schweigepflicht, geplante Straftaten sind bei der Polizei anzuzeigen. Wenn Sie Ihren Patienten im Laufe der Therapie nicht dazu bringen können, von seinem kriminellen Vorhaben abzusehen, müssen Sie also umgehend reagieren. Wenn Ihr Patient also konkret androht, jemanden zu verletzen oder fremdes Eigentum zu schädigen, sollten Sie ihn erst gehen lassen, wenn Sie das Gefühl haben, dass er wieder stabil ist. Ansonsten sind Sie verpflichtet, die Polizei zu verständigen.

Gut zu wissen Je besser Sie Ihren Patienten kennen, desto eher werden Sie seine Worte und sein Verhalten einschätzen und entsprechend reagieren können.

Jeder Therapeut ist ein Mensch mit eigenen Werten und auch eigenen Projektionen, die sich aus seiner Lebensgeschichte erklären lassen. Es wird daher immer Situationen oder Menschen geben, die eine therapeutische (Zusammen-)Arbeit für Sie unmöglich machen. Es gehört zur Stärke eines verantwortungsvollen Therapeuten, diese zu erkennen und entsprechend zu reagieren. In einem solchen Fall beenden Sie die bereits begonnene Zusammenarbeit und verweisen den Patienten an einen anderen Therapeuten.

„Ich danke Ihnen für das Vertrauen, das Sie mir entgegengebracht haben. Ich habe mir sehr viele Gedanken über Ihren Fall gemacht und bin zu dem Schluss gekommen, dass ich Ihnen nicht ausreichend helfen kann. Ich empfehle Ihnen, sich an den Kollegen XY zu wenden. Er verfügt über genügend Erfahrung in diesem Bereich und kann Ihnen besser helfen."

Was tun Sie, wenn die Polizei Auskunft über einen Ihrer Patienten verlangt? Gegenüber der Polizei sind Sie nicht auskunftspflichtig, nur einem Richter gegenüber. Eigenschutz hat jedoch Vorrang vor der Schweigepflicht.

Wenn Ihr Patient mit seiner Wut nicht umgehen kann und häufig verbal oder körperlich aggressiv auftritt, können Sie ihn beim Umgang mit seinen ihn überwältigenden Gefühlen unterstützen:

„Ich kann sehr gut nachfühlen, wie wütend Sie auf Ihren Geschäftspartner sind. Bei allem, was passiert ist, haben Sie auch einen guten Grund, wütend zu sein. Haben Sie eine Idee, wie Sie Ihre Wut rauslassen könnten?"

Gut zu wissen Es ist wichtig, dass aufgestaute Wut nach außen ausagiert wird. Denn aufgestaute Wut, die lange zurückgehalten wird, kann mit der Zeit gefährlich werden: Sie kann zu einer Affekthandlung führen oder eine selbstdestruktive Form annehmen.

Vielleicht haben Sie einen Teddybären oder ein Kissen in Ihrer Praxis, die als Projektionsfläche für die Wut des Patienten herhalten können. Motivieren Sie Ihren Patienten, auf das Kissen einzuschlagen oder den Teddybären anzuschreien:

„Stellen Sie sich vor, Ihr Geschäftspartner sitzt vor Ihnen. Was möchten Sie ihm am liebsten sagen? Was möchten Sie am liebsten tun?"

So ermöglichen Sie Ihrem Patienten, die aufgestaute Wut in einem ersten Schritt herauszulassen. Ermutigen Sie, sich zu Hause körperlich zu betätigen: durch Joggen, im Fitnessstudio, auf dem Sportplatz, beim Boxtraining oder auf dem Fahrrad. Stellen Sie sicher, dass Sie Ihren Patienten jetzt regelmäßiger und häufiger sehen, um seinen Zustand besser einschätzen zu können.

„Um Ihrer Wut, die Sie im Moment spüren, mehr Luft zu machen, ist es sinnvoll, sich körperlich zu betätigen, sei es durch Laufen, Radfahren oder eine andere Sportart. Welche Möglichkeiten sehen Sie, diese körperlichen Übungen in Ihren Alltag einzubauen?"

Dadurch führen Sie Ihrem Patienten vor Augen, wie wichtig der Umgang mit seiner Wut ist und dass dieser nicht destruktiv sein muss.

THERAPEUTISCHER HINWEIS

Nutzen Sie die Aggression und die Widerstände Ihres Patienten therapeutisch, wenn Sie den Eindruck haben, dass es Spielraum in seinem gezeigten Verhalten gibt.

Wenn der Patient strafbare Handlungen begeht, um für seinen Lebensunterhalt zu sorgen, sollten Sie mit ihm zusammen nach anderen Lösungen suchen und ihn darin bestärken, diese auch auszuprobieren:

- „Welche anderen Möglichkeiten sehen Sie, um für Ihren Lebensunterhalt zu sorgen?"
- „Mit welchen anderen Möglichkeiten des Geldverdienens haben Sie bereits Erfahrungen gemacht? Was haben Sie dabei jeweils erlebt?"
- „Welche Voraussetzungen müssten erfüllt sein, damit Sie sich Ihren Lebensunterhalt mit legalen Mitteln verdienen?"

Nimmt der Patient kleinere kriminelle Handlungen nicht als solche wahr, geht es zunächst darum, sein Mitgefühl für andere Menschen zu wecken und im Laufe der Therapie kontinuierlich zu stärken:

- „Stellen Sie sich vor, Sie schicken jemandem ein Paket und er behauptet nun, er habe es nicht erhalten. Wie fühlt sich das für Sie an?"
- „Was ist das für ein Gefühl, anderen Menschen gegenüber unehrlich zu sein?"

Metaebene Welche Worte wählen Sie? Mit welcher Körpersprache arbeiten Sie? Wie reagiert Ihr Gegenüber darauf? Betrachten Sie aus der Metaebene: Wenn Sie sich in einen Menschen einfühlen, der immer wieder kleinere Delikte begeht, wie würden Ihre eigenen Worte dann auf Sie wirken?

THERAPEUTISCHER HINWEIS

Machen Sie Ihrem Patienten auf keinen Fall Vorwürfe oder reden ihm ein schlechtes Gewissen ein. Achten Sie auf Ihre Wortwahl!

Im optimalen Fall findet Ihr Patient mit Ihrer Unterstützung selbst heraus, wie seine Taten auf ihn und seine Mitmenschen wirken und sein Leben und das der anderen beeinflussen. Die Aufgabe des Therapeuten ist es, ihm sein Handeln authentisch zu spiegeln.

Zusammenfassung

Erfährt der Patient in seiner Therapie, dass er als Mensch mit all seinen Unzulänglichkeiten angenommen und respektiert wird, kann er wieder mit seinen Emotionen in Kontakt kommen. Auf diese Weise ist es ihm möglich, seine Sichtweise und im besten Fall sein Verhalten zu ändern. Werden gewisse Grenzen überschritten, so informieren Sie die Behörden. Und wenn Sie selbst nicht in der Lage sind, mit Ihrem Patienten zu arbeiten, verweisen Sie ihn verantwortungsvoll an einen Kollegen.

15.16 Zweifel des Patienten am Therapeuten

FALLBEISPIEL

Es sitzt Ihnen Frau S. gegenüber. Sie ist seit 1 Jahr bei Ihnen in Therapie. Damals kam sie in Ihre Praxis, um zu lernen, Grenzen zu setzen und „nein" zu sagen. Ihre Lebenssituation ist nach eigener Einschätzung im Vergleich zum letzten Jahr unverändert: „Mit meinem Mann zu Hause ist die Situation immer noch ganz angespannt. Er kann nicht aufhören, mich ständig zu kritisieren und an mir rumzunörgeln. Meine Kollegen und mein Chef geben mir immer noch Arbeiten, die sie selbst nicht machen wollen. Außerdem habe ich ja erfahren, dass Sie gar kein Psychologe sind, sondern nur Heilpraktiker für Psychotherapie. Meine Freundin ist bei einem Psychologen, und sie sagt, dass das ganz wichtig sei, dass der Therapeut ein studierter Psychologe ist. Außerdem habe ich mir die Therapie bei Ihnen ganz anders vorgestellt. Ich habe das Gefühl, dass das hier nichts bringt. Ich glaube, dass Sie mir einfach nicht helfen können und würde mich gern nach einem anderen Therapeuten umschauen."

Metaebene Wie sehr trifft Sie die Aussage von Frau S. gerade? Oder bleiben Sie ganz gelassen und ruhen in sich selbst? Was sind die ersten Gefühle und Gedanken, die Ihnen nun kommen? Wie nehmen Sie die Patientin gerade wahr?

15.16.1 Sichtweise des Patienten

Zu Beginn Ihrer Laufbahn als Heilpraktiker für Psychotherapie kann es vorkommen, dass Patienten Ihnen gegenüber hinsichtlich Ihrer Berufsbezeichnung, Ihres Alters, Ihrer Erfahrung etc. Zweifel äußern. Diesbezüglich können Sie Ihren Patienten viele Übertragungsrollen anbieten, die Sie gut in den Therapieprozess einbringen und mit denen Sie gut arbeiten können. Voraussetzung ist, dass Sie dadurch nicht selbst unreflektierte Gefühle einer Gegenübertragung ausagieren (➤ Kap. 2.8.2). Denn dann werden Sie kaum in der Lage sein, dem Patienten weiterhin empathisch sowie mit Wertschätzung und Akzeptanz zu begegnen.

Welche Gründe kann es dafür geben, dass der Patient an der Kompetenz des Therapeuten zweifelt?

- Er hat das Gefühl, nicht vorwärts zu kommen.
- Der Patient nimmt eigene Veränderungen nicht wahr.
- Er gibt die Verantwortung für seine Veränderung an den Therapeuten ab und projiziert sein „Nicht-Vorwärtskommen" auf den Therapeuten.
- Beim Patienten baut sich ein Widerstand auf, den er mit einem Therapieabbruch zu lösen versucht.
- Der Patient fühlt sich von der Erwartung, Veränderungen in seinem Leben vorzunehmen, überfordert. Er hat das Gefühl, es auf diese Weise nicht zu schaffen.
- Er misst seine Wertschätzung an äußeren Faktoren wie der beruflichen Stellung des Therapeuten.
- Der Patient verfügt über wenig Selbstbewusstsein und gibt mit seiner Aussage die Meinung von Freunden oder Bekannten wieder.
- Er traut sich, seine Zweifel zu äußern und eine Grenze zu setzen.

THERAPEUTISCHER HINWEIS

Hinterfragen Sie, ob die Zweifel der Patientin berechtigt sein könnten und was außerdem als Ursache für dieses Verhalten infrage kommt.

Es kommt immer wieder vor, dass ein Patient selbst das Gefühl hat, mit seinen Problemen nicht weiterzukommen. Er hatte bestimmte Erwartungen an die Therapie und an Sie als Therapeut. Diese wurden in seinen Augen nicht erfüllt, und er **verliert möglicherweise die Geduld.**

Ebenso gut vorstellbar ist, dass Ihre Patientin ihre **Veränderungen nicht wahrnimmt.** Weshalb sieht sie ihre Veränderung nicht? Vielleicht hat sie durch ihre lebensgeschichtliche Prägung gelernt, ihren **Fokus eher auf die negativen Dinge** zu legen und diese vermehrt wahrzunehmen. Die positiven Dinge in ihrem Leben waren es nicht wert, sich mit ihnen näher zu befassen, sie wertzuschätzen. Vielleicht hörte sie irgendwann auf, die in ihren Augen unwichtigen Dinge zu beachten, sodass sie sie irgendwann auch nicht mehr wahrnahm.

Möglicherweise möchte die Patientin keine Verantwortung für die Veränderungen in ihrem Leben übernehmen und **projiziert ihren Mangel an Verantwortung auf Sie.** Was hat die Patientin bisher getan? Hat sie ihre Hausaufgaben erledigt? Oder nimmt sie sich zurück und verharrt in ihrer passiven Rolle als Beobachterin?

Es ist auch vorstellbar, dass die Therapie die Patientin **an einen kritischen Punkt** gebracht hat. Sie zieht sich zurück und beantwortet den aufgekommenen Widerstand mit dem Abbruch der Therapie.

Möglicherweise fühlt sich die Patientin auch davon **überfordert, ihre Situation zu verändern.** Sie traut sich nicht, dies zuzugeben, und schiebt Ihnen nun den Schwarzen Peter zu. Die Behandlungsschritte in der Therapie sind zu groß für Ihre Patientin; sie braucht mehr Unterstützung Ihrerseits.

Viele Patienten messen ihren eigenen Selbstwert an äußeren Umständen. Sie legen viel Wert darauf, welchen beruflichen Status ihr Freundes- und Bekanntenkreis hat, wie angesehen ihr Fitnessclub ist oder welchen akademischen Grad ihr Psychotherapeut hat. Sie **knüpfen ihren Selbstwert an den Wert anderer Menschen.** Statussymbole und die Stellung in der Gesellschaft spielen dann eine zentrale Rolle. Sie besitzen keinen eigenen oder nur gering ausgebildeten Selbstwert. Die Ursachen sind in der nicht ausreichend bewältigten oralen Phase zu finden. Die Abwehr geschieht einerseits durch Introjektion der fremden Werte, andererseits wird der niedrige Selbstwert an andere projiziert, die den eigenen Wertmaßstäben nicht entsprechen. Diese werden dann häufig öffentlich abgewertet, um den eigenen (nicht vorhandenen) Wert zu steigern.

Gut zu wissen Erkennen Sie das Positive an der Reaktion der Patientin? Sie ist in dem Moment sehr mutig und traut sich, Grenzen zu setzen, indem sie ihre Zweifel Ihnen gegenüber offen äußert.

15.16.2 Sichtweise des Therapeuten

Was lösen die Zweifel Ihrer Patientin in Ihnen aus?

Bekommen Sie selbst Zweifel an Ihrer Kompetenz als Therapeut? Fühlen Sie sich wie vor den Kopf gestoßen und sind zunächst sprachlos? Haben Sie das Gefühl, Sie müssten sich rechtfertigen und der Patientin erklären, weshalb Sie sich doch für kompetent halten?

Dann werden Sie in dieser Situation **mit Ihren Selbstzweifeln konfrontiert.** Ihre eigene Unsicherheit schwebt über der Arbeit mit Ihrer Patientin. Sie spürt dies unbewusst und beginnt ihrerseits, an Ihnen zu zweifeln.

Gut zu wissen Nur bei innerer Unsicherheit werden Sie von den Sätzen der Patientin, also von außen, berührt und nehmen diese persönlich.

Oder sind Sie sofort der Meinung, das stimmt auf gar keinen Fall – die Patientin hat doch von der Arbeit eines Therapeuten keine Ahnung?

Wenn Sie den Gedanken an einen möglichen Fehler Ihrerseits nicht zulassen können, befinden Sie sich wahrscheinlich in dem anderen Extrem. Sie gehen in den Widerstand und wehren die Möglichkeit gänzlich ab. **Wie gehen Sie in anderen Situationen mit eigenen Fehlern um?** Dürfen Sie überhaupt Fehler machen?

Welche Rolle spielt der Status Ihres Gegenübers (schüchterne Hausfrau, gestandene Managerin) **auf Ihre Reaktion?** Welche Wertmaßstäbe haben Sie selbst definiert?

Haben Sie vielleicht den reflexhaften Gedanken, dass Sie Ihre **Patientin auf keinen Fall verlieren wollen?** Etwa aus wirtschaftlichen Gründen, weil Sie selbst Schwierigkeiten haben loszulassen oder weil Sie felsenfest überzeugt sind, Frau S. helfen zu können? In diesem Moment sind Sie unfrei und werden nicht klar und authentisch agieren, denn Ihr (fatales) Ziel wäre es, die Patientin mit allen Mitteln zu halten. Es ist ein bisschen wie in jeder Beziehung: Sobald man versucht, einen Menschen von sich selbst zu überzeugen und Druck aufzubauen, erzeugt man meist das Gegenteil des Erwünschten und ist blind für die Ursachen der Entwicklung.

15.16.3 Handlungsoptionen

Wie können Sie nun trotz der geäußerten Zweifel eine vertrauensvolle und authentische Beziehung beibehalten und in dieser Situation den tragfähigen Rapport noch mehr stabilisieren? **Wie gelingt es Ihnen, wertfrei und ohne Selbstzweifel mit Ihrer Patientin zu arbeiten?**

In erster Linie geht es jetzt um **Ihr Selbstbewusstsein und Ihren Selbstwert.** Die Qualität Ihrer Arbeit als Therapeut wird durch Ihre regelmäßigen Supervisionsstunden gewährleistet, sowohl in der beruflichen Anfangsphase als auch später als erfahrener Therapeut (➤ Kap. 2.7.3). Wenn Sie eine solide Ausbildung absolviert haben und Ihr Handwerkszeug beherrschen, sind Sie in der Lage, Ihre Patientin ausreichend therapeutisch zu unterstützen.

Gut zu wissen Machen Sie sich regelmäßig bewusst, was Sie bereits alles beherrschen, und fokussieren Sie nicht nur auf Ihre Defizite.

Wo liegen Ihre beruflichen Qualitäten? Was können Sie bereits alles? Beantworten Sie sich diese Fragen regelmäßig und integrieren Sie stets neu gesammelte Erfahrungen. Betrachten Sie regelmäßig Ihre eigenen Stärken!

Sie dürfen in Ihrer beruflichen Entwicklung natürlich auch Fehler machen. Durch die ständige Selbst- und Fremdreflexion Ihrer Vorgehensweise in der Supervision haben Sie die Chance, aus Ihren Fehlern zu lernen (➤ Kap. 2.7.3).

Was können Sie Ihren Patienten mit Ihrer Erfahrung in diesem Augenblick geben?

Gut zu wissen Sie können Ihren Patienten genau das geben, was sie brauchen, wenn sie zu Ihnen kommen.

In erster Linie sind Sie für Ihren Patienten voll und ganz da. Sie hören aktiv zu, sind interessiert und aufmerksam, können sich empathisch einfühlen. Sie sind ein wertfreier Spiegel für die Patienten und akzeptieren sie so, wie sie sind. Das sind alles sehr wichtige

Qualitäten, die Ihre Patienten im Zweifel woanders nicht erfahren. Ihre Patienten dürfen bei Ihnen so sein, wie sie sind, ohne getadelt oder abgelehnt zu werden. Sie werden in ihrer Ganzheit angenommen. Stellen Sie sich vor, dass Sie all diese Möglichkeiten hätten. Was wäre Ihnen das wert?

Wie können Sie in dieser Situation reagieren?

Betrachten Sie die Situation aus der Metaebene: Die Patientin zeigt Mut und traut sich, ihre Zweifel Ihnen gegenüber zu äußern. Sie setzt eine Grenze. Machen Sie ihr dies bewusst, indem Sie es spiegeln:

„Ich finde das sehr mutig von Ihnen, was Sie eben getan haben. Sie haben mir Ihre Grenze gesetzt. Das hätten Sie sich vor 1 Jahr nicht getraut. Wie fühlt sich das gerade für Sie an, jemandem eine Grenze zu setzen?"

Anschließend sollten Sie in Erwägung ziehen, dass die Zweifel Ihrer Patientin berechtigte Gründe haben können. Vielleicht sind Sie in zu großen Schritten vorgegangen und haben Ihre Patientin überfordert. Oder sie fühlte sich von Ihnen nicht ernst genommen oder verstanden. Möglicherweise hat die Patientin in Ihnen Gefühle einer Gegenübertragung ausgelöst, sodass Sie nicht neutral handeln konnten. Um was genau es sich dabei handeln könnte, ist im Rahmen Ihrer regelmäßigen Supervisionsstunden oder Ihrer eigenen Therapiestunden zu klären. Nach der Reflexion Ihres Verhaltens können Sie Ihr Vorgehen in der Therapie anpassen.

Als nächstes versuchen Sie herauszufinden, wie sich Ihre Patientin die Therapie bei Ihnen vorgestellt hat, und explorieren, wobei genau Sie Ihr nicht helfen konnten:

- „Was genau bei unserer Arbeit bringt Sie nicht weiter?"
- „Welche Vorstellungen und welche Erwartungen haben Sie an die Therapie?"

Nachdem Sie die Gründe für die Zweifel Ihrer Patientin an Ihnen geklärt haben, können Sie weiter versuchen herauszufinden, was Sie sich genau wünscht:

- „Welche Veränderungen würden Sie sich wünschen?"
- „Was müsste Ihr neuer Therapeut tun, damit Sie zufrieden mit ihm sind?"

Sollte Ihre Patientin das Gefühl haben, in ihrem Leben nicht richtig vorwärtszukommen, können Sie nachfragen, was Sie gern erreichen würde:

- „Was hätten Sie gern mit Ihrer Therapie bei mir erreicht? Was könnten die Gründe dafür sein, dass Sie dies noch nicht erreicht haben?"
- „Woran würden Sie erkennen, dass Sie vorangekommen sind? Was würde sich dann ändern?"

Ebenfalls hilfreich ist es, einen besseren Eindruck von der Wahrnehmung Ihrer Patientin zu bekommen:

„Welche Veränderungen haben Sie bei sich bewusst wahrgenommen?"

Falls sich die Patientin in einer passiven Haltung befindet und ihr „Stehenbleiben" auf Sie projiziert, dann sollten Sie ihr das spiegeln:

„Wie nehmen Sie Ihre eigene Unzufriedenheit wahr?"

Sollte sich die Patientin in einer Widerstandshaltung befinden, können Sie Ihr das ebenfalls spiegeln:

„Ich habe das Gefühl, dass Sie in Ihrem Therapieprozess an einen Punkt gekommen sind, an dem Sie den Therapieprozess am liebsten abbrechen würden. Was brauchen Sie, um hier weitermachen zu können?"

Wenn Sie selbst mit zu großen Schritten in der Therapie vorgegangen sind und Ihre Patientin sich mit ihrer Situation überfordert fühlt, können Sie gezielt nachfragen, wobei genau sie noch mehr Unterstützung braucht:

- „Ich habe das Gefühl, dass Sie in der momentanen Situation etwas verloren sind und nicht so richtig wissen, was Sie als nächstes tun sollen. Wie wäre es, wenn wir uns Ihre Situation noch mal anschauen und gemeinsam überlegen, wie genau Sie weiter vorgehen könnten?"
- „Ich verstehe Ihre Unzufriedenheit mit Ihrer momentanen Situation. Ich habe das Gefühl, dass wir theoretisch in der Therapie mehrere Optionen und Handlungsschritte besprochen haben, die es in die Praxis umzusetzen gilt. Was könnten Sie als ersten Schritt tun?"

Wenn die Patientin ihren eigenen Wert anhand äußerer Faktoren bemisst, können Sie genau explorieren, welche Bedeutung diese äußeren Faktoren für sie haben, damit sie mit der Zeit ihren eigenen Selbstwertmangel erkennt und sich ihrer Introjektionen und Projektionen bewusst wird:

- „Welche Bedeutung hat ein akademischer Abschluss für Sie?"
- „Was löst es in Ihnen aus, wenn Ihre Freundin mit einem Psychologen arbeitet und Sie im Vergleich dazu mit einem Heilpraktiker für Psychotherapie?"

Ist Ihre Patientin am Ende überzeugt, die Therapie abbrechen zu wollen, sollten und können Sie sie dabei nicht aufhalten. Viele Therapeuten nehmen in den Therapievertrag die Regelung auf, dass in einem solchen Fall noch zwei Therapiestunden geplant und abgerechnet werden. In diesen zwei Stunden kann entweder ein „unrundes" Thema bearbeitet werden, oder man hat die Möglichkeit, einen verantwortungsvollen Ausstieg aus der Therapie zu planen.

Zusammenfassung

Wenn Sie in der Lage sind, mit Kritik und Vorwürfen entspannt und konstruktiv umzugehen, können Sie die Übertragungssituationen Ihrer Patientin aufgreifen und sie in ihrem Prozess weiter unterstützen.

15

15.17 Der Patient übernimmt keine Eigenverantwortung

FALLBEISPIEL

Ihre 59-jährige Patientin Frau H. mit einem Abhängigkeits- vs. Autonomiekonflikt berichtet in der heutigen Therapiestunde: „Ich habe mich immer um meine Tochter gekümmert, so gut ich konnte. Ich habe in Nachtschichten gearbeitet und sie studieren lassen. Und sie behandelt mich jetzt wie eine Stiefmutter. Sie spricht kaum mit mir und wenn doch, dann streiten wir bloß. Wenn sie zu mir kommt, bringt sie mir bloß schnell den Einkauf und geht wieder. Ich darf ihr nichts sagen, da reagiert sie gleich wütend. Ich will ihr doch bloß helfen. Deswegen sage ich ihr auch immer wieder, was sie noch besser machen könnte. Danach ruft sie mich nicht mal mehr zurück und kommt dann erst in 3 Wochen wieder, wenn was eingekauft werden muss. Ich lebe ganz allein und habe sonst niemanden. Ich will auch nicht, dass mich irgendwelche Nachbarn besuchen, was soll ich denn mit denen reden? Meine Familie ist mir immer wichtig, aber die haben sich alle zurückgezogen. Ich verstehe das nicht. Ich habe doch immer versucht, ihnen gute Tipps und Ratschläge zu geben und sie davon zu überzeugen, etwas zu tun, wenn sie ein Problem hatten. Ich kann doch nichts dafür, dass ich jetzt krank und so allein bin. Keiner will was mit mir zu tun haben. Sie können mir doch bestimmt sagen, was ich machen soll …"

Metaebene Wie steht es gerade um Ihre Nerven und Ihre Geduld? Spüren Sie weiterhin Empathie? Achten Sie hier sehr auf Ihre Gegenübertragungsgefühle!

15.17.1 Sichtweise des Patienten

Was bedeutet es eigentlich, Eigenverantwortung zu übernehmen? Man spricht davon, wenn jemand für sich selbst, also für sein Denken und Handeln und damit auch für die Konsequenzen des eigenen Denkens und Handelns Verantwortung übernimmt.

Es geht darum, die Konsequenzen des eigenen Handelns anzuerkennen und damit zu leben, ohne einem anderen die Schuld dafür anzulasten.

Gut zu wissen Viele Menschen neigen dazu, anderen die Schuld für ihre unangenehmen Erfahrungen und Missgeschicke zu geben.

Es scheint zunächst einfacher zu sein, für missglückte Erlebnisse einen Verantwortlichen im Äußeren zu suchen. Das bedeutet aber auch, dass derjenige, der keine Verantwortung übernimmt, sich eine gewisse Hilflosigkeit eingestehen muss, denn er ist nicht in der Lage, andere Menschen und Situationen zu beeinflussen.

Im anderen Extrem übernehmen Menschen zu viel Verantwortung und fühlen sich für das Denken und Handeln ihrer Mitmenschen verantwortlich. Sie versuchen, andere Menschen und ihr Handeln zu beeinflussen, als wäre es ihr eigenes.

Welche Gründe kann es dafür geben, dass Menschen keine Eigenverantwortung übernehmen?

- Geringes Selbstbewusstsein und Selbstwertgefühl führen dazu, dass sich derjenige kaum etwas zutraut und das Handeln lieber anderen überlässt.
- Die Angst, eigene Fehler einzugestehen oder sich diese überhaupt zu erlauben.
- Angst, ein eigenes Leben zu führen. Es scheint einfacher das Leben anderer Menschen zu bestimmen, als sein eigenes zu leben. Hier spielt auch die Angst vor eigenen Fehlern eine große Rolle.
- Menschen, die an einer Persönlichkeitsstörung leiden, sind häufig nicht in der Lage, Eigenverantwortung zu übernehmen. Ihr Gefühls- und Denksystem weist meist jegliche Verantwortung von sich.

Menschen wie Frau H. leben, denken und handeln in festgefahrenen Konzepten und Schubladen und teilen ihre Umwelt danach ein. Die größte Schwäche liegt in der fehlenden Möglichkeit zur Differenzierung. Durch eine nur schwach ausgeprägte emotionale Schwingungsfähigkeit können sie sich empathisch nur schwer auf Beziehungen mit anderen Menschen einlassen und teilen diese in „sympathisch" und „unsympathisch" ein, also in gut und schlecht bzw. „die funktionieren für mich" und „die funktionieren nicht für mich".

Gut zu wissen Durch diese Verhaltensweise entsteht zum einen sehr hoher Druck in der Patientin selbst, aber auch in ihrem Umfeld, das sich diesem Druck mehr und mehr entzieht.

Mit Sicherheit hat Frau H. über die Jahre ihren Mitmenschen immer wieder unbewusst Schuld suggeriert. Die Menschen aus dem Umfeld beginnen sich dann zurückzuziehen, weil sie keine Lust mehr haben, sich ein schlechtes Gewissen machen zu lassen und unfrei zu sein.

Frau H. ist selbst unfrei, denn sie hat sich in ihren Käfig gesetzt. Sie geht wenig aus, hat kaum soziale Kontakte, und es besucht sie niemand mehr. Auch die Tochter kommt nur noch dann, wenn etwas erledigt werden muss, aber sie setzt sich nicht mehr mit ihrer Mutter beziehungsmäßig auseinander.

Gut zu wissen Infolge dieser ganzen Dynamik hat Frau H. eine sehr große innere Not. In jungen Jahren hat sie ihre Not noch durch Beschäftigung und das Funktionieren-Müssen abdecken können.

Je weniger sie aber selbst in ihrer Kraft ist und sich selbst beschäftigen oder kümmern kann, desto isolierter wird sie. In frühen Jahren wird sie es in ihrer Beziehungsgestaltung so gehandhabt haben, dass sie für ihre nahen Mitmenschen so gut gesorgt hat, sodass diese von ihr mehr oder weniger abhängig waren.

Menschen wie Frau H. können in der Dynamik wie beim Modell der „Eislaufmutter" funktionieren: „Ich hatte nicht die Möglichkeit, meine Träume zu leben, also möchte ich, dass meine Kinder meine Träume verwirklichen. Ich habe sie doch studieren lassen und habe sie gefördert … Und jetzt scheine ich nicht gut genug dafür zu sein, dass sie mich mal einladen oder mich ihren Freunden vorstellen."

15.17.2 Sichtweise des Therapeuten

Was empfinden Sie bei dem Gedanken, dass Ihre Patientin keine Eigenverantwortung übernimmt?

Sie spüren, wie Wut in Ihnen hochsteigt. Sie verstehen nicht, warum sie nicht erkennt, dass ihr Denken und Handeln falsch sind, obwohl es in Ihren Augen so offensichtlich ist. Wir werden oft wütend, wenn es an der Zeit ist, eine Grenze zu setzen. Die Wut zeigt uns, wo und wann es zu unserem eigenen Schutz angebracht ist zu reagieren, damit andere Menschen nicht zu weit gehen. Vor was genau benötigen Sie hier einen Schutz? Haben Sie vielleicht Angst, Verantwortung zugewiesen zu bekommen, die nicht Ihre ist? Die Wut könnte Ihnen als Verteidigung dienen. Haben Sie in Ihrem Leben vielleicht häufiger die Verantwortung für Gegebenheiten zugewiesen bekommen, die nicht Ihre war? Wie sind Sie früher damit umgegangen? Wie gehen Sie heute damit um?

Möglicherweise werden Sie nervös und unruhig und fangen an, Ihre Patientin mit Argumenten zu überzeugen und sie zu belehren. Sie wünschen sich, dass die Patientin Ihre Wahrheit anerkennt und dies zugibt. Sie möchten Recht bekommen. Wie geht es Ihnen, wenn ein anderer Mensch nicht erkennt, dass Sie Recht haben, obwohl Sie es vielleicht tatsächlich haben? Wie wichtig ist Ihnen die Anerkennung anderer? Wie steht es mit der eigenen Anerkennung Ihres Handelns, Ihrer Erfahrungen und Erfolge?

Vielleicht spüren Sie Verachtung und sehen auf Ihre Patientin herab. Damit stellen Sie sich über die Patientin. Welche Gründe kann es dafür geben, dass Sie sich größer machen müssen? Vielleicht fühlen Sie sich klein, weil Sie sich für etwas verantwortlich fühlen, was Sie nicht zu verantworten haben. Möglicherweise spüren Sie eine sehr große Verantwortung für Ihre Patientin. Dieses Gefühl scheint Sie zu erdrücken, und Sie sehen sich in einer schwächeren Position gegenüber Ihrer Patientin.

Gut zu wissen Wichtig ist die Unterscheidung zwischen der Verantwortung, die Sie Ihrer Patientin gegenüber als Therapeut haben, und der Verantwortung, die Sie darüber hinaus spüren.

Therapeutische Verantwortung bedeutet, dass Sie im Rahmen Ihrer Sitzungen für Ihre Patientin da sind. Die therapeutischen Grundsätze bilden den Rahmen für die Beziehung zwischen Ihnen und Ihrer Patientin. Natürlich dürfen Sie sich auch nach den Sitzungen gedanklich mit Ihrer Patientin beschäftigen. Aber Sie müssen sich von den Erfahrungen Ihrer Patientin abgrenzen können und sie nicht auf sich beziehen, sondern sie im Verantwortungsbereich Ihrer Patientin belassen. Eine angemessene Reflexion Ihrer Arbeit nach den Therapiesitzungen schließt das nicht aus.

Gut zu wissen Wenn Sie Ihre Patientin nach bestem Wissen und Gewissen begleiten und sie entsprechend führen, bleibt es weiterhin ihr überlassen, Veränderungen in ihrem Leben vorzunehmen oder auch nicht. Ihre Entwicklung ist ihr individueller Prozess mit seiner eigenen Dauer, den es zu respektieren gilt.

15.17.3 Handlungsoptionen

Frau H. braucht vom Therapeuten in der ersten Zeit viel Zuwendung und Empathie. Hören Sie ihr zu und begegnen Sie ihr mit viel Verständnis. Bewerten Sie sie nicht!

„Ich spüre Ihre Unzufriedenheit. Ich habe das Gefühl, Sie sind allein. Ich höre heraus, dass Sie sich von ihrer Tochter nicht beachtet und wertgeschätzt fühlen. Ich habe den Eindruck, dass Sie sich im Stich gelassen fühlen."

Wenn Sie auf die Akutsituation in dieser Weise erlebnisorientiert eingehen, kann es gelingen, langsam einen guten Rapport aufzubauen. In der Übertragungsrolle der Freundin oder Mutter übernehmen Sie den Part, den Frau H.s Tochter nicht übernehmen kann. Dieser sichere, gute Rapport ist für den nächsten Schritt – wenn es um das Reflektieren geht – von entscheidender Bedeutung. Bevor das allerdings geschieht, können Sie u. U. noch gemeinsam mit dem inneren Kind, dem kleinen Mädchen, das Frau H. einmal war, arbeiten. Sie können der heutigen Frau H. ebenso wie dem kleinen Mädchen (das sie einmal war) das Gefühl geben, gesehen zu werden.

„Wenn Sie einmal zurückdenken, wie sich Ihr Leben in jungen Jahren entwickelt hat … Wie sehr nehmen Sie in sich das kleine Mädchen von damals wahr? Könnte es sein, dass es allein war? Dass Vater und Mutter nicht präsent waren?"

Im weiteren Schritt können Sie dann versuchen, Frau H. ins Reflektieren zu bringen, damit sie langsam ein Bewusstsein für ihre eigene Umwelt entwickelt.

„Wenn ich mich so in die Situation Ihrer Nachbarin versetze, meine ich: Sie sind eine schwierige Frau. Sie wissen: Ich arbeite gern mit Ihnen, ich habe nichts gegen Sie und verstehe Sie. Aber wie können Sie sich vorstellen, dass dieses Gefühl in mir da ist, wenn ich mich in Ihre Nachbarin versetze?"

Nachdem Sie Frau H. ihr Verhalten gespiegelt haben, können Sie Frau H. motivieren, einmal selbst in die Rolle ihrer Umwelt zu schlüpfen.

„Wie würde es Ihnen gehen, wenn Ihre Mutter Ihnen immer alles erklären würde?"

Auf diese Weise können Sie viele Konflikte bearbeiten, die sich im Leben von Frau H. entwickelt haben und ihre akute Not widerspiegeln. Vor allem, wenn Frau H. beginnt, Ihre Umwelt zu bewerten, können Sie ihr dieses Verhalten spiegeln.

Vergessen Sie dabei nicht, Frau H. auch immer wieder Empathie entgegenzubringen, um im guten Rapport zu bleiben und gleichzeitig unbequem und herausfordernd zu sein. Manchmal helfen auch sehr plakative Bilder, einen Zustand bewusst zu machen.

„Wie tapfer Sie sind! Sie sind sehr tapfer, dass Sie bis hier gekommen sind. Wie sehr haben Sie das Gefühl, Sie sind ein Scheuerlappen, der benutzt wird, bis alles sauber ist, und danach wieder in die Ecke gestellt wird?"

Wenn Sie dadurch wieder in den Rapport, in die Verbindung kommen, können Sie später weiter spiegeln:

„Können Sie sich vorstellen, dass ihre Tochter sich fühlt, als würde jedes Mal das Wischwasser über sie ausgeschüttet?"

MERKE
Die große Gefahr für den Therapeuten besteht darin, dass dieses Spiegeln und Reflektieren nicht aus einer authentischen Empathie, sondern aus Gegenübertragungsgefühlen heraus geschieht (➤ Kap. 2.8.2). In dem Fall wird die Patientin sehr schnell dichtmachen und sich vielleicht verabschieden.

Frau H. wird eine große Sehnsucht nach Symbiose haben. Und genau das macht dem Umfeld – und hier speziell der Tochter – Druck, denn sie will nicht vereinnahmt werden oder die Partnerin der Mutter sein. Menschen wie Frau H. sind sehr oft allein.

MERKE

Wenn es Frau H. gelingt, ein Gefühl für sich selbst zu bekommen, für ihre bisherige Entwicklung und für das, was ihr in jungen Jahren gefehlt hat, kann sie in der Lage sein, ihre Umwelt anders wahrzunehmen und mit ihr in Beziehung zu gehen.

Bislang hat Frau H. sich mithilfe der Projektion, die ihr als ständiger Abwehrmechanismus diente, immer wieder schützen können. Auf der anderen Seite führte diese Projektion zu Isolation; sie hat ihr vieles im Leben verbaut.

Zusammenfassung

Die Arbeit mit Menschen, die für ihr Handeln keine oder nur wenig Eigenverantwortung übernehmen und einen Schuldigen immer wieder im Außen suchen, kann sehr aufreibend sein. Wenn es Ihnen gelingt, ihnen mit authentischer Empathie zu begegnen und einen guten Rapport herzustellen, können Sie das Selbstbild dieser Patienten und ihr Gefühl für die Außenwelt gemeinsam verändern und die vorherrschende Not lindern.

15.18 Therapieerfahrung des Patienten

FALLBEISPIEL

Sie sitzen mit Herrn M. in der achten Therapiestunde zusammen. Er hat bereits einige Therapieerfahrung mit anderen Therapeuten, Methoden und Seminaren, an seinen speziellen Themen hat er jedoch noch nicht intensiv gearbeitet. Zuletzt hat er eine Familienaufstellung gemacht.

Nachdem Sie in den Anamnesestunden und den folgenden Sitzungen einen guten Rapport aufbauen konnten, beginnen Sie langsam, Ihrem Patienten seine Widerstände zu spiegeln – es geht nun sprichwörtlich „ans Eingemachte". Als Sie einen immer wieder auftretenden Widerstand ansprechen, entgegnet Herr M.: „Mein Aufsteller hat mir genau erklärt, wie sich das verhält. Das habe ich geklärt, das muss nur nachwirken!" Später geht er noch einen Schritt weiter und sagt: „Die Aufstellung hat aber etwas anderes gezeigt. Ich möchte es eigentlich dabei belassen. Im Übrigen war das damals sehr stimmig für mich!"

Metaebene Was nehmen Sie wahr, wenn Sie sich in den Fall hineindenken? Fühlen Sie sich plötzlich kleiner? Spüren Sie plötzlich eine Distanz zum Patienten? Was sind Ihre Gedanken, wenn ein Patient so erklärend, rationalisierend auftritt?

15.18.1 Sichtweise des Patienten

Beim Thema „Therapieerfahrung des Patienten" unterscheiden wir zwischen zwei Typen von Patienten, die vor allem recht unerfahrene Therapeuten vor Probleme stellen können.

Der Patient, der immer nur bis zu seinem Widerstand kommt

Häufig tritt eine solche Verhaltensweise eher zu Beginn der Therapie auf. Hinter dem Verhalten steckt Angst. Der Patient hatte bislang unterschiedliche Therapeuten. Immer wenn ein gewisser Punkt in der Therapie erreicht wurde und er in den Widerstand gekommen ist, hat er sich verabschiedet. Oft projiziert er diesen Widerstand dann auf den Therapeuten. Folgende Sätze sind dafür typisch:

- „Sie verstehen mich einfach nicht."
- „Ich glaube, Sie sprechen hier von Ihrem eigenen Thema, das Sie mir überzustülpen versuchen, aber es betrifft mich eigentlich nicht."
- „Ich glaube, Sie können sich nicht richtig einfühlen. Sie gehen irgendwie nach Schema F vor."
- „Kann es sein, dass Sie selbst noch nicht so weit, nicht erfahren genug sind?"
- „Ich brauche jemanden, der sich ganz auf mich einlassen kann, der das Know-how dazu hat!"

Ein solcher Patient wechselt von Therapeut zu Therapeut und konfrontiert auch Sie mit Sätzen wie:

- „Das habe ich bereits bearbeitet, das kenne ich alles schon!"
- „Da liegen Sie falsch!"
- „Der letzte Therapeut hat das aber anders gemacht und es mir anders vermittelt."

Gut zu wissen Patienten können relativ viele Therapeuten gehabt haben und dennoch über wenig Therapieerfahrung verfügen.

Solche Patienten gehen aus dem eigenen Widerstand heraus nicht in die Reflexion, sondern in die Projektion. Menschen, die ohnehin zur Projektion als Abwehrmechanismus neigen, werden dieses Verhalten ständig zeigen, wenn ein Therapeut nicht deren Einschätzung, Meinung teilt. Die anderen Betroffenen beginnen aus der Angst heraus zu projizieren, dass sie mit ihrem eigenen Thema konfrontiert werden und dies bearbeiten müssen. Der Therapeut spricht sie auf das Thema an oder führt sie dorthin und die Patienten wollen ausweichen.

Sind diese Patienten noch nicht stark genug im „Ich", um den Therapeuten direkt zu konfrontieren, kann es auch vorkommen, dass sie den Termin „vergessen" oder erklären, dass sie z. B. ein neues berufliches Projekt und daher keine Zeit mehr für die Therapie haben. Oder sie geben ein Familienthema vor, um auszuweichen und die Therapie abbrechen zu können. So schaffen sie es, ihrem Widerstand ein weiteres Mal auszuweichen.

Der therapieerfahrene und gut reflektierte Patient

Eine ganz andere Problematik kann sich mit Patienten ergeben, die bereits viel Erfahrung mit intensiver therapeutischer Arbeit gemacht haben und so weit geklärt sind, dass sie sich gut auf die Therapiesituation mit ihrem Therapeuten einlassen können. Sie wissen sehr genau, worum es beim therapeutischen Arbeiten geht, und können in die Reflexion gehen und die eigenen Widerstände erkennen, die im Prozess spürbar werden. Als Therapeuten gelingt es uns, diese Patienten relativ leicht abzuholen, denn selbst neu auftauchende Widerstände wird man mit ihnen problemlos besprechen können.

Wo liegt hier also das Problem?

Ein noch unerfahrener Therapeut läuft in diesem Fall Gefahr, aufgrund seines Know-hows und seiner eigenen noch recht jungen Entwicklung an seine Grenzen zu stoßen. Er wird beginnen, sich und seine Vorgehensweise zu hinterfragen.

Gut zu wissen Je mehr praktische Berufs- und Selbsterfahrung ein Therapeut hat, desto weiter kann er einen Patienten in seinem Prozess begleiten.

Einige Patienten gehen über die Jahre versetzt immer wieder in Therapie und sind „lebenstherapieerfahren". Treffen diese Patienten auf einen Therapeuten, der zwar sehr sympathisch und offen ist und viele weitere Variablen des therapeutischen Arbeitens mitbringt, jedoch in seiner Arbeitserfahrung an seine Grenzen kommt, kann dies den Patienten in seiner Entwicklung hemmen. Dies betrifft die aufzustellenden Hypothesen ebenso wie das frühe Erkennen der Themen und Widerstände des Patienten.

15.18.2 Sichtweise des Therapeuten

Der Patient, der immer nur bis zu seinem Widerstand kommt

Für den Therapeuten sind diese Patienten sehr herausfordernd, denn er merkt, dass der Patient subjektiv an seiner Person oder seiner Kompetenz zweifelt. Die Gefahr, als Therapeut nun unreflektierte Gefühle einer Gegenübertragung auszuagieren, ist sehr hoch (➤ Kap. 2.8.2). Für viele Menschen handelt es sich in einer solchen Situation um ein sehr grundsätzliches Lebensthema, wenn sie Sätze wie „Du bist nicht gut genug." oder „Du bist für mich nicht gut genug!" hören.

Es kann so weit gehen, dass der Patient fragt: „Woher haben Sie denn *die* Meinung?" oder „Was haben Sie eigentlich für eine Ausbildung?" Bei einer solchen Ansprache stellen viele Menschen ihren Selbstwert infrage und reagieren mit Versagensangst. Und wenn diese Situationen wie beim Therapeuten mit dem Beruf gekoppelt sind, kann zusätzlich Existenzangst ausgelöst werden.

MERKE

Die tiefgreifende Eigenklärung des Therapeuten ist für das therapeutische Arbeiten notwendig. Die Fragen „Wer bin ich?" und „Wie gut bin ich?" sollte jeder Therapeut für sich geklärt haben. Darüber hinaus muss sich der Therapeut aus der Distanz immer wieder die Frage stellen, ob er zu gewissen Teilen das Lebensthema des Patienten teilt.

Und es geht noch eine Ebene tiefer: Der Patient versucht mit seinem Verhalten unbewusst und z. T. auch bewusst, im Therapieprozess die Führung zu übernehmen, ihn damit also aus der Hand des Therapeuten zu nehmen. Wenn er damit erfolgreich ist, nimmt er einen Rollentausch vor. Je nachdem, wie weit der Therapeut geklärt ist, wird er dieses Verhalten mehr oder weniger als Abwertung seiner Person wahrnehmen. Die Botschaft des Patienten ist: „Das weiß ich besser als du!" 15

Klären Sie als Therapeut vorrangig das folgende Thema für sich: „Was löst Kritik in mir aus?" Und: „Wie gehe ich mit Kritik um?" – dies vor allem vor dem Hintergrund, dass es sich hier nicht um wertschätzende, sondern um abwertende Kritik handelt.

THERAPEUTISCHER HINWEIS

Als Therapeut müssen Sie wissen, ob und wie Sie sicheren Boden unter den Füßen finden oder behalten. Wie souverän können Sie auf ein solches Verhalten reagieren? Wo setzen Sie die Grenze? Hier kommt schnell das Thema Verlustangst hinzu. Man hat dann das Gefühl, sich in einer Bringschuld zu befinden: Aus der Unsicherheit heraus spürt man, dass man besser sein muss, „noch einen drauflegen muss", da man sonst (den Patienten) verliert. In der Folge beginnt ein Wettbewerb mit dem Patienten.

Die Gefahr ist nun groß, dass Sie zum Mitstreiter werden und beginnen, sich zu rechtfertigen und zu beweisen. Sie verhalten sich dann wie ein Getriebener und kommen ins hektische Handeln. Dabei verlieren Sie die empathische Haltung und ändern Ihre Rolle ganz.

Können Sie in einem solchen Prozess empathisch Grenzen setzen? Ja! Wenn Sie sich offen zeigen und auch auf schwierige Fragen authentisch antworten, beginnt auch keine Verstrickung in eine ausweglose Situation. Auf unterschiedliche, schwierige Fragen sind folgende Antworten denkbar:

- „Das weiß ich jetzt gar nicht einzuschätzen."
- „Das weiß ich wirklich nicht."
- „Wenn Sie das sagen, da mache ich mir Gedanken drüber!"
- „Das kann ich nicht sofort beantworten."

THERAPEUTISCHER HINWEIS

Es geht für den Therapeuten darum, sich mit dem Gesagten ruhig und gelassen auseinanderzusetzen. Eine Frage kann auch zu einem späteren Zeitpunkt beantwortet werden: „Damit setze ich mich gern auseinander. Falls ich es vergessen sollte, sprechen Sie mich bitte wieder darauf an." Damit entziehen Sie jedem hektischen Sich-beweisen- oder Sich-rechtfertigen-Müssen den Boden.

Therapeuten, die erst vor Kurzem mit ihrer Arbeit begonnen haben, spüren häufig stärkere Existenzangst. Man wird die Termine in der Woche noch zählen können. Man denkt darüber nach, was passiert, wenn nun einer dieser Patienten wegbricht.

THERAPEUTISCHER HINWEIS

Nehmen Sie Ihre eigenen Ängste, die Sie bei einem derartigen Patientenverhalten wahrnehmen, mit in die Eigentherapie und besprechen Sie Ihre Gefühle und Ihr Verhalten in der Supervision (➤ Kap. 2.7.3). Fühlen Sie sich plötzlich sehr klein? Wie ist es um Ihr Selbstwertgefühl bestellt? Welche konkrete Angst verspüren Sie, wenn ein Patient Sie abwertet? Kennen Sie diese Ängste aus anderen Lebensbereichen? Je genauer Sie hier differenzieren können, desto schneller können Sie Ihre ungelösten Konflikte bearbeiten.

Der therapieerfahrene und gut reflektierte Patient

Auf der einen Seite kann ein sehr weit entwickelter Patient für den Therapeuten eine Herausforderung sein, selbst wieder in Lehrtherapie und vermehrt in Supervision und Fortbildungen zu gehen, um den eigenen Baukasten zu erweitern (➤ Kap. 2.7.3). Darüber hinaus – so steht es auch in der Heilpraktikerordnung – soll der Heilpraktiker für Psychotherapie **nach bestem Wissen und Gewissen** vorgehen.

THERAPEUTISCHER HINWEIS

Es kann sein, dass man die Weiterbehandlung des Patienten mit dem Gewissen vereinbaren kann, weil man sich auch im Wissen parallel weiterentwickelt. Wenn Sie aber erkennen, dass diese Herausforderung eine Nummer zu groß für Sie sind, ist es im Sinne des Patienten, ihn zu einem Kollegen wechseln zu lassen.

Ein Beispiel aus dem Sport verdeutlicht dies noch einmal: Sie sind als Fußballtrainer unheimlich talentiert und motiviert und trainieren eine Fußballmannschaft in der Kreisliga. Jetzt kommt ein junger Spieler in den Verein, der Landesliga- oder sogar Bundesligapotenzial und hohe Ambitionen hat. Als Trainer werden Sie nicht in der Lage sein, diesem Spieler die für ihn wichtigen Entwicklungsmöglichkeiten zu bieten, denn dafür braucht er in allen Bereichen Sparringspartner auf einem höheren Niveau.

15.18.3 Handlungsoptionen

Der Patient, der immer nur bis zu seinem Widerstand kommt

Wie reagieren Sie auf **Patienten, die ihren Therapeuten abwerten, vieles besser wissen oder den Therapieprozess verlassen,** sobald sie an ihre Widerstände gelangen?

Als Therapeut können Sie eine solche Situation als Chance begreifen: zum einen für sich selbst, aber auch für den Patienten, um in seinem Prozess weiterzukommen und eine neue Ebene zu erreichen.

Wenn Sie auf das Verhalten des Patienten mit eigenen Ängsten reagieren, sollten Sie sich bewusst machen, dass Sie diese Ängste unbewusst auf den Patienten übertragen bzw. verschieben.

THERAPEUTISCHER HINWEIS

Haben Sie den Mut, auf den Patienten zuzugehen und sich nicht zurückzuziehen!

Mit dem „Auf-den-Patienten-Zugehen" ist jedoch kein verbaler Angriff auf den Patienten gemeint, auch wenn es natürlich wäre, sich aus der eigenen Gegenübertragung heraus so zu verhalten. Es geht vielmehr darum, im frühen Therapieprozess wach zu sein für ein entsprechendes Verhalten des Patienten und diese Dinge frühzeitig anzusprechen, sobald sie Ihnen auffallen. Denn der Patient wird Sie ganz nach dem Motto „Wie weit kann ich denn bei meinem Therapeuten gehen?" immer wieder testen.

- „Wenn ich diese Frage stelle, höre ich aus Ihrer Antwort ein Stück Skepsis heraus. Sie verändern Ihren Gesichtsausdruck und Ihre Mimik. Was steckt da drinnen?"
- „Wie geht es Ihnen mit dem, was ich gesagt habe?"
- „Ich habe das Gefühl, wenn ich das anspreche, dann verändern sich Ihre Augen, und Sie scheinen gar nicht mehr da zu sein."

Wenn Sie den Patienten differenziert wahrnehmen, merken Sie, dass es nicht nur darum geht, auf das Gesagte einzugehen, sondern wahrzunehmen, was der Patient generell ausstrahlt. Je nachdem, wie die einzelnen Worte des Patienten verstanden werden (können), ist es häufig auch schwer, kognitiv nur auf die Worte einzugehen. Hier können Sie Ihre gesamte (Sinnes-)Wahrnehmung der Situation nutzen, um das große Ganze zu erfassen und wiederzugeben.

Bei der Arbeit mit „Lebensthemen" bzw. großen Widerständen können Sie das Beispiel der wiederkäuenden Kuh anführen: Bis eine Kuh das Verdauen beginnt, wird das Gefressene sieben- bis elfmal in Maul und Magen verarbeitet:

„Ich verstehe, dass Sie dieses Thema bereits bearbeitet haben. So wie Sie auf mich wirken und die Situation beschreiben, kann ich mir vorstellen, dass Sie bereits dreimal daran gearbeitet haben. Bis Sie dieses Thema aber vollständig verdaut haben und loslassen können, ist es gut möglich, dass es noch weitere drei oder vier Prozesse benötigt. Deswegen würde ich den Vorschlag machen, dass wir den nächsten Verdauungsgang noch einmal machen und schauen, was passiert."

Mit einem solchen Bild, einem solchen Beispiel gelingt es häufig, den Patienten dort abzuholen, wo er gerade steht.

Wenn Ihr Patient Ihr Können oder Ihre Ausbildung direkt abwertet („Was haben Sie eigentlich für eine Ausbildung?", „Wo haben Sie überhaupt studiert?"), können Sie darauf direkt reagieren, indem Sie ihm eine sachliche Antwort geben.

„Es gibt die unterschiedlichsten therapeutischen Ausbildungen. Mein Anspruch ist es immer gewesen, die für mich stimmigen und bestmöglichen Ausbildungen wahrzunehmen und immer bestmöglich für meine Patienten da zu sein. Und ich kann sagen: Ich kann das!"

Wenn Sie Ihre eigenen Themen und Ängste geklärt haben und in einer ruhigen, gelassenen Stimmung sind, werden Sie solche Sätze authentisch aussprechen können. Was Sie sagen, ist dann ein Spiegel Ihres inneren Empfindens.

Mit einer solch sachlichen und ruhigen Ansprache geben Sie Ihrem Patienten die nötige Sicherheit, die er unbewusst sucht. Mit dieser Sicherheit im Rücken wird er eher bereit sein, trotz seiner Ängste tiefer in den Therapieprozess einzusteigen.

Patienten können auch die Angst haben, beim Therapeuten schlecht dazustehen. Sie haben ihre Rolle in der Therapie bislang sehr gut aufrechterhalten. Wenn der Therapeut nun aber die

„Schwächen", die dahinterstecken, erkennt, haben diese Patienten die Sorge, nicht mehr wertgeschätzt zu werden. Sie haben Angst, dass der Therapeut vielleicht überhaupt nicht mehr mit ihnen zusammenarbeiten mag. Aus Sorge, dass der Therapeut ihre „dunkle Seite" kennenlernt, brechen sie die Therapie lieber von sich aus ab.

Als Therapeut können Sie diesen Patienten die elterliche, fürsorgliche und verständnisvolle Übertragungsrolle oder die Übertragungsrolle eines guten Freundes anbieten; er fühlt sich dann gut und sicher aufgehoben.

„Ich kann sehr gut nachempfinden, was Sie denken und fühlen. Mit diesem Thema sind Sie nicht der Einzige, auch ich hatte in der Vergangenheit dasselbe Thema. Und ich bin zuversichtlich, dass Sie diese Problematik nicht ein Leben lang begleiten muss."

Bringen Sie Ihren Kollegen gegenüber Wertschätzung mit, wenn Patienten über Therapieerfahrung bei verschiedenen Therapeuten verfügen!

„Ihre bisherigen Therapeuten haben gute Arbeit mit Ihnen geleistet. Vielleicht fühlt sich das eine oder andere für Sie manchmal nicht so stimmig an, aber ich kann Ihnen sagen, dass wir darauf gut aufbauen können."

Unterstützen Sie den Patienten in der positiven Wahrnehmung seiner eigenen Erfolge in der Therapiearbeit! Sie können ihm auch kleine Fortschritte im Umgang mit seinem Thema spiegeln, um ihm Zuversicht zu geben.

- „Sie haben schon einiges geleistet. Und manchmal ist es dann so – die Situation kennen Sie sicherlich: Sie gehen einen langen Weg, und zwischendurch treten Durststrecken auf. Nach einer richtigen Anstrengung kommt dann aber auch der Punkt, an dem die nächste Etappe plötzlich sehr viel leichter geht. Dann haben Sie Ihren Tritt gefunden."
- „Ich habe das Gefühl, Sie sind dran an den wichtigen Themen, aber Sie haben noch nicht ganz Ihren Tritt gefunden. Und daran würde ich mit Ihnen in nächster Zeit gern noch weiter arbeiten. Wenn Sie dann in den Tritt kommen, werden Sie selber erkennen, dass Sie das für sich schon gut gelöst haben."
- „Vielleicht kennen Sie das aus dem Sport: Es fühlt sich rund an, und Sie sind gut im Tritt, aber Sie sind noch nicht unbedingt am Ziel, dafür braucht es noch etwas. Deshalb sind Sie auch zu mir gekommen, denn Sie sind ja auf dem Weg. Aber ganz am Ziel sind wir noch nicht angekommen."

Um einem zweifelnden, therapieerfahrenen Patienten Zuversicht zu vermitteln und gleichzeitig zu fordern, können Sie ihm auch eine Hausaufgabe geben:

„Ich würde Sie bitten, dass Sie das, was Sie mit den Kollegen erarbeitet haben, mir zum nächsten Mal in 4–5 Sätzen auf den Punkt bringen. Was haben Sie daraus gezogen, was hat sich für Sie verändert in der Zeit des therapeutischen Arbeitens mit den Kollegen, und was hat sich verändert, seit Sie bei mir in Behandlung sind?"

Auf diese Weise werfen Sie den Ball sehr sachlich zum Patienten zurück, dessen Zuversicht sich aus seinen eigenen geschriebenen Worten ergeben kann. Der Patient erklärt Ihnen damit die Zusammenhänge seiner bisherigen Therapieerfahrungen, die Sie im Anschluss besser verstehen können. Und Sie können ihm dazu wiederum Fragen stellen. In der Übertragungsrolle machen Sie den Patienten hier bewusst zum Experten.

15

Der therapieerfahrene und gut reflektierte Patient

Wenn Sie als Therapeut noch relativ unerfahren sind und den Eindruck gewinnen, dass Ihr Patient bereits sehr „weit" ist, besprechen Sie diesen Fall in der Supervision. Denn auch wenn sich alles sehr gut und stimmig anfühlt, werden Sie Ihrem Patienten kaum die Möglichkeiten bieten können, um den nächsten Schritt zu machen. Wenn Sie diesen Sachverhalt ganz offen mitteilen, werden Sie von Ihrem Patienten als sehr professionell und verantwortungsvoll wahrgenommen:

„Ich habe in unserem Therapieprozess grundsätzlich ein gutes Gefühl. Allerdings verfüge ich als Therapeut noch nicht über sehr viel Erfahrung. Und ich nehme wahr, dass Sie sich in den bisherigen Therapien bereits sehr weit entwickelt haben. Um in Ihrer Entwicklung noch weiter zu kommen, ist es sinnvoll, wenn Sie zukünftig mit einem Therapeuten arbeiten, der über entsprechende Erfahrung verfügt. Daher schlage ich vor, dass wir noch eine weitere Stunde zusammenarbeiten, um einen guten Abschluss der Therapie zu finden."

Es ist möglich, dass Sie sich selbst durch Fortbildungen und regelmäßige Supervision so weiterentwickeln, dass Ihr Patient bei Ihnen weiterhin gut aufgehoben ist (➤ Kap. 2.7.3). Wenn ein Therapeutenwechsel Ihres Patienten auf der Grundlage Ihres Wissens und Gewissens aber sinnvoller ist, ist es wichtig, dass Sie auch loslassen können. Denn Sie verlieren nicht nur einen zahlenden Patienten, sondern auch jemanden, mit dem Sie bislang ein positives Therapiegefühl verbunden haben. Zum Thema „Loslassen" s. ➤ Kap. 3.10.

Zusammenfassung

Wenn es Ihnen gelingt, sachlich und empathisch zu bleiben, weil Sie sich nicht abgewertet fühlen, sobald Sie von einem Patienten kritisiert werden, sind Sie in der Lage, ihn in seiner Entwicklung weiterhin zu unterstützen.

Treffen Sie dagegen auf einen Patienten, der bereits über viel positive Therapieerfahrung verfügt und sich ständig weiterentwickelt, sollten Sie je nach eigener Erfahrung und Wissen darüber nachdenken, ihn an einen Kollegen abzugeben, um seine Entwicklung nicht zu hemmen.

15.19 Der traumatisierte Patient

Im Zusammenhang mit traumatisierten Patienten können zwei unterschiedliche Situationen auftreten: Zunächst gehen wir auf den Fall ein, in dem ein Trauma Ihres Patienten in einer Therapiestunde überraschend reaktualisiert wird. Anschließend besprechen wir die Situation eines traumatisierten Patienten in der speziellen traumatherapeutischen Behandlung.

Plötzliche Reaktualisierung eines Traumas beim Patienten

FALLBEISPIEL

Frau D. kommt an einem Dienstagmorgen zu Ihnen in die Gesprächstherapie. Sie ist zunächst gut gestimmt und berichtet dann von einem Ereignis aus der vergangenen Woche, das sie etwas nachdenklich gemacht habe. Sie kam mit ihrem Auto an eine Kreuzung, auf der zwei total zerstörte Autos standen, ein Mann lag schwer blutend auf dem Boden und wurde bereits notversorgt. Als Sie beginnen, sich nach ihren Gefühlen in diesem Zusammenhang zu erkundigen, scheint Frau D. plötzlich eine Verbindung zu einem Ereignis ihrer frühen Jugend zu erkennen. Ihr eigener Großvater starb bei einem Autounfall. Frau D. hatte beim Zusammenprall im Heck des Autos gesessen. Sie redet immer lauter und schneller und beginnt stark zu zittern, sie scheint traumatisiert zu sein.

Metaebene Da Sie womöglich nicht als Traumatherapeut ausgebildet sind, werden Sie mit hoher Wahrscheinlichkeit sehr verunsichert sein. Wie fühlt sich diese Situation allein in der Vorstellung an? Beobachten Sie sich und Ihre Patientin. Können Sie trotz der angespannten Situation innerlich ruhig bleiben und dies auch ausstrahlen? Oder verzweifeln Sie gerade aus Sorge, etwas Falsches zu tun?

15.19.1 Sichtweise des Patienten

Menschen, die bedrohliche Erfahrungen bislang nicht verarbeiten konnten, leben unbewusst in einem permanenten Überlebensstress. Bei manchen führt dies sogar zu einer ständigen Alarmbereitschaft. Durch die unverarbeiteten Geschehnisse bleibt die Vergangenheit präsent. Ein Ereignis in der Gegenwart kann die schmerzhaften Erinnerungen so konkret hervorrufen, dass die Betroffenen den Eindruck haben, sie würden alles noch einmal erleben.

In diesem Fall geht es weniger um die Sichtweise des Patienten als um seine Bedürftigkeit, denn er benötigt und erwartet in diesem Moment Hilfe von Ihnen.

15.19.2 Sichtweise des Therapeuten

Da Sie wahrscheinlich weder in Traumatherapie ausgebildet sind noch über (genügend) Erfahrung in diesem Bereich verfügen, werden Sie zu einem gewissen Grad verunsichert sein. Wenn Sie jedoch wissen, was in diesem Moment zu tun ist und wie Sie sich richtig verhalten, haben Sie schnell festen Boden unter den Füßen und müssen sich vor einem solchen Moment nicht fürchten.

MERKE

Wenn Sie die Situation nicht richtig einschätzen und nicht erkennen, in welchem Moment Sie reagieren und weitergehende Hilfe für Ihre Patientin koordinieren müssen, können sich schwerwiegende Probleme ergeben.

Es mag sein, dass Sie grundsätzlich ein gutes und sehr sicheres Gefühl hinsichtlich Ihrer therapeutischen Arbeit haben. Wenn Sie allerdings nicht auf Traumatherapie spezialisiert sind, laufen Sie Gefahr, sich und Ihre Patientin zu gefährden. Es kann passieren, dass Sie sich von der Patientin dermaßen in den Fall „mitnehmen" lassen, dass Sie die Symptomatik aufgrund des Erlebens der Patientin zu Ihrer eigenen machen und selbst verletzt werden.

Gut zu wissen Einem unerfahrenen Therapeuten kann es passieren, dass er sich die traumatischen Inhalte vom Patienten in epischer Breite erzählen lässt. Der Patient selbst gerät immer mehr in die auslösende Situation, und der Trigger verstärkt sich. Und der unerfahrene Therapeut kommt durch die Erzählungen (unter dem Einfluss von Spiegelneuronen) immer mehr in das Gefühl, selbst Teil des Geschehens zu sein. Die Situation stellt sich für ihn wie ein spannender Kinofilm dar, der Emotionen vermittelt.

Wenn der Therapeut dem Patienten das Gefühl geben möchte: „Ich bin da, Sie sind im geschützten Rahmen, Sie können erzählen …", so kann er sich selbst immer mehr in das Drama verstricken; er erlebt es in seinen eigenen Bildern und ist in seiner Gegenübertragung viel mehr mit seinen eigenen Reaktionen beschäftigt als mit dem Patienten (➤ Kap. 2.8.2).

Wenn es dem Therapeuten nicht gelingt, diese Situation frühzeitig zu beenden, potenziert sich die Problematik: Man kann es mit einem Film vergleichen, bei dem es Regisseur und Schauspielern gelungen ist, intensive Emotionen zu transportieren. Sobald man den Kinosaal verlässt, hat man als Zuschauer das Gefühl, die Geschichte selbst erlebt zu haben. Ebenso braucht der Therapeut im Zweifel einige Zeit, um den Abstand wiederherzustellen und zu erkennen: Was ist mein reales Leben, und was ist das Trauma des Patienten?

Hat ein Therapeut gleiche oder sehr ähnliche Ereignisse wie der Patient selbst erlebt, wird er wesentlich schneller in einer solchen Situation gefangen sein. Je intensiver dieses Erleben vom Therapeuten wahrgenommen wird, desto mehr verliert er den Zugang zu seinen professionellen Werkzeugen.

Gut zu wissen Durch das Selbsterleben des Patiententraumas wird der Therapeut seinem Patienten gegenüber nur sehr eingeschränkt handlungsunfähig sein.

Nicht selten beginnen Therapeuten von den betreffenden Situationen zu träumen. Aus diesem Grund gilt die Regel, nach einer Therapieeinheit mit einem schwer traumatisierten Patienten noch einmal die doppelte Zeit an Freiraum (ca. 2 Stunden Pause) zu planen, bevor die Arbeit mit dem nächsten Patienten beginnt.

15.19.3 Handlungsoptionen

Anders als bei anderen schwierigen Situationen in der Praxis geht es weniger um Handlungsoptionen, die Sie haben, sondern um das richtige Vorgehen in einem solchen Fall.

Wenn ein Trauma Ihrer Patientin in der Therapiestunde reaktualisiert wird, leisten Sie grundsätzlich **Krisenintervention** (➤ Kap. 3.7) und arbeiten Ich-stützend sowie ressourcenstärkend. Gleichzeitig nutzen Sie Ihr Netzwerk und beginnen zu koordinieren: Führen Sie Ihre Patientin zur weiteren Behandlung einem Traumatherapeuten zu oder geben Sie sie in klinische Hände. Dafür müssen Sie wissen, wo sich die nächste Trauma- oder Rehabilitationsklinik befindet.

THERAPEUTISCHER HINWEIS

Je schwerer und akuter das Trauma ist, desto eher gehört die Patientin in eine Klinik, in der entsprechende Rahmenbedingungen gegeben sind.

Das Kriterium „Zeit" spielt eine wichtige Rolle: Je traumatisierter die Patientin ist, desto stärker fokussiert sie auf das Trauma und kommt davon allein nicht mehr los; sie braucht dann schnelle Hilfe. Hier kommt Ihnen eine wichtige Aufgabe zu: Motivieren Sie Ihre Patientin aus dem Rapport heraus, den betreffenden Therapeuten bzw. die Klinik auch wirklich aufzusuchen. Häufig ist das Trauma so stark, dass ohnehin ein klinischer Dienst oder die Rehabilitation gefragt ist. Denn Ihre Patientin wird von Ihnen oder einem Traumatherapeuten nur 1 Stunde betreut, die restlichen 23 Stunden kommt sie in ihrem Trauma aber nicht allein zurecht, sofern ihr Erleben weiter durch das Trauma getriggert wird.

Während in dieser Kontakt-, Auffang-, Motivations- und Kriseninterventionsphase nur Ihr entschiedenes Handeln gefragt ist, kann Ihnen u. U. später in der Nachsorgephase eine andere Aufgabe zukommen.

THERAPEUTISCHER HINWEIS

Nachdem die Patientin das Trauma in der Klinik mit spezialisierten Therapeuten bearbeitet hat, geht es in der ambulanten Therapie um die Integration des Traumas und der eigenen Person in das Leben.

Häufige Herausforderungen in der stützenden Arbeit sind dann auch das Loslassen und Verzeihen oder die Begegnung und Konfrontation.

Ein erfahrener Therapeut kann die erste Motivations- und Kriseninterventionsphase und die Nachsorgephase gleichermaßen begleiten.

Der Patient in der Traumatherapie

FALLBEISPIEL

Frau D. kommt in die traumatherapeutische Praxis. Sie hat vor Jahren ein derart belastendes Ereignis erlebt, dass sie in der Folgezeit stark traumatisiert wurde. Für die Vorgehensweise ist es unerheblich, um welche Art der Traumatisierung es sich handelt. Es kann eine Vergewaltigung, ein brutaler Raubüberfall, ein Verkehrsunfall oder auch eine Umweltkatastrophe sein. Für diesen Fall gehen wir allgemein von einem „Trauma" aus.

Um traumatisierte Patienten behandeln und begleiten zu können, braucht der Therapeut grundsätzlich eine spezielle traumatherapeutische Ausbildung. Es gibt unterschiedliche Methoden der Traumatherapie (➤ Kap. 1.3.9). Bei schweren, akuten Traumata sollten Sie Patienten grundsätzlich an einen klinischen Dienst verweisen.

Gut zu wissen Neben der speziellen Ausbildung muss sich der Therapeut gut selbst kennen; er sollte möglichst keine ungeklärten Traumata in seiner eigenen Lebensgeschichte haben.

Bevor der Therapeut mit Betroffenen arbeitet, sollte er über ausreichend Erfahrung in der Arbeit mit anderen Patienten verfügen. Die Arbeit in der Krisenintervention bildet zusätzlich einen guten Einstieg, um weitere Erfahrungen zu sammeln. Über die Traumaberatung führt der Weg dann konsequenterweise zum traumatherapeutischen Arbeiten.

Gut zu wissen Der ausgebildete Therapeut hat gelernt, immer feinere Antennen für die **Triggerreaktionen** des Patienten zu bekommen. Er ist ein guter, wacher Beobachter und legt den Fokus mehr auf die Reaktionen und das Erleben des Patienten als auf den Inhalt des Traumas. Auf diese Weise wird das Trauma in der Regel auch nicht unvermittelt auftauchen.

Dem Patienten wird vermittelt, dass das Gehirn nicht zwei Dinge gleichzeitig tun kann: Man kann nicht emotional reagieren und sich gleichzeitig konzentrieren. Auf dieser Grundlage vermittelt der Therapeut seinem Patienten viele Spielregeln.

In der **Psychoedukation** geht es zunächst darum, was ein Trauma ist, wie es entsteht und warum der Patient in der Therapie ist. Dem Patienten wird mitgeteilt, warum und in welchen Punkten sich die Traumatherapie von der klassischen Therapie, die er vielleicht bereits kennt, unterscheidet.

Gut zu wissen Die Traumatherapie gleicht eher einem Training als einer Therapie.

Der Patient erfährt, dass ihn das, was er erlebt hat, erschüttert und sein Leben verändert hat und dass eine innere Verletzung entstanden ist, die man äußerlich nicht erkennen kann. Wird allerdings ein MRT erstellt, so lässt sich das Trauma in den Querschnittsbildern des Gehirns aufgrund der unterschiedlichen Durchblutung der abgespaltenen Regionen erkennen.

Gut zu wissen In der modernen Traumatherapie muss der Therapeut das Trauma des Betroffenen nicht unbedingt selbst kennen.

Der Traumatherapeut kann den gesamten therapeutischen Prozess mit dem Patienten gestalten, ohne die Themen des Traumas zu kennen. Aus zweierlei Gründen kann es aber für den Patienten wichtig sein, dass der Therapeut den zugrunde liegenden Traumainhalt kennt: 1. weil er testen möchte, ob der Therapeut das Trauma aushält, und 2., weil er wissen möchte, ob der Therapeut ihm glaubt. Es liegt dann am Patienten selbst, ob er dem Therapeuten die Inhalte seines Traumas mitteilt. Dem Patienten wird aber vermittelt, dass eine Arbeit auch ohne diese Kenntnis möglich ist.

Einige Patienten möchten das Trauma ihrerseits nicht teilen, z. T. aus Scham, aber gerade bei intensiven, schweren Traumata auch aus der Angst heraus, zu triggern und das Trauma zu reaktualisieren. Schließlich kommen sie zum Therapeuten, um das Trauma loszuwerden.

In der **akuten Phase** sind der geschützte Rahmen und die Betreuung in der Klinik entscheidend. Je weiter sich die Wunde geschlossen hat, desto eher kann der Therapeut unterschiedliche Techniken einfließen lassen. So kann der Patient das Trauma aus der Konzentration und dem sicheren Ort heraus und mit Distanzierungsübungen (z. B. in der dritten Person) benennen, allerdings erst dann, wenn er das Trauma beherrscht und nicht das Trauma ihn beherrscht. Solange das Trauma den Patienten beherrscht, sollte nach unserer Auffassung so wenig wie möglich über das Trauma gesprochen werden.

Gut zu wissen Dem Traumatherapeuten muss bewusst sein, dass die Traumatherapie eine andere Art der Arbeit darstellt. Dennoch ist es notwendig, sich die tiefenpsychologischen Therapiemethoden erfolgreich anzueignen, denn die Methoden der Traumatherapie basieren auf dieser Erfahrung.

15

Zusammenfassung

Wenn Sie kein Traumatherapeut sind und vom Trauma Ihrer Patientin überrascht werden, versuchen Sie, schnell aus der traumatischen Situation „auszusteigen" und arbeiten im Sinne der Krisenintervention. Motivieren Sie die Patientin zu weiteren notwendigen Schritten und koordinieren diese.

Als ausgebildeter Traumatherapeut

Die spezielle therapeutische Arbeit mit einem Trauma ist sehr herausfordernd. Es geht hauptsächlich um die Vermittlung von Techniken, der Behandlungsprozess gleicht eher einem Training als einer Therapie. Wie ein Sporttrainer muss auch der Therapeut sehr genau beobachten, was beim Patienten vor sich geht. Je mehr Details ihm auffallen, desto besser weiß er, welche Technik einzusetzen ist. Der Traumatherapeut lernt, wach und konzentriert und niemals neugierig zu sein.

Das Arbeiten in der Traumatherapie gestaltet sich völlig anders als im „normalen" tiefenpsychologischen therapeutischen Prozess, in dem sich der Therapeut auf die Suche nach der Ursache begibt.

KAPITEL

16 Herausfordernde Interaktionssituationen – ausgelöst durch den Therapeuten

Kapitelübersicht

Dieses Kapitel befasst sich mit herausfordernden Situationen, die vom Therapeuten ausgehen. Da sie den Behandlungsprozess und damit auch direkt den Patienten betreffen, spielt die Klärung solcher Situationen für Ihre Arbeit eine wichtige Rolle.

Wie schon in ➤ Kap. 15 beginnen wir jeweils mit einem **Fall aus dem Praxisalltag** und unterscheiden zwischen der Sichtweise des Patienten und des Therapeuten. Anhand unserer Fragen zur **Metaebene** können Sie überprüfen, welche Denkmuster und Gefühle bei Ihnen selbst vorherrschen. Zu jedem Fall zeigen wir unterschiedliche **Handlungsoptionen** auf, die sich auf die konkrete Situation beziehen.

Sehr wahrscheinlich werden Sie im Folgenden auf Themen und Fragestellungen stoßen, denen Sie bislang mit Unsicherheit begegnet sind. Sie werden erkennen, welches Verhalten in der konkreten Interaktionssituation adäquat und zu welchen Themen und Situationen eine intensivere Auseinandersetzung in der Supervision oder Eigentherapie sinnvoll ist.

16

16.1 Schwierigkeiten im Rahmen von Kriseninterventionen

Die Vorgehensweise zur Krisenintervention wurde bereits in ➤ Kap. 3.7 beschrieben. Im Folgenden geht es um den Fall, dass der Therapeut sich in die Krise seines Patienten hineinziehen lässt.

FALLBEISPIEL

Frau P. bat Sie heute Morgen kurzfristig um einen Termin, da sie nicht weiter weiß. Sie sitzt nun bei Ihnen und erzählt ihre Geschichte: „Als mein Mann gestern Abend nach Hause kam, erklärte er mir, dass er sich eine Wohnung gemietet hat und sofort ausziehen möchte, da er mit seinem Leben unzufrieden ist. Ich weiß nicht, was ich machen soll. Wir haben vier Kinder. Ich arbeite als Kinderkrankenschwester nur in Teilzeit, meine Versicherungen laufen alle über meinen Mann. Ich habe überhaupt keine finanzielle Absicherung. Vor ½ Jahr ist mein Vater gestorben, und jetzt liegt auch meine Mutter im Krankenhaus. Bei mir selbst ist vor 1 Jahr Brustkrebs diagnostiziert worden. Jetzt habe ich Angst vor der nächsten Untersuchung, davor, dass der Krebs wiederkommt. Ich bin mit meinen Kräften am Ende. Am liebsten würde ich mich einschließen und den ganzen Tag nur weinen …"

Als ihr Therapeut merken Sie plötzlich an sich selbst, wie Sie innerlich immer ergriffener und angespannter reagieren. Sie merken, wie Sie die Situation gefangen nimmt und es Ihnen schwerfällt, den notwendigen professionellen Rahmen beizubehalten.

Metaebene Wie intensiv erleben Sie gerade die Krisensituation Ihrer Patientin? Wie sehr gelingt es Ihnen, im Mitgefühl zu bleiben? Oder rutschen Sie ins Mitleid für Ihre Patientin?

16.1.1 Sichtweise des Patienten

In den folgenden Lebenssituationen können Patienten so überfordert sein, dass eine Krisenintervention notwendig wird:

- Todesfall
- Schwere Naturkatastrophe
- Schwerer Unfall
- Trennung
- Kündigung des Arbeitsplatzes
- Diagnose einer schwerwiegenden Erkrankung
- Finanzielle Krise
- Weitere existenzielle Nöte

Gut zu wissen Wenn unmittelbar nach einem traumatischen Erlebnis die Abwehrmechanismen des Betroffenen versagen und es ihm nicht mehr gelingt, das Erlebte zu integrieren, können sich daraus diverse psychische Störungen wie psychosomatische Reaktionen, Persönlichkeitsstörungen, Medikamenten-, Alkohol- und Drogenmissbrauch entwickeln. Um diesen unerwünschten Folgen entgegenzuwirken, soll die Krisenintervention den Betroffenen vorübergehend stützen.

Um einer durch Überforderung verursachten psychischen Störung (z. B. Depression oder posttraumatische Belastungsstörung) vorzubeugen, wird häufig zeitnah eine Krisenintervention eingeleitet. Zum einen soll sie eine natürliche Heilung fördern, die normalerweise in einem **biphasischen Verarbeitungsprozess** verläuft. Das bedeutet, dass sich die Patientin regelmäßig ihrem Trauma bzw. ihrer ausweglosen Situation annähert, um sich dann – entweder in Gedanken oder in der Realität – wieder davon zu entfernen, bis die Annäherung irgendwann keine überwältigende Wirkung mehr auf sie hat. Zum anderen soll die Krisenintervention das Festfahren in den beiden Extremen verhindern: in der hilflosen Überflutung durch permanente Nähe zum Trauma oder in der starren Verleugnung des Traumas.

Gut zu wissen Wenn Sie in einer solchen Situation unsicher, verängstigt oder distanziert reagieren, ist die Gefahr groß, dass Ihre Patientin weiter verunsichert wird und sogar dekompensiert. Deshalb müssen Sie erkennen können, wann Sie Unterstützung eines fachausgebildeten Kriseninterventions- oder Traumatherapeuten anfordern müssen.

16.1.2 Sichtweise des Therapeuten

Patienten haben manchmal so Schockierendes erlebt, dass das Geschehene nicht nur sie selbst in eine Krise gestürzt hat, sondern auch den Therapeuten aus der Bahn wirft.

Charakteristisch für eine Krise ist, dass Menschen von ihren Gefühlen so überwältigt werden, dass sie nicht mehr handlungsfähig sind und ihr Umfeld damit emotional überfordern.

THERAPEUTISCHER HINWEIS

Um mit der Patientin in einem solchen Zustand arbeiten zu können, müssen Sie einen klaren Kopf bewahren und dürfen nicht zu sehr in die Welt und das Erlebte Ihrer Patientin eintauchen.

Erst dann können Sie sich um Ihre Patientin kümmern und sie stabilisieren. Konzentrieren Sie sich also zunächst auf die Gegenwart und sprechen Sie Ihr eigenes Ich an, indem Sie sich auf Ihren Verstand besinnen.

Falls Sie die Erzählung Ihrer Patientin mitreißt: Was können Sie tun, um wieder handlungsfähig zu werden?

- Versuchen Sie sich zunächst bewusst aus der Situation herauszunehmen. Wie funktioniert das? Unser Gehirn ist nicht in der Lage, in der Emotionalität zu verweilen und sich gleichzeitig zu konzentrieren. Auf diesen Umstand können Sie bewusst einwirken und Ihre Konzentration verstärken. Mit der folgenden Konzentrationsübung gelingt dies häufig: Versuchen Sie gleichzeitig das Alphabet und eine Zahlenreihe aufzusagen, indem sie Buchstaben mit Zahlen verbinden: A1, B2, C3, D4,… Sobald Sie den Faden verlieren, beginnen Sie von vorn. Auf diese Weise werden Sie weniger in die starke Emotionalität Ihrer Patientin hineingezogen. Sie reagieren konzentrierter und achtsamer.

THERAPEUTISCHER HINWEIS

Natürlich sollen Sie sich thematisch in die Situation Ihrer Patientin empathisch einfühlen. Wichtig ist dabei aber, dass Sie nicht mitleiden.

- Es empfiehlt sich, entsprechende Konzentrations- und Wachsamkeitsübungen bereits vorher einzuüben. So gewinnen Sie Sicherheit in schwierigen Situationen und können ohne langes Nachdenken sofort in die Konzentration gehen. Die Sicherheit, die Sie dann ausstrahlen, wird von Ihrer Patientin wahrgenommen. Sie kann Ihnen dann leichter folgen und entspannen. Um sich selbst zu entlasten und spürbare Erleichterung zu erlangen, ist es hilfreich, Ihrem eigenen Therapeuten, Supervisor oder Kollegen von dieser emotionalen und belastenden Situation zu erzählen.

Gut zu wissen Falls es weitere Themen gibt, die bei Patienten mit ähnlichen Geschichten immer wieder bei Ihnen aufbrechen, sollten Sie diese ohnehin in der Eigentherapie oder Supervision zur Sprache bringen (➤ Kap. 2.7).

- Wenn Sie die starken Gefühle in der Therapie Ihrer Patientin spüren, so stellen Sie sich einen Koffer vor, der neben Ihnen steht, und legen Sie die Gefühle, die Sie überfordern, zunächst dort ab.
- Sobald Sie wieder klar denken können, ohne von der Geschichte Ihrer Patientin mitgerissen zu werden, sind Sie in der Lage, sich professionell um Ihre Patientin zu kümmern.
- Schätzen Sie in einer solchen belastenden Situation zunächst die Suizidalität Ihrer Patientin ein, um entsprechende Maßnahmen einleiten zu können (➤ Kap. 15.1).
- Machen Sie sich auch darüber Gedanken, was das Thema Suizidalität bei Ihnen auslöst. Sind Sie in der Lage, die notwendige Vorgehensweise umzusetzen? (➤ Kap. 15.1)

Gut zu wissen In der Krisenintervention können Situationen entstehen, in denen der Therapeut auch gegen den Willen seines Patienten handeln muss, z. B. im Fall der Zwangsunterbringung. Sie müssen dann in der Lage sein, Ihren therapeutischen Pflichten professionell und souverän nachzukommen.

16.1.3 Handlungsoptionen

In ➤ Kap. 16.1.2 haben wir beschrieben, wie Sie sich als Therapeut angemessen verhalten können, wenn Sie selbst zu sehr von der Situation Ihrer Patientin betroffen sind und verunsichert reagieren.

Wenn Sie sich aber in der Lage sehen, Ihre Patientin in einer Krisenintervention professionell zu begleiten, sind die folgenden Handlungsoptionen im Fallbeispiel angemessen:

Fangen Sie Ihre Patientin emotional auf und zeigen Sie Verständnis für ihre Situation. Geben Sie ihr dabei genügend Raum für ihre Emotionen. Das bedeutet, sie auch weinen zu lassen; sie darf aber nicht von der traumatischen Situation überwältigt werden.

„Das ist sehr viel, was Ihnen da auf einmal passiert ist. Möchten Sie mir weiter davon erzählen?"

Helfen Sie, wieder Ordnung in das innere Durcheinander Ihrer Patientin zu bringen, und klären Sie sie ausreichend über ihre Möglichkeiten auf: an wen sie sich wenden kann (z. B. Frauenhaus), welche Möglichkeiten ihr in Bezug auf ihren Partner offenstehen (z. B. Unterhaltsansprüche, Scheidung, Mediation, Paartherapie). Vermitteln Sie ihr die Zusammenhänge zwischen ihrer psychischen Reaktion und dem, was passiert ist.

„Es ist ganz normal, dass Sie in einer solchen Situation von Ihren Gefühlen überwältigt werden. Sie befinden sich momentan in einer Schocksituation. Das rationale Denken ist in dieser Situation ausgeschaltet. Ich kann Sie dabei unterstützen, langsam zu begreifen, was Sie erlebt haben. Dadurch wird es Ihnen möglich sein, mit der Situation und allen damit verbundenen Gefühlen besser umzugehen und die Erlebnisse anzunehmen."

Gemäß der **Bedürfnispyramide nach Maslow** hat zunächst die Befriedigung der menschlichen Grundbedürfnisse wie Essen, Trinken, Obdach und Sicherheit Vorrang. Stellen Sie auf jeden Fall sicher, dass diese Bedürfnisse bei der in der Krise befindlichen Person erfüllt sind:

„Ist denn Ihre finanzielle Absicherung gewährleistet? Können Sie in Ihrem Haus wohnen bleiben?"

Machen Sie Frau P. deutlich, dass ihre augenblickliche Überforderung zeitlich begrenzt ist und dass sie auf jeden Fall Unterstützung bekommt, um mit ihrer Situation fertigzuwerden:

„Das ist ein sehr großer Schock für Sie gewesen. Es ist wichtig zu wissen, dass das ganz normal ist. Und wenn Sie sich jetzt total überfordert fühlen und nicht wissen, was Sie tun sollen, ist auch das ganz normal. Das ist nur ein vorübergehender Zustand, und der geht vorbei. Ich und auch andere Stellen werden Sie in dieser Zeit bestimmt gut unterstützen …"

Die Betroffene ist im Moment nicht handlungsfähig. Anders als in der Therapie ist in der Krisenintervention daher ein direktives Vorgehen entscheidend. Dazu gehört auch die Organisation des Alltags der Patientin. Sagen Sie ihr auch im Detail, was sie machen soll und an wen sie sich wenden kann:

„Es ist jetzt wichtig, dass Sie mit jemandem sprechen können. Haben Sie eine Freundin oder vielleicht eine Verwandte, mit der Sie reden können?"

Dadurch kann sie erst einmal ein Stück Sicherheit gewinnen und wieder den Boden unter ihren Füßen spüren. Die Patientin sollte ausreichend Raum für ihre Emotionen bekommen. Sie sollten aber darauf achten, dass sie sich nicht von ihren Gefühlen überwältigen lässt, und sie ggf. ins Hier und Jetzt zurückholen, z. B. durch eine Konzentrationsübung.

„Versuchen Sie jetzt, Ihre Aufmerksamkeit auf Ihren linken Zeh zu lenken und sich darauf zu konzentrieren."

Wenn wir uns den emotionalen Zustand der Patientin in der Krise im Sinne von Freuds Instanzenmodell vergegenwärtigen, wird deutlich, dass das Es in der Krise eindeutig bestimmend ist. Mithilfe Ihrer Unterstützung soll aber das Erwachsenen-Ich angesprochen und gestärkt werden. Dazu gehört es, die Patientin in die Gegenwart zu holen. So können Sie ihr helfen, die eigenen Ressourcen aufzuspüren:

„Haben Sie schon einmal in Ihrem Leben eine schwierige Situation gemeistert, und wie haben Sie das gemacht?"

Ihre Patientin braucht einen empathischen und verständnisvollen Gesprächspartner. Dazu kann auch mal gehören, dass Sie Ihre eigene Sprachlosigkeit mitteilen:

„Das, was Ihnen passiert ist, ist so überwältigend, dass ich im Augenblick gar nicht weiß, was ich dazu sagen soll …"

Zusammenfassung

16

- In der Krisensituation Ihres Patienten ist es notwendig, dass Sie als Therapeut sehr schnell für sich erkennen, ob Sie emotional und fachlich in der Lage sind, verantwortungsvoll mit der Situation umzugehen.
- Wenn Sie spüren, dass Sie selbst emotional zu sehr in der Geschichte Ihrer Patientin versinken, sollten Sie sich auf die Gegenwart konzentrieren und versuchen, sich auf Ihren klaren Verstand zu besinnen. Sprechen Sie mit Ihrem Supervisor und Ihrem eigenen Therapeuten, wenn Ihnen das nicht dauerhaft gelingt.

16.2 Unsicherheit und Schuldgefühle des Therapeuten

FALLBEISPIEL

Herr F. kommt bereits seit 3 Monaten zu Ihnen in die Therapie. Heute klingt er zum ersten Mal seit längerer Zeit frustriert und hoffnungslos: „Der Stress, den ich ja schon länger mit meiner Freundin habe, ist in den letzten 2 Wochen eher noch schlimmer geworden. Als ich gestern noch mit meinen Eltern darüber sprach, endete das dann auch noch im Streit. Momentan weiß ich nicht so richtig weiter. Zu Beginn der Therapie war ich froh, dass Sie mir zeigen, wo meine wahren Probleme liegen, und ich hatte den Eindruck, in meinem Innern tut sich auch was. Jetzt merke ich gerade, dass mir das in meiner jetzigen Situation alles nicht hilft." Schnell beginnen Sie, die Unzufriedenheit von Herrn F. auf sich selbst zu beziehen.

Metaebene Wie sehr sind Sie mit Ihren Gedanken, Ihren Hypothesen, aber auch mit Ihrer Empathie gerade bei Herrn F.? Spüren Sie einen versteckten Vorwurf in seinen Aussagen, oder stellen Sie sich von ganz allein infrage?

Unsicherheit, Zweifel und eigene Schuldzuweisungen treten häufig bei Berufsanfängern auf. Aber auch Therapeuten mit Berufserfahrung kommen von Zeit zu Zeit solche Gedanken.

16.2.1 Sichtweise des Patienten

In der Therapie durchlaufen Patienten ganz unterschiedliche Phasen. Mal nehmen sie selbst Erfolgserlebnisse oder Aha-Effekte wahr, dann kann es auch wieder zäh werden, weil sie an Widerstände kommen, die sie blockieren oder sich unangenehm anfühlen, sodass die Patienten in der Therapie unzufrieden werden. In der Folge zweifelt der eine oder andere Patient am therapeutischen Erfolg.

Gut zu wissen Nimmt der Patient wahr, dass der Therapeut jetzt unsicher und persönlich reagiert, wird seine eigene Unsicherheit wie im Teufelskreislauf verstärkt, sodass er sich u. U. nicht mehr richtig aufgehoben fühlt.

Es kann auch sein, dass ein Patient noch mehr Empathie für seine momentan schwierige Lebenslage erwartet.

16.2.2 Sichtweise des Therapeuten

Schuldgefühle bzw. Gefühle von Unzulänglichkeit entstehen bei Therapeuten häufig aus Empathie. Der Patient tut dem Therapeuten leid, weshalb er sich unzulänglich fühlt; er spürt, dass er dem Patienten nicht ausreichend helfen kann.

Gut zu wissen Weil der Therapeut seinen Patienten sympathisch findet und möchte, dass es ihm gut geht, hat er das Gefühl, nicht gut genug zu sein.

Wenn der Patient etwas nicht gut umsetzen kann, passiert es leicht, dass der Therapeut sich selbst emotional infrage stellt.

Ihre Unsicherheit und eigenen Schuldzuweisungen können weitere Gründe haben:

- Sie zweifeln grundsätzlich schnell.
- Sie machen zuerst sich selbst für Fehler verantwortlich.
- Durch private Probleme haben Sie momentan wenig Selbstbewusstsein.
- Ihr Patient ist sehr herausfordernd.

- Vielleicht hatten Sie ein Thema der Unsicherheit in der Therapie und haben es zu spät in der Supervision angesprochen.
- Sie haben mangelnde Erfahrung und haben sich überschätzt (Sie benötigen mehr Ausbildung, Supervision).

Gibt es weitere Themen, die Sie in der Eigentherapie noch nicht ausreichend geklärt haben? Waren Sie vielleicht der Meinung, das schaffen Sie auch so?

Sind Sie zu ungeduldig mit sich selbst und wollen schnell zum „erfahrenen Therapeuten werden", ohne wirklich zu reifen?

16.2.3 Handlungsoptionen

Oft ist es für den Therapeuten hilfreich, etwas Abstand zu bekommen und zu schauen, welcher Konflikttyp er selbst ist, wie er selbst generell Konflikte angeht. Denn hier ist der Therapeut bereits in einen inneren Konflikt geraten.

MERKE

Der Therapeut sollte überlegen, wie er aus der verstrickten Emotionalität mit seinen eigenen Schuldgefühlen heraus und den Weg in die Sachlichkeit finden kann.

Hier sollte sich der Therapeut selbst fragen: „Wen repräsentiert der Patient in meinem Leben?" Denn je geringer der eigene emotionale Bezug ist, desto kleiner ist mein Schuldbedürfnis. Lassen Sie sich bei dieser Klärung von Ihrem Supervisor oder Ihrem eigenen Therapeuten unterstützen.

Wie reagiere ich, wenn der Patient die Therapie konkret infrage stellt, weil er spürt, dass sich nichts tut?

Zunächst ist es sinnvoll, psychoedukativ zu arbeiten. Denn so, wie Sie Sachlichkeit für sich selbst brauchen, vermitteln Sie auch dem Patienten einen sachlichen (Handlungs-)Boden, der Sicherheit gibt. Schließlich ist Ihr Patient momentan etwas „von der Rolle".

„Das ist relativ normal, dass Sie im Moment so reagieren. Sie haben eine herausfordernde Lebenssituation und gehen jetzt bewusst auf diese Konflikte zu. Das berührt Sie emotional, und diese Berührung verwirrt."

Sie können Ihrem Patienten zum besseren Verständnis auch ein Bild anbieten:

„Ein gutes Paar Schuhe, das lange hält, ist am Anfang meist unbequem und muss erstmal eingelaufen werden. Die Schuhe, die zu Beginn sehr bequem sind, laufen sich häufig schnell ab. Sie stecken gerade in einem Lebensprozess, und diese Veränderung, diese Neuorientierung, das drückt erst einmal, und Sie haben das Gefühl, es passt noch nicht oder es tut sich noch nichts, und es ist besser, diese Schuhe wieder auszuziehen und barfuß zu laufen. Aber auch da merkt man ganz schnell, dass das keine Alternative ist."

Im nächsten Schritt können Sie ihm eine Perspektive geben.

„Ich glaube, bei der Thematik, in der Sie da stecken, heißt es geduldig sein. Ich bin hier, und ich sehe Sie, und es dauert noch. Eine neue Sprache wird nicht in Wochen gelernt. Und Sie versuchen, eine neue Sprache, eine neue Form von Kommunikation mit Ihrem unmittelbaren Umfeld umzusetzen. Und da ist es ganz normal, dass man am Anfang nicht verstanden wird, dass man verwirrt ist. Die anderen genauso wie Sie selbst."

Gehen Sie auch auf die konkreten Probleme ein, die Ihr Patient anspricht.

„Ich kann mir vorstellen, dass Sie versucht haben, Ihren Eltern etwas zu vermitteln, was wir erarbeitet haben, und Sie haben sich schwergetan, es auf den Punkt zu bringen. Das ist ganz normal. Ich kann Sie nur motivieren, an der Sache dran zu bleiben."

Haben Sie grundsätzlich das Gefühl, in ähnlichen Situationen unsicher zu werden?

- Machen Sie sich bewusst, welche Ausbildungen Sie absolviert und wie Sie sich im Anschluss an die Ausbildungen gefühlt haben. Wie sehr haben Sie sich darauf gefreut, mit Patienten zu arbeiten?
- Und wenn Sie das Gefühl haben, in der jetzigen Situation überfordert zu sein, oder ein anderes Hindernis sehen, greifen Sie zum Hörer und planen Sie den nächsten Supervisionstermin oder nehmen Sie das Hindernis mit in Ihre Eigentherapie (➤ Kap. 2.7).

Zusammenfassung

Sobald Sie ein Gefühl von Unsicherheit spüren oder sich an der Unzufriedenheit oder am Stillstand Ihres Patienten schuldig fühlen, können Sie mit etwas Abstand schauen, ob dieses Muster Ihrer Persönlichkeit entspringt oder ob Sie aufgrund der Persönlichkeit Ihres Patienten emotional involviert sind und deswegen so reagieren.

16.3 Unterschiedliche Wertvorstellungen und Therapieziele von Therapeut und Patient

FALLBEISPIEL

Sie selbst sind eine alleinerziehende Mutter, haben vor 2 Jahren die Prüfung zur Heilpraktikerin für Psychotherapie abgelegt und arbeiten seit ½ Jahr als Gesprächstherapeutin. Seit 4 Wochen kommt Herr F. zur Gesprächstherapie in Ihre Praxis. Seine z. T. frauenfeindlichen Äußerungen fallen Ihnen nicht zum ersten Mal auf. Heute scheint er allerdings richtig aufzudrehen: „Ich war letzte Woche abends mit einem Freund unterwegs und habe wieder eine von diesen egoistischen Emanzen kennen gelernt. Eine richtig hübsche Frau, aber dann erzählt sie mir von ihrem Anwaltsjob und den zwei Kindern zu Hause. Das Gleiche erlebe ich immer wieder bei einigen Kolleginnen: Die arbeiten den ganzen Tag, wollen am besten noch Karriere machen, und zu Hause regiert wahrscheinlich das Chaos. Ich weiß gar nicht, warum ich immer wieder solche Frauen kennenlerne. Da ist Streit doch schon vorprogrammiert. Ich denke, als Therapeutin sehen Sie das ähnlich, dass Frauen nicht die gleiche Rolle wie Männer haben können."

16

Metaebene Atmen Sie gerade tief durch? Was passiert in diesem Moment in Ihnen? Haben Sie Fluchtgedanken, oder würden Sie noch viel lieber angreifen? Versuchen Sie, die ganze Szene aus der Vogelperspektive zu betrachten. Gelingt es Ihnen, das Wesen Ihres Patienten zu erfassen, obwohl Sie seine deutlichen Worte und sein Verhalten möglicherweise wie einen Frontalangriff spüren?

16.3.1 Sichtweise des Patienten

Die Wertvorstellungen von Menschen können sich bereits in der Kindheit herausbilden, weil man in einem bestimmten Milieu oder in einer bestimmten kulturellen Umgebung aufwächst. Kinder lernen von Ihren Elternmodellen, übernehmen Verhaltensmuster oder verhalten sich in extremer Weise genau anders, gehen also in Rebellion zu ihren Eltern. Auch als Jugendliche und Erwachsene können Menschen ihr Wertesystem durch Sozialisation anpassen oder verändern.

Beispiele für Wertvorstellungen, die zu Problemen in der Therapie führen können:

- Ihr Patient äußert sich wiederholt stark homophob.
- Kriminelle Energie und Taten gehören für den Patienten zum Alltag.
- Ihr Patient engagiert sich in einer Sekte.
- Ihr Patient vertritt dogmatisch-religiöse Ansichten.
- Ihr Patient verhält sich ständig dissozial.
- Ihrem Patienten sind humanistische Werte fremd.
- Ihr Patient äußert sich stark rassistisch.

Patienten werden ebenso wie Therapeuten umso leichter in Beziehung zu einem anderen Wertesystem treten können, wenn sie sich sicher in ihrem eigenen fühlen. Menschen mit ausgeprägten Persönlichkeitsstörungen sind hiervon allerdings ausgenommen.

16.3.2 Sichtweise des Therapeuten

Grundsätzlich sind Situationen, in denen unterschiedliche Wertevorstellungen aufeinanderprallen, der beste Nährboden für das Entstehen von Gegenübertragungsgefühlen beim Therapeuten. Als Therapeut wird mein Wertesystem z. T. extrem infrage gestellt, weshalb ich mir folgende Fragen stellen muss:

Metaebene Wie sehr schmerzt Sie die Situation? Wie viel Unruhe spüren Sie gerade? Wie sehr bringt Sie diese Situation aus dem Konzept und aus Ihrer Therapeutenrolle? Können Sie Ihr Gefühl momentan beschreiben? Und was sind Ihre ersten Gedanken? Schauen Sie mit diesen Fragen auf die Situation, während Sie sich bewusst machen, dass Ihnen ein Mensch gegenübersitzt, der Hilfe sucht.

Für Sie als Therapeut spielt es nun eine große Rolle, ob Sie selbst klare Werte haben und wie bewusst ihnen diese sind. Und wie leben Sie selbst das Thema „Bewertung"? Wie gelingt es mir, mit jemandem eine Beziehung aufzubauen bzw. in Beziehung zu bleiben, obwohl er mich infrage stellt oder sogar ablehnt? Im tieferen Sinn geht es hier auch um die „Feindesliebe" oder, etwas allgemeiner gesprochen, um Nächstenliebe. Es geht nicht um Ihre Werte im Einzelnen oder um Ihre Gedanken, sondern um Ihre Grundhaltung.

Gut zu wissen Als gutes Beispiel eignet sich die **Diplomatie:** In der Ausbildung macht sich der Diplomat sein eigenes Wertesystem aktiv bewusst und vertritt dieses System – egal, wer ihm gegenübertritt. Je **klarer und bewusster** er sein **eigenes Wertesystem** verinnerlicht hat, desto weniger muss er es demonstrativ vor sich hertragen. Er wird dann eher in der Lage sein, auch **mit Menschen zu verhandeln, die völlig andere Werte vertreten.** Es geht ihm in dem Moment darum, etwas Größeres zu schützen bzw. ein höheres Ziel zu erreichen.

Der Patient kann mit seinem Wertesystem (das sich von meinem unterscheidet) ganz unterschiedlich umgehen: Er kann versuchen, mit mir in Beziehung zu sein und aus den unterschiedlichsten Wertesystemen für sich etwas Neues zu schaffen. Oder er stellt meine Werte infrage und nimmt mich nicht ernst, lässt meine Denkweise in arroganter Weise links liegen. Oder er greift mein Wertesystem aktiv an.

Die Herausforderung, die dies für Sie bedeutet, könnte man nun mit folgenden Fragen umschreiben:

- Wie weit sind Sie mit Ihrem Wertesystem und sich im Reinen?
- Inwieweit haben Sie Ihre eigenen Werte authentisch in Ihr Leben und Ihre Arbeit integriert?
- Haben Sie den Eindruck, dass Sie Ihre Werte wie ein Plakat vor sich hertragen müssen, oder verkörpern Sie Ihre Werte, weil Sie sie integriert haben?

Gut zu wissen Wenn Sie Ihre Werte plakativ vor sich hertragen, fühlen Sie sich von anderen schnell bewertet und reagieren unsicher. Gleichzeitig bewerten Sie dann andere oder wollen sie missionieren.

Wie die Ausbildung stellt auch die Arbeit des Therapeuten immer einen Prozess dar, in dem es darum geht, die eigenen Werte immer wieder zu hinterfragen und mit sich in Beziehung zu setzen.

Gut zu wissen Wenn ich mit meinem Wertesystem in Beziehung bin oder es integriert habe, fühle ich mich sicher. Dann fällt es mir leichter, einem anderen Wertesystem zu begegnen.

Ein Patient, der stiehlt oder seinen Partner betrügt, aus Frust immer wieder trinkt oder spielt, lebt sicherlich andere Werte als Sie selbst. Aber er befindet sich bei Ihnen in Therapie und strebt möglicherweise auch in den genannten Punkten eine Änderung seines Verhaltens an.

Was ist, wenn die Therapieziele nicht auf Humanismus aufgebaut sind? In einer humanistisch-erlebnisorientierten Therapie würde es schwer werden, an solchen Zielen zu arbeiten. Wenn z. B. ein Mann aus einem muslimischen Kulturkreis Sie darum bittet, seine Frau zu „therapieren", um sie gefügig zu machen, so steht dieser Wunsch im Widerspruch zu humanistischen Werten. Der Wunsch nach einer stillen Frau, die ihn verehrt, versorgt und einfach funktioniert, widerspricht der Psychotherapie, in der es um Selbstentdeckung, Autonomie, Freiheit und Toleranz geht.

Wie verhalten Sie sich, wenn Sie von vornherein merken, dass Ihr Patient entgegengesetzte Wertvorstellungen zu Ihren eigenen vertritt?

Versuchen Sie, zwischen der Person bzw. seinem Wesen und seinem Handeln zu unterscheiden. Wenn Sie das Gefühl haben, in Kontakt zum Wesen Ihres Patienten kommen zu können, kann die gemeinsame Arbeit sinnvoll sein. Versuchen Sie zunächst, mit Ihrem Patienten in Beziehung zu kommen. Machen Sie sich aber immer wieder bewusst, dass Sie an Grenzen stoßen werden. Wichtig ist, dass Sie sich sehr gut um sich selbst kümmern, Ihren Selbstwerttopf gut gefüllt halten und sich anderen Beistand holen. Natürlich spielen Ihre Supervision und Eigentherapie auch hier eine wichtige Rolle (➤ Kap. 2.7).

Achten Sie darauf, dass bei Ihnen selbst keine Reaktanz auftritt, sie also nicht trotzig werden. Dann können Sie versuchen, Ihren Patienten authentisch abzuholen:

„Ich möchte Sie besser verstehen. Ich möchte verstehen, wie Sie auf diesen Gedanken gekommen sind. Wann sind Sie das letzte Mal von einer Frau, so wie Sie sie beschreiben, so verletzt worden? Denn ich sehe an Ihrer Reaktion, dass es da eine Verletzung gegeben haben muss. Was war das damals? Was war das konkrete Gefühl?"

Wenn Sie merken, dass Sie nach wie vor in guter Beziehung zu Ihrem Patienten sind, ihm jedoch auch zeigen möchten, dass sich Ihre Werte unterscheiden, bieten sich folgende Äußerungen an:

- „Es fällt mir schwer, das nachzuvollziehen, aber versuchen Sie doch, es mir nochmal zu vermitteln!"
- „Ich habe eine andere Einstellung dazu, aber ich bin an Ihrer Meinung interessiert."
- „Hier überschreiten Sie für mich eine Grenze. Ich bitte Sie, sich eines anderen Vokabulars zu bedienen, und dann bin ich sehr interessiert, mit Ihnen im Gespräch zu bleiben."

Wenn Sie allerdings an einen Punkt gelangen, an dem Sie merken, dass es für Sie schwer wird, in Beziehung zu bleiben, sollten sie dies Ihrem Patienten mitteilen. Es ist dann besser, sich zu trennen, als zu lange festzuhalten und sich gegenseitig zu verletzen.

„Ich danke Ihnen für das Vertrauen, das Sie mir entgegengebracht haben. Ich habe Ihren Fall für mich reflektiert und bin dabei zu dem Schluss gekommen, dass ich Ihnen nicht ausreichend weiterhelfen kann. Ich möchte Sie daher bitten, sich an einen Kollegen oder eine Kollegin zu wenden, die über genügend Erfahrung verfügen, um Ihnen besser helfen zu können."

Metaebene Stellen Sie sich vor, Sie arbeiten mit einem Patienten, der sich stark rassistisch oder, wie im vorliegenden Fall, frauenfeindlich äußert, und Sie spüren in der Gegenübertragung eine Ablehnung. Wie steht es um Ihren Ehrgeiz, therapeutisch weiterzuarbeiten? Aus welchem Grund verspüren Sie dazu vielleicht noch große Motivation? Was ist Ihr Gefühl dabei? Es kann passieren, dass Sie die Situation als Herausforderung betrachten, obwohl Ihre Gegenübertragungsgefühle für einen verantwortungsvollen Therapieprozess zu stark sind.

16

Zusammenfassung

Wenn Ihre eigenen Wertvorstellungen fest in Ihr Leben und in Ihre therapeutische Arbeit integriert sind und Sie diese dennoch regelmäßig hinterfragen, so wird es Ihnen leichter fallen, nicht über Ihren Patienten zu urteilen, sondern sein Wesen zu erkennen und mit ihm in Beziehung zu treten. Haben Sie allerdings den Eindruck, Ihren Patienten durch Ihre eigenen Gegenübertragungsgefühle nicht weiter unterstützen zu können, sollten Sie verantwortlich handeln und ihn an einen anderen Therapeuten verweisen.

16.4 Abwertendes Verhalten des Therapeuten

FALLBEISPIEL

In seiner achten Therapiestunde berichtet Ihnen Herr B., was seit Ihrem letzten Treffen alles passiert ist: „Meine Noch-Ehefrau hat ständig was an mir auszusetzen. Egal, was ich mache, es ist in ihren Augen falsch. Sie will, dass ich ihr immer vorher sage, wann ich unsere Kinder sehen will. Stellen Sie sich vor, ich möchte sie vom Kindergarten abholen und darf es nicht. Sie sagt, ich könne nicht einfach kommen, wann ich will. Ich will doch bloß meine Kinder sehen. Und dann komme ich doch mal und sehe, dass sie gar nicht von ihrer Mutter, sondern von einer fremden Frau, von einer Türkin, mit einem Tuch auf dem Kopf, abgeholt werden, und ich durfte sie gar nicht mitnehmen. Ich bin doch ihr Vater. Was hat überhaupt diese Türkin mit meinen Kindern am Hut? Die soll doch dahin zurückgehen, wo sie herkommt. Dann habe ich meine Frau angerufen, was das soll. Ich kann mir doch so was nicht gefallen lassen. Sie hat dann einfach den Hörer aufgelegt. Und stellen Sie sich vor, jetzt hat die Schlampe einen Anwalt eingeschaltet und die Scheidung eingereicht …"

Während Sie den Ausführungen Ihres Patienten zuhören merken Sie, dass in Ihnen etwas hochsteigt. Sie können nicht mehr empathisch auf ihn eingehen, vielmehr liegt Ihnen ein recht abwertender Spruch auf der Zunge.

Metaebene Was würden Sie jetzt am liebsten sagen? Können Sie sich in diesem Moment damit zurückhalten und mit professioneller Distanz auf die Tiraden Ihres Patienten reagieren? Was fällt Ihnen auf, wenn Sie in die Metaebene aufsteigen?

16.4.1 Sichtweise des Patienten

Im Laufe ihrer therapeutischen Arbeit werden Ihnen häufiger Menschen begegnen und Ihre Hilfe suchen, mit denen Sie nicht privat befreundet sein möchten. Vielleicht sind sie Ihnen unsympathisch oder reagieren anderen Menschen gegenüber abwertend, herablassend oder schroff. Möglicherweise treffen Sie auf ungepflegte Patienten oder Menschen, die komplett andere Werte haben als Sie. Oder jemand ist in seinem Denken und Verhalten unflexibel und eigen. Die Menschen, die als Patienten zu Ihnen kommen, werden Sie nicht immer freundlich oder höflich behandeln. Manche reagieren möglicherweise richtig frech oder legen eine Ausdruckweise an den Tag, die Sie zunächst erstarren lässt.

Gut zu wissen Es ist verständlich, dass Sie mit einigen Patienten privat niemals befreundet sein könnten. Die gute Nachricht ist: Sie müssen es ja gar nicht!

Jeder Patient ist eine Person mit eigenen Geschichten und Erlebnissen, die ihn zu dem Menschen gemacht haben, der heute vor Ihnen steht. Vielleicht wurde er emotional oder körperlich missbraucht, hat selbst abwertendes Verhalten in der Familie erfahren und viele verbale Angriffe einstecken müssen. Es kann sein, dass er keine Werte hat, weil niemand ihm Werte vermittelt hat. Er hat gelernt, so zu sein, weil es in seiner Kindheit nur darum ging zu überleben und dazuzugehören; deshalb musste er sich an seine Umgebung anpassen.

16.4.2 Sichtweise des Therapeuten

Welche Art von Gefühlen provoziert die obige Fallgeschichte in Ihnen? Was löst Herr B. in Ihnen selbst aus?

Möchten Sie ihn am liebsten zurechtweisen und ihm sagen, dass er das ganz falsch sieht? Sie werden wütend und hätten Lust ihn anzuschreien. Sie nehmen ihn nicht ernst; denken er hat Unrecht; fragen sich, wie man so etwas nur machen kann? Alle Gefühle, die dieser Mensch und damit die ganze Situation in Ihnen auslöst, sind Gegenübertragungsgefühle. Haben Sie etwas Ähnliches bereits selbst erlebt und zufriedenstellend lösen können?

Denken Sie, es liegt auch an seiner Frau, die sich nicht wehrt und ihm keine Grenzen setzt? Wie setzen Sie Ihre Grenzen? Wo könnten Sie vielleicht Ihre Grenzen deutlicher setzen?

Sie denken, dass es keinen Sinn hat, mit ihm zu arbeiten, dass er sich nicht ändern wird – ist es also vielleicht sein festgefahrenes Denken?

Oder ist Ihr Patient nicht in der Lage, die Verantwortung für sein Verhalten zu übernehmen?

Gut zu wissen Was genau ist es, das diese starken Gefühle in dieser Situation in Ihnen auslöst?

MERKE
Alle negativen Gefühle Ihrem Patienten gegenüber sind eine Form der Abwertung, die sich in Ihrem Verhalten ihm gegenüber äußern wird. Wenn Sie ihn abwerten, werten Sie sich im gleichen Moment auf. Warum brauchen Sie in diesem Moment die Aufwertung?

Woran merken Sie überhaupt, dass Sie jemanden abwerten? Sie blicken auf diesen Menschen „von oben herab“, Sie machen ihn kleiner, Sie erkennen seine Eigenverantwortung nicht an, indem Sie ihm keine eigene Entwicklung zutrauen. Sie können sein Verhalten und damit ihn nicht so nehmen, wie er ist, weil Sie einen Teil von sich selbst nicht annehmen können. Sie können nicht mit ihm arbeiten, weil Sie ihn nicht wertschätzend und wertfrei annehmen und ihm keine Empathie entgegenbringen können.

Oder denken Sie, dass Sie dieses Thema bereits kennen und es schon intensiv in Ihrer eigenen Therapie bearbeitet haben? Wieso kommt das Thema wieder hoch?

Gut zu wissen Es kommt häufig vor, dass Ihnen bestimmte Themen im Leben immer und immer wieder begegnen.

Obwohl Sie das Thema bereits kennen und sich länger damit auseinandergesetzt haben, erhalten Sie erneut die Möglichkeit, sich damit aus einer anderen Perspektive und damit in einer anderen Qualität zu befassen. Je öfter und intensiver Sie sich damit beschäftigen, umso mehr kommen Sie dem Problem auf den Grund, bis es Sie schließlich irgendwann nicht mehr in negative Gegenübertragungsgefühle treibt. Wenn Sie so weit sind, haben Sie den Auslöser angenommen und ausreichend in Ihr Selbstbild integriert. Betrachten Sie es als eine Chance, einen weiteren abgespaltenen Anteil in Ihr Ganzes aufzunehmen.

THERAPEUTISCHER HINWEIS
Es ist wichtig, dass Ihnen Ihre Gegenübertragungsgefühle und Ihre eigenen Anteile in dieser Situation bewusst werden, damit Sie Ihre damit zusammenhängenden Gefühle nicht auf Ihren Patienten projizieren.

In der Supervision haben Sie ausreichend Möglichkeit, mit Ihren Gefühlen und Projektionen zu arbeiten.

16.4.3 Handlungsoptionen

Suchen Sie die Geschichte hinter der Fassade, die Ihr Patient Ihnen zeigt.

THERAPEUTISCHER HINWEIS
Versuchen Sie sich die Umstände vorzustellen, in denen dieser Mensch aufgewachsen sein muss.

Stellen Sie sich ihn als ein kleines Kind vor, das nicht bekam, was es brauchte. Das kleine Kind konnte nur nehmen, was es bekam, es wusste nicht, dass es auch anders geht. Es hat z. B. gelernt, die Schuld häufig anderen zuzuschieben, weil es sich für alles schuldig fühlte und schuldig gemacht wurde. Es beschimpfte andere, um nicht selbst beschimpft zu werden. Vielleicht hat das Kind gelernt, andere Menschen zu provozieren, um gesehen zu werden. Es denkt dabei nur an sich, denn das tat sonst niemand. Dieses Kind konnte nicht wachsen, weil es nicht genährt wurde. Und es blieb in gewissem Sinne ein Kind, das Ihnen jetzt gegenübersitzt und nicht anders kann. Das Kind weiß nicht, wie es sonst reagieren könnte, es hat ihm ja keiner beigebracht. In gewisser Weise ist es hilflos und versucht, diese Hilflosigkeit zu kaschieren.

Gut zu wissen Wenn Sie nach den Gründen für extravagantes Verhalten suchen, finden Sie meist ein kleines Kind, das seine Bedürfnisse zu befriedigen versucht.

Wie würden Sie sich einem kleinen Kind gegenüber verhalten? Würden Sie es abwerten? Oder würden Sie versuchen, ihm einen sicheren Rahmen für seine Entwicklung zu bieten, um seine Defizite nachzuholen? Was bedeutet ein sicherer Rahmen in diesem Zusammenhang? Damit ist eine Umgebung gemeint, in der man sein darf, wie man ist, und in der man auch ohne Bedingungen angenommen wird. Aber es beinhaltet auch Grenzen, die man einem Kind setzt und die es anerkennen muss.

MERKE

Das Akzeptieren von Grenzen, die konsequent gesetzt werden, ist eine wesentliche Bedingung für eine gesunde Entwicklung. Der Patient darf Kind sein, aber er darf die Grenzen, die von Ihnen gesetzt sind, nicht überschreiten, indem er Sie beleidigt, beschimpft o. Ä.

Was können Sie konkret in der Situation tun, wenn Sie merken, dass die negativen Gefühle, die Ihr Patient bei Ihnen auslöst, immer stärker werden?

Machen Sie sich zunächst bewusst, dass Sie sich in einer negativen Gegenübertragungsreaktion befinden und gerade Ihre eigene Geschichte auf den Patienten projizieren. Stellen Sie sich bildlich einen Koffer vor, in den Sie Ihre momentane Projektion hineinpacken. Sie schließen ihn, stellen ihn dann neben sich und nehmen sich vor, sich nach der Therapiestunde um Ihr eigenes Thema zu kümmern. In Ihrer Supervisionsstunde können Sie das Thema dann ausführlich besprechen.

MERKE

Es ist unerlässlich, dass Sie sich Ihre eigenen Gefühle bewusstmachen und sie anerkennen. Versuchen Sie sie auf keinen Fall zu unterdrücken oder zu überspielen, denn das hätte einen unerwünschten Effekt auf Ihren Patienten und würde ihre eigene Entwicklung bremsen.

Lassen Sie also Ihre Gefühle zu und versuchen Sie, sie anschließend in Ihrer eigenen Therapiesitzung zu bearbeiten.

In unserem Beispiel erkennt Herr B. seinen Anteil an der Situation offensichtlich nicht. Er fühlt sich hilflos wie ein kleines Kind, ist trotzig, wütend und versteht nicht, dass sein Verhalten von der Gesellschaft nicht angenommen wird. Er hat es aber nicht anders gelernt. Dies ist keine Entschuldigung oder Rechtfertigung für sein Verhalten. Es soll Ihnen nur helfen, sein Verhalten und Denken besser zu verstehen. Was braucht Herr B. jetzt? Um sich überhaupt auf eine Zusammenarbeit mit Ihnen einzulassen, muss er zunächst Vertrauen zu Ihnen fassen. Wie können Sie sein Vertrauen gewinnen? Drücken Sie Ihr Mitgefühl und Verständnis aus, ohne ihm zu widersprechen:

- „Das hört sich ja sehr frustrierend an, wenn Sie sich in dieser Sache mit Ihrer Frau nicht einigen können."
- „Das ist bestimmt sehr belastend für Sie, die Situation mit Ihrer Frau und den Kindern auf diese Art erleben zu müssen und sich so hilflos zu fühlen."

Erst wenn der Patient Vertrauen zu Ihnen gefasst hat – und das kann mehrere Sitzungen dauern – können Sie langsam beginnen, ihm sein Verhalten zu spiegeln und versuchen, auf seiner Seite Verständnis für seine Frau zu wecken:

- „Was glauben Sie, wie es Ihrer Frau damit geht, wenn Sie nicht weiß, wann Sie kommen und die Kinder besuchen? Und wie geht es Ihren Kindern damit?"
- „Stellen Sie sich vor, Ihre Frau würde mit den Kindern unangemeldet bei Ihnen auftauchen. Wie wäre das für Sie?"
- „Wie könnten Sie Ihrer Meinung nach besser mit Ihrer Frau zurechtkommen?"
- „Wir können das Verhalten Ihrer Frau und das anderer Menschen nicht beeinflussen. Nur Sie selbst können durch Ihr Verhalten an der belastenden Situation etwas ändern. Was, glauben Sie, könnten Sie ändern, damit sich das Verhältnis zu Ihrer Frau etwas entspannt?"

Es kann durchaus vorkommen, dass Ihr Patient eine so starke Projektion in Ihnen auslöst, die Sie in dem Moment nicht beiseiteschieben können. Jeder von uns hat gewisse Themen, die einen größeren Raum im Leben einnehmen; man kann sie als „Lebensthemen" bezeichnen. Es sind häufig die Patienten, die uns unsere eigenen großen Themen aufzeigen. Sie führen uns die Bereiche vor Augen, die wir lieber umgehen möchten, die aber immer wieder in unserem Leben präsent sind. Wenn Sie recht weit in der Bearbeitung Ihres eigenen Themas sind, werden Sie in der Lage sein, mit Patienten zu arbeiten, die ähnliche Probleme haben. Stehen Sie allerdings noch am Anfang und merken in der Therapiearbeit, dass die Gegenübertragung so stark ist, dass Sie in dem Moment damit nicht umgehen können, müssen Sie Ihren Patienten an einem Kollegen verweisen.

„Ich kann mir vorstellen, dass das eine sehr schwierige Situation ist, in der Sie sich im Moment befinden. Mein Kollege Herr XY hat in diesem Bereich viel Erfahrung gesammelt und arbeitet oft mit Menschen zusammen, die ähnliche Probleme haben wie Sie. Er kennt sich da sehr gut aus und kann Ihnen aufgrund seiner großen Erfahrung am besten helfen. Ich würde Sie gern an ihn weiterempfehlen."

Zusammenfassung

Wenn Sie in der Therapiearbeit eigene negative Gefühle wahrnehmen und Ihren Patienten gedanklich abwerten, liegt dies an Ihren Gegenübertragungsgefühlen. Setzen Sie sich selbst eine Grenze und sagen Sie sich: „Stopp"!

Suchen Sie das Kind im Patienten, das hinter seinem Verhalten steckt. Auf diese Weise können Sie ihm die notwendige Wertschätzung und Empathie entgegenbringen, die für seine persönliche Entwicklung entscheidend ist.

16.5 Therapieanliegen im persönlichen Umfeld des Therapeuten

FALLBEISPIEL

Sie spielen regelmäßig Tennis und sind in der Herren-40-Mannschaft Ihres Tennisclubs aktiv. Nach einem der wöchentlich stattfindenden Trainingsspiele duschen Sie gemeinsam mit Ihrem Mannschaftsführer. Nach einigem Smalltalk spricht er Sie beim Ankleiden ganz persönlich an: „Sag mal, du hast mir vor einiger Zeit doch mal erzählt, dass du nun Heilpraktiker bist und als Therapeut arbeitest. Ich habe dir ja mal von den Problemen mit meiner Frau erzählt. Seit 1 Woche sprechen wir kaum noch miteinander und gestern sagt sie im Streit, dass sie sich von mir trennen will. Es ist ihr ernst damit, und nächste Woche will sie schon mit unserem Sohn zu einer Freundin ziehen. Vielleicht hast du es beim Tennis schon gemerkt: Ich bin gerade ziemlich am Ende und weiß überhaupt nicht, was ich tun soll. Aber allein pack ich das irgendwie nicht. Können wir uns mal zusammensetzen? Ich zahl das natürlich auch, so wie jeder Patient bei dir."

16

Metaebene Versuchen Sie wahrzunehmen, welche Herzen gerade in Ihrer Brust schlagen und welches Gefühl Sie in diesem Moment haben. Wollen Sie sofort reagieren und schnell darauf antworten, oder gelingt Ihnen der Blick auf das große Ganze aus der Metaebene, um die Situation klarer zu beurteilen? Haben Sie Mitgefühl für Ihren Mannschaftskollegen, oder entwickeln Sie sogar Mitleid? Sind Sie in diesem Moment stolz, dass man Sie um Ihre professionelle Hilfe bittet? Notieren Sie zur Übung Ihre spontane Reaktion auf einem Blatt Papier.

16.5.1 Sichtweise des Patienten

Ihr Bekannter befindet sich in einer für ihn dramatischen Lebenssituation. Er scheint an seiner gegenwärtigen Lage nichts mehr ändern zu können und sieht der Entwicklung ohnmächtig zu. Er merkt selbst, dass er Hilfe braucht.

Aus welchen Gründen könnte er gerade Sie als Bekannten um Hilfe bitten?

- Er hat keine Therapieerfahrung und macht seine ersten Erfahrungen in dieser Hinsicht lieber mit jemandem, den er gut kennt, als mit einem Fremden.
- Da Sie seine Frau und die Problematik aus bisherigen Erzählungen schon etwas kennen, traut er Ihnen die schnellste Hilfe zu.
- Ihre empathische und den Menschen und ihren Problemen zugewandte Art hat er schon immer wahrgenommen, er hält Sie menschlich für bestens geeignet.
- Er war früher bereits in Therapie und hat gemerkt, dass er sich einem Fremden gegenüber nicht gern öffnet.
- Ihm ist bewusst, dass eine Therapie nicht billig ist, und glaubt, mit Ihnen einen besseren Deal als mit anderen Therapeuten aushandeln zu können.
- Er weiß, dass andere Therapeuten ihm eine längere Therapie vorschlagen, auf die er keine Lust hat. In Ihrem Fall glaubt er die Regeln selbst festlegen zu können.
- Da auch seine Frau Sie kennt und sympathisch findet, glaubt er, sie noch umstimmen zu können, wenn er ihr von Ihrem „Therapieverhältnis" erzählt.
- Er ist überzeugt, dass er einen Therapeuten, den er bereits kennt, besser „manipulieren" kann.

16.5.2 Sichtweise des Therapeuten

Da Sie schon lange ein gutes Verhältnis zu Ihrem Mannschaftskollegen haben, dürfte es Sie nicht überraschen, dass er Sie in seine privaten Probleme einweiht. Es gibt Ihnen ein gutes Gefühl, dass er sich Ihnen auch in dieser schwierigen Lage anvertraut.

Welche Gründe könnte es aus Ihrer Sicht geben, mit Ihrem Bekannten therapeutisch arbeiten zu wollen?

- Ich kenne ihn gut und schätze ihn als Menschen und Tennisfreund. Deshalb möchte ich ihm in dieser schwierigen Lage helfen.
- Ich fühle mich verpflichtet, ihm zu helfen, da ich mich durch das Spielen in derselben Mannschaft in einer Art Abhängigkeit befinde, die mir nicht bewusst ist.
- Aus einem gesellschaftlichen Aspekt heraus möchte ich dem Wunsch folgen, ich möchte mich zeigen und beweisen.
- Ich habe Sorge, als Person abgelehnt zu werden, wenn ich diesem Hilferuf nicht nachkomme.
- Da ich noch nicht viele Patienten habe, freue ich mich über jeden neuen Patienten.

All diese Gründe wird ein neutraler Therapeut nicht anführen. Und genau diese und die Gründe Ihres Bekannten, mit Ihnen arbeiten zu wollen, sind es, die einen **optimalen Therapieprozess unmöglich** machen.

Dem Therapiewunsch Ihres Bekannten ist **grundsätzlich eine klare Absage** zu erteilen. Es liegt in der Natur der psychotherapeutischen Arbeit, dass eine vorherige Bekanntschaft kontraproduktiv ist. Im Folgenden gehen wir näher auf die Gründe ein.

Gut zu wissen Grundsätzlich gilt für uns als Therapeuten: Je näher die Problematik des Patienten meinem eigenen System ist, desto größer ist die Projektionsfläche und umso größer ist die Gefahr des Scheiterns.

Durch die Bekanntschaft und das bislang gelebte Miteinander bin ich zu sehr verstrickt, um neutral und professionell arbeiten zu können. Als Therapeut wäre ich zu sehr bei mir und meinen Anliegen und Bedürfnissen und zu wenig bei dem potenziellen Patienten.

Dies wird noch deutlicher, wenn wir die einzelnen Rollen beleuchten.

Gut zu wissen Zwischen einander bekannten Personen sind Rollen grundsätzlich definiert. Entweder haben sie sich aus der Beziehung heraus (unbewusst) gestaltet, oder sie sind in einer sozialen Struktur vorgegeben und den Betroffenen bewusst.

Die von Ihrem Bekannten gewünschte Therapiearbeit würde bedeuten, dass er seine Rolle komplett verändert. Er würde aus der Rolle des Mannschaftskollegen treten und sich in die Patientenrolle begeben, in der er sich in allen Belangen öffnet. Plötzlich hätte er das Gefühl, dass Sie in seinem Leben viel zu intim auftreten. Dieses Gefühl wird ihm in der Situation nicht bewusst sein, aber es führt dazu, dass er nicht bereit ist, sich weiter zu öffnen. Jeder Therapieprozess lebt aber davon, dass der Patient sich öffnet und fallenlassen kann, um seine Emotionen wahrzunehmen.

Im Rapport und mithilfe der Fragen und Führung des Therapeuten beginnt der Patient normalerweise, seine Rollen mehr und mehr kennenzulernen und zu hinterfragen. Der Therapeut hat die Aufgabe, auch unbequem zu sein. Ein guter Bekannter würde darauf verstört reagieren und denken: „Was ist denn nun los? Wie kann er mir jetzt solche Fragen stellen?!"

THERAPEUTISCHER HINWEIS

Es ist wichtig, dass Sie in dieser Situation eine Rollenklärung vornehmen. Sie müssen Ihre Rolle in dieser Situation kennen und definieren und sie durch die Erklärung auch bewusst machen.

In der Situation mit Ihrem Bekannten geht es um ein grundsätzliches Thema: Zu **lernen, Grenzen zu setzen,** indem ich lerne, Nein zu sagen, **ohne ein Defizit zu spüren.**

Metaebene Welche eigenen Erfahrungen haben Sie mit dem Thema „Grenzen setzen"? Wie gut funktioniert dies im Privatleben und in Ihrer bisherigen Therapiearbeit? Welches Gefühl löst es aus, wenn Sie sich trauen, eine Grenze zu setzen? Spüren Sie den Drang, es zu entschuldigen, erklären zu wollen? Sind Sie sich beim Ziehen von Grenzen unsicher, so nehmen Sie dieses große Thema mit in die Supervision und in ihre Eigentherapie.

Je näher uns jemand steht und je mehr wir spüren, dass wir gebraucht werden, desto schwerer fällt es uns naturgemäß, nein zu sagen.

Können Sie in der vorliegenden Situation **„Nein" sagen** und weiterhin ein **gutes und sicheres Gefühl** in der Beziehung zu Ihrem Bekannten haben?

- **Mein Es reagiert hier in folgendem Sinne:** Sicherheit, Freundschaft und Beziehung sind mir wichtig und fühlen sich gut an. Der Tennisfreund liegt mir als Mensch, er ist nah an mir dran und gehört zu meiner erweiterten Sippe und damit zu meinem System.
- **Das Über-Ich sagt aus der Kenntnis des Systems, der Wissenschaft und der Psychotherapie:** Nein, stopp, das geht nicht, das kannst du nicht machen!

MERKE

In einer solchen Situation entsteht ein Konflikt zwischen Ihrem Es und dem Über-Ich. Es besteht die Gefahr, dass Differenziertheit aufgrund starker Emotionalität unmöglich gemacht wird.

Gut zu wissen Ihr Bekannter mag es zunächst anders beurteilen. Aber eine klare Rollendefinition und ein Nein sind in seinem Interesse.

Wo aber liegen die Grenzen? Bis zu welchem Grad kann ich mit jemandem bekannt sein, um mit ihm noch therapeutisch arbeiten zu können?

Aufgrund der oben aufgeführten Gründe sollte die therapeutische Arbeit in der Familie, im Freundeskreis, im beruflichen Umfeld oder mit Menschen, mit denen man Freizeit teilt, ausgeschlossen werden.

Und im weiteren Umfeld?

Die beste Formel lautet hier: **Jemand sollte mir fremd sein.** Als Regel könnte es auch so formuliert werden: Jemand aus dem weiteren Bekanntenkreis meiner Familie oder meiner Freunde und Bekannten kommt als Patient dann in Betracht, wenn ich ihn bislang auf keiner privaten Geburtstagsfeier oder unter anderen privaten Umständen gesehen habe.

MERKE

Das effektivste und förderlichste Arbeiten im Sinne des Patienten und des Therapeuten ist dann möglich, wenn **bis auf den Rapport** in der Sitzung und evtl. die Beziehung zum überweisenden Arzt **keine Verbindung zwischen Patient und Therapeut** besteht.

THERAPEUTISCHER HINWEIS

Grundsätzlich gilt: Je näher das Bekanntschaftsverhältnis zu einem Patienten ist, desto besser muss ich als Therapeut in Beziehung mit mir selbst sein und meine eigenen Themen geklärt haben und desto mehr ist Supervision gefragt.

Je besser Ihr Bekannter weiß, was therapeutisches Arbeiten bedeutet – also die grundlegende Öffnung dem Therapeuten gegenüber, das Erreichen und die Spiegelung von Widerständen sowie das Wahrnehmen und Spüren der eigenen Emotionen – umso eher wird er von dem Wunsch, eine Therapie bei Ihnen zu machen, absehen.

16.5.3 Handlungsoptionen

In der Regel muss die Antwort also Nein! lauten. **Allerdings betrifft dieses Nein nur eine mögliche Therapiebeziehung.** Aufgrund meiner therapeutischen Ausbildung, meines Wissens um emotionale Prozesse in Beziehungen und Konflikten und aufgrund meiner differenzierten Sichtweise kann ich einem guten Bekannten natürlich einen Rat geben oder ihm als guter Freund zuhören. Wie kann ich dies meinem Tennisfreund mit der nötigen Empathie mitteilen?

„Ich kann deine Situation sehr gut nachvollziehen. Das fühlt sich sicherlich schlimm an. Ich bin froh, dass wir ein solch gutes Vertrauensverhältnis haben und du mich in dieser Situation einweihst. Eine therapeutische Arbeit zwischen uns beiden würde dir jetzt allerdings nicht guttun, denn für einen therapeutischen Prozess ist es wichtig, dass sich Patient und Therapeut nicht bereits kennen. Wir können aber gern als Freunde darüber sprechen."

Wichtig ist, dass ich hier nicht aus der Rolle des Tennisfreundes heraustrete und mich plötzlich in einem therapeutischen Gespräch wiederfinde. Aber es spricht nichts dagegen, meinem Bekannten meine **Sichtweise als Freund** mitzuteilen, ihm ein therapeutisches Verfahren und evtl. einen **Therapeuten zu empfehlen** und ihn zu motivieren, sich auch einem ihm unbekannten Therapeuten anzuvertrauen. Ich kann ihm die Brücke zu einem Kollegen oder zu einem bestimmten Seminarangebot bauen und übernehme dadurch eine eher moderierende Funktion.

- „So wie ich dich, aber auch eure Beziehungsprobleme momentan einschätze, halte ich deinen Wunsch nach einer Therapie in diesem Moment für eine gute Idee. Wenn du möchtest, kann ich dir bzw. euch alternative Wege aufzeigen, was du nun für dich bzw. euch tun kannst. Ich kann dir auch einen Kollegen empfehlen, bei dem du in deiner schwierigen Situation gut aufgehoben bist."
- „Aus meiner Erfahrung kann ich sagen, dass es sich auf jeden Fall lohnt, jemanden auf die Situation schauen zu lassen, der nicht involviert ist und der dadurch in der Lage ist, dir dein Verhalten und deine Emotionen unvoreingenommen zu spiegeln, um mittelfristig eine Verbesserung der Situation zu erreichen."
- „In dieser aufgeheizten, sehr emotionalen Situation macht es großen Sinn, dass ihr euch einem Therapeuten anvertraut. Gerade weil ihr ein gemeinsames Kind habt, lohnt es sich wirklich, noch einmal mit professioneller Hilfe in Ruhe auf die Situation zu schauen. Vielleicht ist deine Frau dazu auch bereit, wenn du den ersten Schritt gemacht hast."

Auf diese Weise kann ich ihm behilflich sein, ohne eine Grenze zu überschreiten. Wenn ich ihm die Gründe für mein „Nein" klar und authentisch mitteile, wird er meine professionelle Einstellung mit Sicherheit schätzen und sich freuen, dass ich mir die Zeit nehme, ihm Empfehlungen zu geben.

Geht es Ihrem Freund so schlecht, dass Sie befürchten, er könnte **suizidale Gedanken** entwickeln, so sprechen Sie Ihn darauf an und empfehlen ihm, ggf. einen Psychiater zu kontaktieren, oder nennen ihm einen. Weisen Sie darauf hin, dass diese Gedanken in solchen Situationen häufig vorkommen, sich die emotionale Situation aber im Laufe der Zeit auch bei ihm wieder entspannen wird.

Da Heilpraktiker für Psychotherapie häufig auch als **Coach** ausgebildet sind, stellt sich für die Coaching-Arbeit natürlich dieselbe Frage einer optimalen Distanz zwischen Coachee und Coach. Auch für ein professionelles Coaching sollte eine ähnliche Distanz wie im therapeutischen Arbeiten herrschen. Da sich die Coaching-Methoden jedoch sehr unterscheiden und grundsätzlich eine direktive Herangehensweise ermöglichen, lassen sich die Grenzen einer möglichen Zusammenarbeit nicht ganz so klar beschreiben. Ebenso wie in der Therapie ist eine erfolgreiche Arbeit auch nur dann möglich, wenn die **Rollen klar definiert** und gelebt werden können.

Zusammenfassung

Grundsätzlich sollten Sie nicht mit einem Ihnen bekannten Menschen therapeutisch arbeiten. Die Projektions- und Gegenübertragungsmechanismen würden in dem Fall sehr schnell greifen und die für den Therapieprozess wichtige Rollenverteilung unmöglich machen. Nutzen Sie Ihr Wissen und den guten Zugang zu Ihrem Bekannten aber, um ihm als Freund den einen oder anderen Tipp zu geben, was er in dieser Situation am besten tun kann.

16.6 Der Therapeut verliebt sich in den Patienten

FALLBEISPIEL

Sie kennen Frau A. bereits seit sieben Therapiesitzungen. Sie kam vor einigen Wochen zu Ihnen, weil sie sich seit der Trennung von ihrem Mann häufig mit ihren beiden Kindern überfordert fühlt und unsicher ist, ob sie unter diesen Voraussetzungen weiterhin ganztags arbeiten sollte. Seit einiger Zeit sieht sie auch keinen inhaltlichen Sinn mehr in ihrer Arbeit.

Bereits in der ersten Sitzung haben Sie gespürt, dass Sie Frau A. sehr attraktiv finden. Seit der vorletzten Therapiestunde spüren Sie allerdings, dass es nicht nur die äußere Erscheinung ist, von der Sie sich angezogen fühlen. Durch die Therapiegespräche gewinnen Sie mehr und mehr den Eindruck, dass Frau A. eine ähnliche Einstellung zu wichtigen Lebensfragen hat wie Sie selbst. Sie spüren eine große Anziehung und die Lust, einmal ganz privat mit ihr zu sprechen.

Metaebene Haben Sie den Eindruck, dass Sie in der momentanen Situation überhaupt noch mit der nötigen therapeutischen Distanz arbeiten können? Was fällt Ihnen auf, wenn Sie die Situation aus der Metaebene betrachten? Was unterscheidet den Rapport zu Frau A. vom Rapport mit anderen Patienten?

16.6.1 Sichtweise des Patienten

Es klingt ähnlich, aber ein Verliebtsein des Therapeuten hat völlig andere Auswirkungen als das Verliebtsein des Patienten (vgl. ➤ Kap. 15.14). Denn wenn sich der Patient in den Therapeuten verliebt, kann der Therapeut dies – die weitere Bereitschaft des Patienten zur Zusammenarbeit vorausgesetzt – sehr gut nutzen und diese Offenbarung des Patienten als Schatz für die weitere Therapiearbeit und Entwicklung des Patienten betrachten. Verliebt sich dagegen der Therapeut, so geht es erst einmal um ein Hindernis für die momentane Arbeit, denn der Prozess des Patienten ist dadurch gefährdet.

MERKE

Ein Therapieprozess kann nur gelingen, wenn der Patient den Therapeuten auch in seiner Rolle als professionellen Therapeuten wahrnimmt. Die Privatperson des Therapeuten sollte möglichst außen vor bleiben.

Unabhängig davon, ob sich Patient und Therapeut zufällig im privaten Umfeld treffen (➤ Kap. 16.7) oder ob ein Verliebtsein im Mittelpunkt steht, gilt:

MERKE

Der Therapeut ist dafür verantwortlich, dem Patienten so wenig Privates wie möglich zu offenbaren, weil die Projektionsfläche des Patienten dadurch eingeschränkt würde.

Auch wenn der Patient nichts vom Therapeuten über dessen Zuneigung erfährt, wird er sie sicherlich spüren. Das kann ihm bewusst sein oder auch nicht. Auf jeden Fall wird es ihn in seinem Therapieprozess behindern und davon ablenken.

Würde der Therapeut seine Gefühle sogar offenbaren, wirken so viele Fragen und Emotionen auf einmal auf den Patienten ein, dass er Schwierigkeiten hat, sie zu differenzieren und auseinanderzuhalten. Er hat dann große Probleme, einen stimmigen Zugang zu seiner eigenen Emotionalität zu finden. Die Offenbarung und die damit verbundenen Gefühle sind so stark, dass sie ihn mitreißen. Vergleichen Sie es mit folgender Situation: Ein Pop-Idol sagt einem seiner Fans, einem Teenager, dass es in ihn verliebt ist. Der Teenager wäre überwältigt und völlig aufgelöst und kaum noch in der Lage, sich selbst zu spüren.

16.6.2 Sichtweise des Therapeuten

Es ist ganz natürlich und menschlich, dass ein Patient, der dem „Beuteschema" des Therapeuten entspricht, eine Reaktion im Therapeuten auslöst und dass sich der Therapeut vom Patienten und der therapeutischen Situation angezogen fühlt und sich vielleicht sogar in ihn verliebt.

Es ist allerdings wichtig, dass Sie sich jederzeit der Verantwortung bewusst sind, die Sie für den therapeutischen Prozess Ihres Patienten tragen. Das betrifft zum einen den Umgang mit der Situation und natürlich die Frage danach, was möglich ist und was nicht.

MERKE
Ein Therapeut geht aus ethischen Gründen unter keinen Umständen eine Beziehung mit einem Patienten ein!

Der Therapeut sollte sich auf keinen Fall aus dem eigenen Bedürfnis heraus – also aus Egoismus – von seinem Trieb in dem Prozess mit dem Patienten steuern lassen. Denn ähnlich wie beim Lehrer-Schüler-Verhältnis besteht im therapeutischen Setting eine Abhängigkeit des Patienten vom Therapeuten, und zwar bis zu dem Moment und darüber hinaus, in dem sich der Patient löst und gegen Therapieende vom Therapeuten verabschiedet.

Metaebene Der Therapeut ist jetzt in der Reflexion und Eigenbetrachtung sehr gefragt: Wie dominant steuern ihn sein Trieb, seine Bedürfnisse und sein Verstand in diesem Prozess?

Der Therapeut sollte in der Lage sein, diese Situation zu steuern – wie ein Kapitän, der sein Schiff durch eine Unwetterfront steuern muss, die nur eine Phase der Reise darstellt.

Gut zu wissen Sehr häufig hat eine solche Phase auch mit der aktuellen Lebenssituation des Therapeuten zu tun, indem er sich selbst in seinem Defizit als unbefriedigt erlebt.

Wenn beim Therapeuten diesbezüglich ein Defizit vorhanden ist, besteht die große Gefahr, dass er etwas von diesem privaten Defizit in den therapeutischen Prozess mit seinem Patienten verschiebt. In einer solchen Situation ist eine Supervision unerlässlich.

Vielleicht ist der Therapeut selbst nicht in der Lage, hier eine Entscheidung zu treffen, sodass ggf. der Supervisor darauf hinweist, dass der Therapieprozess beendet werden muss.

THERAPEUTISCHER HINWEIS
Zuallererst geht es um das Wohl des Patienten. Daher muss der Therapeut auch hier abwägen, was die beste Handlungsalternative ist. Denn auch ein Therapieabbruch wird nicht zum Wohle des Patienten sein.

Der Therapeut sollte in der Selbstbetrachtung und Supervision einschätzen, wie schwer das „Unwetter" ist und ob er sich vorstellen kann, dass diese Phase zeitlich begrenzt ist. Natürlich handelt es sich hier um eine Gratwanderung für den Therapeuten, die er auf keinen Fall allein bewältigen kann. Der Supervisor wird hier zu einer Art Kompass für den Therapeuten. Er hat die Aufgabe, den Therapeuten mit seinem Patienten durch dieses „Unwetter" zu begleiten.

THERAPEUTISCHER HINWEIS
Ein Therapieabbruch sollte nur dann erfolgen, wenn der Therapeut das Gefühl hat, dass er den Prozess auch mithilfe des Supervisors nicht mehr steuern kann.

Wenn die Gefühle des Therapeuten nur dosiert in den Prozess einfließen und ihn nicht dominieren, kann sich die Situation auflösen und der Prozess aus Sicht des Therapeuten normal weitergehen. Seine eigenen Anteile sollte er dafür aber klären.

Metaebene Betrachten Sie es aus der Metaebene: Ist der gegenwärtige Therapieprozess mit dem Prozess anderer Patienten vergleichbar? Kann ich gegenüber dem Patienten die nötige Neutralität und Distanz wahren?

16.6.3 Handlungsoptionen

THERAPEUTISCHER HINWEIS
Bei der Abwägung der Handlungsoptionen sollten Sie berücksichtigen, zu welcher Zeit im Prozess diese Situation entstanden ist und welche Entwicklung der Patient bereits vollzogen hat.

Wir sind der Auffassung, dass das Verliebtsein des Therapeuten nicht in der Therapie thematisiert werden sollte. Stellen Sie sich an dieser Stelle die Frage, was es beim Patienten auslöst, wenn er von Ihnen hört: „Ich bin in Sie verliebt!". Während man ein Verliebtsein des Patienten als Stoff betrachtet, mit dem man arbeitet, ist die Situation im umgekehrten Fall aus den Gegenübertragungsgefühlen des Therapeuten heraus entstanden. Hier hat nur der Therapeut etwas zu verarbeiten und gerade weil es sein „Sturm" oder „Unwetter" ist, trägt er die Verantwortung, diese schwierige Situation für seinen Patienten zu meistern und im besten Fall einen für den Patienten schädlichen und schmerzhaften Therapieabbruch unter Supervision zu verhindern.

Merkt der Therapeut allerdings, dass ihn seine Gefühle auch nach Reflexion und Supervision langfristig dominieren und er den Therapieprozess nicht mehr zum Wohle des Patienten steuern kann, muss er die Therapie abbrechen. Um nicht den weiteren Entwicklungsprozess des Patienten zu stören, sollte der konkrete Grund des Abbruchs nicht genannt werden:

16

„Ich bin im Moment in einer beruflich und privat herausfordernden Situation, in der ich Raum für mich selbst benötige. Und deshalb ist es mir im Moment nicht möglich, unseren gemeinsamen Prozess weiter zu begleiten."

Um den möglichen Schaden für den Patienten so gering wie möglich zu halten, sollten Sie versuchen, alles Weitere für ihn in die Wege zu leiten, sodass er seinen Entwicklungsprozess an anderer Stelle fortführen kann.

„Ich habe mich darum gekümmert, dass es für Sie weitergehen kann. Es gibt zwei Kollegen, die an dieser Stelle gut übernehmen und den Prozess weiterführen könnten."

16

Zur Sorgfaltspflicht des Therapeuten gehört es an dieser Stelle, eine möglichst gute Übergabe zu gestalten. Es spricht nichts dagegen, dem Kollegen den Grund für den Abbruch mitzuteilen. Gleichzeitig sollten Sie als Therapeut einen geordneten Prozess des Loslassens und Verabschiedens einleiten, in dem Sie dem Patienten das bislang Erreichte spiegeln und auf den Abschied und damit verbundene Gefühle aufseiten des Patienten eingehen.

Gut zu wissen Den Therapieabbruch sollte der Therapeut nun allerdings keineswegs zum Anlass nehmen, sich dem Patienten gleich anzunähern, ihm seine Gefühle zu offenbaren oder sogar eine Beziehung zu beginnen.

Auch nach Therapieabbruch trägt der Therapeut noch die Verantwortung für das Wohl des Patienten. Mit dem zeitlichen Abstand von einigen Monaten kann sich das ändern. Er sollte bis dahin den Eindruck haben, dass der Patient genügend Zeit zur Weiterreifung hatte und auch auf seiner Seite genügend Selbstklärung geschehen ist, sodass er als Privatperson Kontakt zum Patienten aufnehmen kann. Hier spielt die angewandte Therapiemethode natürlich auch eine Rolle; ein Psychoanalytiker wird diese Situation mit Sicherheit anders bewerten und eher die Auffassung vertreten, dass es auch später keinen Kontakt geben sollte.

Zusammenfassung

Empfinden Sie für einen Patienten Gefühle, die über die therapeutische Empathie hinausgehen, sollten Sie bald reagieren. Denn der Verlust Ihrer therapeutischen Distanz, aber auch ein Therapieabbruch wird sich negativ auf den Entwicklungsprozess Ihres Patienten auswirken. Mithilfe der Supervision können Sie dieses Thema für sich klären und den weiteren, verantwortlichen Weg planen.

16.7 Zufällige Begegnung mit Patienten im Privatleben

FALLBEISPIEL

Es ist Samstagabend, und Sie gehen mit Ihrem Partner auf die Geburtstagparty eines gemeinsamen Freundes. Am Buffet spricht Sie plötzlich jemand von hinten an: „Hallo! Na, das hätte ich ja nicht erwartet, dass wir uns hier treffen. Kennen Sie das Geburtstagskind, oder wie kommen Sie hierher?" Ihr Patient selbst begleitet eine gute Bekannte, die den Gastgeber schon seit Kindertagen kennt.

Metaebene Sie sind verdutzt? Wie groß ist Ihre Freude, Ihren Patienten hier zu treffen? Sehen Sie in diesem Moment eine Gefahr für Ihr therapeutisches Verhältnis? Was beobachten Sie, wenn Sie die Reaktion Ihres Patienten und Ihre eigene aus der Metaebene betrachten? Denken Sie sofort an Ihre therapeutische Rolle? Wissen Sie bereits, was nun aus professioneller Sicht am klügsten wäre?

16.7.1 Sichtweise des Patienten

Eine solche Situation ist sehr typisch und kommt immer wieder vor. Es wird Patienten geben, die nicht nur in derselben Stadt oder im selben Ort, sondern im selben Viertel wie Sie leben. **Daher kann es die verschiedensten Gründe geben, warum Sie und Ihr Patient privat zusammentreffen:**

- In der Theaterpause kommt Ihr Patient an der Bar auf Sie zu.
- Sie treffen Ihren Patienten im Schwimmbad oder an einem See.
- In der Supermarktschlange steht er plötzlich hinter Ihnen.
- Sie sitzen im Restaurant, als Ihr Patient auf Sie zukommt.
- Im Wartezimmer Ihres Arztes tritt Ihr Patient plötzlich ein.
- Sie stehen vor dem Seelöwenbecken im Zoo, als sich Ihr Patient nähert.
- Sie sind auf einer privaten Party, als plötzlich Ihr Patient vor Ihnen steht.

Je nach Persönlichkeit und Gemütsverfassung Ihres Patienten und abhängig vom gegenwärtigen Therapieprozess können seine Reaktionen auf dieses Zusammentreffen sehr unterschiedlich ausfallen:

- Es ist möglich, dass er freudig und aufgeregt auf Sie zukommt. Er freut sich, endlich mal etwas Privates von dem Menschen zu erfahren, der so viel über ihn weiß.
- Vielleicht ist er aber erschrocken und schämt sich, Sie privat zu treffen. Er hat Angst, dass andere mitbekommen, woher Sie sich kennen.
- Ihr Patient möchte zeigen, dass er sich auf dem sozialen Parkett sicher bewegt und stellt Ihnen schnell weitere Personen vor.
- Er beobachtet Sie neugierig, möchte sich aber zunächst nicht nähern und wartet auf Ihren ersten Schritt.

Ganz egal, wie die Therapeutin in der Situation reagiert: Dem Patienten würde sich unbewusst sofort eine Reihe von Projektionen bieten, die in Gefühle der Hoffnung, aber auch in Zweifel bis hin zu Selbstzweifeln münden können:

- Warum grüßt sie mich nicht, habe ich etwas falsch gemacht?
- Lehnt sie mich als Privatmensch ab?
- Komisch, sie sieht mich, grüßt auch und kommt nicht einmal rüber.
- Warum verschwindet sie nun von der Party? Ist es ihr peinlich, mich hier zu treffen?
- Sie war aber extrem kurz angebunden, dabei hätte man sich hier einmal richtig kennenlernen können.
- Toll, dass sie hier mit mir gesprochen hat. Vielleicht findet sie mich privat ja auch interessant!

16.7.2 Sichtweise des Therapeuten

Wie in ➤ Kap. 15.12 beschrieben, sind private Beziehungen – gleich welcher Art – zwischen Therapeut und Patient zu unterlassen. Gemäß Abstinenzgebot trifft dies auch auf Personen zu, die dem Patienten nahestehen. Ein zufälliges Treffen zwischen Patient und Therapeut kann damit natürlich nicht ausgeschlossen werden – es kann sich jederzeit ereignen. Für den Therapeuten ist es daher wichtig, auf einen solchen Zufall vorbereitet zu sein, um eine klare und authentische Reaktion zeigen zu können.

Gut zu wissen Durch die gemeinsame Arbeit haben sich Intimität und Vertrauen aufgebaut; die Rollenverteilung allerdings ist während der Therapie zu jeder Zeit klar.

In der Partysituation tritt die Therapeutin als Mensch dem Patienten als Mensch in zwei unterschiedlichen Rollen gegenüber: als Therapeutin und als Privatmensch. Die Gefahr ist nun groß, dass man sich miteinander verstrickt.

Gut zu wissen Weil die Therapeutin bzw. der Therapeut häufig das Ideal verkörpert, zu dem der Patient aufblickt, entsteht eine ganz neue Form der Anziehung. Plötzlich steht hier die ideale Frau, der ideale Mann vor dem Patienten.

Auf der anderen Seite kennt die Therapeutin ihren Patienten mit all seiner Intimität nur aus dem geschützten Raum, immer in der Wahrnehmung als Patient. Durch das Wegfallen des geschützten Raums können nun auch bei der Therapeutin Gefühle des Hingezogen-, Angezogen-Seins entstehen. Sie sieht nicht mehr den Patienten, der Unterstützung sucht, sondern jemanden, der voll im Leben steht. Plötzlich erscheint der Patient viel attraktiver als bislang, er wird aufgewertet. Viele Therapeuten unterliegen dem Schema des „Sich kümmern" oder „Helfen" – Wollens in Bezug auf andere Menschen, das sich hier ins Private übertragen kann.

Gut zu wissen Durch die sehr intime Arbeit sind häufig sexuelle Energien im Therapiekontext anzutreffen.

Die Empfindungen der Therapeutin können aber auch in eine andere Richtung gehen, sie denkt: „Jetzt bin ich aber frustriert, der hat weniger Charisma, als ich mir vorgestellt habe" und wird den Patienten abwerten.

THERAPEUTISCHER HINWEIS

Da das alte Rollenverhältnis Patient–Therapeut in der zufälligen privaten Situation nicht mehr gegeben ist, müssen Sie als Therapeut alles tun, damit sich das neue Rollenverhältnis nicht verfestigt. Das erreichen Sie, wenn Sie so wenig wie möglich in die private Beziehung gehen oder dies auch nur signalisieren.

In der beschriebenen Situation ist die Therapeutin ebenso wenig geschützt wie der Patient. Umso erfahrener sie ist, desto besser weiß sie, dass sie sich für das Wohl beider Personen sorgen muss. So wie Eltern für ihre Kinder verantwortlich sind und haften, muss die Therapeutin hier für Ihren Patienten Verantwortung übernehmen.

Gut zu wissen Der „geschützte Raum" der Therapie ermöglicht es nicht nur dem Patienten, sich zu öffnen, sondern schützt gleichzeitig den Therapeuten und bietet ihm die Möglichkeit der Abgrenzung vom Patienten. Verliebt sich ein Patient in eine Therapeutin, so wird sie sich außerhalb dieses Raums im Privaten nicht mehr souverän und gelassen verhalten können.

Der Therapeutin kann es passieren, dass sie sich aus einer Gegenübertragung heraus in ihrer Emotionalität verstrickt. Sie wird dann nicht mehr klar genug denken bzw. kongruent und authentisch handeln können. Für einen solchen Fall sei an die Abstinenzregel erinnert.

Metaebene Beantworten Sie die folgenden Fragen für sich:
- Wie steht es um Ihre eigene Bedürftigkeit?
- Sind Sie als Mensch und Therapeut gut genährt oder fühlen Sie sich aus einem Defizit heraus zu Ihrem Patienten hingezogen?
- Wie sehr brauchen Sie den Patienten, damit es Ihnen gutgeht?
- Wie gut gelingt es Ihnen im Leben, Grenzen zu setzen?
- Wie wichtig ist Ihnen die Bewertung des Patienten?
- Wie gut können Sie mit Frustration umgehen?

Je nachdem wie weit der Therapeut seine eigenen Themen bearbeitet hat, wird er sich in dieser Situation mehr oder weniger authentisch verhalten. Falls Sie in diesem Bereich noch offene Themen haben, sollten Sie sie in der Eigentherapie oder im Supervisionsprozess angehen, um hier angemessen reagieren zu können.

Gleichzeitig bietet sich der Therapeutin die Möglichkeit, das Zufallstreffen mit allen beim Patienten aufkommenden Gefühlen und Gedanken therapeutisch zu nutzen.

16.7.3 Handlungsoptionen

Die professionelle Reaktion der Therapeutin hängt sehr davon ab, nach welchem therapeutischen Verfahren sie mit dem Patienten arbeitet, denn die verschiedenen Therapieschule sehen hier unterschiedliche Vorgehensweisen vor:
- Eine **Psychoanalytikerin** würde sofort den Raum verlassen und sich im übergeordneten Sinn evtl. fragen, ob die gemeinsame Arbeit noch weitergehen kann. Schließlich weiß der Patient durch das Umfeld nun wahrscheinlich bereits zu viel Privates

von seiner Therapeutin. Die Analytikerin würde vielleicht einmal kurz nicken und die Party verlassen.

THERAPEUTISCHER HINWEIS

Für die Therapeutin geht es darum, empathisch und gleichzeitig authentisch die Nein-Grenze zu setzen.

- Die **Verhaltenstherapeutin** würde den Kontakt zwar zulassen, allerdings nicht weiter in Beziehung gehen und sich bestenfalls nur sehr kurz mit ihrem Patienten unterhalten:

„Hallo! Lassen Sie uns beim nächsten Mal in der Sitzung darüber sprechen, ja?"

THERAPEUTISCHER HINWEIS

Ein solcher Fall stellt sich individuell und situativ jedes Mal anders dar. Deshalb lassen sich auch nur schwer allgemeingültige Ansprachen formulieren. Versuchen Sie, das folgende Bild zu transportieren: „Ich reiche die Hand, und in der Hand steckt das Zur-Kenntnis-Nehmen, das Begrüßen und gleichzeitig das Verabschieden."

- Die **humanistisch-erlebnisorientierte Therapeutin** würde versuchen, dieses Zusammentreffen wie ein therapeutisches Setting zu betrachten und ebenfalls nicht privat reagieren. Sie würde nur so weit in (die therapeutische) Beziehung gehen, wie es dem therapeutischen Prozess entspricht. Wenn die Veranstaltung so übersichtlich ist, dass man sich weiterhin sehen oder aufeinandertreffen würde, ist die Therapeutin gut beraten, wenn sie sich bereits nach ½ Glas Wein von der Party verabschiedet:

„Hallo, jetzt bin ich aber überrascht. Ich wünsche Ihnen noch einen schönen Abend, bis nächste Woche!"
Zum Gastgeber:
„Bitte lass mir noch ein Stück Kuchen übrig, denn morgen sehen wir uns. Ich muss mich jetzt verabschieden, da auch ein Patient hier ist."

Wenn Sie die klare Haltung haben, dass der Therapieprozess einen großen eigenen Wert darstellt, den es zu schützen gilt, wird Ihnen dieses Vorgehen nicht schwerfallen. Wenn das Fest groß genug ist, sodass man sich aus dem Weg gehen kann, ist folgende Reaktion angemessen:

- „Hallo, ich wünsche Ihnen einen schönen Abend!" Anschließend gibt sie ihrem Patienten zum Abschied die Hand und bewegt sich zu einem anderen Teil der Party.
- „Hallo! Da bin ich aber überrascht, Sie hier zu sehen! Aber Sie verstehen sicher, dass wir den Rest des Abends nicht zusammen verbringen können. Ich wünsche uns beiden noch einen schönen Abend. Bis nächste Woche!"

Anschließend wäre beiden klar, dass jeder die Party auf seine Art und Weise weiterhin besucht, allerdings ohne einen weiteren Wortwechsel.

Gut zu wissen Je erfahrener die Therapeutin ist und je besser sie sich selbst in ihren unterschiedlichen Rollen als Therapeutin und Privatperson kennt, desto authentischer und professioneller wird ihre Reaktion ausfallen.

Mit ihrem klaren Verhalten zeigt die Therapeutin, dass beide eine professionelle Beziehung unterhalten. Denn selbst wenn man sich im privaten Rahmen zufällig trifft, gilt es verantwortlich zu handeln. Vermeiden Sie Sätze, die das Private zwischen Ihnen und Ihrem Patienten fördern, anstatt es zu unterbinden.

„Ach, das ist ja lustig, dass Sie auch hier sind! Wen kennen Sie denn hier?"

Wenn der Patient neugierig und offensiv reagiert, indem er sagt: „Das ist ja lustig, dass wir uns hier treffen. Woher kennen Sie den Matthias eigentlich?", so bleiben Sie neutral:

„Das darf mein Geheimnis bleiben."

Oder Ihr Patient sagt: „Ich habe übrigens nochmal nachgedacht, da ist mir jetzt etwas gekommen, womit ich gar nicht bis zur nächsten Therapiestunde warten kann …".

„Das muss leider bis nächste Woche warten!"

THERAPEUTISCHER HINWEIS

Nutzen Sie die ungeplante private Situation mit all ihren Projektionen für die nächste Therapiesitzung mit Ihrem Patienten!

Wenn Sie die Situation in der Sitzung aufgreifen, laufen Sie nicht Gefahr, das Treffen totzuschweigen, und können je nach Gesprächstiefe auf der Party auf verschiedene therapeutische Anknüpfungspunkte zurückgreifen.

- „Wir haben uns neulich gesehen. Wie war das Treffen für Sie eigentlich?"
- „Was haben Sie neben Überraschung noch gespürt?"

Gehen Sie gleichzeitig auf die Grenzen ein, die Sie auf der Party gesetzt haben:

- „Das ist mir unsere Form der Beziehung wert!"
- „Sie haben ja mitbekommen, dass der Gastgeber ein sehr guter Freund von mir ist – das ist meine Privatbeziehung. Und damit unsere professionelle Beziehung funktioniert, bin ich gegangen."

MERKE

Es ist wichtig, dass Sie jederzeit Verantwortung für Ihr Verhalten übernehmen und die von Ihnen gesetzten Grenzen nicht auf Gesetze oder die Abstinenzregel schieben. Wenn Ihr Patient merkt, dass Sie aus Ihrer Haltung heraus gehandelt haben, wird er die gesetzten Grenzen akzeptieren.

Zusammenfassung

Situationen wie in diesem Fall bergen stets die Gefahr, sich als Therapeut nicht optimal zu verhalten. Wenn Sie immer versuchen, im Sinne des Patienten verantwortlich zu handeln, schützen Sie sich auch als Therapeut vor zu viel Verstrickung mit Ihren Patienten. Nehmen Sie aufkommende Themen in Ihre Supervision und nutzen Sie die Projektionen Ihres Patienten für die nächste Sitzung.

16.8 Ungünstige Therapiebedingungen

Verschiedene ungünstige Voraussetzungen können die konkrete Therapiestunde oder den Prozess negativ beeinflussen. Das betrifft spezielle Bedingungen aufseiten des Therapeuten wie auch auf Patientenseite. Im Folgenden gehen wir auf das Beispiel einer Patientin ein. Anschließend beschreiben wir weitere mögliche Fälle von ungünstigen Voraussetzungen auf beiden Seiten und die Lösungsansätze.

FALLBEISPIEL

Frau H. kommt heute zur dritten Sitzung zu Ihnen in die Gesprächstherapie. Sie leidet unter verschiedenen somatoformen Störungen und hat große Schwierigkeiten, ihre Gefühle auszudrücken. Außerdem nehmen Sie wahr, dass sie recht ängstlich ist. Ihr Hausarzt hat ihr vor einiger Zeit dazu geraten, endlich psychotherapeutische Hilfe in Anspruch zu nehmen. „Ich bin ja grundsätzlich recht selbstständig, aber ich merke, dass ich überhaupt kein eigenes Leben mehr führen kann. Mein Mann entscheidet alles, und sobald ich mal anderer Meinung bin oder mich blöd verhalte, rastet er aus und schreit mich an. Oft hat er mich dann auch schon geschlagen. Er setzt mich unter solchen Druck, dass ich mich nicht mehr traue, eigene Dinge zu machen. Trennen will und kann ich mich aber nicht von ihm, wir sind auch schon so lange zusammen. Ich weiß nicht, was ich tun soll. Deshalb brauche ich Ihre Hilfe. Allerdings darf mein Mann niemals wissen, dass ich zu Ihnen komme."

Metaebene Wie sehr fühlen Sie gerade mit Ihrer Patientin? Werden Sie während ihrer Schilderungen wütend? Was würden Sie gerade am liebsten tun? Glauben Sie, dass eine Gesprächstherapie die richtige Methode für sie ist?

Weitere Beispiele für ungünstige Voraussetzungen aufseiten des Patienten:

- **Der Patient wird bedroht:** Auch in diktatorischen Systemen und Situationen ist es gefährlich, mit Patienten an der Selbstverwirklichung zu arbeiten, wenn die äußeren Rahmenbedingungen diese Selbstverwirklichung gar nicht zulassen. Die Abhängigkeitsverhältnisse, in denen der Patient sich befindet, würden sich völlig kontraproduktiv auswirken, der Patient würde „implodieren". Gleiches kann bei Zugehörigkeit zu einer Sekte passieren.
- **Dominierende psychische Erkrankungen:** Der Patient ist durch eine depressive oder manische Episode oder eine psychotische Erkrankung nicht für jede Therapieform zugänglich bzw. können sich manche Therapieformen kontraproduktiv auswirken. Gleiches gilt für eine Alkohol- oder andere Drogenabhängigkeit.
- **Sprachliche Barrieren:** Der Patient spricht eine andere Sprache und besitzt in der gemeinsam genutzten Sprache zu wenig Kenntnisse, um ein sinnvolles Therapiegespräch entstehen zu lassen.
- **Kulturelle Unterschiede:** Durch unterschiedliche Herkunft oder kulturelle Zugehörigkeit können erhebliche Unterschiede in den Wertesystemen zwischen Patient und Therapeut auftreten, die einer Zusammenarbeit im Wege stehen.

Beispiele für ungünstige Voraussetzungen aufseiten des Therapeuten:

- **Es fehlt der sichere Rahmen:** Stellen Sie sich vor, um Sie herum fallen durch Kriegshandlungen Bomben oder Sie und Ihr Patient sind durch eine Naturkatastrophe oder gewalttätige Menschen bedroht.
- **Störendes räumliches Umfeld:** Der Praxisraum befindet sich im Bereich einer Baustelle oder einer anderen Lärmquelle. Oder zwischen den Mitarbeitern oder Therapeuten einer Praxisgemeinschaft herrschen offensichtlich Unstimmigkeiten, die zu Spannungen und einer schlechten Gesamtstimmung führen. Denkbar sind auch Störungen durch Patienten und Kollegen anderer Therapiemethoden in benachbarten Räumen einer Praxisgemeinschaft, z. B. wenn körperliche Schmerzen physiotherapeutisch behandelt werden.
- **Der Therapeut ist physisch oder psychisch nicht genügend ausgeruht:** Durch eine Krankheit oder eine psychische Überlastungssituation ist der Therapeut nicht in der Lage, nach den Maßstäben seiner angewandten Therapiemethoden stimmig und verantwortungsvoll zu agieren.
- **Der Therapeut stößt an seine Grenzen:** In der Therapie merkt er, dass er sich mehr und mehr überfordert. Er spürt, dass es nun Zeit wird, an einen Kollegen abzugeben.

16

16.8.1 Sichtweise des Patienten

Aufgrund der genannten Beispiele kann sich eine weitere therapeutische Zusammenarbeit für den Patienten als sinnlos oder sogar kontraproduktiv erweisen. Es ist möglich, dass Ihr Patient dies erkennt und Sie darauf hinweist.

Gut zu wissen In den meisten Fällen können Sie jedoch nicht erwarten, dass Ihr Patient bei ungünstigen Therapievoraussetzungen den ersten Schritt macht, denn er erwartet, dass Sie den Therapieprozess steuern und verantwortlich agieren.

Vor allem ein Patient, der eher abhängige oder ängstliche Persönlichkeitsmerkmale zeigt und große Probleme damit hat, Grenzen zu setzen oder loszulassen, wird sich mit diesbezüglichen Äußerungen Ihnen gegenüber eher zurückhalten.

16.8.2 Sichtweise des Therapeuten

Als Therapeut sollten Sie über ausreichend Feingefühl verfügen, um zu erkennen, welche Situation eine Beendigung oder Unterbrechung der Therapie oder eine Veränderung der Rahmenbedingungen erfordert, und entsprechend handeln.

Folgende Gründe können dazu führen, dass Sie nicht oder zu spät handeln:

- Es fällt Ihnen schwer, Grenzen zu setzen.
- Sie haben große Probleme loszulassen, selbst wenn es verantwortlich wäre.
- Ungünstige Situationen betrachten Sie als Herausforderung.
- Sie halten aus finanziellen Gründen an Ihrem Patienten fest.
- In Ihrem eigenen Leben durchleben Sie gerade eine Trennung. Daher haben Sie die Tendenz, an Ihrem Patienten festzuhalten.
- Sie unterschätzen die Situation oder überschätzen sich selbst.

Metaebene Versuchen Sie, alle Rahmenbedingungen, Ihren Patienten sowie Ihre eigene Situation in der Therapie und im Privatleben aus der Metaebene zu betrachten. Fühlt sich etwas unstimmig an? Wie würden Sie reagieren, wenn Sie frei von o. g. Gefühlen und Gedanken wären?

MERKE
Wenn Sie den Eindruck haben, dass Sie sich mit Ihrem Patienten in einer ungünstigen Situation befinden, jedoch Schwierigkeiten damit haben, verantwortlich zu handeln, sollten Sie schnell eine zweite Meinung in der Supervision einholen.

Wenn Sie nicht reagieren, besteht die Gefahr, dass Sie anschließend Schuldgefühle entwickeln, weil Sie glauben, nicht gut gearbeitet oder etwas übersehen zu haben. Intuitiv versuchen Sie in dieser Situation, selbst möglichst keinen Schaden zu nehmen und werden sich sehr wahrscheinlich auf- oder abwerten. Dieser Abwehrmechanismus führt Sie allerdings von einem authentischen Verhalten Ihrem Patienten gegenüber noch weiter weg.

Versuchen Sie, es so zu sehen: Durch die ungünstige Situation ist eine Krise entstanden.

Gut zu wissen Überlegen Sie, wie Sie in dieser Krise verantwortlich so miteinander umgehen, dass am wenigsten Schaden für alle Beteiligten entsteht. Das gilt auch für Sie selbst, denn Sie laufen Gefahr, sich ansonsten dauerhaft abzuwerten.

Versuchen Sie, die Situation ruhig und gelassen zu nehmen, und haben Sie den Mut, Ihren eigenen Ängsten zu begegnen, denn sie entstehen oft, wenn wir uns mit diesen Themen auseinandersetzen.

Gut zu wissen Viele Therapeuten haben die Regel, dass sie einen Patienten noch mindestens zweimal sehen, wenn ein Therapieabbruch im Raum steht. Auf diese Weise kann man sich mit der Situation auseinandersetzen und im Zweifelsfall langsam loslassen.

Man kann dies mit der Situation eines Jugendlichen vergleichen, der von zu Hause ausziehen soll, ganz egal, ob ins Internat oder in eine eigene Wohnung. Entscheidend ist, wie der Übergang gestaltet wird und ob es überhaupt einen gibt: „Wie lange darf ich noch hier wohnen? Werde ich eine Zeitlang noch ein Zimmer in diesem Haus behalten?“

Da der Therapeut für den gesamten Therapieprozess verantwortlich ist, ist seine Führung auch in dieser Übergangsphase gefragt.

Gut zu wissen Eine solche Krise kann für beide Seiten auch eine Chance für einen Neuanfang sein.

Je nach Situation können plötzlich Dinge an die Oberfläche kommen, deren Bearbeitung dem Patienten neue Möglichkeiten eröffnet. Wenn sich eine Patientin z. B. in den Therapeuten verliebt hat und ihm eine sehr private E-Mail versehentlich an die info@adresse seiner Praxis schickt. Dieses Postfach wird von vier Personen gelesen. Der Patientin ist dies äußerst unangenehm; sie fühlt sich plötzlich nicht mehr sicher und empfindet einen totalen Vertrauensverlust, da ich sie nicht auf ihren Fehler selbst aufmerksam gemacht habe; sie hat sogar das Gefühl, als Frau hintergangen worden zu sein. Natürlich ist dies eine extrem ungünstige Situation.

Gut zu wissen Wenn Sie diese Situation, diesen Moment im therapeutischen Prozess aber nutzen, um ein wichtiges Thema der Patientin zu bearbeiten und ihr gleichzeitig Grenzen zu setzen, hat sie die Chance, gestärkt aus dieser Krise hervorzugehen.

Natürlich empfiehlt es sich zunächst, ihr empathisch zu begegnen und ihr ein Gefühl der Sicherheit zurückzugeben. Sie sollten mitteilen, dass alle Angestellten natürlich der Schweigepflicht unterliegen und kein Interesse haben, fremde E-Mails zu lesen. Für ihre aktuelle Not können Sie ihr Verständnis entgegenbringen. Und beim Thema Verliebtsein werden Sie ihr auch Grenzen setzen müssen (➤ Kap. 15.14).

Wenn Ihre Patientin kein Vertrauen mehr hat und sich verletzt fühlt, sollten Sie offen ansprechen, ob die Therapie für sie noch Sinn macht oder sie vielleicht abbrechen möchte. Aber auch dann sollten Sie auf jeden Fall noch zwei Termine vereinbaren, um zu sehen, wie sich die Situation entwickelt. Sollte die Therapie abgebrochen werden, können Sie gemeinsam überlegen, zu welchem Kollegen die Patientin gehen kann.

16.8.3 Handlungsoptionen

Versuchen Sie einen Blick für die momentane Situation und den Prozess zu entwickeln: Was ist möglich, und was ist nicht möglich? Wo muss ich Grenzen setzen? Welche Voraussetzungen muss ich verändern?

MERKE
Als Therapeut tragen Sie jederzeit Verantwortung für den therapeutischen Prozess. Dies betrifft nicht nur die therapeutische Arbeit als solche, sondern auch die Gewährleistung eines Umfeldes, in dem Psychotherapie überhaupt erst möglich wird.

Ein Beispiel mag dies verdeutlichen: Wenn ein Kind eine Lese- und Rechtschreibschwäche hat, weil es u. U. ein Spätentwickler ist, so ist es nicht unbedingt ratsam, dieses Kind um jeden Preis auf das Gymnasium schicken zu wollen. Die Entscheidung der verantwortungsvoll handelnden Eltern für das „Machbare“ wird für alle Beteiligten, vor allem das Kind, ein stimmigeres Umfeld schaffen.

Im Folgenden gehen wir auf die einzelnen Beispiele ein.

Der Patient wird bedroht

Als Therapeut sollten Sie sich hier ganz klar fragen: Was möchte und was braucht Frau H. und ist das, was sie möchte, unter ihren derzeitigen Lebensumständen möglich?

„Ich kann Ihre Lage sehr gut nachvollziehen, das ist wirklich nicht leicht. Sie sprechen von dem Wunsch, dass Sie sich weiterentwickeln möchten. Und Sie haben selbst beschrieben, dass Ihr Mann das nicht zulässt. Nach meinem Berufsethos und Lebensmotto darf jeder Mensch sein Leben in innerer und äußerer Freiheit selbst gestalten. Durch Ihre Erzählung be-

komme ich jetzt mit, dass das bei Ihnen nicht der Fall ist. In der Situation ist es mir nicht möglich, mit Ihnen einen Therapieprozess zu starten. Ich könnte aber versuchen, Sie dabei zu unterstützen, sich erst einmal aus dieser Unfreiheit zu befreien. Für mich ist das nicht in Ordnung, dass Ihr Mann Sie schlägt und Ihnen droht oder dass Sie sich eingesperrt fühlen. Das macht mich sehr ärgerlich.
Sie sind zu mir gekommen und haben damit schon eine gewisse Stärke gezeigt, sich Hilfe zu holen. Ich kann nur an Sie appellieren zu überlegen, wie Sie noch ein Stückchen mehr Stärke bekommen, um dann ein STOPP setzen zu können.
Ich gebe Ihnen gern die Kontaktdaten einer Anwältin. Sie können auch selbst Anzeige erstatten. Gibt es jemanden, der Sie unterstützt oder sonst noch da ist für Sie? Ich kann Ihnen gern mit Rat zur Seite stehen und Sie in dieser Phase begleiten.
Vielleicht brauchen Sie nun auch einfach Zeit. Es ist gut, wenn Sie einmal überlegen, was Ihnen wichtiger ist. Diese Entscheidung kann ich ihnen nicht abnehmen."

Je nachdem, was sich momentan zu Hause bei Frau H. abspielt bzw. wie bedroht sie sich fühlt, benötigt sie evtl. sogar Krisenintervention. Häusliche Gewalt sollte sie auf jeden Fall bei der Polizei anzeigen.

Manche Patientinnen kommen auch schon zum dritten Mal mit einem blauen Auge zur Therapiestunde:

„Es tut mir leid, ich kann Sie unter diesen Umständen nicht mehr behandeln. Sie müssen sich an das Frauenhaus wenden. Den Kontakt vermittle ich gern."

Der Anruf beim Frauenhaus ist in dieser Situation das Nächste, was zu tun ist. Wenn ich mit Frau H. trotz der Verletzungen weiterarbeite, wäre die Gefahr gegeben, dass ich das Aushalten der Handlungen ihres Mannes negativ verstärken würde.

Hat Frau H. noch weitere Probleme oder Fragen, können Sie ihr natürlich beratend zur Seite stehen, ohne in der Tiefe mit ihr zu arbeiten. Gleiches gilt für die Planung eines möglichen Neuanfangs. Vielleicht verweisen Sie Frau H. auch an einen Kollegen, der auf entsprechende Fälle spezialisiert ist.

THERAPEUTISCHER HINWEIS

Mit einem Patienten, der bedroht wird, sobald er an seiner Selbstverwirklichung arbeitet, können Sie erst therapeutisch arbeiten, wenn er sich außerhalb des Bedrohungssystems befindet.

Man kann z. B. auch nicht mit einem homosexuellen Patienten aus einem Land wie Saudi-Arabien oder Russland an seiner Selbstverwirklichung arbeiten, wenn er an seinem Aufenthaltsort Repressionen wie Gefängnis, körperliche Gewalt oder sogar den Tod zu befürchten hat.

Der Patient leidet an einer dominierenden psychischen Erkrankung

Wenn ein Patient an einer Abhängigkeitserkrankung oder einer akuten affektiven Störung leidet, sind einige Therapiemethoden tabu. Mit einem depressiven Patienten arbeiten Sie daher nicht aufdeckend, denn das würde ihn aufwühlen und den Leidensdruck verstärken. Zunächst sollte er einen Psychiater aufsuchen, der ihn u. U. medikamentös einstellt (➤ Kap. 7.2). Ob und wie Sie anschließend evtl. supportiv mit ihm arbeiten, ist nachgeordnet und mit dem behandelnden Psychiater abzusprechen.

„Ich kann mir vorstellen, wie Sie empfinden. Das ist eine sehr schwere Phase, und ich verstehe, dass Sie gerade kaum Hoffnung haben. Aber Ihre Erkrankung ist heilbar. Sehr viele Menschen leiden darunter, und auch Ihnen kann geholfen werden. Wichtig ist, dass Sie einen Psychiater aufsuchen, denn nur er kann Ihnen anhand einer klaren Diagnose Medikamente verschreiben, die Ihren Hirnstoffwechsel wieder ins Gleichgewicht bringen und so die Symptomatik eindämmen. Ich werde Ihnen gleich einen Ansprechpartner nennen. Gern können wir die Terminkoordinierung für Sie übernehmen."

Das Gleiche gilt für alkoholabhängige Patienten. Die jeweilige Symptomatik kann sich durch Ihre Arbeit verstärken, sodass er und sein Umfeld gefährdet würden. Daher geht es in dem Fall immer darum, zunächst die Abhängigkeit (in speziellen Kliniken) zu behandeln, also einen Entzug einzuleiten (➤ Kap. 5.2). In Absprache mit den behandelnden Ärzten können Sie den Patienten dann evtl. in der Entwöhnungs- oder Nachsorgephase therapeutisch unterstützen.

16

Sprachbarrieren

Sobald Sie merken, dass Sie Ihren Patienten nicht gut verstehen und auch er Sie nicht ausreichend versteht, sollten Sie überlegen, welcher Therapeut der Sprache Ihres Patienten mächtig und damit für ihn besser geeignet wäre. Je nach Methode geht es in der Therapie zwar nicht immer nur um verbalen Austausch und richtige Wortwahl, aber wenn Sie beide mehr damit beschäftigt sind, nach Worten zu suchen, als sich auf den Prozess zu konzentrieren, sollte die Handbremse gezogen werden. Es spricht allerdings nichts dagegen, in einer anderen Sprache zu therapieren, auch wenn es sich nicht um Ihre Muttersprache handelt. Sprechen Sie ausreichend gut Englisch, Französisch, Spanisch oder eine andere Sprache, können Sie in Ihrer Praxis guten Gewissens auch Menschen anderer Nationen behandeln.

Kulturelle Unterschiede

Wenn Sie und Ihr Patient nicht nur unterschiedlichen Kulturen entstammen, sondern völlig unterschiedliche oder gegensätzliche Wertesysteme leben und vertreten, ist eine authentische therapeutische Arbeit mit Sicherheit nicht möglich.

Wenn z. B. ein muslimischer Mann Sie darum ersucht, seine Frau zu „therapieren", um sie nach seinen Maßstäben gefügig zu machen, widerspricht diese Vorgehensweise den, freiheitlich-humanistischen Werten des psychotherapeutischen Vorgehens.

„Es tut mir leid, aber das, was Sie von mir verlangen, entspricht nicht meinen Wertvorstellungen. Nach meinem Berufsethos kann ich Ihre Frau unter diesen Voraussetzungen nicht behandeln."

Es fehlt der sichere Rahmen

Wenn die Sicherheit Ihrer Patienten und Ihre eigene gefährdet ist, kann ein therapeutischer Prozess nicht oder nur sehr eingeschränkt stattfinden. Sie wären beide zu sehr mit Ihrer Angst beschäftigt.

Überlegen Sie in einer solchen Situation, inwiefern Sie Ihren Patienten dennoch mit Rat und Tat unterstützen können.

Störendes räumliches Umfeld

Wenn Sie nicht in Ruhe behandeln können, weil es in der Praxis zu laut ist, können Sie u. U. den Raum wechseln oder bei sehr großem Lärm für einige Zeit aussetzen. Fragen Sie Ihren Patienten, ob die Lautstärke ihn stört und versuchen Sie kreativ, die im Sinne des Patienten bestmögliche Lösung zu finden. Eine optimale Lösung gibt es meist ohnehin nicht.

„Es tut mir leid, aber ich bin selbst vorher nicht über die Baumaßnahmen in Kenntnis gesetzt worden. Ich versuche, mit der bestmöglichen Konzentration bei Ihnen zu sein."

Wenn schlechte Stimmung in der Praxis herrscht, sollten Sie diese im Austausch mit Ihren Kollegen oder Mitarbeitern schnell verbessern.

Der Therapeut ist physisch oder psychisch nicht genügend ausgeruht

Wenn eine körperliche Erkrankung Sie daran hindert, Ihre Termine verantwortlich wahrzunehmen, sollten Sie nicht psychotherapeutisch arbeiten. Zum einen ist sehr wahrscheinlich, dass Ihre eigene Symptomatik verstärkt und Ihre Krankheitsphase dadurch verlängert wird. Zum anderen verändert sich Ihre Rolle als Therapeut.

Gut zu wissen Ihr Patient sieht nicht mehr „die weiße Wand" vor sich, auf die er seine Projektionen übertragen kann, sondern nimmt Sie als kranken Menschen wahr, um den er sich selbst (unbewusst) kümmern möchte. Ein verantwortlicher Therapieprozess wird so kaum möglich sein.

Gleiches gilt, wenn Sie durch private Schwierigkeiten oder seelische Probleme (z. B. Trennung, Todesfall) erheblich gestresst sind. Nehmen Sie sich Zeit und gehen Sie in die Eigentherapie, damit es Ihnen bald wieder besser geht. Ihre therapeutische Arbeit sollten sie so lange ruhen lassen:

- „Ich muss mich im Moment um mich selbst kümmern und werde Sie daher mittelfristig nicht unterstützen können."
- „Ich kann gerade nicht für Sie da sein, denn ich brauche meine ganze Kraft für mich selbst. Ich schlage daher vor, dass Sie zu einem Kollegen gehen. Ich kann Ihnen zwei nennen, bei denen ich mir vorstellen kann, dass Sie sich dort wohlfühlen werden. Schauen Sie mal."
- „Obwohl ich gerade viel Kraft für mich selbst brauche, habe ich aber noch so viel Kraft, um für Sie einen guten Übergang zu schaffen."

In leichteren Fällen kann es reichen, privat Ausgleich zu suchen, z. B. durch einen Urlaub, Sport oder Entspannung, kreatives Arbeiten oder Gespräche mit guten Freunden. Füllen Sie Ihren Selbstwerttopf auf, bevor die Arbeit wieder losgeht!

Der Therapeut kommt an seine Grenzen

Wenn Sie den Eindruck haben, dass Ihr Wissen und das angewandte Verfahren nicht ausreichen, um Ihren Patienten verantwortungsvoll zu behandeln, geben Sie ihn an einen Kollegen ab. Das kann bereits zu Beginn der Therapie passieren, aber auch noch im späteren Prozess, weil die Situation sich verändert hat oder immer komplexer und damit herausfordernder wird. Es kann auch sein, dass Ihr Patient Sie immer wieder in Gegenübertragungsgefühle bringt, die Sie selbst in der Supervision oder Eigentherapie nicht nachhaltig lösen können, weil es sich um ein sehr komplexes und tiefgreifendes Lebensthema Ihrerseits handelt. Handeln Sie jetzt verantwortlich und im Sinne Ihres Patienten.

Zusammenfassung

Unabhängig davon, ob die ungünstige Situation aufseiten Ihres Patienten oder auf Ihrer Seite entstanden ist: Als Therapeut liegt die Verantwortung für den Prozess bei Ihnen.

Sich in der Krise eines therapeutischen Prozesses oder einer ungünstigen Situation authentisch zu verhalten, ist die größte Herausforderung, denn wir neigen dazu, aus eigener Unsicherheit unbewusst Abwehrmechanismen anzuwenden und uns auf- oder abzuwerten. Wenn Sie Ihre Gefühle und Gedanken im Zusammenhang mit den beschriebenen Situationen immer wieder hinterfragen, sind Sie auf einem sehr guten Weg.

16.9 Therapeutisches Arbeiten mit dem Thema Sterben und Tod

FALLBEISPIEL

Vor 3 Jahren haben Sie Frau A. (46 Jahre) zuletzt gesprächstherapeutisch begleitet. Vor wenigen Tagen bat sie erneut um einige Therapiestunden. Als Sie zum ersten Mal mit ihr zusammensitzen, erzählt sie Ihnen von ihrer Krebsdiagnose: „Ich habe die Diagnose vor 8 Monaten bekommen. Seitdem ist nichts mehr wie früher. Nun hat mein Arzt mir gesagt, dass mir nicht mehr viel Zeit bleibt, maximal 4–6 Monate. Ich arbeite nun seit Kurzem nicht mehr, und auch in meiner Familie dreht sich alles um meine Krankheit. Meine Gedanken fahren den ganzen Tag Karussell, und ich finde kaum noch Ruhe. Manchmal habe ich wahnsinnige Angst, und dann gibt es wieder diese Momente, in denen ich nur noch meine Ruhe haben möchte. Ich weiß überhaupt nicht mehr, was ich meinem Kind sagen soll, es ist ja noch recht jung. Als mein Arzt in der letzten Woche sagte, ich möchte nun anfangen, meine Sachen zu regeln, bin ich dann völlig zusammengeklappt."

Metaebene Was ist Ihr erstes Gefühl nach diesen ersten Gesprächsminuten, und was denken Sie nun? Fühlen Sie sich überfordert, weil Sie sich mit dem Thema therapeutisch noch nicht befasst haben, oder sind Sie sogar motiviert, Ihre Patientin auch in dieser dramatischen Lebenslage zu unterstützen? Glauben Sie, in dieser Situation der richtige Ansprechpartner zu sein?

Mit dem Thema Sterben und Tod wird jeder Therapeut früher oder später einmal konfrontiert. Es gibt Therapeuten, die durch eine spezielle Ausbildung als beratender Seelsorger oder Palliativtherapeut, aber auch durch ihre Haltung zu diesen Themen gut darauf vorbereitet sind, Patienten in dieser Phase zu unterstützen. Sie werden daher eher von Betroffenen aufgesucht.

Es gibt aber auch Therapeuten, die sich den helfenden Umgang mit schwerkranken bzw. sterbenden Patienten zutrauen, weil sie vielleicht selbst bereits Angehörige beim Sterben begleitet haben oder sich ihrer guten Intuition sicher sind, obwohl Sie keine fachspezifische Ausbildung haben. Meist überschätzen Sie sich damit selbst. Man könnte es mit dem Fall vergleichen, in dem jemand ein guter Autofahrer ist und deshalb glaubt, auch einen guten Fahrlehrer abzugeben. Es kann sogar das Gegenteil der Fall sein, denn angelehnt an unseren Fall könnte es sein, dass mir als Therapeut der Abstand, die Gelassenheit und die Ruhe für das Thema fehlen. Aus diesem Grund haben wir diesen Themenkomplex bei den „Schwierigen Situationen, ausgelöst durch den Therapeuten" eingeordnet.

16.9.1 Sichtweise des Patienten

Der Arzt unterrichtet den Patienten je nach Krankheitsbild darüber, wie viel Zeit ihm noch bleibt. Einem Patienten stehen in einem solch schweren Krankheitsfall häufig noch Operationen bevor, und/oder er erfährt eine begleitende medikamentöse Therapie. Wenn es nur noch um lebenserhaltende therapeutische Maßnahmen geht, weisen Ärzte häufig darauf hin, dass es Zeit wird, gewisse Dinge im Leben zu erledigen bzw. „abzuschließen". Mit einem Schlag wird dem Patienten die Endlichkeit des Lebens bewusst.

Gut zu wissen Aus neurotischer Sicht tritt ein Lebensumstand ein, der von den bislang unbewusst genutzten Abwehrmechanismen in der Regel nicht mehr getragen werden kann.

Patienten, die über ein starkes Ich verfügen, werden sich mit dem Thema Tod und Sterben auseinandergesetzt haben, während andere verdrängen oder andere Abwehrmechanismen nutzen; bei ihnen gehen nun die Schleusen auf. Es kann passieren, dass ein Patient dann sehr damit beschäftigt ist, diese Schleusen geschlossen zu halten und dadurch nicht mehr in der Lage ist, sich mit dem eigentlichen Thema – dem Abfinden und Loslassen – auseinanderzusetzen. Oder es überschwemmt ihn so sehr, dass ihm die Auseinandersetzung mit dem Thema Sterben schwerfällt. Als Abwehrmechanismen wirken nun auch diejenigen, die der Patient zeitlebens unbewusst genutzt hat; meist sind dies Verdrängung, Verleugnung, Rationalisieren oder Abspaltung.

Es spielt eine große Rolle, zu welchem Zeitpunkt der Arzt die Nachricht übermittelt und wie viel Zeit dem Patienten noch bleibt: mehrere Monate oder nur noch Wochen?

Gut zu wissen Je größer der Leidensdruck ist, desto ratsamer ist es in dieser Phase, einen spezialisierten Therapeuten hinzuzuziehen, der eine Hospiz- oder Sterbebegleitungsausbildung absolviert hat.

Ein Fachtherapeut bringt die nötige Ruhe und Gelassenheit mit. Er hat sich bereits intensiv mit diesen schwierigen Themen auseinandergesetzt und wird nicht so starken Gegenübertragungsgefühlen ausgesetzt sein. Häufig geht es für den Therapeuten dann darum, das Umfeld, die Familie einzubeziehen. Oft haben Angehörige größere Schwierigkeiten loszulassen als der Betroffene selbst. Der Erkrankte begreift eher, dass das Leben endlich ist. Je nach Krankheitsverlauf sieht er manchmal – ähnlich dem schwer Depressiven, dem der Suizid einen Ausweg bietet – im Tod eine Ruhelösung.

Gut zu wissen Die Schmerz- und Palliativmedizin haben zwar große Fortschritte gemacht, doch irgendwann merkt der Patient, dass sein Körper nicht mehr kann, und möchte loslassen.

Wenn der Patient im Leben ein Glaubenssystem gehabt hat, fällt ihm das Loslassen häufig leichter als seinen Angehörigen, die den Betroffenen und sein Leben häufig festzuhalten versuchen und denen die Trennung schwerfällt. Die Familie braucht dann u. U. mehr Beistand und Begleitung sowie sanfte Aufklärung, die vom medizinischen Personal, das psychologisch häufig nicht geschult ist, z. T. nicht mit der nötigen Empathie und Klarheit geleistet werden können. Denn oft ist das medizinische Personal überfordert, wenn es um die Frage geht, wie intensiv über die Hintergründe der Krankheit und den Ernst der Situation aufgeklärt werden soll, und neigt deshalb eher dazu, Hoffnung zu vermitteln.

THERAPEUTISCHER HINWEIS

Für den Therapeuten geht es in dieser Situation um den schmalen Grat zwischen empathischer Situationsaufklärung und realistischer Perspektive, ohne dabei das Thema Hoffnung, sofern sie noch berechtigt ist, auszulassen.

Die Hoffnung bei einer schweren Krankheit lässt sich mit dem Bild einer Tür vergleichen, die langsam immer weiter zugeht. Aber bis sie wirklich geschlossen ist, kann immer noch ein Luftzug hindurchgelangen und vielleicht zu einer Veränderung führen.

Zum Tod führende Krankheiten zeigen mitunter ähnliche Verläufe, und doch sind sie nie genau gleich. Immer geht es aber um die Themen Aussöhnung, Loslassen, Integration und Frieden, die bei vielen therapeutischen, neurotischen Themen im Vordergrund stehen. Der Therapeut ist hier nicht in einer klassischen tiefenpsychologischen Funktion gefragt, sondern eher als therapeutischer Seelsorger.

Gut zu wissen Der Patient, der weiß, dass er bald sterben wird, durchläuft in der Regel Phasen, die wir vom Trauerprozess kennen: Zunächst ist er von der Nachricht geschockt, anschließend negiert er sie, reagiert in depressiver Weise, um dann langsam mit der Verarbeitung zu beginnen und loszulassen.

16.9.2 Sichtweise des Therapeuten

Wie im vorliegenden Fall kann es einem nicht speziell ausgebildeten Therapeuten passieren, dass eine schwere Krankheitsdiagnose in den normalen therapeutischen Prozess hereinbricht. Es ist wichtig, dass sich der Therapeut jetzt Unterstützung holt und vielleicht auch im richtigen Moment an einen Fachkollegen übergibt. Dennoch kann die Patient-Therapeut-Beziehung eingeschränkt zusätzlich weiter existieren, wenn es der Wunsch des Patienten ist.

Gut zu wissen Es ist kein Zeichen von Schwäche, wenn Sie als Therapeut merken, dass Sie für diese therapeutische Arbeit nicht geeignet sind.

Gleichzeitig sollte der Therapeut grundsätzlich versuchen, sich auf dem Gebiet fortzubilden, denn die Themen Sterben und Tod gehören zum Leben ebenso wie zur Therapie.

Es gibt unterschiedliche Gründe, **warum** Therapeuten wie im Fall von Frau A. häufig nicht oder **zu spät an einen speziell ausgebildeten Kollegen** aus der Seelsorge oder der Palliativtherapie **abgeben:**

16

- Viele Therapeuten überschätzen sich, weil sie meinen, dass es zum guten therapeutischen Arbeiten gehört, mit so essenziellen Lebenssituationen wie dem Sterben umgehen zu können. Manchmal überschätzt man sich auch, weil man glaubt, aufgrund eigener Erfahrungen mit sterbenden Menschen auch gut auf die therapeutische Situation vorbereitet zu sein.
- Der Therapeut möchte seine Patientin nicht verlieren. Er hat selbst Probleme mit dem Loslassen.
- Er hat die Themen „Grenzen (an-)erkennen“, und „Grenzen setzen“ für sich nicht hinreichend geklärt.
- Der Therapeut ist nicht darüber aufgeklärt, wann er abgeben sollte.
- Er gibt aus finanziellen Interessen nicht ab, da er nur sehr wenige Patienten hat.

Handelt der Therapeut aus einem dieser Gründe, so läuft er nicht nur Gefahr, seinem Patienten gegenüber unverantwortlich aufzutreten. Es kann ihn selbst in seiner persönlichen und beruflichen Entwicklung beeinträchtigen. Im Zweifel kann dieses „mutige“ Verhalten am Ende zur Abwertung seiner eigenen Person führen. Daher ist es so wichtig, auch diese Themen in die Supervision bzw. Eigentherapie zu nehmen.

Hier gilt ganz besonders der Grundsatz: **„Nach bestem Wissen und Gewissen handeln!“**

Gut zu wissen Der Therapeut kommt durch diese sehr privaten Themen noch einmal auf besonders intime Weise mit seinem Patienten, gleichzeitig aber auch sehr intensiv mit der eigenen Endlichkeit in Kontakt.

Auch der Rapport wird vom Therapeuten häufig wesentlich intensiver als sonst wahrgenommen und gelebt. Es geht nicht nur um den Kontakt von Sessel zu Sessel, sondern um eine andere Form der Intimität, die auch einen Hautkontakt einschließen kann.

Die nun wesentlich engere Beziehung zum Patienten macht natürlich auch etwas mit dem Therapeuten selbst. Das Thema „Loslassen“ wird für ihn nun eine weitaus größere Herausforderung.

Wenn sich der Therapeut mit dem Thema Tod noch nicht auseinandergesetzt hat, stellt sich für ihn eine sogar noch größere Herausforderung.

Metaebene Wenn ich eine solche Situation als Therapeut zum ersten Mal erlebe: Was nehme ich dabei wahr? Wie gehe ich damit um? Was macht das mit mir? Bin ich in dieser Situation noch der Richtige für den Patienten?

Für den Therapeuten ist es gerade hier notwendig, dass er **gut für sich selbst sorgt.** Wenn seine Work-Life-Balance stimmig ist, wird er angemessen auf den Patienten reagieren und selbst keine Beeinträchtigungen erleben. Dazu gehört auch, für genügend Ausgleich nach einem solchen Patiententermin zu sorgen und frei zu sein, bevor man mit dem nächsten Patienten arbeitet.

MERKE

Hat der Therapeut einen Patienten intensiv bis zum Tod begleitet, sollte er anschließend eine bewusste Pause einlegen, um sich selbst eine Zeit der Trauer zu ermöglichen und sich neu zu ordnen.

In der Supervision kann das Thema dann thematisiert und aufgearbeitet werden, es sei denn, man ist in einer Klinik tätig und auf diese Fälle spezialisiert. Bei Hospizhelfern gilt sogar die Regel, dass man nach einem intensiven Fall der Begleitung eines Sterbenden einige Wochen pausiert.

Gut zu wissen Beim Thema Sterben und Tod neigen Therapeuten häufig dazu, ihre Gegenübertragungsgefühle nicht genügend zu reflektieren.

Die enge, vertraute Beziehung zum Patienten und eigene Gegenübertragungsreaktionen können z. B. dazu führen, dass der Therapeut bei Konflikten in der Familie des Patienten versucht ist, seinen Patienten zu schützen. Diese Parteilichkeit kann gerade dann hinderlich sein, wenn man vom Patienten den Auftrag erhält, bestehende familiäre Konflikte zu moderieren oder zu klären.

16.9.3 Handlungsoptionen

Grundsätzlich geht es in der Therapie mit schwerkranken oder sterbenden Patienten nicht um tiefenpsychologische Prozesse. Im Folgenden stellen wir dar, welche Herausforderungen sich für einen speziell ausgebildeten Therapeuten stellen.

In einer solchen Situation entwickeln Körper und Psyche eine jeweils unterschiedliche Eigendynamik: Mal schreitet die körperliche Entwicklung schneller voran und die Psyche kommt nicht entsprechend nach, mal ist es umgekehrt. Therapeuten werden in diesen Fällen sehr häufig mit direkten Fragen konfrontiert:

- Wissen Sie, wie lange das noch geht?
- Wieso habe gerade ich das bekommen?
- Was für einen Sinn macht das?
- Was soll ich jetzt tun?
- Gibt es einen Gott?

Auf all diese Fragen gibt es keine klaren Antworten. Deshalb gleiten die Gespräche zwischen Patient und Therapeut auch häufig ins Philosophische ab.

Gut zu wissen Durch Projektionen wird der Therapeut manchmal für das persönliche Elend oder die Not in der Welt verantwortlich gemacht. Dann wieder wird er als Retter, Erklärer, Versteher oder Seelsorger gesehen. Das Gleiche gilt für die Angehörigen, die ihre Ohnmacht und ihren Schmerz auf den Therapeuten projizieren.

Der Therapeut hat dann die herausfordernde Aufgabe, in dieser schwierigen Situation für den geeigneten Rahmen zu sorgen. Es geht dann nicht so sehr um Aufklärung, sondern darum, im Rapport und der Atmosphäre des Raums Geborgenheit und Frieden zu geben. Sind in der Familie viele Konflikte vorhanden, sollte der Therapeut versuchen, diese Konflikte außerhalb des therapeutischen Raums zu lösen. Als Mittler spielt er dann oft eine wichtige Rolle.

THERAPEUTISCHER HINWEIS

Der Therapeut übernimmt häufig die Rolle des Kommunikators, der im Dreieck zwischen Betroffenem, Angehörigen und medizinischem Personal vermittelt.

Anders als bei anderen schwierigen Situationen in der therapeutischen Praxis lassen sich beim Thema Sterben und Tod für die jeweiligen Reaktionen des Therapeuten keine pauschalen Sätze formulieren. Hier sind vielmehr die Intuition und Kreativität des Therapeuten gefragt.

THERAPEUTISCHER HINWEIS

Der Therapeut übernimmt in dieser schweren Phase eine wichtige „Brückenfunktion". Es geht weniger um das Spiegeln, sondern darum, auch die eigene Einstellung und Haltung zu den Themen Leben, Sterben und Tod zu vermitteln, um sowohl dem Betroffenen als auch seinen Angehörigen das Loslassen zu erleichtern.

In der Regel haben die Betroffenen das Bedürfnis, jetzt innerlich aufzuräumen. Niemand hinterlässt gern Unordnung, wenn er sicher ist, nicht mehr zurückzukommen. Häufig erzählen die Erkrankten von dieser Unordnung. Der Therapeut versucht dann eine „Ordnung der Liebe" herzustellen, die es dem Betroffenen und seinem Umfeld erleichtert, die letzte Lebensphase gemeinsam zu erleben. Aber auch im Äußeren gibt es normalerweise Dinge, die geregelt werden müssen, um dem Patienten das Loslassen zu erleichtern. Auch hier kann der Therapeut in Absprache – auch mit den Angehörigen – aktiv werden.

THERAPEUTISCHER HINWEIS

Manchmal ist es für den kranken Patienten gut, wenn der Therapeut einfach nur da ist. Wenn der Betroffene weiß, dass der Therapeut sich gut mit den Themen Sterben und Tod auskennt, fühlt er sich selbst in einer „stummen" Kommunikation gut aufgehoben.

Einigen Patienten tun in dieser finalen Lebensphase Rituale gut. Sie möchten mit dem Therapeuten z. B. gemeinsam malen, Musik hören, singen, beten oder etwas (zum Thema) vorgelesen bekommen.

THERAPEUTISCHER HINWEIS

Suchen Sie, wenn Sie mit einem schwerkranken Patienten arbeiten, den Zugang zu Ihrer kreativen Intuition.

Viele Menschen erstarren in dieser Situation und gehen aus dem Kontakt, weil sie nicht wissen, was sie sagen oder tun sollen. Das betrifft vor allem Angehörige oder Freunde. Als Therapeut sind sie zwar empathisch und seriös, aber auch für diesen „leichteren", den „Brückenpart" gefragt. Lassen Sie die Situation einfach laufen, ohne sich zu viel Gedanken zu machen und handeln Sie kreativ!

Oft geht es auch um das Berühren. Viele Menschen scheuen sich, einen sterbenden Menschen zu berühren. Der Patient nimmt aber die körperliche Pflege und auch Massagen intensiv wahr. Deshalb werden auch Physiotherapeuten in der Palliativmedizin eingesetzt.

Gut zu wissen Für den Erkrankten ist der körperliche Kontakt manchmal wertvoller als die verbale Kommunikation.

Einfach schon das Ans-Bett-Setzen, Füttern oder Handhalten, verbunden mit ruhiger Ansprache seitens des Therapeuten, können dem Patienten guttun. Eine wichtige Rolle in der Beziehung zu einem Sterbenden kommt auch dem **Humor** zu. Wenn man merkt, dass der Patient dafür empfänglich ist, kann der Therapeut hier seine ganze Kreativität entfalten, solange er dabei authentisch bleibt.

THERAPEUTISCHER HINWEIS

Im Zusammenhang mit anderen Themen haben wir darauf hingewiesen, dass es für den Therapeuten in Bezug auf privates Umfeld und private Verstrickungen zwischen Therapeut und Patient Tabus gibt. Diese Tabus gelten in dieser Situation nicht.

Patienten mit einer schwerwiegenden Diagnose, die körperlich noch kaum beeinträchtigt sind, kommen selbst in die Praxis. In einer anderen Krankheitsphase findet das Therapiegespräch u. U. in der Klinik oder beim Patienten zu Hause statt. Ein erfahrener Therapeut ist darauf vorbereitet.

Der Therapeut benötigt in dieser Phase viel Feingefühl. Er sollte erkennen, wann es Sinn macht, etwas anzustoßen oder eine vermittelnde Rolle (z. B. zwischen medizinischem Personal und Angehörigen) zu übernehmen, wenn dem Betroffenen selbst der Mut fehlt oder er vielleicht nervös ist. Auch muss der Therapeut merken, wann er sich zurückziehen muss, um anderen die Möglichkeit zu geben, sich zu verabschieden, loszulassen oder auch zu verzeihen und damit Frieden zu geben.

THERAPEUTISCHER HINWEIS

Anders verhält es sich für den Therapeuten, wenn ein Patient über Probleme berichtet, weil eine Person aus seinem Umfeld oder der Familie verstorben ist. In dem Fall geht es um die Trauerverarbeitung, die im Rahmen einer Anpassungsstörung gesprächstherapeutisch behandelt werden kann.

Zusammenfassung

Die Arbeit mit Patienten, denen aufgrund einer schwerwiegenden medizinischen Diagnose nicht mehr viel Lebenszeit bleibt, unterscheidet sich grundlegend von der sonstigen psychotherapeutischen Arbeit. Statt tiefenpsychologisch oder z. B. verhaltenstherapeutisch zu arbeiten, geht es für den Therapeuten jetzt um viel Feingefühl und die Unterstützung des Patienten, damit dieser einen würdigen Lebensabschluss findet. Der Therapeut kann zusätzlich als Koordinator und Kommunikator sowohl für den Betroffenen wie für seine Angehörigen gefragt sein.

Als Therapeut sollten Sie frei und in der Lage sein, im richtigen Moment an einen Fachkollegen abzugeben, der über ausreichende Erfahrung auf diesem Gebiet verfügt.

16

16.10 Beendigung der Therapie

FALLBEISPIEL

Als Herr H. vor einem ¾ Jahr zu Ihnen kam, klagte er über ständige Konflikte mit seinem Chef und seinen Kollegen. Sie bereiteten ihm einen „ständigen Druck in der Magengegend". Zu Beginn hatten Sie ein Therapiepaket von 50 Stunden Gesprächstherapie vereinbart. Davon hat er mittlerweile 30 Stunden absolviert. Seine persönliche Entwicklung betreffend haben Sie ein gutes Gefühl. Sie nehmen wahr, dass Herr H. viel besser mit den Reaktionen und Verhaltensweisen von seinem Chef und den Kollegen, aber auch von Vater und Mutter umgehen kann. Er weiß mittlerweile, warum er auf das Verhalten anderer immer so reagiert wie er reagiert. Er hat es verstanden, aber es fällt ihm in einigen Situationen noch schwer, es ins Handeln umzusetzen. Aus heutiger Sicht sind Sie der Meinung, dass die insgesamt 50 Therapiestunden ausreichen werden, damit Herr. H. entsprechend nachreift und seiner Umwelt zukünftig konfliktfreier begegnen kann. Jetzt geht es darum, auch Herrn H. ein Gefühl vom zeitlichen Ende der Therapie zu geben.

Metaebene Was nehmen Sie bei sich selbst wahr, wenn Sie an das Therapieende von Herrn H. denken? Was passiert, wenn er es selbst bereits anspricht? Glauben Sie, dass Ihnen etwas fehlen wird, wenn die Therapie beendet ist? Spüren Sie einen persönlichen Impuls, lieber länger mit ihm zu arbeiten?

Das Thema „Beendigung der Therapie" gehört zu den zentralen Themen unter den schwierigen Situationen in der therapeutischen Praxis; schließlich **geht jeder therapeutische Prozess einmal seinem Ende entgegen.** Anders als bei medizinischen Heilmethoden oder dem Coaching wohnen der Psychotherapie Dynamiken inne, die es häufig weder Patienten noch Therapeuten leicht machen, das Ende einzuleiten oder es zu akzeptieren.

Die Beendigung einer Therapie kann in unterschiedlichen Situationen stattfinden. In ➤ Kap. 15.3 wurde der plötzliche Therapieabbruch durch den Patienten oder in ➤ Kap. 16.6 und ➤ Kap. 16.8 der begründete Abbruch durch den Therapeuten beschrieben und darauf hingewiesen, dass es Sinn macht, auch dann noch mindestens zwei Sitzungen zu planen. In diesem Kapitel geht es um Therapieprozesse, die regulär beendet werden.

16.10.1 Sichtweise des Patienten

Als Therapeuten haben wir die Aufgabe, unsere Patienten mit Verantwortung durch den Therapieprozess zu führen und ihre Nachreifung zu begleiten. Damit sind wir auch für das Wohlergehen des Patienten verantwortlich. Eine unsachgemäße Beendigung des Therapieprozesses schadet dem Wohlergehen des Patienten. Denn in diesem menschlich sehr intimen Prozess würden wir die Intimität des Patienten verletzen, was extreme Auswirkungen auf das Leben des Patienten außerhalb des Settings hätte.

MERKE

Es ist grundsätzlich wichtig, mit der Beendigung des Therapieprozesses frühzeitig zu beginnen.

In der therapeutischen Arbeit bieten Sie Ihren Patienten unterschiedliche Übertragungsrollen (z. B. Mutter, Vater, Freund, Lehrer, Chef, Vertrauter etc.) an und geben ihnen damit die Möglichkeit zur Nachreifung. Anders als in anderen Beziehungen nehmen Sie keine dauerhafte Rolle im Leben der Patienten ein. Während Mutter und Vater immer Mutter und Vater bleiben, ist Ihre Rolle temporärer Natur. Deshalb ist der langsame **Los- und Ablösungsprozess** so wichtig und beginnt bereits mit der mittleren Phase des Therapieprozesses. Irgendwann ist der Patient so nachgereift, dass der Therapeut geistig das Staffelholz an den Vater, die Mutter und all die anderen Personen übergeben kann, sich überflüssig macht und sich löst. Er wird dann weder gebraucht noch vermisst, weil die bisher ausgefüllten Übertragungsrollen nun vom Patienten in sich selbst (als Repräsentant) gefunden werden.

Patienten können ganz unterschiedlich auf den Beginn des Trennungsprozesses reagieren:

Es ist relativ normal, dass ein Trennungs- und Frustrationsschmerz in der Praxis auftritt. Wenn der Patient in der Therapie aber gelernt hat, mit dem Thema Frustration umzugehen, kann er auch mit dem Thema Trennungsschmerz in der Frustration umgehen. Ist dies noch nicht der Fall, kann das Thema in den folgenden Sitzungen bearbeitet werden.

Es kann passieren, dass der Patient absichtlich regrediert, um einen Krankheitsgewinn zu erzielen. Er versucht damit, sich gegen den Prozess des Loslassens und Verabschiedens zu wehren und die Trennung hinauszuzögern. Er hat sich in der Therapie „gut eingenistet". Man kann das mit einem 22-Jährigen vergleichen, der bereits ein aktives Leben führt, es aber sehr genießt, noch bei den Eltern zu wohnen, weil die Mutter die Wäsche macht und den Sohn auch anderweitig gut versorgt. Ginge es nach dem Patienten, könnte sich der Therapeut um alle Probleme in seinem Leben kümmern. Er sieht den Therapeuten dann in einer Rolle, die im Idealfall zu Teilen von anderen Personen ausgefüllt werden sollte.

Manchem Patienten macht der Abschied auffallend wenig aus. Für ihn ist alles in Ordnung. Als Therapeut merkt man aber, dass der Patient das Thema Abschied überspielt. Er spaltet es von der Realität ab und verdrängt es, um sich nicht der Gefahr eines Trennungsschmerzes auszusetzen. Es ist wichtig, dass der Therapeut hier wach ist und wahrnimmt, was gerade in der Beziehung passiert und wie der Patient damit umgeht. Denn der Patient ist dabei, aus der Beziehung zu gehen, ohne den Abschied zu würdigen. Je mehr Abschied und Trennung aber in Würdigung und Wertschätzung geschehen können, umso effektiver ist die Weiterführung bzw. der Neuanfang des Patienten. Findet diese Würdigung jedoch nicht statt, ist ein richtiger Abschied nicht möglich. Der Patient hat wahrscheinlich nicht genügend Nachreifung erfahren.

„Was passiert hier gerade in der Beziehung? Sie gehen aus der Beziehung, ohne den Abschied als solchen zu würdigen. Wie ist das für Sie? Welches Gefühl haben Sie, wenn ich das sage?"

Der Patient ist enttäuscht und wertet die langfristige gemeinsame Arbeit ab. Hier liegt ein Mangel an Selbstwertschätzung vor. Er wertet sich selbst ab und projiziert dieses Gefühl auf sein Gegenüber, in diesem Fall den Therapeuten. Meist kommt es dazu, wenn der Therapeut den Ablösungsprozess zu spät eingeleitet hat und nun den Patienten überrascht. Das gilt auch dann, wenn der gesamte Therapieprozess gut gelaufen ist. Gerade deshalb ist das frühzeitige Thematisieren des Abschieds durch den Therapeuten so wichtig.

16.10.2 Sichtweise des Therapeuten

Zahlreiche Studien haben gezeigt, dass sich der Therapeut durch die Intimität des Prozesses mit seinem Patienten sehr verbunden und gebunden fühlt und dadurch an Achtsamkeit für den richtigen Moment des Rückzugs, des Loslassens und damit auch der Beendigung des Therapieprozesses verliert.

Trennungsschmerz beim Therapeuten: Durch das Loslassen kann natürlich auch beim Therapeuten ein Trennungsschmerz auftreten. Er muss aufpassen, dass er diesen Trennungsschmerz nicht in den Prozess hinein- und auf den Patienten überträgt.

MERKE
Wenn Sie einen Trennungsschmerz an sich wahrnehmen, hat das entweder etwas mit Ihrer eigenen Biografie zu tun, oder Sie haben in die Therapie zu viel von sich als Mensch eingebracht.

Wahrscheinlich haben Sie ein stimmiges Gefühl, wenn Sie sich in einer therapeutischen Beziehung als „der Therapeut XY" beschreiben. Haben Sie jedoch den Eindruck, „XY, der Therapeut" zu sein, müssen Sie sehr wach und aufmerksam sein, weil u. U. zu viel von Ihnen selbst in den Prozess hineinfließt und zu viel private Beziehung entsteht. Für den Patienten ist das natürlich nicht förderlich, denn der Loslösungsprozess und der Abschied vom Therapeuten gelingen so nicht, da er ihn unter diesen Umständen in sein privates Leben ziehen will.

Gut zu wissen Wenn die Arbeit zwischen Patient und Therapeut sehr intensiv war, kann die Trennung für den Therapeuten einen persönlichen Verlust bedeuten. Für den Therapeuten ist es eine Herausforderung, dennoch authentisch zu agieren. Erfahrene Therapeuten verfügen in dieser Hinsicht über eine größere Reife.

Sobald Sie spüren, dass der Trennungsschmerz Ihrer eigenen Biografie geschuldet ist, sollten Sie die Themen Loslassen und Trennung mit in Ihre Supervision bzw. Eigentherapie nehmen.

Gut zu wissen Es geht nicht nur darum, ob Sie die Themen Loslassen und Trennung bereits verarbeitet haben, sondern welche Rolle sie momentan in Ihrem Leben spielen.

Wenn Sie gerade Schwierigkeiten mit Ihrem eigenen Partner haben, sich in einem Trennungsprozess befinden oder bemerken, dass sich Mitglieder Ihrer eigenen Familie aufgrund einer Auseinandersetzung von Ihnen entfernen, so kann all das Ihr Trennungsverhalten in der therapeutischen Beziehung beeinflussen. Vielleicht möchten Sie nun wenigstens an der Beziehung mit dem Patienten, die Sie als stabil wahrnehmen, festhalten. Damit verschieben Sie aber Ihr privates Erleben auf den Patienten.

Metaebene Warum fällt Ihnen die Trennung gerade nicht leicht? Was passiert aktuell in Ihrem Leben, was passiert innerlich?

Der Therapeut zögert den Abschied aus wirtschaftlichen Interessen hinaus: Auch wenn Sie nicht genügend Patienten haben, um wirtschaftlich über die Runden zu kommen, sollten Sie nicht versuchen, an Ihren Patienten festzuhalten. Damit werden Sie Ihrer Verantwortung und Ihrem ethischen Gewissen nicht gerecht, und es schadet am Ende Ihnen beiden. Nutzen Sie Ihre Energie besser, indem Sie sich um mögliche eigene Ängste kümmern oder überlegen, wie Sie besser auf sich aufmerksam machen können, indem Sie einen Blog auf Ihrer Website einrichten o. Ä. Der Fall, dass Patienten auch nach der Therapie weiterhin regelmäßige Unterstützung beim Therapeuten suchen, wird in ➤ Kap. 16.10.3 beschrieben.

Der Abschied fällt dem Therapeuten sehr leicht; er hätte ihn lieber heute als morgen: Natürlich ist Ihnen ein Patient sympathischer als der andere. Wenn Sie merken, dass Ihnen ein Patient nicht sehr liegt und Sie sich regelrecht auf die Verabschiedung freuen, sollten Sie sich fragen, welcher Teil in Ihnen gerade agiert. Werten Sie den Patienten vielleicht ab, weil Sie Gegenübertragungsgefühle ausagieren und konnten deshalb bislang nicht empathisch auf ihn reagieren?

16.10.3 Handlungsoptionen

Um zu wissen, wann das Loslösen zwischen Therapeut und Patient eingeläutet werden sollte, muss ich als Therapeut natürlich früh einschätzen können, wie viel Zeit die Therapie im Idealfall beansprucht.

Wie und wann schätzt der Therapeut die Anzahl der Therapiesitzungen ein?

Zum einen kann dies durch die Krankenkasse des Patienten vorgegeben sein, die als Reaktion auf den von Ihnen verfassten Befund und den Antrag des Patienten 25, 50 oder mehr Stunden Therapie bewilligt hat. Ist der Patient ganz oder z. T. Selbstzahler oder ist u. U. vorgesehen, eine Therapieverlängerung zu beantragen, gibt es keine von außen vorgegebene Richtschnur.

Gut zu wissen Ein erfahrener Therapeut wird aufgrund der ersten Anamnesestunden, in denen er den Urkonflikt des Patienten und die Psychodynamik exploriert, ein Gefühl dafür bekommen, welches individuelle Therapiepaket für den Patienten hilfreich und notwendig ist.

Falls Sie unsicher sind in Bezug auf die Therapieplanung, sollten Sie dieses Thema mit in die Supervision nehmen.

Einige Patienten benötigen 25, andere 40, 50 oder sogar 100 Stunden, um genügend nachzureifen und in das Leben entlassen zu werden. In der Regel kann der Heilpraktiker für Psychotherapie von bis zu 60 therapeutischen Sitzungen ausgehen. Es kann sein, dass die Kasse nach Beantragung zunächst 25 Sitzungen übernimmt. In einem zweiten Antrag kann der Patient 25 weitere Stunden beantragen.

Nehmen wir ein Beispiel: Der Patient hat sich mit Unterstützung seiner Kasse entschieden, 50 Sitzungen zu absolvieren. Als Therapeut sehen Sie ca. bei Sitzung 40, ob der Patient sich wie von Ihnen eingeschätzt entwickelt hat.

„Wir haben nun noch 10 Sitzungen vor uns, die von Ihrer Krankenkasse übernommen werden. So wie ich den Prozess momentan wahrnehme, sagt mir mein Gefühl, dass wir noch 20 Stunden brauchen werden. Es wäre gut, wenn Sie in den nächsten Wochen überlegen, was mit den 10 Stunden passiert, die nicht von der Kasse übernommen werden, aber die wir benötigen, um es rund zu machen."

Es ist wichtig und liegt in Ihrer Verantwortung, dieses Thema früh genug anzusprechen und Ihren Patienten nicht erst in der 48. Therapiestunde damit zu überraschen. Auch damit beginnt bereits der Loslösungs- und Verabschiedungsprozess für den Patienten, denn Sie führen ihm vor Augen, dass die Therapie endlich ist.

Wie können Sie den Loslösungsprozess einleiten?

Sobald Sie den Eindruck haben, dass Ihr Patient gute Fortschritte bei der Verarbeitung seiner Themen gemacht hat, sollten Sie beginnen, ihm einen Ausblick zu geben:

„Wenn ich unsere heutige Stunde nochmal zusammenfasse, stelle ich fest, dass Sie immer souveräner reagieren. Es fällt mir auf, wie selbstständig Sie dem Thema gegenüber aufgestellt sind, und ich denke, in absehbarer Zeit werden Sie ganz gut ohne mich auskommen. Sie werden dann in der Lage sein, Ihren Weg selbstständig und allein zu gehen."

Patient: „Was heißt das jetzt, im nächsten Monat oder ab wann?"

„Schauen wir mal. Ich denke, wir sind in der 53. Sitzung. Die nächsten sieben übernimmt Ihre Krankenkasse noch, und ich kann mir gut vorstellen, dass Sie in diesen sieben Sitzungen an den Punkt kommen, an dem Sie auf die meisten Situationen souverän reagieren können. Lassen Sie uns nächstes Mal ruhig über das Thema Abschied und Trennungsschmerz sprechen."

Sie können den Loslösungsprozess auch beginnen, indem Sie im Rahmen eines Feedbackgesprächs eine aktuelle Situation ansprechen:

„Jetzt haben Sie mir von Ihrer gestrigen Situation mit Ihrem Chef erzählt. Wie haben Sie eine solche Situation vor 1 Jahr erlebt, als Sie gerade zu mir gekommen sind, und wie haben Sie sie gestern erlebt? Was hat sich da verändert?"

Nachdem Sie den Ist-Zustand angesprochen haben, können Sie nun einen Ausblick in die Zukunft geben:

„Was ich jetzt so heraushöre bei Ihnen, ist: Sie haben verstanden, warum Sie so reagieren, wie Sie reagieren, aber Sie reagieren teilweise noch wie früher. Was glauben Sie, was könnte sich im nächsten ½ Jahr, also wenn sich unsere gemeinsame Arbeit ihrem Ende zuneigt, noch verändern?"

Auf der einen Seite ist Herrn H. damit klar, dass noch einiges an gemeinsamer Arbeit vor ihm liegt, aber er weiß auch, dass die Therapie irgendwann zu Ende ist. Damit ist eine grobe zeitliche Grenze gesetzt, und der Patient beginnt, sich damit auseinanderzusetzen, dass die Therapie in ½ Jahr enden wird. Auf der anderen Seite hat er das sichere Gefühl, dass ihm noch einige Zeit mit Ihnen bleibt.

Der Abschied in der letzten therapeutischen Sitzung

Man kann es mit einem Restaurantbesuch vergleichen: Wenn man aus dem Restaurant kommt, gut gegessen hat und von der Unterhaltung bereichert ist, fühlt sich jeder wohl und geht gern allein nach Haus. Ist dies nicht der Fall, hat man eher das Bedürfnis, an der nächsten Ecke noch einmal für ein Bier oder eine Pizza einzukehren.

Gut zu wissen Eine gute Trennung erfolgt in gegenseitiger Wertschätzung. Patient und Therapeut sollen das Gefühl haben, den anderen „gut genährt" loslassen zu können.

Ist die geplante Therapie beendet und hat der Therapeut den Stab an den Patienten abgegeben, tritt er in den Hintergrund. Der Patient bedankt sich, und der Therapeut erteilt ihm im übertragenen Sinne seinen Segen, indem er meint: „Geh deinen Weg!" Damit gibt er dem Patienten die Kraft und Zuversicht, dass all das, was er sich erarbeitet hat, nun im Leben aufgeht und Früchte trägt.

„Ich bin stolz auf das, was Sie sich in dem Jahr erarbeitet haben! Ich bin zufrieden, wenn Sie jetzt Ihren Weg fortsetzen. Sie haben nun ein gutes Rüstzeug, um die Dinge im Außen umzusetzen. Ich wünsche Ihnen viel Glück, viel Gesundheit und viel Erfolg."

Je nach Patient wählen Sie natürlich die verabschiedenden Worte, die zur Lebenssituation des Patienten passen. Anschließend geben Sie ihm die Hand.

Häufig passiert es, dass der Patient fragt, wie er damit umgehen soll, falls ihm wieder ein Thema begegnet, das ihn verunsichert. Natürlich wollen Sie grundsätzlich für einen Patienten da sein, aber um den Abschied als solchen zu würdigen, sollten Sie Ihrem Patienten nicht das Gefühl geben, als könne die Therapie beliebig verlängert werden.

„Sicher, ich bin vor Ort, aber ich glaube, das ist gar nicht nötig. Sie verfügen mittlerweile über genügend Instrumente, um in diversen Situationen gut zu bestehen."

Wie gehe ich mit Patienten um, die längerfristig Unterstützung suchen?

Natürlich werden Sie auch Patienten haben, die nach der eigentlichen Therapie mit 2-wöchentlicher oder monatlicher Regelmäßigkeit (auf eigene Kosten) therapeutische Begleitung für ihre Lebensfragen suchen. Dabei handelt es sich aber nicht mehr um klassische tiefenpsychologische Arbeit. Diese Patienten brauchen vielleicht einen Coach für bestimmte Lebensthemen, möchten ins Reflektieren und Assoziieren kommen oder brauchen jemanden, der ihnen hin und wieder den Spiegel vorhält.

MERKE

Wenn Patienten nach ihrer eigentlichen Therapie weiterhin Begleitung suchen, muss dies in einer anderen Haltung geschehen und klar von der Therapie getrennt werden.

Wenn der Patient nicht loslassen kann, nachdem Sie den Trennungsprozess eingeleitet haben:

Patienten können auf unterschiedliche Weise reagieren. Wir stellen einen Fall dar, in dem der Patient trotzig reagiert:

„Ich bin jetzt ein bisschen überrascht. Jetzt kommt wieder der kleine Junge hervor, der sich so in dem Sinne verhält: „Ich will nicht!" oder „Ich kann nicht!" oder „Ich will das aber!" Jetzt stehen wir wieder am Punkt: „Armer schwarzer Kater …". Was macht das mit Ihnen, wenn ich so etwas sage wie „Armer schwarzer Kater!"?

Versuchen Sie Ihrem Patienten zu vermitteln, dass er nun so reagiert, wie er schon einmal in der Vergangenheit reagiert hat, aber eigentlich über diesen Punkt hinausgewachsen ist und sich entwickelt hat. Und fragen Sie nach:

„Wieso ist das so?"

In diesem Fall würden Sie ihn nicht mehr in dem Maße nähren und ihn nicht mehr so aktiv Ihre Empathie spüren lassen, wie das noch vor 20 Stunden der Fall gewesen ist. Heute spiegeln Sie ihm sein Verhalten.

Wenn der Abschied den Patienten auffallend wenig berührt:

Reagiert der Patient oberflächlich und meint „Ja, das ist okay, dafür hab ich Verständnis, die Therapie geht halt irgendwann zu Ende …", so können Sie ihm sein Verhalten spiegeln:

„Ich spüre Sie nicht in dem, was Sie da sagen. Sie ziehen sich emotional aus der Beziehung heraus. Warum ist das so? Was passiert jetzt? Ich habe eine Idee, wieso das passiert. Was ist Ihre Idee dazu?"

Der Patient könnte erwidern: „Haben Sie nicht gerade vom Therapieende gesprochen?"

„Aber Ihre emotionale Reaktion zu der Thematik ist für mich nicht stimmig und authentisch, und ich würde sagen … ich spüre Sie jetzt nicht mehr."

Ihr Patient ist ja bereits weiter im Prozess und kann mit dieser Spiegelung seines Verhaltens etwas anfangen und sie in diesem Moment zur weiteren Arbeit nutzen. Wenn Sie noch einen Schritt weitergehen wollen, können Sie ihm Folgendes spiegeln:

„Das macht mich jetzt traurig … Aber wenn ich jetzt nachspüre, merke ich: Die Traurigkeit gehört nicht zu mir, sie hat nur sekundär etwas mit mir zu tun."

Es kann sich auch um Wut oder Ärger handeln, den Sie stellvertretend für Ihren Patienten spüren. All das können Sie ihm spiegeln.

Zusammenfassung

Indem Sie früh genug loslassen und mit der Verabschiedung Ihrer Patienten beginnen, nehmen Sie Ihre therapeutische Verantwortung wahr und geben ihnen die Möglichkeit, auf eigenen Beinen zu stehen. Sobald Sie merken, dass ein Patient Schwierigkeiten hat loszulassen, sollten Sie seine konkrete Problematik therapeutisch nutzen.

Gleiches gilt für Ihre eigenen Schwierigkeiten bei der Trennung von Ihren Patienten – allerdings bearbeiten Sie diese in Ihrer Eigentherapie.

16

IV Von der Prüfung zum gelungenen Praxiseinstieg

Übersicht Teil IV

Die Heilpraktikerprüfung (Psychotherapie) steht bevor und Impulse für eine grundlegende und optimale Vorbereitung sowie den mit häufig auftretenden Prüfungsängsten sind ebenso hilfreich wie Strategien in einer Blackout-Situation.

Es folgt der Einstieg in den Praxisalltag: Wie starte ich meinen Praxisaufbau logistisch, welche steuerlichen Fragen sind zu klären, wie viel Honorar verlange ich, wie stelle ich Rechnungen und welche Leistungen kann ich anbieten? Nachdem diese und mehr Fragen geklärt sind, bleibt die entscheidende Frage: Wie kommen die Klienten zu mir?

Um eine nachhaltige, gute Praxisarbeit auf Dauer leisten zu können, braucht jeder Therapeut neben begleitender Supervision eigene Ressourcen und den Austausch mit Kollegen in der Intervision.

KAPITEL

17 Die Prüfung zum Heilpraktiker für Psychotherapie

Kapitelübersicht

Bevor Sie die Urkunde des zuständigen Gesundheitsamtes in den Händen halten und eigenverantwortlich mit Klienten therapeutisch arbeiten können, müssen Sie eine anspruchsvolle amtsärztliche Überprüfung bestehen. Im Folgenden möchten wir Sie strukturiert auf den finalen Teil Ihrer Ausbildung vorbereiten.

17

17.1 Worum geht es in der Prüfung?

Die Prüfung zum Heilpraktiker für Psychotherapie beinhaltet einen schriftlichen und einen mündlichen Teil. Während der schriftliche Teil für alle Prüflinge in Deutschland am selben Tag und zur selben Uhrzeit mit denselben Fragebögen stattfindet, unterscheidet sich die mündliche Prüfung von Bundesland zu Bundesland und von Prüfungskommission zu Prüfungskommission. Sie findet meistens ca. zwei bis zehn Wochen nach der schriftlichen Überprüfung statt.

Im schriftlichen Teil wird im Multiple-Choice-Verfahren Wissen abgefragt. Dabei geht es um den psychopathologischen Befund ebenso wie um Diagnosekriterien aus allen Bereichen der ICD-10. Es werden außerdem Fragen zu Therapieverfahren und zur Epidemiologie gestellt. Weiter unten geben wir Tipps für eine gute Vorbereitung auf diesen Prüfungsteil.

Während im schriftlichen Teil um erlerntes Wissen abgefragt wird, interessiert sich die Prüfungskommission im mündlichen Teil dafür, ob wir als Menschen und Therapeuten geeignet sind, anderen Menschen mit psychischen Herausforderungen zu helfen.

MERKE

Die Faustformel für die Prüfer lautet: Der Heilpraktiker für Psychotherapie darf „keine Gefahr für die Volksgesundheit" darstellen.

Das bedeutet zunächst, dass wir Menschen, die zu uns kommen, wertschätzend begegnen und Empathie sowie Vertrauen ausstrahlen. Vor allem aber müssen wir in der Lage sein, eine Diagnose nach ICD-10 zu stellen. Und je nach Krankheitsbild müssen wir wissen, was als nächstes zu tun ist – also den roten Faden des therapeutischen Vorgehens kennen. Entscheidend sind auch das Erkennen und weitere Vorgehen im Falle einer Suizidalität. Sind wir in diesen Punkten nicht geeignet, stellen wir eine Gefahr für die Volksgesundheit dar.

Die klaren Prüfungsregularien und die zum Teil hohen Maßstäbe der Prüfungskommissionen stellen sicher, dass wir in unseren Beruf verantwortungsvoll ausüben und ernst genommen werden. Das betrifft unsere eigenen Klienten, aber natürlich auch weitere Therapeuten und Ärzte. Alle Jahre wieder versuchen einzelne Interessengruppen, einzelne Teile oder das gesamte Heilpraktikerwesen infrage zu stellen. Deshalb werden die Gesundheitsämter mit Sicherheit weiterhin darauf achten, dass die Zulassung zu diesem Berufszweig sehr ernst genommen und die Bedingungen im Zweifel weiter verschärft werden.

Da die mündliche Prüfung aufgrund ihres individuellen Charakters eine Sonderrolle einnimmt und am meisten gefürchtet wird, möchten wir im Folgenden auf drei Aspekte vorbereiten, von denen keiner vernachlässigt werden sollte.

17.1.1 Ihre persönliche Vorstellung

Zu Beginn der mündlichen Prüfung wird Ihnen gewöhnlich die Möglichkeit gegeben, kurz und in ein bis zwei Sätzen zu beschreiben, warum Sie die Prüfung ablegen möchten. Nun könnte man es sich einfach machen und sagen: „Naja, weil ich gerne beginnen möchte, als HP Psych zu arbeiten und dafür brauche ich ja die bestandene Prüfung!".

So ist es allerdings nicht gemeint und bitte antworten Sie nicht auf diese Weise. Es geht für die Prüfer darum, einen ersten Eindruck zu bekommen: Wer ist dieser Mensch, wieso interessiert er sich gerade für Psychologie und was möchte er damit machen? Und wie wurde er ausgebildet?

Gut zu wissen Wenn Sie in dieser sehr kurzen Anfangssequenz einen authentischen, persönlichen und bleibenden Eindruck auf die Prüfer machen, fällt ihnen der folgende Gedanke viel leichter: „Wir möchten, dass diese Person zukünftig mit Menschen arbeitet."

Deshalb ist es sinnvoll, sich mit diesem Prüfungsstart vorher etwas auseinander zu setzen. Es geht um eine riesige Chance, die Sie nutzen können. Denn jeder von uns wird gute Gründe haben, warum gerade bei ihm die Psychologie das individuelle Arbeitsfeld der Zukunft darstellen soll. Im Grunde genommen ist es nicht anders als bei einem Vorstellungsgespräch. Denn auch dort geht es im Wesentlichen um diese vier Punkte:

1. Wo komme ich her?
   In Kürze können Sie mitteilen, ob Sie z. B. Mutter oder Vater sind und in welchem Bereich Sie bislang gearbeitet haben. Sollte es – wie bei vielen von Ihnen – kein sozialer Bereich sein, so müssen Sie das auch nicht genauer ausführen. Wenn Sie vorher bereits mit Menschen gearbeitet haben, ergeben sich daraus vielleicht bereits Hinweise für den nächsten Punkt:
2. Warum bin ich hier?
   Was hat Sie wirklich dazu veranlasst, diesen (neuen) Weg einzuschlagen und zukünftig Menschen in herausfordernden Situationen professionell helfen zu wollen? Das können z. B. eigene therapeutische Erfahrungen sein oder ein großes, seit jeher bestehendes Interesse an der Psychologie, evtl. aufgrund von Familienerfahrungen. Oder Sie hatten Personalverantwortung und interessieren sich für persönliche Entwicklung von Menschen. Oder Sie arbeiten bereits mit Menschen, merkten aber, dass Ihnen etwas Wichtiges fehlte, um nachhaltig helfen zu können. Dies sind nur Beispiele von Menschen, die uns im Rahmen der Ausbildung begegnet sind. Sie selbst werden es am besten wissen.

3. Wo möchte ich hin?
   Was genau haben Sie vor, nachdem Ihnen das Gesundheitsamt die Urkunde zusendet? Möchten Sie eine Praxis eröffnen, vielleicht zunächst nur an einem oder wenigen Tagen? Treten Sie einer Gemeinschaftspraxis bei oder werden Sie die neuen Erfahrungen in Ihrem bisherigen Arbeitsumfeld nutzen? Oder werden Sie das bisherige Arbeiten erweitern?
4. Was habe ich dafür getan?
   Wie wurden Sie ausgebildet? Zum einen können Sie mitteilen, wo Sie einen psychiatrischen Kurs absolviert haben, der Sie auf die Prüfung vorbereitet hat. Noch etwas interessanter ist für die Prüfer sicherlich, ob und welches Therapieverfahren Sie innerhalb Ihrer Ausbildung so intensiv gelernt haben, dass Sie damit zukünftig mit Klienten arbeiten können. Haben Sie bereits unter Supervision mit Klienten gearbeitet?

Das oben Genannte hört sich vielleicht etwas ausführlich an. Gerade vor dem Hintergrund, dass viele Prüfer bitten: „Können Sie uns **kurz** skizzieren, warum Sie die Prüfung machen wollen?“. Sie können die oben genannten Punkte mit Sicherheit in 60 bis 90 Sekunden darlegen. Es macht Sinn, eine solche Vorstellung auf das Handy zu sprechen, um ein Gefühl zu bekommen, wie lang es am Ende wird.

Gut zu wissen Vergessen Sie nicht, dass die Prüfungskommission weitere Prüfungen abnehmen muss. Bei einem zu langen Text zu Beginn werden die Prüfer ungeduldig und sie werden zum eigentlichen Teil der Prüfung kommen wollen.

Besprechen Sie Ihr Vorgehen zur „persönlichen Vorstellung“ auf jeden Fall mit demjenigen, der Sie persönlich auf die Prüfung vorbereitet. Er kann Sie dabei unterstützen, herauszufinden, wie Sie diesen Prüfungsteil sehr unaufgeregt und mit guten Einlassungen als Chance nutzen können.

17.1.2 Wie wird Ihr „Wissen" abgefragt?

Hier unterscheiden sich die Erfahrungen innerhalb Deutschlands und selbst innerhalb einzelner Bundesländer. In den meisten Fällen werden Sie eine Fallgeschichte vorgelesen oder zur Ansicht bekommen, die Sie bewerten – also mit einer Verdachtsdiagnose versehen – sollen. Denn mehr können Sie aufgrund der knappen Darstellung ohne Anamnese auch nicht tun. Es ist gut, wenn Sie sich dabei anhand der Symptome auf den psychopathologischen Befund beziehen, denn er stellt die Grundlage der diagnostischen Arbeit dar. Nach der Verdachtsdiagnose werden Sie häufig von den Prüfern auf die möglichen Differenzialdiagnosen im ausgehenden Fall gefragt. Hier können Sie auch ganz selbständig voran gehen, ganz so, wie Sie es auch in Ihrer praktischen Arbeit machen werden. Mit dem Unterschied, dass Sie nun laut denken.

Die Prüfer werden dann in alle Richtungen flankierende Fragen stellen bzw. tiefer in den einzelnen Gebieten nachfragen. Einige Prüfungskommissionen neigen auch zur Bearbeitung von mehreren Fallgeschichten oder stellen überwiegend Fragen aus ganz unterschiedlichen Themengebieten. Wenn Sie bislang alle Fragen in der Prüfung beantworten konnten, stellen Sie für die Prüfungskommission eine Herausforderung dar. Und mit Sicherheit werden Sie irgendwann auch nicht mehr weiterwissen.

MERKE
Geben Sie immer offen zu, wenn Sie etwas nicht wissen oder es Ihnen nicht einfällt. Warum? Weil es stimmt! Und es macht Sie menschlich. Die Prüfer haben Freude daran, Ihnen Teile ihres eigenen Wissens weiterzugeben. Nehmen Sie es dankbar an.

Weiter geht es bei der Fallbearbeitung dann häufig mit der Frage: „Was machen Sie denn nun mit dem Patienten?“ Es ist nun wichtig, für die unterschiedlichen Diagnosen auch das unterschiedliche therapeutische Vorgehen als roten Faden zu kennen. Dabei ist auch oft von Belang, ob Sie selbst mit den bisherigen therapeutischen Erfahrungen und mit Ihrer therapeutischen Methode mit dem Patienten arbeiten können (und würden).

Schließlich und sofern nicht vorher geschehen, fragt man Sie in den meisten Fällen allgemein oder spezifisch zum Unterbringungs- und Betreuungsrecht. Und in den meisten Prüfungen spielt an irgendeiner Stelle auch die mögliche Suizidalität eine wichtige Rolle. Denn je nachdem, wie Sie darauf reagieren, haben die Prüfer einen guten Anhaltspunkt für die über allem schwebende Frage: „Sind Sie eine Gefahr für die Volksgesundheit?“

Fragen nach den Verboten und Pflichten für den Heilpraktiker für Psychotherapie oder nach Ihrer Praxisorganisation – auch im Zusammenhang mit Erkrankungen wie Covid-19 – können die Prüfung abrunden.

Gut zu wissen Bereiten Sie sich auch darauf vor, sich in die Patientenfälle „hineinzudenken“. Wie wird Ihr Patient sich fühlen, was braucht er gerade am dringendsten, was würde ihm guttun? Hier geht es weniger um gelerntes Wissen, der gesunde Menschenverstand ist jetzt ein guter Ratgeber.

17.1.3 Wissensprüfung oder Persönlichkeitsprüfung?

Gut zu wissen Die Prüfung zum Heilpraktiker für Psychotherapie ist keine „Wissensprüfung“.

Natürlich brauchen wir einiges an erlerntem Wissen – zum Teil auch sehr detailliert –, um recht sicher diagnostizieren zu können. Und wir sollten das therapeutische Vorgehen bei ganz unterschiedlichen Störungsbildern erläutern können. Vielmehr geht es aber gerade im mündlichen Teil der Prüfung um die eigene Persönlichkeit. Welchen Rapport können wir mit den Mitgliedern der Prüfungskommission während der Prüfung herstellen? Wie authentisch verhalten wir uns? Versuchen wir uns zu verstellen oder sogar so zu tun als ob …?

Gut zu wissen Gibt es noch Persönlichkeitsanteile, die Sie vielleicht gut kennen, mit denen Sie sich aber noch nicht hinreichend in der Selbsterfahrung auseinandergesetzt haben? Denn diese Persönlichkeitsanteile können Ihnen einen Strich durch die Rechnung machen.

Die Prüfer haben die Aufgabe, Sie zu prüfen. Sie werden sich aber auch ein wenig in die Rolle hineinfühlen, die ein Patient einnimmt, der Ihnen gegenübersitzt.

Natürlich geht man mit einer gewissen Nervosität in diese Prüfung. Es geht um eine lange Zeit des Lernens, sie soll nicht umsonst gewesen sein. Es geht um die Motivation, bald als HP Psychotherapie zu arbeiten und natürlich auch um recht erhebliche Prüfungsgebühren. Und natürlich möchten wir nicht hören, es habe nicht gereicht. Hier ist jeder von uns nervös. Und genau davon können Sie in der Prüfung sprechen, wenn Sie unsicher sind. Denn das macht Sie authentisch.

MERKE
Wenn Sie so tun, als wäre alles in Ordnung (und sind in Wirklichkeit sehr aufgeregt), so kommt ein Blackout schneller als Sie denken. Und Ihre Gegenüber werden merken, dass etwas unstimmig, nicht authentisch ist.

Hierzu ein Beispiel aus der therapeutischen Praxis, das man sehr gut mit dieser Prüfungssituation vergleichen kann: Stellen Sie sich vor, ein Patient kommt zu Ihnen und sagt, ein Psychiater habe ihm ein bestimmtes Beruhigungsmittel verschrieben und fragt konkret Sie nach konkreten. Sie kennen das Medikament nicht und antworten dennoch wie folgt: „Ehm…, genau, Nebenwirkungen, …. Die können da schon mal auftreten“, und bleiben unsicher. Es könnte sein, dass Sie immer dann ein persönliches Thema haben, wenn Sie keine Antwort wissen. Und genau dieses Thema führt dazu, dass Sie sich unsicher und wenig authentisch verhalten. Ein Patient wird so etwas schnell merken und sich nicht sehr wohl fühlen. Antworten Sie jedoch mit dem Wissen, dass Sie haben: „Ich muss zugeben, ich kenne das Medikament nicht, aber ich werde mich informieren und mich bei Ihnen melden!“, so wird Ihr Patient ein besseres Gefühl haben. Ebenso geht es den Prüfern in der mündlichen Prüfung.

Gut zu wissen Den Prüfern ist wichtig, Sie als Persönlichkeit im Zusammenspiel mit einem Gegenüber zu erleben, um einzuschätzen, ob Sie künftig therapeutisch arbeiten sollten.

17.2 Wie bereite ich mich strukturiert auf beide Prüfungsteile vor?

Zunächst zur schriftlichen Überprüfung

Von 28 Fragen müssen Sie zum Bestehen der Prüfung 21 Fragen richtig beantworten. In den letzten Jahren ist dieser erste Prüfungsteil herausfordernder geworden. Früher bestanden sehr viele Prüflinge die schriftliche Prüfung, von denen etliche anaschließend recht unvorbereitet auf die Prüfungskommissionen getroffen sind. Auch für die Prüfer keine angenehme Situation. In der Folge fielen sehr viele Prüflinge durch die mündliche Prüfung.

Indem man nun einige wenige Fragen etwas komplizierter stellt, ergeben sich am Ende bei den meisten Prüflingen ein paar Fehler mehr – was am Ende nicht für jeden reicht.

Gut zu wissen Seit einigen Jahren wird bereits in der schriftlichen Prüfung stärker ausgesiebt. Das Gute daran ist, dass die Chancen nach einer bestandenen schriftlichen Prüfung erhöht sind, auch den zweiten Teil zu bestehen.

Bitte bereiten Sie sich frühzeitig und umfangreich auf die schriftliche Prüfung vor. Am besten, indem Sie den gesamten Prüfungsstoff Ihres Vorbereitungskurses so gut lernen, dass Sie sich richtig sicher fühlen.

Gut zu wissen Beginnen Sie früh, die vergangenen schriftlichen Prüfungen probehalber durchzugehen. Diese stehen auf unterschiedlichen Plattformen im Internet bereit.

Allerdings kommen jedes Halbjahr neue Fragenkomplexe hinzu, die bislang nicht Teil von Prüfungen waren. Deshalb ist es sehr ratsam, in den einschlägigen Lehrbüchern alle Texte zu verstehen und die Inhalte zu lernen, denn in der schriftlichen Prüfung kann dieses Wissen abgefragt werden. Darüber hinaus wird die Prüfungssituation zu etwas mehr Nervosität führen, sodass Sie die eine oder andere unsichere Entscheidung treffen werden.

Es ist sinnvoll, wenige Wochen vor der Prüfung einen qualifizierten Kurs zur schriftlichen Prüfungsvorbereitung zu besuchen, in dem Sie einige Prüfungen unter Prüfungsbedingungen lösen und anschließend gemeinsam die Lösungen besprechen. Auf diese Weise gewöhnen Sie sich an die zum Teil komplexe Ausdrucksweise in der schriftlichen Prüfung.

Gut zu wissen Die Prüfungskommissionen legen großen Wert darauf, dass Sie sehr genau differenzieren können.

Zum mündlichen Teil der Prüfung

Ebenso wie für die schriftliche Prüfung sollten Sie sich gut auskennen in den diagnostischen Leitlinien für alle psychischen Störungsbilder gemäß ICD-10. Bereiten Sie sich auch gut vor auf die weiteren Themen wie in ➤ 1.1.2 beschrieben.

Gut zu wissen Es ist sinnvoll, ein Vorbereitungsseminar für die mündliche Prüfung zu besuchen, das Sie speziell auf die Vorgehensweise der Prüfungskommission in Ihrer Stadt, Ihrem Landkreis vorbereitet. Fragen Sie nach, ob auch simulierte Prüfungen mit ausführlichem Feedback am Ende des Vorbereitungszyklus angeboten werden.

Wahrscheinlich werden Sie bereits bei dieser Simulation recht nervös sein, dafür aber weniger in der eigentlichen Prüfung, da sie das ungefähre Prüfungsgefühl dann bereits kennen.

Sprechen Sie auch mit demjenigen, der Sie im Kurs und in der Vorbereitung auf die Prüfung betreut darüber, wie er Sie einschätzt in Bezug auf das therapeutische Arbeiten und die Prüfung. Vielleicht sieht er auch noch persönliche Themen, die in Prüfung und anschließender Arbeit eine große Herausforderung darstellen könnten und bietet Ihnen eine Lehrtherapie an.

Gut zu wissen Es ist nicht nur verantwortungsvoll, sondern spart Ressourcen und am Ende auch Geld, wenn Sie sich früh um Ihre eigenen Themen kümmern. Denn die mündliche Prüfung ist keine „Fachprüfung" im eigentliche Sinne, sondern eine Persönlichkeitsprüfung, durch die niemand mit etwas Glück so „durchhuschen" wird.

Natürlich ist es mutig, sich seinen eigenen, sehr persönlichen Themen zu stellen. Aber es wird von den Autoritäten, die für die Beurkundung unserer Zulassung als Heilpraktiker für Psychotherapie verantwortlich sind, erwartet. Und daher ist es selbstverständlich, dass man bereits eigene therapeutische Erfahrungen gemacht hat, wenn man mit anderen Menschen in diesem Feld arbeiten will. Dieser Punkt lässt sich gut mit einer Automobilwerkstatt vergleichen: Stellen Sie sich vor, jemand möchte in einer Werkstatt zum Meister ausgebildet werden, hat allerdings keinen Führerschein und ist folglich nie Auto gefahren. Es wird schwierig sein, sich in alles hineinzudenken und Kundenbeschreibungen zu verstehen, wenn er das Gefühl nicht kennt, ein Auto zu lenken. Übersetzt in die Psychotherapie bedeutet dies:

Gut zu wissen Selbsterfahrung und eigene Therapieerfahrung sind entscheidend. Nur so können Sie Ihren Klienten diese Haltung, dieses Gefühl weitergeben: „Alles wird gut!" Auf die Prüfungssituation trifft das gleichermaßen zu.

17.3 Selbsterfahrung als notwendige Voraussetzung zum Bestehen der Prüfung

Hin und wieder treffen wir in der Heilpraktikerausbildung (Psychotherapie) auf Menschen, die glauben, das Fachliche erlernen, dann die Prüfung abzulegen und schließlich mit der Arbeit starten zu können. Das mag in einigen beruflichen Zweigen auch auf diese Weise möglich sein, im Bereich der Psychotherapie funktioniert das nicht so. Wie oben beschrieben, haben wir Menschen Themen, die uns im Leben und vor allem im Zusammentreffen und Zusammenleben mit anderen Menschen herausfordern. Wenn Sie bereits tiefer in dieses Buch eingetaucht sind, wissen Sie gut, was gemeint ist.

Gut zu wissen Die Prüfer sind psychologisch bestens geschult und nehmen schnell wahr, wenn wir Schwierigkeiten haben, uns authentisch auf unser Gegenüber einzulassen.

Gerade das macht die therapeutische Beziehung aus: Dass wir neutral auftreten und uns nicht von unseren persönlichen Gefühlen leiten lassen.

Gut zu wissen Es ist wichtig, dass man sich mit diesen Themen in eigenen therapeutischen Sitzungen in emotionaler und kognitiver Weise auseinandersetzt und sie zum Teil bearbeitet und ein stärkeres Bewusstsein für die eigenen Denk- und Verhaltensmuster erlangt. Ansonsten wird man nicht in der Lage sein, mit Klienten in einer Weise zu arbeiten, die ihnen guttut. Wir würden immer wieder dazu neigen, Gegenübertragungen auszuagieren und hätten Schwierigkeiten, uns in ganz unterschiedlichen Situationen authentisch zu verhalten. Für unser Gegenüber wäre eine solche therapeutische Einheit wenig wertvoll und bisweilen sogar schädlich.

Neben der eigenen Therapie können Sie in unterschiedlichen Seminaren, in denen es in psychodynamischer Weise um Persönlichkeitsentwicklung geht, Selbsterfahrung sammeln. Und natürlich in einer psychotherapeutischen Ausbildung, womit wir bereits beim nächsten Punkt angelangt sind.

17.4 Eine psychotherapeutische Ausbildung als Voraussetzung?

Für jeden, der in Zukunft die Prüfung zu(m)r Heilpraktiker(in) für Psychotherapie ablegen möchte, ist es ratsam, eine psychotherapeutische Ausbildung bis zur Prüfung bereits abgeschlossen zu haben oder sich zumindest in der Ausbildung zu befinden. Darauf legen die Prüfungskommissionen mehr und mehr Wert. Sicher mag es auch hier und da möglich sein, eine solche Ausbildung im Anschluss zu absolvieren. Wir möchten hier kurz skizzieren, warum wir den anderen Weg für sinnvoller erachten.

Gut zu wissen In einer guten therapeutischen Ausbildung werden Sie vielfältige Möglichkeiten haben, praktisch mit Menschen zu arbeiten. Sie werden merken, was das mit Ihnen macht. Und vor allem, was das Feedback zu Ihrer Arbeit mit Ihnen macht. Sie bekommen Möglichkeiten, sich Ihren eigenen Themen zu stellen und sich in der Gruppe zu öffnen.

Wenn Sie all diese Möglichkeiten bekommen und wahrnehmen, werden Sie merken, dass das wichtige Einfühlen in einen Patientenfall – wie er Ihnen auch in den meisten Prüfungen beim Gesundheitsamt begegnen wird – mit der Übung einfacher wird. Zum anderen werden Sie einzelne Ihrer eigenen Themen, die in Verbindung mit der Prüfung bzw. in der Prüfung selbst auftauchen, als kleiner einschätzen oder besser bewältigen können.

Eine therapeutische Ausbildung vorweisen zu können ist also keine festgeschriebene Regel der Prüfungskommissionen, aber auch ungeschrieben liegt sie auf der Hand. Es wäre eine untragbare Vorstellung für die Prüfer, wenn jemand ohne therapeutische Ausbildung nach Erhalt der Urkunde einfach mit der Arbeit loslegt. Erlaubt ist das ohnehin nicht, denn auch hier gilt: Sie arbeiten nach bestem Wissen und Gewissen. Beides wäre in dem Fall negativ zu beurteilen.

Gut zu wissen Die Prüfer sind psychologisch bestens geschult und merken ihrerseits recht schnell, wer bereits über therapeutisches Einfühlungsvermögen verfügt und wer nicht. Und Sie haben ein sicheres Gefühl in der Prüfung, da Sie wissen, wovon Sie sprechen, denn Sie haben bereits therapeutische Erfahrungen gemacht.

Je nachdem, mit welchen therapeutischen Methoden Sie später arbeiten wollen, steht Ihnen eine ganze Bandbreite von zu erlernenden Methoden zur Auswahl (siehe auch > Kap.1.3).

Gut zu wissen Sehr gut eignet sich vor allem zu Beginn die Gesprächstherapie nach Rogers. Dieses anerkannte Verfahren ist für eine Reihe von psychischen Störungsbildern und auch für viele weitere Lebensherausforderungen der Klienten sehr wirksam.

Darüber hinaus dient die klientenzentrierte Gesprächstherapie als wichtige Grundlage für viele weitere Methoden. Vor allem die Haltung, mit der der Therapeut seinem Klienten begegnet, sowie die Technik, mit der er arbeitet, stehen im Mittelpunkt dieser auf Carl Rogers zurückgehenden Methode.

Gut zu wissen Die Ausbildung zum Gesprächstherapeuten wird häufig zu einem Schlüssel in der eigenen Persönlichkeitsentwicklung, da eigene – noch offene – Themen identifiziert und bearbeitet werden können.

Aus den genannten Gründen ist diese therapeutische Basis-Ausbildung bei den Gesundheitsämtern (für die Erteilung der Heilpraktikererlaubnis) sehr anerkannt. Zusätzlich oder alternativ können Sie weitere Verfahren erlernen.

17.5 Prüfungsangst und Blackout überwinden

Prüfungssituationen führen ganz natürlich zu erhöhtem Stress. Man weiß, dass einiges auf dem Spiel steht und wird bereits im Vorfeld nervös. Das kennen wir aus der Fahrschulprüfung, von Bewerbungsgesprächen oder anderen Gelegenheiten, in denen wir durch andere Menschen „geprüft" werden. Einige kommen recht gut mit einer solchen Situation klar und können ein wenig Grund-Nervosität in guten Leistungen ummünzen. Andere wiederum würden in Prüfungssituationen lieber im Boden versinken, als noch viele weitere Minuten nervös zu verharren.

Gut zu wissen Prüfungssituationen sind ein Spielfeld unserer eigenen neurotischen Symptome. Das heißt: In dieser angespannten Situation beginnen wir uns im Zweifel so zu verhalten, wie wir es bereits als Kind getan haben, um eine Anspannung, einen inneren Konflikt zu vermeiden. Und genau das kann den Prüfern zeigen, dass wir bestimmte eigene Themen eben noch nicht bearbeitet haben und auch im Umgang mit Klienten ähnliche Symptome zeigen würden.

Da gibt es das Beispiel eines sehr nervösen Prüflings, der nach einem speziellen Begriff gefragt wurde. Ihm fiel die Antwort nicht ein. Er hat aber bereits in der Kindheit immer schnell irgendwas geantwortet, nur um nicht unwissend dazustehen. Möglicherweise war einem Elternteil so etwas wichtig. Also antwortete er auch jetzt sehr schnell, wiederholte ein ganz anderes Wort und tat so, als wüsste er etwas dazu. Sie merken schon: Ein solches Verhalten ist alles andere als authentisch. Stellen Sie sich einen Therapeuten vor, den sie etwas fragen, das er nicht weiß und er antwortet irgendetwas, nur um die Situation zu überspielen. Die bessere Antwort wäre: „Ich weiß es nicht, aber ich werde mich schlau machen."

Ebenso sollten Sie sich in der Prüfung verhalten.

Gut zu wissen Sagen Sie, wenn Sie nervös sind oder auf dem Schlauch stehen, seien Sie da ganz authentisch. Das ist für die Prüfer nichts Neues und sie werden merken, wie die Prüfung eine menschlichere Note bekommt. Und genau darum geht es: Man möchte Sie als Mensch kennenlernen.

Ist Ihre Prüfungsangst enorm, sollten Sie im Rahmen der Prüfungsvorbereitung in der Schule Ihrer Wahl die ein oder andere Prüfungssimulation sowie ein ausführliches anschließendes Feedback nachfragen. Sie werden merken, dass die Nervosität nachlassen wird. Darüber hinaus gibt es für solche Prüfungsangstsituationen unterschiedliche Verfahren oder Werkzeuge, die Sie in Ihrer eigenen Therapie oder mit Ihrem Ausbilder durchgehen können.

KAPITEL

18 Der optimale Rahmen für den Praxiseinstieg

Kapitelübersicht

Nachdem Sie einen Ausbildungskurs belegt, mindestens eine therapeutische Methode gelernt haben und sich motiviert auf die Prüfung vorbereitet und diese hoffentlich bestanden haben, können Sie beginnen als Heilpraktiker für Psychotherapie zu arbeiten. Im Folgenden möchten wir Sie bei organisatorischen Fragen begleiten, um einen nachhaltigen Praxisstart zu gewährleisten.

18.1 Start von 0 auf 100 oder ....

Hier möchten wir einige Erfahrungswerte wiedergeben, denn jeder selbst weiß am besten, auf welche Weise er startet, nachdem die Prüfungen positiv absolviert wurden. Wenn Sie mit Ihrer Arbeit als Heilpraktiker für Psychotherapie beginnen wollen, müssen Sie zunächst nur eine eher technische Hürde nehmen, indem Sie mit Ihrer Urkunde und der Bescheinigung einer Berufshaftpflichtversicherung zum Gesundheitsamt gehen und sich anmelden. Vielmehr stellt sich aber die Frage, ob Sie bereits alles auf diese neue Karte setzen oder zunächst langsam starten und als Therapeut wachsen wollen.

Natürlich hängt dies auch von äußeren Bedingungen ab, z. B. der Frage, ob Sie noch in einem anderen Job tätig sind und diesen bald komplett kündigen wollen oder noch eine geraume Zeit mit weniger Zeiteinsatz weiterarbeiten können.

18

Gut zu wissen Häufig ist es sinnvoll, nicht gleich alles auf die therapeutische Karte zu setzen, denn es wird einige Zeit dauern, bis Sie sich Ihr Praxisgeschäft so aufgebaut haben, dass Sie davon leben können. Je nach Umtriebigkeit und Erfolg kann dies zwischen 2 und 5 Jahren dauern.

Zunächst muss sich herumgesprochen haben, dass Sie nun in diesem Zweig arbeiten. Sie werden zu Beginn noch keinen Rückenwind in Form von Empfehlungen spüren. Und es dauert eine Weile bis Ihre Website bei Google gelesen und gut eingestuft werden kann und erst dann werden Sie nach und nach im Ranking nach oben rutschen. Auch weitere Marketingmaßnahmen werden nicht im ersten Moment greifen. Zu den Maßnahmen, die die o. g. Prozesse unterstützen, lesen Sie ab ➤ Kap. 19.

Uns sind Fälle bekannt, in denen frisch gebackene Heilpraktiker für Psychotherapie den letzten Job mit einer guten Abfindung verlassen konnten und nun hochmotiviert in das neue Tätigkeitsfeld starten. Eine schöne Praxis wurde angemietet, möbliert, die Website mit diversen Unterseiten ist bereits im Netz verfügbar und auch die Bekannten wissen, dass man nun etwas ganz Neues macht. Eigentlich eine schöne Vorstellung. Dann aber dauerte es eine ganze Weile, bis ein, zwei, drei Klienten kamen, die den ganzen Aufwand und die Praxismiete über die ganze Woche noch lange nicht rechtfertigten. Schnell arbeiten sich dann alte Denkmuster wie z. B. „Ich bin nicht gut genug" an die Oberfläche und lassen uns kleiner fühlen als wir eigentlich sind. Im schlimmsten Fall wird dann alles bereits früh in Frage gestellt oder sogar aufgegeben. Ein wirkliches, auch persönliches Wachstum ist dann nicht möglich.

Gut zu wissen Es kann sinnvoll sein, zunächst auf kleinerer Flamme zu starten und das Praxisgeschäft langsam auf- und auszubauen und zu überlegen, in welchen weiteren Bereichen der Persönlichkeitsentwicklung eine sinnvolle Ergänzung gewählt werden kann.

Einige neue Heilpraktiker für Psychotherapie starten ihre Praxisarbeit neben ihrem bisherigen Job an einem Nachmittag oder ganzen Tag in der Woche und bauen dies langsam aus. Auf diese Weise ist es möglich, Wachstum nachhaltig zu gestalten.

18.2 Klein beginnen und größer denken

Am oben Gesagten möchten wir auch hinsichtlich der Organisationsstruktur der neuen Tätigkeit anschließen.

Gut zu wissen Da die Nachfrage nach Ihren Leistungen sicherlich zunächst einem Wachstumsprozess unterliegt, ist es schon aus finanziellen Gründen sinnvoll, auch die organisatorischen Tätigkeiten zunächst selbst zu übernehmen und sich in das ein oder andere „hineinzufuchsen".

Das betrifft sicherlich nicht Tätigkeiten, die wirkliche Spezialkenntnisse voraussetzen wie die Erstellung eines Logos bzw. Visitenkarten durch einen Grafiker. Mit etwas Disziplin aber lassen sich die Buchhaltung mit der Rechnungstellung und steuerlichen „Einnahmen-Überschuss-Rechnung (EÜR)" selbst übernehmen. Auch die Website lässt sich mit entsprechenden Baukasten-Angeboten leicht selbst und günstig erstellen. Auf diese Weise sind Sie näher dran an allem, was Sie anbieten und abrechnen und haben eine gute Kontrolle über Ihr Geschäft. Zusätzlich vermindern Sie Reibungsverluste, die immer dann entstehen, wenn wir andere Personen in Aufgaben anleiten, die wir uns auf eine ganz genaue Art und Weise vorstellen. Sollten Sie Ihre Zeit irgendwann lieber für Klienten als für administrative Aufgaben nutzen wollen, weil sie mittlerweile auf so viel Zuspruch treffen, können Sie immer noch Fachkräfte beauftragen.

18.3 Start als Einzelunternehmer

Vielleicht waren Sie in der Vergangenheit immer angestellt und nun machen Sie sich zum ersten Mal selbständig. Abgesehen davon, dass dies eine wohl überdachte Entscheidung ist (die Sie jedoch zu jeder Zeit wieder rückgängig machen können), sind die rechtlichen und organisatorischen Herausforderungen dafür nicht sehr hoch.

Gut zu wissen Sobald Sie sich für die Aufnahme der Praxistätigkeit entschieden und beim zuständigen Gesundheitsamt dafür angemeldet haben, sollten Sie Ihrer Meldepflicht gegenüber dem Finanzamt nachkommen.

Sie können formlos mitteilen, dass Sie die Praxisarbeit unter der angegebenen Adresse aufnehmen. Das Finanzamt sendet Ihnen dann einen „Fragebogen zur steuerlichen Erfassung" zu, den Sie ausgefüllt und unterzeichnet an das Finanzamt senden. Daraufhin erhalten Sie eine Steuernummer, die für Ihre jährlichen Steuererklärungen notwendig ist. Und sie ist Bestandteil Ihrer Rechnung an Ihre Klienten.

Gut zu wissen Beim Finanzamt werden Sie grundsätzlich als Freiberufler geführt. Für therapeutische Tätigkeiten brauchen Sie entsprechend kein Gewerbe anzumelden, also auch keine Gewerbesteuer zahlen. Dies ist nur der Fall, wenn Sie zusätzlich gewerblich tätig werden.

18.4 Rechnungstellung und steuerliche Berücksichtigung

Für Ihre Dienstleistung – Psychotherapie nach dem Heilpraktikergesetz – schreiben Sie Ihren Klienten Rechnungen. Natürlich müssen Sie das nicht nach jeder geleisteten Stunde tun, sondern können einige Stunden zusammenaddieren. Die folgenden Angaben müssen auf jeden Fall enthalten sein:

- Adresse des Klienten
- Rechnungsdatum
- Rechnungsnummer
- Genaue Bezeichnung, Dauer und Datum der Leistung
- Ihre Steuernummer und Adresse

Gut zu wissen Sie können die Rechnung in Word erstellen, dann als PDF abspeichern und in diesem Dateiformat an Ihre Klienten per E-Mail senden. Auf ein Versenden per Post können Sie verzichten.

Die Rechnung können Sie dann für Ihre Einnahmeüberschussrechnung (Steuer) in Ihrem eigenen Rechnungsordner für das jeweilige Jahr aufbewahren.

Wir gehen davon aus, dass die Mehrzahl Ihrer Klienten Selbstzahler sind. Einige Klienten mit einer privaten Kranken- oder privaten Zusatzversicherung werden versuchen, Ihre Leistungen dort zum Teil oder komplett geltend zu machen. In dem Fall sollten Sie die genaue Therapiemethode, (je nach Versicherung) eine ICD-10-Diagnose sowie eine Ziffer aus der Gebührenordnung für Heilpraktiker angeben. Falls Sie unsicher sind, können Sie sich bei der Versicherung melden und unter Wahrung Ihrer Schweigepflicht nur diese technischen, die Rechnung betreffenden Fragen stellen. Ansonsten finden Sie auch Hilfe im Internet.

Gut zu wissen Handelt es sich bei Ihrer Leistung durchgehend um Psychotherapie, so sollten Sie folgenden Satz auf der Rechnung ergänzen: „Gemäß § 4 Nr. 14 Buchst. a UStG sind therapeutische Behandlungen umsatzsteuerfrei". Auf diese Weise können Sie auf eine Erhebung der Umsatzsteuer verzichten.

Handelt es sich aber um Psychologische Beratung oder ein Coaching, so sind Sie verpflichtet, auf den Rechnungsbetrag die Umsatzsteuer erheben. Für den Klienten verteuert sich Ihre Rechnung damit natürlich. Eine Firma hingegen könnte den Umsatzsteuerbetrag mit eigenen Vorsteuerzahlungen verrechnen.

Falls Sie im Jahre nicht mehr als 22.000 Euro verdienen, können Sie sich auch von der Umsatzsteuer befreien lassen, indem Sie beim zuständigen Finanzamt angeben, als Kleinunternehmer(in) arbeiten zu wollen. Falls Sie im Folgejahr dann mehr verdienen, Ihr Umsatz jedoch noch unter 50.000 Euro bleibt, können Sie in dem Jahr letztmalig Rechnungen ohne Umsatzsteuer schreiben. Im Jahr darauf greift die Kleinunternehmerregelung dann nicht mehr. Mit dieser Regelung möchte der Gesetzgeber bürokratische Prozesse verschlanken.

18.5 Ihre Preisstruktur

Um potenziellen Kunden die jeweiligen Preise transparent anzuzeigen, nutzen viele Heilpraktiker für Psychotherapie ihre Website.

Gut zu wissen Wenn Sie Ihre Preisstruktur etwas individueller anpassen wollen, kann es auch sinnvoll sein, Preise erst auf Nachfrage zu nennen.

Ein Thema, das jeder für sich selbst entscheiden und ausprobieren kann. Zu Beginn Ihrer Tätigkeit werden Sie sicherlich bereit sein, niedrigere Preise zu berechnen als nach einigen Jahren Praxiserfahrung. Es ist sinnvoll, die Preisgestaltung auch Ihrer Region bzw. vergleichbaren Angeboten in Ihrem Umfeld anzupassen. In einigen Regionen berechnen Heilpraktiker für Psychotherapie nicht mehr als 60 Euro je Stunde, in anderen verlangen erfahrene Kollegen bis zu 200 Euro je Stunde. Bedenken Sie bei Ihrer Preisfindung, dass Sie einen Praxisraum anmieten und am Ende Steuern auf Ihr Einkommen zahlen müssen.

Gut zu wissen Einige Kollegen tun sich beim Thema „Preisgestaltung" ganz allgemein schwer. Ihnen ist es unangenehm, anderen Menschen einen Preis für ihre Leistung zu nennen. Geht es Ihnen ebenso, können Sie ein solches Thema in die eigene Therapie- oder Supervisionsstunde nehmen, schließlich ist es Ihr Thema.

18.6 Praxisraum

Sie haben unterschiedliche räumliche Möglichkeiten, Ihre Therapie anzubieten. Natürlich können Sie für sich allein einen Praxisraum monatlich anmieten oder sich mit ein paar Kollegen zusammentun. Bedenken Sie dabei, dass Ihr Praxisgeschäft zu Beginn eher im Wachstum begriffen ist und Sie evtl. nur wenige Klienten innerhalb einer Woche treffen. Mieten Sie dafür dauerhaft einen Praxisraum an, werden Ihre Einnahmen schnell von der Miete gefressen. Aus diesem Grund ist es für viele Heilpraktiker für Psychotherapie sinnvoll, Teil einer Gemeinschaftspraxis zu werden. Da gibt es ganz unterschiedliche Modelle.

Gut zu wissen Manche Praxisinhaber vermieten halbe oder ganze Tage, in anderen Praxen ist es so geregelt, dass man die zu mietenden Stunden online bucht und am Ende des Monats je Stunde einen Betrag x zahlt. Im Schnitt wird dieser höher sein als bei tageweiser Miete, am Ende könnte dieses Modell gerade zu Beginn der Arbeit um einiges günstiger sein.

Viele Heilpraktiker für Psychotherapie versuchen, weitere Mietkosten zu verhindern und verlagern ihre Praxis in die eigenen vier Wände. Im Grundsatz ist das natürlich möglich, jedoch gibt es dafür seitens des Gesundheitsamts und aus professionellen Gründen einige zu erfüllende Voraussetzungen. Die Wohnung/das Haus muss bezüglich baulich so geschaffen sein, dass sowohl Eingangs-, Sanitär- und Praxisbereich nicht privat genutzt werden und für den Klienten auch nichts darauf hinweist. Er soll das Gefühl haben, sich in einem professionellen, therapeutischen Umfeld zu befinden.

Bei Gemeinschaftspraxen ist darauf zu achten, nicht mit Ärzten (z. B. Psychiatern) zusammenzuarbeiten. Das betrifft vor allem die inhaltliche Zusammenarbeit, aber auch das Teilen von Räumlichkeiten. Die Ärztekammer sieht hier eine klare Trennung vor. In Ausnahmefällen und nach Absprache mit der jeweiligen Ärztekammer ist es u. U. jedoch möglich, mit einem Arzt in einer Organisationsgemeinschaft zu arbeiten – sofern man nicht „inhaltlich" zusammenarbeitet. Spezialisierte Anwälte geben hier Auskunft und kümmern sich um alles Nötige.

18.7 Welche Leistungen biete ich an?

Grundsätzlich sollten wir immer nach „bestem Wissen und Gewissen" arbeiten. Gerade in der Arbeit mit psychischen Störungsbildern tragen wir eine gewisse Verantwortung. Dies bedeutet, dass wir nur dann mit jemandem arbeiten, wenn wir uns durch unsere Ausbildung und Fähigkeiten sowie unsere Erfahrungen dazu absolut in der Lage sehen. In der therapeutischen Ausbildung lernen wir, welche Störungsbilder wir mit der jeweiligen Methode behandeln können.

Wie wir uns verhalten können und sollten, wenn die bestmögliche Therapie bei einem Störungsbild nicht von uns selbst angeboten werden kann, lesen Sie je nach psychischem Beschwerdebild im Teil 2 dieses Buches und im besten Fall lernen Sie es auch in Ihrem Heilpraktiker-Kurs.

MERKE
Achten Sie darauf, dass Sie Ihre Patienten mit ihren jeweiligen Herausforderungen auch wirklich mit den erlernten Verfahren unterstützen können.

Während in der Ausbildung sowie in der Prüfung fast ausschließlich psychische Krankheitsbildern abgehandelt werden, sieht die Praxis ganz anders aus. Da suchen uns Menschen auf, die ganz unterschiedliche Lebensherausforderungen mitbringen. Zum Teil betreffen sie den Beruf, die Familie, die Partnerschaft, andere zwischenmenschliche Beziehungen, Trauer, Überforderungssituationen und vieles mehr. Da ist es nicht immer erforderlich, ein Krankheitsbild zu diagnostizieren.

Vielmehr sollten wir Hypothesen dahingehend anstellen können, warum die Situation für den Klienten so ist wie sie ist bzw. warum sie so wahrgenommen wird. Hier geht es vor allem um die Entwicklungsgeschichte des jeweiligen Klienten.

Gut zu wissen Erst wenn man ein Gefühl dafür bekommt, wieso der Klient sich zu dem Menschen entwickelte, der vor einem sitzt, kann man gemeinsam beginnen, seine Zukunft mit einer größeren Zufriedenheit zu gestalten.

In Ihrer Ausbildung, die im besten Fall niemals endet, werden Ihnen ganz unterschiedliche Verfahren oder auch Werkzeuge begegnen, mit denen Sie Klienten bei ganz unterschiedlichen Herausforderungen unterstützen oder – im Fall eines Störungsbildes – auch zur Heilung beitragen können.

Gut zu wissen Über die Psychotherapie (nach dem Heilpraktikergesetz) hinaus können Sie natürlich auch psychologische Beratung anbieten. Dabei geht es nicht um therapeutische Heilung, sondern wirklich nur um Beratung. Dieses wichtige Detail teilen Sie Ihren Klienten auf jeden Fall mit.

Als **psychologischer Berater** können Sie Menschen in akuten Belastungssituationen unterstützen und gemeinsam mit den Ratsuchenden Wege aus der Krise erarbeiten. Sie können das psychische Wohlbefinden des Klienten stärken, um so einer psychischen Erkrankung vorzubeugen.

Der psychologische Berater darf keine psychotherapeutischen Behandlungen anbieten, die in einer klassischen Therapie zur Behandlung bestimmter Krankheiten angewandt werden. Zudem darf er grundsätzlich nur psychisch gesunde Menschen beraten. Da der Beruf des psychologischen Beraters nicht geschützt ist, können Sie sich – zumal Sie psychologisch geschult sind – auch so nennen.

Gut zu wissen Häufig kommen Menschen zu uns, die vor allem deshalb vor Herausforderungen stehen, weil sich nahe Angehörige oder andere Menschen aus dem sozialen Umfeld in psychischen Schwierigkeiten befinden. Auch in diesen Fällen kann eine psychologische Beratung sehr wertvoll sein.

18.8 Therapie versus Coaching – Coaching als zusätzliche Leistung?

Psychotherapie oder Coaching: Handelt es sich dabei um eine Gretchenfrage? Wir finden: Keineswegs! Denn in einigen Fällen kann das eine sinnvoll und vor allem gewünscht sein, in anderen Fällen das andere. Wenn wir beides anbieten, weil wir uns in beiden Bereichen Verfahren angeeignet haben, so wäre es gut, beurteilen zu können, wann welche Methode sinnvoller ist. Denn Therapie und Coaching sind in der Anwendung und im Effekt völlig unterschiedlich und sollten in der Absprache mit dem Klienten auch getrennt werden.

Gut zu wissen Während Therapie auf nachhaltige Heilung ausgerichtet ist, geht es beim Coaching grundsätzlich um das Erzielen von besseren Lösungen.

Es kommen Klienten zu uns, die bereit sind, ein Coaching zu buchen, auch wenn wir den Eindruck haben, dass ein psychischer Grundkonflikt im Wege steht, der nach einer Therapie nur so schreit. Allerdings sollten wir es dann dem Klienten selbst überlassen, ob er wirklich den Mut aufbringen mag, therapeutisch mit uns zu arbeiten. Einige Menschen verfügen über solch große Widerstände, dass die Bereitschaft zu einer Therapie fern ist oder niemals da sein wird. Das heißt nicht, dass wir nicht helfen können, denn schließlich hat der Klient Bereitschaft gezeigt, grundsätzlich mit uns zu arbeiten.

Insofern kann es sinnvoll sein, eine spezielle Coaching-Ausbildung zu absolvieren. Wir können Coaching-Leistungen dann zusätzlich zu unseren therapeutischen und beratenden Leistungen anbieten.

Gut zu wissen „Business-Coachings" werden gerne von Firmen für einzelne Mitarbeiter oder auch von Einzelpersonen gebucht, aber auch „Life-Coachings" werden immer stärker nachgefragt.

Und wenn Sie nun denken, Führungskräfte oder deren Angestellte könnten abgeschreckt sein, wenn sie auf Ihrer Website lesen, dass Sie auch Psychotherapie anbieten: Unsere Erfahrung zeigt, dass viele dieser Menschen Wert darauf legen, dass ein Coach auch psychologisch ausgebildet ist. Häufig wissen sie selbst, dass die meisten zu bearbeitenden Themen mit eingefahrenen Denk- und Verhaltensmustern zusammenhängen. Da ist es sinnvoll, ein Gefühl dafür entwickeln zu können, warum bestimmte Muster ausgebildet wurden.

18.9 Online- oder Präsenzarbeit?

Für viele Therapeuten stellt sich die Frage, ob es sinnvoll ist, psychotherapeutische Behandlung neben der Präsenzarbeit auch online anzubieten. Andere arbeiten bereits zum Teil von zuhause aus. Es spart z. T. weite Wege für die Patienten und man kann seine Leistungen zeitlich und räumlich unabhängig anbieten und muss keinen Praxisraum anmieten. Kaum jemand hätte vor Jahren gedacht, dass ein neuer, schwerwiegender Grund hinzukommen könnte: die Ansteckungsgefahr. Und so hat die Corona-Pandemie ganz selbstverständlich einen großen Schwung in diese Entwicklung gebracht.

Bevor wir auf die rechtlichen Belange eingehen, fragen wir uns: Kann Psychotherapie, also auch der Rapportaufbau, die Anamnese, die Diagnose sowie das eigentliche therapeutische Arbeiten auf diese Weise funktionieren? Das lässt sich nach unserem Ermessen nicht mit einem klaren Ja oder Nein beantworten.

Gut zu wissen Es ist ein großer Unterschied, ob wir jemanden nur auf dem Computerbildschirm oder durch den Telefonhörer wahrnehmen oder bei uns in der Praxis. Gleiches gilt für den Patienten: Er wird sich nicht in gleicher Weise öffnen und Emotionen zeigen können, wenn wir über das Internet kommunizieren.

Wenn es aber keine oder nur sehr beschwerliche andere Möglichkeiten gibt, um eine Präsenzstunde zu ermöglichen, ist der teilweise Verlust des Authentischen dann nicht das kleinere Übel?

Die Erfahrung zeigt, dass es einigen Therapeuten besser gelingt als anderen, aus der Ferne mit ihren Patienten zu arbeiten. Ebenso liegt es einigen Patienten mehr als anderen.

Gut zu wissen Um einen ersten Kontakt zum Gegenüber und Vertrauen aufzubauen sowie eine sichere Diagnose stellen zu können, halten wir zumindest zu Beginn einen persönlichen Kontakt für unausweichlich.

Interessant ist an dieser Stelle der Umgang der Bundespsychotherapeutenkammer mit dem Thema „Virtuelle Psychotherapie und psychologische Beratung". Auch wenn wir als Heilpraktiker für Psychotherapie nicht dieser Kammer angehören, so gibt die rechtliche Auseinandersetzung der Kammer mit dem Thema eine wichtige Orientierung. In einer Tagung setzte sich die Kammer mit den **Möglichkeiten und Grenzen der Onlinetherapie** auseinander.

Die Berufsordnung der Psychotherapeuten verbietet Onlinetherapie nicht grundsätzlich. Allerdings scheint der rechtliche Spielraum begrenzt zu sein. Nur in begründeten Ausnahmefällen und unter Beachtung besonderer Sorgfaltspflichten dürfen Psychotherapeuten Behandlungen über elektronische Kommunikationsmedien durchführen. Dies setzt eine umfassende mündliche Aufklärung voraus, insbesondere über die Risiken dieser Behandlungsform. Ebenso müssen die Risiken der Datenübermittlung klar kommuniziert werden. Ferner müssen Diagnostik und Indikationsstellung zu Beginn, aber auch im späteren Verlauf der Behandlung im persönlichen Kontakt erbracht werden. Natürlich spielt die Behandlungsform ebenso eine Rolle wie die Auswahl des digitalen Mediums. Wie sicher sind die Daten? Ist eine audiovisuelle Synchronisation gewährleistet? (siehe auch vfp.de).

Gut zu wissen Da sich der rechtliche Rahmen relativ schnell verändern kann, empfehlen wir, diese Fragestellung im Internet zu verfolgen, sich auch mit Kollegen und Ausbildern auszutauschen und im Zweifel einen Anwalt bzw. Justiziar eines Verbandes, dem Sie u. U. angehören, zu konsultieren.

KAPITEL

19 Selbstvermarktung – oder wie finden die Klienten zu mir?

Kapitelübersicht

Nachdem Sie nun eine Idee davon bekommen haben, wie Sie Ihre Praxisarbeit gestalten, können Sie überlegen, wie Klienten zu Ihnen finden werden. Im Folgenden bearbeiten wir die wichtigsten Fragen, die sich jedem Heilpraktiker für Psychotherapie in Bezug auf die eigene Vermarktung zu Beginn der Arbeit stellen.

19.1 Kritische Selbstbefragung: Bin ich bereit, mich zu „vermarkten"?

Was steckt eigentlich hinter dem Wort „Vermarktung"? Gerade im Bereich der Persönlichkeitsentwicklung wird dieses Wort von einigen Kollegen gleichgesetzt mit negativen Bedeutungen wie dem „Aufgeben von Werten oder Haltungen". Aber hier geht es gerade nicht um Klischees wie das des unseriösen Autoverkäufers, der selbst für ein abgehalftertes Fahrzeug noch einen Sensationspreis verlangt.

Gut zu wissen Ganz sachlich betrachtet betreten Sie mit Ihrem therapeutischen Angebot einen neuen Markt, auf dem bereits andere Teilnehmer zuhause sind. Um nun auch Ihre Angebote und Qualitäten bestmöglich Ihren zukünftigen Klienten anzubieten, ist eine gute „Vermarktungsstrategie" mit Sicherheit die beste Basis.

Sie haben heute vielfältige Möglichkeiten, um auf sich aufmerksam zu machen. Es ist sinnvoll, diese ganz individuell zu nutzen, denn das werden Ihre Kollegen ebenfalls tun.

19

Einige unter Ihnen beherrschen dieses Instrumentarium bereits durch bisherige Tätigkeiten in der Arbeitswelt, anderen liegen Begrifflichkeiten wie „Marketing" – zumal wenn es um die eigene Person bzw. eigene Leistungen geht – eher fern. Falls Sie eher zur zweiten Gruppe gehören, kann es sinnvoll sein, sich dieses Thema einmal genauer anzuschauen, vielleicht auch mit externer Hilfe. Möglicherweise geht es nur um einen verhältnismäßig kleinen Knoten, der gelöst werden will.

Gut zu wissen Der geschäftliche Erfolg Ihrer Praxistätigkeit wird vor allem zu Beginn dadurch bestimmt sein, wie gut Sie es schaffen, auf sich aufmerksam zu machen. Im Laufe der Zeit werden Sie dann hoffentlich von Empfehlungen profitieren.

19.2 Die eigene Website als Tor zu neuen Klienten

Während Dienstleister früher in den Gelben Seiten und Anzeigen in kleinen Zeitungen auf sich aufmerksam machten, ist die eigene Website seit Jahren *das* allerwichtigste Instrument der eigenen Vermarktung. Manche suchen einen Therapeuten im Internet und stoßen auf die Website, anderen wurden wir möglicherweise empfohlen oder wir haben jemandem eine Visitenkarte gegeben. Am Ende wird jeder dieser Interessenten auf unserer Website landen, da er dort die aussagekräftigsten Informationen über uns vermutet.

Und genau deshalb ist nicht nur wichtig, *dass* wir eine Website haben, sondern dass wir sie so gestalten, dass mögliche Klienten auch Vorfreude bekommen, mit uns zu arbeiten.

Gut zu wissen Die Gestaltung der Website verfolgt zwei wichtige Zwecke: Zum einen sollten wir für potenzielle Klienten auffindbar sein, wenn sie nach gewissen Leistungen suchen. Dafür ist es sinnvoll, die Website Google-kompatibel zu gestalten. Und wir sollten uns und unsere Leistungen so authentisch wie möglich darstellen, damit Menschen einen guten Eindruck davon bekommen, wer wir sind und wie wir arbeiten.

Es geht eben nicht darum, besonders cool und allmächtig zu wirken, sondern menschlich und authentisch. Denn es geht um die Arbeit von Mensch zu Mensch und nicht um den Erwerb eines Konsumprodukts.

Gut zu wissen Die Website ist die große Chance, uns selbst, unsere Arbeitsweise, vielleicht auch unsere Philosophie und unsere Werte in unserer eigenen Form darzustellen.

Während man einen Therapeuten früher über das Telefonbuch ausfindig machte und dann häufiger im ersten Zusammentreffen merkte, dass es nicht passt, ist dies heutzutage sicherlich seltener der Fall. Überlegen Sie einmal selbst, wenn Sie im Internet stöbern: Bei welchem Therapeuten würde ich mich am wohlsten fühlen?

Manche Therapeuten nutzen lieber eine einfache und unscheinbare oder etwas altmodische Website. Sie können sich mit „Website-Marketing" nicht so recht anfreunden. Wenn damit dennoch die eigenen Ziele erreicht werden, weil sie von vielen Menschen empfohlen werden, dann muss die Website nicht den o. g. Kriterien entsprechen. Falls aber nicht, so kann man sich vor Augen führen, dass die Konkurrenz auch ihre eigene Website als wichtigstes Kommunikationsinstrument mit potenziellen Klienten nutzt.

Wer mit digitaler Technik auf Kriegsfuß steht, kann überlegen, wer ihm bei der Gestaltung der Website helfen könnte oder man spricht einmal mit Kollegen darüber, wie sie sich bei dem Thema aufgestellt haben.

19.3 Die Entscheidung für einen Website-Anbieter

Falls Sie neben Ihren therapeutischen Qualifikationen auch über digitale Programmierfähigkeiten verfügen, so können Sie Ihre Website natürlich selbst programmieren. Aber wer kann so etwas schon?

Gut zu wissen Am Markt gibt es fertig konfigurierte Baukastensysteme von unterschiedlichen Anbietern. Sie ermöglichen Ihnen, in wenigen Stunden eine sehr ansprechende Website zu bauen. Sie brauchen sich dann nur für eine Designvariante entscheiden, ihre Texte und Bilder einfügen und nach einigen Tagen werden Sie auch über Suchmaschinen gefunden.

Die Kosten dieser Baukastensysteme, die Ihnen im Paket auch gleich Ihr E-Mail-Hosting anbieten, belaufen sich auf ca. 70–100 Euro pro Jahr.

Einige Praxen und Therapeuten möchten sich noch individualisierter im Web darstellen und beauftragen eine Agentur, die ihnen dann auf der Grundlage von „Wordpress" oder anderen Systemen eine Website erstellt. Verglichen mit einem Baukastensystem, in dem Sie selbst direkt starten können, können Kommunikationsaufwand und Kosten bei einem solchen Agenturmodell enorm steigen. Einige Anbieter verlangen für eine Website mit 5–20 Unterseiten bereits Preise zwischen 2000,– und 5000,– Euro. Bei diesen Kosten bleibt es aber nicht, denn sie werden Ihre Website laufend aktualisieren wollen. Ein weiterer Vorteil der Baukastensysteme ist, dass neue Entwicklungen ständig in das System integriert werden. Wenn Sie z. B. neue Designs, Kalenderautomatismen, Videos, Social-Media-Verknüpfungen oder weitere Funktionen integrieren möchten, so werden Sie hier sehr einfache Varianten finden, die Ihnen häufig auch in Video-Tutorials erklärt werden.

Eine weitere Variante sind Anbieter, die darauf spezialisiert sind, Arzt- und Heilpraktikerpraxen bei ihrem Websiteauftritt mit einem Rundum-Sorglos-Paket zu unterstützen. Sie kümmern sich um alles, schreiben Ihnen auf Wunsch auch Texte und suchen Bilder aus, Hosten Ihre Website oder arbeiten mit Hosting-Anbietern zusammen. Eine Entscheidung für einen solchen Anbieter kann eine weitreichende und sollte daher gut überdacht sein, da sie häufig für einige Jahre bindet.

Gut zu wissen Ganz egal, für welchen Anbieter Sie sich entscheiden: Achten Sie auch darauf, dass er bereits über einige Erfahrung am Markt verfügt. So laufen Sie nicht Gefahr, auf ein System zu setzen, das im Zweifel bald wieder vom Markt verschwindet. Denn dann müssten Sie mit Ihrer gesamten Website umziehen, evtl. Ihr E-Mail-Postfach mit allen Ordnern umziehen oder aufgeben, was erhebliche Reibungsverluste generiert.

19.4 Die Wahl der passenden Keywords und Texte

Wenn Sie Ihre Website mit allen dazu gehörigen Texten planen, geht es zunächst um die Dienstleistungen, die Sie anbieten. Genauso wichtig ist es, dass Sie Ihre eigene Website einmal von der anderen Seite her planen, also von der Klientenanfrage her.

Alle Menschen, die auf der Suche nach einer Dienstleistung in der Persönlichkeitsentwicklung sind und nicht einer direkten Empfehlung folgen, werden über Suchmaschinen nach Angeboten suchen. Sie geben z. B. Begriffe wie „Therapie bei Angst", „Paartherapie", „Burnout-Behandlung", „Lebensberatung" ein. Durch gewisse Algorhythmen gesteuert wird die Suchmaschine nun Websites durchsuchen und dort fündig werden, wo diese Begriffe in Überschriften und Texten vorkommen. Google z. B. „belohnt" hier ganz unterschiedliche Vorgehensweisen, in welcher Form diese Keywords vorkommen. Denn es geht nicht darum, dass man sie einfach immer wieder nennt, sie sollten auch gut in Texte eingebunden werden.

Gut zu wissen Die Optimierung Ihrer Website hinsichtlich Suchanfragen nennt man **SEO – Search Engine Optimisation**. Im Internet finden Sie zahlreiche Video-Tutorials, die Ihnen das optimale Vorgehen beschreiben.

Möchten Sie lieber so wenig wie möglich selbst tun, so können Sie eine von unzähligen Agenturen auswählen, die ihre SEO-Dienste anbieten. Vielleicht haben Sie auch jemanden im Bekanntenkreis, der Ihnen fürs Erste hilft. Die meisten Website-Baukästen-Systeme bieten Ihnen hervorragende Video-Tutorials und Dienstleistungen, die auf deren Systeme abgestimmt sind. Sie werden durch die folgenden Fragestellungen geführt:
- Wie verwende ich Keywords?
- Wo platziere ich Keywords?
- Wie optimiere ich meine Texte?
- Wie optimiere ich meine URLs?
- Wie optimiere ich Bilder auf meiner Website?

Die Baukastensysteme leiten Sie auch bei allen weiteren, notwendigen SEO-Optimierungen an, so z. B. beim Verfassen einer Google-Vorschau bzw. Google-Seitenbeschreibung. Denn sobald Ihre Website nach erfolgter Suche für den Interessenten erscheint, sollte er auch interessiert sein, auf den angezeigten Link zu klicken, um wirklich auf Ihrer Website zu landen. Da die Vorschau bzw. Seitenbeschreibung von Interessenten als Erstes gelesen werden, empfiehlt es sich, eine einladende und prägnante Beschreibung zu verfassen. So wird Ihre Seite auf den ersten Blick optimal präsentiert.

Gut zu wissen Achten Sie darauf, dass die Texte auf Ihrer Website auch wirklich von Ihnen stammen. So leicht es auch sein mag, sich bei Textbausteinen oder ganzen Texten bei anderen Websites zu bedienen: Suchmaschinen „bestrafen" diesen Texte-Klau und am Ende wundern Sie sich, dass niemand auf Ihrer Seite landet.

19.5 Social Media

Viele Ihrer potenziellen Interessenten sind mit Sicherheit hin und wieder auf Social-Media-Plattformen wie z. B. Facebook, Instagram, YouTube, XING, LinkedIn oder Pinterest aktiv und folgen dort anderen Usern. All diese Dienste können Sie selbst als Marketinginstrumente nutzen. Bei Facebook können Sie z. B. neben Ihrem privaten Auftritt eine „Firmenseite" kreieren, zu der Sie Ihre Facebook-Freunde einladen können. Hier ein Beispiel von vielen, wie Sie diesen Dienst anschließend nutzen können:

Wenn Sie sich auf das Thema Burnout spezialisiert haben, können Sie z. B. einen solchen Einzeiler auf Ihrer Firmen-Facebookseite posten: „Ist Burnout wirklich eine Zivilisationskrankheit?" Dann verlinken Sie am Ende des Textes zu Ihrer Website, auf der Sie ei-

19

nen längeren Text zum Thema „Burnout – Entstehung – Vermeidung – Behandlungsformen – Wie kann ich Ihnen helfen?" geschrieben haben. Jeder interessierte Leser wird nun auf den Link klicken und schon ist er auf Ihrer Website, auf der er noch viele weitere interessante Texte lesen kann.

Gut zu wissen Genau wie bei einer Suchmaschine geht es bei Social Media für Sie darum, Menschen im ersten Schritt für Ihre Website und im zweiten für Ihre Dienstleistungen zu gewinnen.

Sie können diesen Weg auf den Social-Media-Plattformen natürlich auch ohne Ihre Website beschreiben, in dem Sie direkt auf der entsprechenden Plattform Kontaktdaten nennen.

Die Website-Baukastensysteme bieten Ihnen einfache Verlinkungen zu unterschiedlichen Social-Media-Plattformen an und beschreiben das konkrete Vorgehen.

Gut zu wissen Vor allem jüngere Therapeuten nutzen Social Media immer häufiger, denn sie sind selbst damit aufgewachsen. Und jüngere potenzielle Klienten begeben sich dort häufiger auf die Suche.

Funktioniert Ihr Praxisgeschäft auch ohne Social Media gut – wunderbar! Falls nicht, so macht es Sinn, sich damit anzufreunden. Fremdeln Sie damit etwas, so fragen Sie vielleicht jüngere Bekannte, ob sie Ihnen behilflich sein können. Oder verspüren Sie eine grundsätzliche Abneigung gegen diese moderneren Marketingmethoden? Vielleicht haben Sie Lust, diese Abneigung mal in einer Intervisionssitzung mit Kollegen zu hinterfragen? Denn durch die schnelle Entwicklung neuer digitaler Möglichkeiten werden die herkömmlichen Formen des Marketings immer mehr ins Hintertreffen geraten.

19.6 Einträge auf Online-Portalen

Ganz unterschiedliche Portale bieten Ärzten und Therapeuten, Beratern und Coaches ihre Dienste an. Bestimmte Branchen-, Bewertungs-, Dienstleistungsportale und weitere werden von sich aus mit Ihnen Kontakt aufnehmen, sobald Sie eine Website haben. Oder Sie finden sie im Internet. Alle diese Dienstleistungen haben gemeinsam, dass sie mit ihrer Vermittlung Geld verdienen wollen. Deshalb werden Ihnen häufig kostenlose- oder -günstige Einsteigerangebote gemacht mit dem Hinweis, dass Sie gegen eine kleine monatliche Gebühr noch weitere Dienstleistungen nutzen können.

Auch hier ist es sinnvoll, Kollegen zu fragen, welche Portale sie selbst nutzen und wie erfolgreich sie dadurch in ihrem Marketing unterstützt werden. Wir möchten hier zum einen keine Werbung machen, zum anderen entstehen laufend neue Angebote, die wir in einem Buch nicht umfänglich abbilden könnten.

19.7 Visitenkarten und Flyer

Eine Visitenkarte und zum Teil auch Flyer gehören mit Sicherheit zur Grundausstattung einer Praxis. Vielleicht kennen Sie eine Grafikerin, die Ihnen in Kürze ein schönes Druck-Layout mit eigenem Logo bastelt. Sie können dies dann an einen Druckanbieter im Internet weiterleiten und günstig in großer Zahl ausdrucken lassen. So haben Sie immer etwas dabei, falls Sie von Bekannten, Interessenten oder Klienten gefragt werden.

Allerdings verlieren beide Darstellungsformen immer mehr an Wert. Denn falls jemand wirklich an Ihren Dienstleistungen interessiert ist, so merkt er sich Ihren Namen oder notiert ihn kurz und wird Sie anschließend im Internet finden, wo Sie auf Ihrer Website in einer ganz anderen inhaltlichen Tiefe auf sich und Ihre Leistungen eingehen können als auf einer Visitenkarte oder einem Flyer. Die weit fortgeschrittenen digitalen Möglichkeiten sind mit Sicherheit der Grund dafür, warum wir selbst immer weniger nach einer Visitenkarte gefragt werden.

19.8 Wie fördere ich Weiterempfehlungen?

Indem Sie motiviert und zuverlässig arbeiten. Wenn Sie sich ständig fortbilden, sich im therapeutischen Zusammenhang authentisch verhalten und Ihre Klienten spüren, dass Sie ein echtes Interesse an ihrer Heilung haben, so werden Sie von Klienten weiterempfohlen.

Gut zu wissen Versuchen Sie, ein gutes Termin-Management mit klaren Absprachen zu organisieren, denn nichts ist unangenehmer für Klienten als unklare Absprachen und häufige Absagen. So etwas spricht sich schnell rum und Sie haben den gegenteiligen Effekt einer Empfehlung.

Spüren Ihre Klienten, aber auch Ihre Bekannten und mögliche Interessenten, z. B. in Ihrem persönlichen Umfeld oder auf einer Feier, dass Sie große Freude an Ihrer Tätigkeit haben, so werden Sie mit der gleichen Vorfreude weiterempfohlen. Und umso größer Ihre Klientenbasis irgendwann wird, desto mehr Empfehlungen generieren Sie von ganz allein.

Sie können es gegen Ende eines therapeutischen Prozesses erwähnen, aber Ihre Klienten wissen natürlich selbst im Anschluss an eine Therapie, dass Sie sich bei erneuten größeren Herausforderungen wieder an Sie wenden können. Das werden sie tun, wenn sie das unbedingte Gefühl haben, dass Sie ihnen weitergeholfen haben. Sie können es selbst fördern, indem Sie mit Ihren Klienten hin und wieder darüber sprechen, welche Entwicklung sie durchlaufen sind. So lernen sie ganz nebenbei, dass sie „selbstwirksam" sind.

Gut zu wissen Fragen Sie Ihre Klienten, ob Sie in einem E-Mail-Verteiler aufgenommen werden möchten, über den Sie über neue Angebote, evtl. auch Seminare informieren. Zusätzlich sollten Sie dann eine entsprechende Datenschutzbestimmung aushändigen, die vom Klienten unterzeichnet werden muss.

Überlegen Sie sich, ob Sie irgendwann Lust und den Mut haben, zu bestimmten Themen Seminare zu organisieren oder z. B. einen Volkshochschulvortrag halten möchten. Sie sprechen damit in sehr kurzer Zeit viele mögliche Interessenten bzw. Weiterempfehler an.

19.9 Der Wert einer guten Klienten-Kommunikation

Als Therapeut werden Sie als Persönlichkeit und mit Ihrer ganz speziellen Art zu arbeiten wahrgenommen. Und Ihre Klientenbasis wird die Art und Weise abspeichern, in der Sie kommunizieren. Ihre Kommunikation wird ein ganz entscheidender Faktor dabei sein, wie gerne Klienten weiterhin zu Ihnen kommen.

Damit ist zum einen die direkte Kommunikation am Telefon und in der Praxis gemeint, aber auch über E-Mail oder über Ihre Website.

Gut zu wissen Einige Klienten werden versuchen, Ihre Grenzen auszuloten und Bedürfnisse anfragen oder einfordern, die Ihre gedachten Grenzen überschreiten. Wenn Sie darauf mit Klarheit reagieren und Ihre Grenzen wertschätzend kommunizieren, werden Sie vom Gegenüber keineswegs negativ wahrgenommen.

Vor allem frische Therapeuten neigen dazu, viele Wünsche ihrer noch wenigen Klienten erfüllen zu wollen. Sie haben Sorge, jemand könnte sich ansonsten unwohl fühlen und irgendwann nicht mehr kommen wollen. Dies kann Terminwünsche betreffen, Verlängerungen der geplanten Therapiestunden, telefonische Erreichbarkeit oder die schnelle Beantwortung von E-Mail-Anfragen. Reagieren Sie darauf mit Klarheit, wird Ihr Klient sich darauf einstellen.

Sie werden auch auf Klienten treffen, die in einer Weise agieren oder reagieren, die Sie für unangemessen halten. Versuchen Sie, solche Situationen nicht persönlich zu nehmen.

Gut zu wissen Vergegenwärtigen Sie sich: „Mein Klient ist so wie er ist – so wie jeder andere Mensch auch. Und es hat nichts mit mir zu tun." Wenn Sie dann mit etwas emotionalem Abstand sachlich reagieren, kann es beim Gegenüber wertschätzend angenommen werden.

Lesen Sie sich eine von Ihnen verfasste E-Mail lieber noch ein weiteres Mal durch: „Habe ich wirklich sachlich reagiert und bin gleichzeitig wohlwollend geblieben?"

Wie reagieren Sie, wenn etwas Unvorhergesehenes passiert und Sie einen Termin kurzfristig absagen müssen? Beginnen Sie, eine Ausrede drumherum zu erfinden oder verhalten Sie sich ganz authentisch und sagen einfach, was geschehen ist? Dies wäre die nachhaltigere Variante.

Senden Sie gleich Mahnungen und drohen Sie nach einigen Wochen bereits mit einem Anwalt, wenn ein Klient seine Rechnung nicht sofort zahlt?

Gut zu wissen Es gibt Menschen, die beginnen schnell, einen solchen Konflikt an Juristen weiterzugeben. Im Nachhinein merkt man dann häufig, dass bei dieser Vorgehensweise beide Seiten nur verlieren können, denn ein völlig alltäglicher Konflikt wird auf diese Weise schnell zum „Du gegen mich!"

Stattdessen können Sie eine freundliche E-Mail schreiben und fragen, ob Ihre Rechnung vielleicht im Spamordner gelandet sei. Hören Sie dann immer noch nichts, können Sie sich mit der gleichen Frage telefonisch melden. Und sollte – was so gut wie nie vorkommt – ein Klient dennoch nicht zahlen wollen, können Sie ihm freundlich mitteilen, was das für Sie persönlich bedeutet. Sie werden merken, dass sich diese Vorgehensweise auf Ihre eigene Laune und auf Ihren Geldbeutel wesentlich günstiger auswirkt als das Einschalten von Anwälten. Als Spezialist für den zwischenmenschlichen Bereich, der Sie als Therapeut sind, ist ein solches Vorgehen auch eher zu erwarten.

19.10 Wie kann ich mein Portfolio erweitern?

Zu Beginn Ihrer Tätigkeit werden Sie Ihren Klienten die therapeutischen Methoden anbieten, die Sie in Ausbildungen erlernt haben. Darüber hinaus können Sie psychologische Beratung und evtl. Coaching anbieten. Im Laufe Ihrer Tätigkeit werden Sie vielleicht Seminare, Workshops und Ausbildungen anbieten, die Ihr Tätigkeitsfeld erweitern.

Haben Sie bereits überlegt, sich in gewissen Fragestellungen zu spezialisieren und allein oder mit einem Kollegen zusammen ein Seminar anzubieten?

Gut zu wissen Eine große Nachfrage auf dem Seminarmarkt kommt von Unternehmen, denn Personalabteilungen erkennen immer deutlicher, wie sehr psychische Erkrankungen von Mitarbeitern die Unternehmensprozesse und -ergebnisse gefährden.

Haben Sie keine Sorge, dass Unternehmen immer nur bei den gleichen, großen Seminaranbietern buchen. Vielleicht haben Sie eine sehr spezielle Idee für einen Workshop und kennen Führungskräfte von Unternehmen persönlich, denen Sie Ihre Idee vorstellen können. Oder Sie entwickeln im Laufe der Zeit eigene Werkzeuge und Methoden, die Sie einer Reihe von Klienten in einem eigenen Seminar zur Persönlichkeitsentwicklung zugänglich machen. Die Wege, um Ihr Portfolio zu erweitern, können sehr vielfältig sein.

Gut zu wissen Wenn Sie sich ein Netzwerk von Kolleginnen und Kollegen und anderen interessierten Menschen aufbauen und sich hin und wieder zur Ideenfindung zusammensetzen, werden Sie mit Freude feststellen, welch neue Ideen entstehen.

Erscheint Ihnen die Seminaridee noch zu groß, bedenken Sie gern, dass alle anderen auch nur mit Wasser kochen.

Interessieren Sie sich neben der Psychotherapie z. B. sehr für Ernährung oder Leistungssport? Vielleicht haben Sie Lust, spezielle Seminare im Ernährungs-Coaching oder Mentaltraining anzubieten. Sobald Sie über einige Erfahrung in der Arbeit mit Klienten verfügen, können Sie überlegen, was Ihnen früher selbst geholfen hat bzw. wofür Sie sich interessieren.

Gut zu wissen Der Bereich der Persönlichkeitsentwicklung wächst stark. Nicht nur Firmen, vor allem Privatpersonen erkennen immer häufiger, wie sinnvoll eine Investition in das eigene „ICH" sein kann, um die Beziehung zu uns selbst und zu anderen Menschen auf ein neues Niveau zu heben.

Das Stigma der Psychotherapie, das früher vor allem in Deutschland große Verbreitung gefunden hatte, löst sich in weiten Teilen der Bevölkerung Stück für Stück auf. Selbst prominente Mitbürger sprechen mittlerweile freimütig davon, wie positiv sich ihr eigenes Leben, eine Liebesbeziehung und andere sozialen Prozesse seit einer Psychotherapie entwickelt haben. Nur eine von vielen positiven Entwicklungen.

Die beschriebene Entwicklung wird auch in diesem Konsumvergleich deutlich, den wir selbst vor Jahren im Therapiezusammenhang hörten:

„Bevor ich 20 Stunden bei einem Therapeuten rumsitze, kaufe ich mir von dem Geld lieber ein neues Mountainbike, davon habe ich mehr!"

Das mag für die ein- oder andere Person zutreffen. Häufig sind aber mittlerweile auch jüngere Menschen bereit, eine solche Summe in ihre persönliche Entwicklung zu investieren, um ihre Lebensqualität in verschiedenen Lebensbereichen zu steigern. Ganz nach dem Motto: „Schon nach wenigen Runden mit einem neuen Fahrrad habe ich den Eindruck, es fährt sich ebenso wie das alte. Entwickle ich mich aber persönlich weiter, brauche ich nicht unbedingt ein neues Rad."

KAPITEL

20 Intervision und eigene Kraftquellen

Kapitelübersicht

Da wir in der therapeutischen Arbeit selbständig tätig sind, bekommen wir im Normalfall kein Feedback von anderen Menschen. Unsere Klienten vertrauen uns in der Regel. Aber können wir uns sicher sein, dass wir immer richtig liegen? Hinzu kommen von Zeit zu Zeit eigene Lebensthemen, die sich in der Arbeit mit Klienten entfalten und sehr hinderlich sein können. Impulse von außen sind hier alternativlos. Supervision (➤ Kap. 2.7.3) und Intervision sind zwei wichtige Instrumente, die uns Therapeuten entscheidend dabei unterstützen, unsere Arbeit und unsere Persönlichkeit zu reflektieren. Darüber hinaus ist es wichtig, unsere eigenen Kraftquellen zu kennen, um unsere Energiereserven vor und nach der Arbeit aufzutanken.

20.1 Intervision – Austausch mit Kollegen

Zur Intervision treffen sich Kolleginnen und Kollegen in einer Gruppe, um effektiv und auf Augenhöhe zu reflektieren und die eigene Arbeit zu professionalisieren. Das betrifft einzelne Fallbesprechungen und prozessbegleitende Maßnahmen, um die therapeutische Arbeit und Konzepte immer wieder zu überprüfen und anzupassen. Durch ein solches kollegiales Feedback und neue Impulse kann man seine Kompetenzen erweitern. Zusätzlich ist es sinnvoll, sich gegenseitig mit persönlichen Situationen und Stimmungen „abzuholen", um Bezüge zur Arbeit besser einzuordnen und einen wachsamen Blick von außen gut nutzen zu können.

Es ist sinnvoll, die einzelnen Sitzungen nach einem bestimmten Prozedere ablaufen zu lassen, auf das sich alle Teilnehmer geeinigt haben. Auf diese Weise wird aus einer Gruppe wohlwollender Kollegen eine effektive Intervisionsgruppe. Man kann z. B. mit einer persönlichen Vorstellung beginnen, indem jeder ca. 5 Minuten seine momentane Situation und Stimmung beschreibt und erklärt, ob er einen oder mehrere Fälle zur Besprechung in die Mitte geben will. Nach dieser Anfangsrunde hat dann jeder z. B. 30 Minuten Zeit für seine Anliegen, inklusive aller Feedbacks und Impulse.

20.2 Ihre eigenen Kraftquellen

Während man früher in anderen Jobs evtl. immer mal wieder kleine Aufmerksamkeitspausen während des Ausfüllens einer Excel-Tabelle, in einem größeren Meeting oder beim lockeren Gespräch in der Teeküche einer Firma einlegen konnte, führt die gleichschwebende Aufmerksamkeit des therapeutischen Arbeitens mit aller Konzentration zum Energieverlust. Für viele unerfahrene Therapeuten ist diese Art der Erschöpfung ein neues Gefühl.

Gut zu wissen Gerade die immerwährende Betrachtung des therapeutischen Prozesses aus der Metaebene, in der man neben der eigenen Perspektive die des Gegenübers, die eines Vogels oder die aus der Vergangenheit gleichermaßen einnimmt und emotionale wie kognitive Prozesse wahrnimmt oder spiegelt, kann ungewohnt anstrengend sein.

Zum einen ist es dann wichtig, genügend Pausen einzulegen und nicht zu versuchen, möglichst viele Stunden an einem Tag abzureißen. Damit ist weder den Klienten noch einem selbst geholfen und am Ende bekommt man hier und da über den Umweg des Immunsystems die Quittung in Form einer Erkrankung. Denn wenn wir es selbst nicht merken, nimmt unser Körper (glücklicherweise) irgendwann die Rolle unseres Coaches ein und sagt ganz einfach **STOPP!**

Überlegen Sie, welche Rituale Ihnen entgegenkommen, um schnellere Erholung zu finden: zwischen den Kliententerminen vielleicht ein kleiner Spaziergang, eine kurze Mahlzeit oder eine Meditation. Das Gleiche gilt für die arbeitsfreie Zeit.

Gut zu wissen Eine Wanderung durch die Berge oder am Fluss oder Strand entlang, eine Radtour, ein Saunabesuch, sportliche Aktivitäten oder freies Musizieren – jeder weiß ganz gut, was Energie spendet und was eher kontraproduktiv ist.

Am Feierabend folgt eventuell ein weiterer Reiz: Freunde oder Bekannte, die uns aufgrund unserer psychologischen Arbeit bei gewissen Herausforderungen ins Vertrauen ziehen. Das geht dann manchmal so los: „Du sag mal, Du hast mit sowas ja sicher öfter zu tun… ich bin mit meinem Freund gerade an einem Punkt angelangt, wo ich ganz unsicher werde, ob das alles noch so sinnvoll ist…". Was sich für den einen oder die andere zu Beginn noch ganz gut anfühlt und gern als Vertrauensbeweis in die eigene Arbeit gesehen wird, kann schnell zu viel werden. Dann ist es wichtig, dies auch mitzuteilen, also eine Grenze zu ziehen. Es sei denn, man ist gut in der Lage, die psychologische Brille wirklich beiseite zu legen und die Freundesbrille überzustreifen. Je nachdem wie gut man Grenzen setzen kann, funktioniert das besser oder schlechter.

Wir wünschen Ihnen, dass Sie bald erfolgreich in Ihrer Wunschberufung starten können. Die Arbeit in der therapeutischen Heilung und Persönlichkeitsentwicklung ist eine wunderbare und erfüllende Tätigkeit. Es gibt nur wenige Berufe, in denen Sie bei anderen Menschen in relativ kurzer Zeit so viel bewegen können. Haben Sie sich selbst mit Ihren Bedürfnissen immer im Blick, so stehen die Chancen sehr gut, dass Sie nachhaltige Freude daran entwickeln.

Quellenverzeichnis

Hinweis: Sämtliche Fallbeispiele sind den entsprechenden Kapiteln in Ofenstein (2016) entnommen.

Arbeitskreis OPD (Hrsg.) (2001). Operationalisierte Psychodynamische Diagnostik . Grundlagen und Manual. 3. aktual. u. korrigierte A. Bern: Huber.

Arbeitskreis OPD-KJ (Hrsg.) (2007). Operationalisierte Psychodynamische Diagnostik im Kindes- und Jugendalter: Grundlagen und Manual. 2. A. Bern: Huber.

Boessmann U (2005). Psychoanalytisch und tiefenpsychologisch fundierte Berichte an den Gutachter schnell und sicher schreiben. 10. A. Bonn: Deutscher Psychologen Verlag.

Boessmann U (2010). Struktur und Psychodynamik. Berlin: Deutscher Psychologen Verlag.

Boessmann U (2012). Berichte an den Gutachter schnell und sicher schreiben. Kompendium und Repetitorium für Psychodynamische Psychotherapie mit begleitendem Internet-Programm. Berlin: Deutscher Psychologen Verlag.

Dilling H, Müssigbrodt H, Kleinschmidt S, Freyberger HJ, Schürmann A (2014). Psychische Störungen in der Praxis. Bern: Hogrefe

Dührssen A (2011). Die biografische Anamnese unter tiefenpsychologischem Aspekt. Stuttgart: Schattauer.

Edelmann W (1996). Lernpsychologie. Weinheim: Beltz.

Hopf H, Windaus E (Hrsg.) (2009). Lehrbuch der Psychotherapie. Band 5. München: CIP Medien.

Kandale M, Rugenstein K (2014). Repetitorium für die Abschlussprüfungen zum psychologischen Psychotherapeuten und zum Kinder- und Jugendlichenpsychotherapeut. Berlin: Deutscher Psychologen Verlag.

Mertens W (2005). Psychoanalyse: Grundlagen, Behandlungstechnik und Anwendung. 6. A. Stuttgart: Kohlhammer.

Möller H, Laux G, Deisler A (1996). MLP-Duale Reihe Psychiatrie. Stuttgart: Hippokrates.

Ofenstein CM (2014a). Lexikon Heilpraktiker für Psychotherapie. München: Elsevier Urban & Fischer.

Ofenstein C (2014b). Mündliche Prüfung Heilpraktiker für Psychotherapie: Prüfungscoach mit Lernstrategien. 2. A. Stuttgart: Haug; Kap. 5.4.

Ofenstein CM (2016). Lehrbuch Heilpraktiker für Psychotherapie. 3. A. München: Elsevier Urban & Fischer.

Pöldinger W (1968). Die Abschätzung der Suizidalität. Bern, Stuttgart: Huber.

Rass E (2011). Bindung und Sicherheit im Lebenslauf: Psychodynamische Entwicklungspsychologie. Stuttgart: Klett-Cotta.

Ringel E (1953). Der Selbstmord. Abschluß einer krankhaften Entwicklung. Wien, Düsseldorf: Maudrich.

Rudolf G (2004). Strukturbezogene Psychotherapie. Stuttgart: Schattauer.

Seminar und Praktikum der Psychosomatischen Medizin und Psychotherapie. Lehr- und Lernskript. Klinik für Psychosomatische Medizin und Psychotherapie. Universitätsmedizin Göttingen: www.psychosomatik.uni-goettingen.de/download/Skript-Psychosomatik-UKG.pdf.

Stemmer-Lück M (2004). Beziehungsräume in der Sozialen Arbeit: Psychoanalytische Theorien und ihre Anwendung in der Praxis. 2. A. Stuttgart: Kohlhammer.

Tyson P, Tyson R (1997). Lehrbuch der psychoanalytischen Entwicklungspsychologie. 4. A. Stuttgart: Kohlhammer.

Sachregister

B

C

D

R